Multiple-Choice-Überprüfungsfragen für Heilpraktiker

NEBENFÄCHER

Neurologie, Psychiatrie, Auge, HNO, Dermatologie, Orthopädie, Gynäkologie, Urologie, Labor, Hygiene, Gesetzeskunde

Über 1080 Multiple-Choice-Überprüfungsfragen
Mit kommentierten Antworten

Dr. Dr. Hartmut Hildebrand

Kreativität & Wissen
2007

Die Erkenntnisse der Medizin unterliegen laufendem Wandel: neue Diagnosemethoden, neue Forschungsergebnisse und neue klinische Erfahrungen erweitern ständig unser medizinisches Wissen. Dies mögen unsere Leser bedenken, wenn sie im medizinischen Bereich tätig sind und Verantwortung für Patienten übernehmen.
Wir haben große Sorgfalt darauf verwandt, dass unsere Angaben dem aktuellen Wissensstand bei Fertigstellung des Werkes entsprechen. Wir bitten unsere Leser, uns alle etwa auffallenden Ungenauigkeiten mitzuteilen.
Korrekturhinweise, Verbesserungsvorschläge und Ergänzungen sind willkommen!
Anschrift der Verfasser:
Verlag Kreativität & Wissen, z. Hd. Hildebrand
Friedrichstr.11, 74372 Sersheim, Tel.: 07042 830286, Fax: 07042 830287

DANKSAGUNG
Für konstruktive Kritik bedanken wir uns bei den vielen ausgezeichneten Dozenten von „Team Dr. Dr. Hildebrand", bei unseren zahlreichen Schülern und bei den Teilnehmern unserer Pauk-, Intensiv- und Prüfungsvorbereitungskurse.

5. komplett überarbeitete und erweiterte Auflage 2007

ISBN 978-3-931865-77-1

Petra Hildebrand, Verlag **Kreativität & Wissen**, Sersheim

Druck und Verarbeitung: Gruner Druck GmbH, Erlangen

Petra Hildebrand
Verlag **Kreativität & Wissen**
Friedrichstr. 11
D-74372 Sersheim
Tel.: 07042-830286
Fax: 07042-830287
E-Mail: buch@kreawiverlag.de
internet: http://www.kreawiverlag.de

Bestellung

1. Über den Buchhandel (ISBN **978-3-931865-77-1**)
2. Schriftliche Bestellung direkt beim Verlag mit **Einzugsermächtigung** (Bank, BLZ, Kontonummer) zur einmaligen Abbuchung von 39.- Euro an: **Kreativität & Wissen**, Friedrichstr. 11, 74372 Sersheim),

1) Fax: 07042 830287,
2) e-mail: buch@kreawiverlag.de

3. Internet (online-bookshop): www.kreawiverlag.de
4. Bei Nachnahmeversand: zuzüglich 6.- Euro.

Achtung:
Die vollständige deutliche Absenderangabe ist unbedingt erforderlich.
Die Bücher werden in der Regel jährlich aktualisiert.
Bitte erkundigen Sie sich ggf. nach den aktuellen Preisen (Tel.: 07042-830286).

http://www.kreawi.de

Unter dieser Internet- Adresse finden sie weitere Prüfungsfragen und viele prüfungsrelevante Informationen.

LÖSUNGSSCHLÜSSEL

Nr	
1	C
2	C
3	B
4	B
5	C
6	A
7	E
8	D
9	D
10	E
11	E
12	E
13	A
14	D
15	A
16	B
17	B
18	E
19	C
20	B
21	E
22	D
23	E
24	A

25	A
26	B
27	C
28	A
29	C
30	E
31	E
32	D
33	D
34	C
35	B
36	A
37	C
38	B
39	D
40	B
41	C
42	B
43	B
44	C
45	C
46	C
47	D
48	E
49	D

50	A
51	D
52	A
53	D
54	C
55	D
56	C
57	D
58	BE
59	C
60	E
61	B
62	B
63	D
64	D
65	B
66	D (A)
67	A
68	D
69	D
70	D
71	C
72	A
73	D
74	A

75	D
76	D
77	C
78	A
79	B
80	C
81	C
82	C
83	B
84	E
85	C
86	B
87	C
88	C
89	B
90	C
91	B
92	E
93	B
94	E
95	B
96	A
97	E
98	B
99	C

100	C
101	E
102	B
103	B
104	E
105	D
106	B
107	E
108	D
109	B
110	A
111	A
112	A
113	E
114	D
115	A
116	C
117	C
118	B
119	A
120	A
121	C
122	E
123	C
124	A

125	C
126	E
127	B
128	C
129	E
130	D
131	E
132	E
133	B
134	E
135	E
136	D
137	D
138	D
139	E
140	C
141	E
142	B
143	D
144	C
145	E
146	C
147	C
148	B
149	B

150	C
151	E
152	C
153	C
154	C
155	B
156	A
157	E
158	E
159	E
160	E
161	B
162	B
163	D
164	A
165	E
166	A
167	C
168	C
169	C
170	A
171	A
172	D
173	C
174	A
175	E
176	C
177	D
178	D
179	B

180	C
181	B
182	C
183	D
184	C
185	C
186	A
187	D
188	D
189	A
190	A
191	E
192	B
193	A
194	C
195	B
196	C
197	A
198	A
199	C
200	B
201	E
202	E
203	B
204	B
205	E
206	C
207	D
208	A
209	B

210	A
211	E
212	B
213	E
214	B
215	D
216	D
217	A
218	E
219	B
220	B
221	B
222	A
223	A
224	D
225	B
226	A
227	A
228	D
229	E
230	C
231	A,B
232	A
233	A,B
234	A
235	A,B,C
236	A
237	B,C
238	A,C
239	C,D

240	A,C,D
241	A
242	C
243	B
244	C
245	A
246	A
247	B,C
248	C
249	B,C
250	D
251	D
252	A,D
253	B,C
254	B
255	B,C
256	B,E
257	A
258	A,B
259	A
260	B
261	A
262	B
263	C
264	E
265	A,B,E
266	E
267	C,D,E
268	A
269	A

270	C
271	C
272	B
273	A
274	E
275	A,C,D
276	A,B,D
277	C
278	D
279	C
280	E
281	C
282	C
283	C
284	B
285	D
286	B
287	E
288	D
289	D
290	B
291	E
292	E
293	B
294	D
295	E
296	E
297	B
298	B
299	E

300	E
301	D
302	E
303	D
304	D
305	B
306	D
307	C
308	D
309	A
310	E
311	B
312	C
313	E
314	E
315	D
316	D(B)
317	B
318	A
319	C
320	A
321	B
322	C
323	D
324	E
325	C
326	B
327	D
328	C
329	A

330	E
331	E
332	D
333	E
334	B
335	C
336	E
337	C
338	B
339	D
340	E
341	B
342	D
343	A
344	D
345	D
346	B
347	C
348	D
349	C
350	B
351	C
352	A,B,C
353	B
354	B
355	B
356	A
357	B
358	C
359	B

360	C
361	E
362	A
363	A
364	B
365	C
366	B
367	A,D,E
368	D
369	A,D,E
370	A,B,D
371	B,D,E
372	C
373	B
374	A
375	E
376	D
377	B
378	A
379	A
380	D
381	D
382	B
383	B
384	C
385	E
386	C
387	C
388	A
389	D

390	E
391	E
392	E
393	B
394	B
395	B
396	B
397	B
398	B
399	B
400	B
401	E
402	E
403	D
404	D
405	C
406	B
407	A
408	A
409	C
410	E
411	B
412	C
413	A
414	B
415	A
416	C
417	B
418	D
419	C

420	D
421	E
422	E
423	C
424	B
425	D
426	A
427	D
428	A
429	B
430	A
431	D
432	D
433	B
434	D
435	E
436	E
437	B
438	A
439	A
440	B
441	D
442	C
443	D,E
444	A,B,D
445	D
446	A
447	B
448	D
449	C

450	C
451	A
452	D
453	D
454	C
455	D
456	A
457	C
458	E
459	C
460	C
461	C
462	B
463	E
464	D
465	B
466	D
467	C
468	B
469	E
470	E
471	B
472	C
473	D
474	D
475	C
476	C
477	B
478	D
479	D

480	C
481	A
482	A
483	D
484	C
485	C
486	B
487	C,D
488	A
489	D
490	D
491	D
492	E
493	C
494	E
495	A
496	E
497	E
498	A
499	C
500	B
501	C
502	B
503	B
504	E
505	D
506	E
507	C
508	E
509	D

510	D
511	A
512	B
513	D
514	A
515	C
516	D
517	A
518	C
519	C
520	E
521	B
522	C
523	E
524	D
525	B
526	E
527	E
528	E
529	D
530	C
531	C
532	B
533	C
534	D
535	E
536	A,B,C
537	A
538	E
539	C

540	D
541	B
542	A
543	D
544	D
545	B
546	C
547	B
548	E
549	A
550	B
551	C
552	D
553	C
554	B
555	A
556	D
557	C
558	C
559	C
560	A
561	D
562	D
563	D
564	D
565	E
566	C
567	E
568	D
569	D

570	B
571	B
572	A
573	D
574	B
575	A
576	E
577	B
578	B
579	A
580	B
581	A
582	A
583	B
584	D
585	E
586	E
587	C
588	C
589	B
590	C
591	E
592	D
593	C
594	D
595	C
596	C
597	B
598	B
599	C

600	C
601	B
602	D
603	B
604	B
605	C
606	D
607	D
608	E
609	A
610	D
611	C
612	C
613	B
614	B
615	C
616	C
617	D
618	A
619	B
620	A
621	A
622	A
623	A
624	E
625	E
626	B
627	E
628	E
629	B

630	D
631	B
632	C
633	A
634	A
635	D
636	B
637	C
638	E
639	D
640	C
641	B
642	E
643	B
644	E
645	E
646	E
647	E
648	A
649	E
650	B
651	D
652	B
653	E
654	C
655	D
656	E
657	B
658	B
659	D

660	C
661	C
662	C
663	E
664	B
665	D
666	D
667	B
668	D
669	C
670	C
671	E
672	D
673	D
674	E
675	B
676	A
677	E
678	E
679	D
680	C
681	B
682	B
683	A
684	B
685	D
686	C
687	D
688	C
689	C

690	A
691	B
692	C
693	B
694	C
695	C
696	D
697	E
698	C
699	B
700	C
701	D
702	C
703	E
704	A
705	B
706	B
707	C
708	C
709	B
710	A
711	C
712	D
713	D
714	A
715	B
716	E
717	C
718	C
719	D

720	A,C,E
721	E
722	B
723	C
724	D
725	A
726	D
727	A,B
728	C,D,E
729	B,C,D
730	D
731	C
732	E
733	B
734	E
735	B
736	C
737	B
738	A
739	C
740	B
741	C
742	B
743	D
744	E
745	D
746	C
747	A
748	B
749	A

750	C
751	B
752	D
753	D
754	B,C,E
755	B,E
756	D
757	D
758	C
759	D
760	A
761	D
762	C
763	D
764	A
765	C
766	B
767	E
768	D
769	C
770	A
771	C
772	E
773	C
774	C
775	E
776	E
777	E
778	B
779	B

780	B
781	E
782	D
783	E
784	D
785	B
786	B
787	C
788	E
789	E
790	E
791	C
792	B
793	A
794	C
795	C
796	C
797	D
798	D
799	B
800	B
801	B
802	C
803	B
804	E
805	C
806	B
807	A
808	B
809	D

810	A
811	B
812	D
813	D
814	B
815	D
816	C
817	E
818	E
819	D
820	E
821	E
822	D
823	A
824	B
825	D
826	D
827	C
828	A
829	A,B
830	B
831	D
832	A,B,D
833	C
834	C
835	C
836	B
837	D
838	B
839	A

840	C
841	B
842	B
843	D
844	B
845	C
846	E
847	E
848	B
849	B
850	E
851	C
852	A
853	D
854	D
855	C
856	B
857	E
858	D
859	A
860	D
861	B
862	D
863	D
864	E
865	E
866	C
867	B,C
868	C
869	A,B

870	A,B,D
871	C
872	A
873	D
874	E
875	D
876	A
877	C
878	C
879	E
880	C
881	B
882	A
883	B
884	C
885	D
886	B
887	D
888	C
889	A
890	C
891	E
892	C
893	D
894	B
895	C
896	A
897	A
898	D
899	B

900	B
901	B
902	B
903	D
904	A
905	A
906	B
907	E
908	B
909	B
910	E
911	A
912	A
913	C
914	E
915	E
916	C
917	B
918	D
919	A
920	B
921	C
922	C
923	C
924	B
925	C
926	E
927	E
928	E
929	D

930	C
931	E
932	B
933	B
934	A
935	B
936	D
937	D
938	D
939	B
940	D
941	D
942	C
943	C
944	E
945	E
946	B
947	D
948	B
949	B
950	C
951	B
952	C
953	C
954	D
955	A
956	A
957	D
958	A
959	A

960	B
961	C
962	B
963	D
964	E
965	C
966	A,C
967	C
968	A,D
969	A
970	E
971	A
972	B
973	C
974	C
975	D
976	C
977	D
978	B
979	C
980	C
981	B
982	D
983	C
984	B
985	E
986	E
987	C
988	B
989	C

990	A
991	B
992	D
993	A
994	A
995	C
996	E
997	E
998	E
999	D
1000	C
1001	E
1002	C
1003	A
1004	C
1005	D
1006	B
1007	C
1008	D
1009	D
1010	E
1011	C
1012	B
1013	A
1014	A
1015	E
1016	D
1017	A
1018	A
1019	C

1020	E
1021	C
1022	B
1023	B
1024	A
1025	B(A)
1026	B(A)
1027	E
1028	E
1029	D
1030	B
1031	B
1032	B
1033	E
1034	C
1035	E
1036	C
1037	A
1038	C
1039	E
1040	E
1041	D
1042	A
1043	E
1044	C
1045	E
1046	B
1047	A
1048	B
1049	D

1050	D
1051	C
1052	B
1053	C
1054	D
1055	A
1056	A
1057	D
1058	C
1059	B
1060	A
1061	C
1062	C
1063	E
1064	E
1065	B
1066	C
1067	B
1068	B
1069	D
1070	B
1071	A
1072	E
1073	D
1074	B
1075	D
1076	D
1077	B
1078	D
1079	A
1080	D
1081	C
1082	C
1083	D
1084	D
1085	C
1086	C
1087	C
1088	D
1089	A

FRAGEN

NEUROLOGIE (A/P)

Frage 1
Die Reizung des N. vagus (X) bewirkt am Herzen eine:

A) Steigerung des Herzminutenvolumens
B) Verminderung des Herzminutenvolumens
C) Verlangsamung der Herzfrequenz
D) Steigerung der Kontraktionskraft
E) Verminderung der Kontraktionskraft

Frage 2
Welche Nerven steuern die neuronale Kontrolle des Gefäßtonus?

A) N. phrenicus
B) Sensible Hautnerven
C) Sympathikus
D) 10. Hirnnerv
E) Nerven sind nicht beteiligt.

Frage 3
Das Atemzentrum befindet sich im:

A) Zwischenhirn (Dienzephalon)
B) verlängerten Mark (Medulla oblongata)
C) Kleinhirn (Zerebellum)
D) Mittelhirn (Mesenzephalon)
E) Rückenmark

Frage 4
1. Diabetes mellitus kann Sensibilitätsstörungen in den Beinen verursachen,

weil

2. Neuronen Glukose verstoffwechseln.

A) Aussage 1 richtig, Aussage 2 richtig, Verknüpfung richtig
B) Aussage 1 richtig, Aussage 2 richtig, Verknüpfung falsch
C) Aussage 1 richtig, Aussage 2 falsch
D) Aussage 1 falsch, Aussage 2 richtig
E) Aussage 1 falsch, Aussage 2 falsch

Frage 5
Welche Aussage über das Ventrikelsystem des Gehirns ist falsch?

A) Es hat Verbindung zum Zentralkanal des Rückenmarks.
B) Es enthält und produziert Liquor cerebrospinalis.
C) Es dient der Belüftung des Gehirns.
D) Es kann Ursache eines Wasserkopfes (Hydrozephalus) sein.
E) Es besteht aus vier Ventrikeln.

Frage 6
Mit welchem Anteil des Gehirns wird Geschehen bewusst wahrgenommen?

A) Großhirn (Cerebrum)
B) Pyramidenbahn
C) Thalamus
D) Kleinhirn (Zerebellum)
E) Zwischenhirn

Frage 7
Die Anzahl der Hirnnervenpaare beträgt:

A) 4
B) 6
C) 8
D) 10
E) 12

Frage 8
Eine Nervenzelle besteht aus:

1) Achsenzylinder
2) Schwann-Zelle
3) Dendriten
4) Neurit
5) Neuroglia

A) nur 1 ist richtig
B) nur 1 und 3 sind richtig
C) nur 1, 2 und 3 sind richtig
D) nur 1, 3 und 4 sind richtig
E) 1-5, alle sind richtig

Frage 9
Welche Kriterien zur Einteilung des Nervensystems kennen Sie?

1) vegetativ - autonom
2) peripher - zentral
3) sympathisch - unsympathisch
4) sensibel - motorisch
5) pyramidal – extrapyramidal

A) nur 2 ist richtig
B) nur 2 und 5 sind richtig
C) nur 2, 3 und 4 sind richtig
D) nur 2, 4 und 5 sind richtig
E) 1-5, alle sind richtig

Frage 10
Welche der folgenden Aussagen über Muskeleigenreflexe ist falsch?

A) Zwischen Rezeptor und Effektor liegt nur eine neuro-neuronale Umschaltstelle (monosynaptische Umschaltung).
B) Reizort und Erfolgsorgan liegen im selben Organ.
C) Die Auslösung des Reflexes ist nur schwer zu beeinflussen.
D) Zur Lokalisation von Bandscheibenvorfällen kann die Untersuchung von Muskeleigenreflexen nützlich sein.
E) Die Umschaltung von Muskeleigenreflexen erfolgt im Großhirn.

Frage 11
Welchen Reflex finden Sie nicht in den unteren Extremitäten?

A) Patellarsehnenreflex
B) Babinski-Reflex
C) Achillessehnenreflex
D) Triceps-surae-Reflex
E) Cremaster-Reflex

Frage 12
Welche der genannten Strukturen ist kein Bauteil einer Nervenzelle?

A) Neurit
B) Dendrit
C) Nissl-Schollen
D) Axon
E) Neuroglia

Frage 13
Welche Aussagen über Synapsen sind zutreffend?

1) Im Bereich der Synapse werden Trägerstoffe (Transmitter) freigesetzt.
2) Es gibt nur erregende Synapsen.
3) In der Synapse erfolgt die Erregungsübertragung von Neuriten (Axon) auf die nachgeordnete Ganglienzelle.
4) Die motorische Endplatte wird als zentrale Synapse bezeichnet.

A) nur 1 und 3 sind richtig
B) nur 1, 2 und 4 sind richtig
C) nur 1, 3 und 4 sind richtig
D) nur 2, 3 und 4 sind richtig
E) 1-4, alle sind richtig

Frage 14
Welche Reaktionen bewirkt der Sympathikus?

1) Pupillenerweiterung
2) Beschleunigung der Herzfrequenz
3) Förderung der Darmperistaltik
4) Förderung der Speichelsekretion
5) Bildung der sog. „Gänsehaut“

A) nur 2 ist richtig
B) nur 1 und 2 sind richtig
C) nur 1, 2 und 3 sind richtig
D) nur 1, 2 und 5 sind richtig
E) 1-5, alle sind richtig

Frage 15

Welche der folgenden Aussagen über die Pyramidenbahn ist falsch?

A) Sie beginnt im Gyrus postcentralis und kreuzt in der Decussatio pyramidum auf die Gegenseite.
B) Sie leitet die willkürlichen Bewegungsimpulse für die Körpermuskulatur.
C) Transmitter an den Umschaltstellen der Pyramidenbahn ist das Acetylcholin.
D) Das Alphamotoneuron der motorischen Vorderhornzelle ist die gemeinsame Endstrecke von Muskeleigenreflexen und der Pyramidenbahn.
E) Eine Schädigung der Pyramidenbahn zeigt sich typischerweise in einem positiven Babinski-Reflex.

Frage 16

Typische Symptome einer Hinterstrangschädigung des Rückenmarks sind

1) Bewegungssinnstörung
2) Wärme- und Kälteempfindungsstörung
3) Reduziertes Schmerzempfinden
4) Eingeschränktes Vibrationsempfinden

A) nur 1 ist richtig
B) nur 1 und 4 sind richtig
C) nur 2 und 3 sind richtig
D) nur 1, 2 und 4 sind richtig
E) nur 1, 3 und 4 sind richtig

Frage 17

Die Aufgaben des IV. Ventrikels sind:

1) Produktion und Transport von Liquor.
2) Er dient dem venösen Abfluss.
3) Er dient der Durchlüftung des Gehirns.
4) Er hat eine direkte Verbindung zum Rückenmarkkanal.
5) Er ist funktionell "das Tor zum Bewusstsein".

A) nur 1 ist richtig
B) nur 1 und 4 sind richtig
C) nur 1, 2 und 3 sind richtig
D) nur 1, 2 und 5 sind richtig
E) 1-5, alle sind richtig

Frage 18

Zum ZNS gehören folgende anatomische Strukturen:

1) Periphere Nerven
2) Spinalnerven
3) Rückenmark
4) Sensible Nerven
5) Motorische Nerven
6) Gehirn

A) nur 1 und 2 sind richtig
B) nur 2 und 5 sind richtig
C) nur 4 und 6 sind richtig
D) nur 3 und 4 sind richtig
E) nur 3 und 6 sind richtig

Frage 19

Welche Sinne bilden die Tiefensensibilität (Propriozeption)?

1) Temperatursinn
2) Schmerzsinn
3) Bewegungssinn
4) Stellungssinn

A) nur 1 und 2 sind richtig
B) nur 2 und 3 sind richtig
C) nur 3 und 4 sind richtig
D) nur 1, 3 und 4 sind richtig
E) 1-4, alle sind richtig

Frage 20

Bei der körperlichen Untersuchung nach einer Hinterstrangläsion des Rückenmarks zeigen sich keine Störungen:

A) des Lagesinns
B) der Temperaturempfindung
C) der Vibrationsempfindung
D) der Bewegungsempfindung
E) der Zweipunkt-Diskrimination

Frage 21

Das Rückenmark reicht:

A) vom kranialen Ende des verlängerten Rückenmarks bis zum 1. oder 2. Lendenwirbel
B) vom verlängerten Rückenmark bis zum Steißbein
C) vom kaudalen Ende des 1. Halswirbels bis zum 1. od. 2. Lendenwirbel
D) vom 1. Halswirbel bis zum Kreuzbein
E) keine der Antworten ist zutreffend.

Frage 22

Eigenreflexe: Welche Aussage ist richtig?

1) Der Bauchdeckenreflex ist ein Eigenreflex.
2) Der Babinski-Reflex ist ein pathologischer Eigenreflex.
3) Eigenreflexe werden im Rückenmark monosynaptisch (nur einmal) umgeschaltet.
4) Reizort (Sensor) und Erfolgsorgan (Effektor) liegen im selben Organ (Muskel).
5) Der Patellarsehnenreflex (PSR) zählt zu den Eigenreflexen.

A) nur 3 ist richtig
B) nur 4 und 5 sind richtig
C) nur 2, 3 und 5 sind richtig
D) nur 3, 4 und 5 sind richtig
E) nur 1, 2, 3, 4 und 5 sind richtig

Frage 23

Fremdreflexe: Welche Aussage ist falsch?

A) Der Kornealreflex ist ein Fremdreflex.
B) Der Babinski-Reflex ist ein pathologischer Fremdreflex.
C) Fremdreflexe sind polysynaptisch geschaltet.
D) Reizort (Sensor) und Erfolgsorgan (Effektor) liegen nicht im selben Organ (Muskel).
E) Fremdreflexe sind nur bei Pyramidenbahnschäden auszulösen.

Frage 24

Nicht zu den Hirnnerven zählt der:

A) N. radialis
B) N. trigeminus
C) N. facialis
D) N. vagus
E) N. olfactorius

Frage 25

Welche Aussage ist falsch?

A) Der Parasympathikus steigert die Herzfrequenz.
B) Das primäre Sehrindenfeld liegt im Hinterhauptslappen des Gehirns.
C) Beide Großhirnhälften sind nur durch den Balken miteinander verbunden.
D) Einige übergeordnete Zentren wie Sprach-, Rechen- und Lesezentrum befinden sich nur auf der dominanten Seite des Großhirns.
E) Vom Rückenmark gehen insgesamt 31- 33 Spinalnervenpaare ab.

Frage 26
Welche der Aussagen über Reflexe ist unzutreffend?

A) Eigenreflexe werden im Rückenmark monosynaptisch verschaltet und ihr Reizort und Erfolgsorgan sind identisch.
B) Der Babinski-Reflex zählt zu den Eigenreflexen.
C) Fremdreflexe werden im Rückenmark polysynaptisch verschaltet und ihr Reizort und Erfolgsorgan sind nicht identisch.
D) Der Kornealreflex zählt zu den Fremdreflexen.
E) Pathologische Reflexe sind Fremdreflexe, die nur bei Pyramidenbahnschädigungen auftreten.

Frage 27
Welche Aussage zum Sympathikus/ Parasympathikus ist falsch?

A) Sie sind Antagonisten des vegetativen (autonomen) Nervensystem
B) Der N. vagus ist der wichtigste parasympathische Nerv.
C) Beeinflusst die Willkürmotorik der Skelettmuskulatur.
D) Beeinflusst die Insulinsekretion des Pankreas.
E) Beeinflusst die Herzfrequenz

Frage 28
Die Wahrnehmung von peripheren Körperbewegungen erfolgt im:

A) Großhirn (Cerebrum)
B) Kleinhirn (Zerebellum)
C) Zwischenhirn (Dienzephalon)
D) Hypothalamus
E) Verlängerten Rückenmark (Medulla oblongata).

Frage 29
Wo finden Sie den Liquor cerebrospinalis (Gehirn-Rückenmarksflüssigkeit)?

A) Zwischen Periost der Wirbelkörper und der harten Rückenmarkshaut
B) Im Subduralraum
C) Im Subarachnoidalraum
D) Unterhalb der weichen Rückenmarkshaut
E) Im Epiduralraum

Frage 30
Die Augenbewegungen werden von folgenden Gehirnnerven gesteuert:

1) N. opticus (II)
2) N. oculomotorius (III)
3) N. trochlearis (IV)
4) N. trigeminus (V)
5) N. abducens (VI)

A) nur 1 ist richtig
B) nur 1 und 2 sind richtig
C) nur 1, 2 und 4 sind richtig
D) nur 2, 3 und 4 sind richtig
E) nur 2, 3 und 5 sind richtig

Frage 31
Welche Struktur bildet die einzige direkte Verbindung zwischen den beiden Großhirnhemisphären?

A) Das Zwischenhirn
B) Die Brücke
C) Das Mittelhirn
D) Der Hirnstamm
E) Der Balken

Frage 32
Wo wird der Liquor cerebrospinalis gebildet?

A) In der Zirbeldrüse (Epiphyse)
B) In der Hypophyse
C) In der Spinngewebshaut (Arachnoidea)
D) In den Adergeflechten (Plexus choroidei)
E) In den Hirnventrikeln

Frage 33
Sympathikuserregung bewirkt eine:

A) Pupillenverengung
B) erhöhte Magensaftsekretion
C) Steigerung der Dünn- und Dickdarm-peristaltik
D) Steigerung der Herzfrequenz
E) Verengung der Bronchien

Frage 34
Zum autonomen Nervensystem gehören:

A) Spinalnerven
B) Gehirn und Rückenmark
C) Sympathikus und Parasympathikus
D) Großhirn und Kleinhirn
E) Alphamotoneuronen des Rückenmarks

Frage 35
Den rein motorischen Hirnnerven werden zugeordnet:

1) N. facialis (VII)
2) N. glossopharyngeus (IX)
3) N. hypoglossus (XII)
4) N. trochlearis (IV)

A) nur 1 und 2 sind richtig
B) nur 3 und 4 sind richtig
C) nur 1, 3 und 4 sind richtig
D) nur 2, 3 und 4 sind richtig
E) 1-4, alle sind richtig

Frage 36
Das Zentrum der Willkürmotorik liegt:

A) im Gyrus praecentralis
B) im Gyrus postcentralis
C) im Schläfenlappen
D) in der Henle-Schleife
E) im Hinterhauptslappen

Frage 37
Wie bezeichnet man die mittlere Hirnhaut?

A) Dura mater
B) Pia mater
C) Arachnoidea
D) Kleinhirnzelt (Tentorium cerebelli)
E) Großhirnsichel (Falx cerebri)

Frage 38
Welche der folgenden Aussagen über das Kleinhirn ist/sind richtig?

1) Es koordiniert die Willkürmotorik
2) Es leitet die Willkürbewegung der Skelettmuskulatur ein.
3) Es ist zuständig für die Schmerzempfindung und Weiterleitung.
4) Es reguliert den Muskeltonus
5) Es sezerniert glandotrope Hormone

A) nur 1 ist richtig
B) nur 1 und 4 sind richtig
C) nur 1, 2 und 5 sind richtig
D) nur 1, 3 und 4 sind richtig
E) 1-5, alle sind richtig

Frage 39
Welche Aussagen sind richtig?

1) Muskeleigenreflexe werden im Rückenmark monosynaptisch verschaltet.
2) Muskeleigenreflexe werden im Gyrus praecentralis umgeschaltet.
3) Die klinische Bedeutung der Muskeleigenreflexe beruht darauf, dass die zentralen Neurone für jeden Reflex in

genau abgrenzbaren Segmenten des Rückenmarks lokalisierbar sind.

4) Ein Alphamotoneuron und die von ihm innervierten Muskelfasern werden als motorische Einheit bezeichnet.
5) Bei der zentralen Fazialislähmung ist das Runzeln der Stirn nicht mehr möglich.

A) nur 1 und 5 sind richtig
B) nur 1 und 2 sind richtig
C) nur 2 und 4 sind richtig
D) nur 1, 3 und 4 sind richtig
E) 1-5, alle sind richtig

Frage 40
Reflexe: Welche Aussage ist richtig?

A) Reflexe können nur mithilfe eines Reflexhammers ausgelöst werden.
B) Ein Reflex ist eine vom Willen unabhängige Reaktion des Körpers auf Reize.
C) An einem Reflexbogen sind keine sensiblen Nervenfasern beteiligt.
D) Die glatte Muskulatur der inneren Organe wird nicht über Reflexe gesteuert.
E) Ein Reflex wird in der Großhirnrinde von der afferenten Bahn auf die efferente umgeschaltet.

Frage 41
Reflexe der unteren Extremitäten ist/sind:

1) Trömner-Knipsreflex
2) Babinski-Reflex
3) Achillessehnenreflex
4) Patellarsehnenreflex
5) Radius-Periost-Reflex

A) nur 1 ist richtig
B) nur 1 und 2 sind richtig
C) nur 2, 3 und 4 sind richtig
D) nur 1, 3 und 4 sind richtig
E) 1-5, alle sind richtig

Frage 42
Welche Struktur verbindet eine Nervenzelle mit einer anderen Zelle?

A) Dendrit
B) Synapse
C) Zellkörper
D) Axon
E) Markscheide

Frage 43
Welches ist der wichtigste parasympathische Hirnnerv?

A) N. olfactorius (I)
B) N. vagus (X)
C) N. glossopharyngeus (IX)
D) N. facialis (VII)
E) N. trigeminus (V)

Frage 44
Welche Aussage(n) über das Ventrikelsystem des Gehirns ist/sind zutreffend?

1) Es ist aus 4 Ventrikeln aufgebaut.
2) Es gibt paarige und unpaarige Ventrikel.
3) Es dient dem venösen Blutabfluss.
4) Es dient der Produktion und Weiterleitung von Liquor.
5) Es ist für die Sauerstoffversorgung des Gehirns zuständig.

A) nur 3 ist richtig
B) nur 2 und 3 sind richtig
C) nur 1, 2 und 4 sind richtig
D) nur 1, 3 und 5 sind richtig
E) 1-5, alle sind richtig

Frage 45

Über das Infundibulum (Hypophysenstiel) werden verbunden:

A) Hypophysenvorder- und Hinterlappen
B) Hypophyse und Epiphyse (Zirbeldrüse)
C) Hypophyse und Hypothalamus
D) Hypothalamus und Schilddrüse
E) Hypothalamus und verlängertes Rückenmark.

Frage 46

Unter dem Begriff animalisches Nervensystem versteht man:

A) das Nervensystem der Tiere
B) das autonome Nervensystem
C) das willkürliche Nervensystem
D) das periphere Nervensystem
E) das viszerale Nervensystem

Frage 47

Welches Nervensystem arbeitet selbständig, unwillkürlich und vorwiegend in den Eingeweiden?

A) Das sensible Nervensystem
B) Das zentrale Nervensystem
C) Das periphere Nervensystem
D) Das vegetative Nervensystem
E) Das animalische Nervensystem

Frage 48

Ordnen Sie die Begriffe der beiden Listen zu und kreuzen Sie die richtige Kombination an.

Liste 1

a. Dendriten
b. Synapse
c. Neuriten

Liste 2

1. elektrische Reizleitung
2. chemische Reizübertragung
3. Reizaufnahme

A) a1, b2, c3
B) a1, b3, c2
C) a2, b1, c3
D) a3, b1, c2
E) a3, b2, c1

Frage 49

Welches Gefäß kann nicht dem Circulus arteriosus Willisii zugeordnet werden?

A) carotis interna
B) cerebri posterior
C) basilaris
D) V. jugularis
E) cerebri anterior

Frage 50

Welcher Knochen ist kein Teil des Hirnschädels?

A) Nasenbein
B) Keilbein
C) Schläfenbein
D) Scheitelbein
E) Hinterhauptbein

Frage 51

Welche Aussage(n) über das vegetative Nervensystem ist/sind zutreffend?

1) Es wirkt vorwiegend auf die inneren Organe.
2) Sympathikus und Parasympathikus wirken agonistisch.
3) Es arbeitet meist unbewusst.
4) Es ist durch unseren Willen beeinflussbar.
5) Sympathikus und Parasympathikus wirken antagonistisch.

A) nur 3 ist richtig
B) nur 3 und 5 sind richtig
C) nur 1, 2 und 4 sind richtig
D) nur 1, 3 und 5 sind richtig
E) 1-5, alle sind richtig

Frage 52
Welche Einteilung des Nervensystems ist nicht richtig?

A) Oberes und unteres Nervensystem
B) Peripheres und zentrales Nervensystem
C) Vegetatives und willkürliches Nervensystem
D) Sympathisches und parasympathisches Nervensystem
E) Autonomes und willkürliches Nervensystem

Frage 53
Funktion des Thalamus ist:

A) Ausschüttung von Releasing-Hormonen
B) Regulation der Atmung
C) Seh- und Riechfunktion
D) Umschaltstation für sensorische und sensible Afferenzen zum Großhirn
E) Steuerung der Herz-Kreislauf-Funktion

Frage 54
Funktionen des Kleinhirns sind:

1) Regulierung des Gleichgewichts
2) Steuerung des Wach- Schlafrhythmus
3) Koordination der Motorik
4) Sensibilität
5) Steuerung der Grundspannung der Muskulatur

A) nur 3 ist richtig
B) nur 1 und 5 sind richtig
C) nur 1, 3 und 5 sind richtig
D) nur 2, 3 und 5 sind richtig
E) 1-5, alle sind richtig

Frage 55
Aus welchen Anteilen besteht das Großhirn?

1) Schläfenlappen
2) Scheitellappen
3) Stirnlappen
4) Vorderlappen
5) Hinterhauptslappen

A) nur 1, 3 und 4 sind richtig
B) nur 2, 3 und 5 sind richtig
C) nur 1, 2 und 4 sind richtig
D) nur 1, 2, 3 und 5 sind richtig
E) nur 2, 3, 4 und 5 sind richtig

Frage 56
Wo verläuft das Rückenmark und welche Struktur(en) zählen dazu?

1) Lendenwirbel
2) Zwischenwirbelloch
3) Cauda equina
4) Wirbelkanal
5) Pyramidenbahn

A) nur 4 ist richtig
B) nur 2 und 5 sind richtig
C) nur 4 und 5 sind richtig
D) nur 2, 4 und 5 sind richtig
E) 1-5, alle sind richtig

Frage 57
Wichtigster parasympathischer Nerv ist der

A) N. pelvinus
B) N. hypoglossus
C) N. opticus
D) N. vagus
E) N. trigeminus

Frage 58
Wählen Sie zwei Antworten.
Bei Sympathikusaktivierung erfolgt keine:

A) Hemmung der Drüsen- und Darmtätigkeit
B) Verengung der Pupillen
C) Beschleunigung der Herztätigkeit
D) Ejakulation
E) Verengung der Bronchien

Frage 59
Keine Aufgabe des Nervensystems ist die:

A) Kontraktion der glatten Muskulatur
B) Aufnahme von Reizen
C) Steuerung des Längenwachstums
D) Steuerung von Bewegungen
E) Regelung der Lebensfunktionen

Frage 60
In welchem Anteil des Gehirns werden Vorgänge der Körperperipherie bewusst?

A) Thalamus
B) Zwischenhirn
C) Mittelhirn
D) Hypothalamus
E) Großhirn

Frage 61
Welche Aussage(n) zum Eigenreflex ist/sind richtig?

1) Eigenreflexe sind schnell ermüdbar.
2) Reizort und Erfolgsorgan benachbart.
3) Reiz- und Erfolgsorgan identisch
4) Eigenreflexe werden monosynaptisch verschaltet.
5) Eigenreflexe sind schwer auslösbar.

A) nur 3 ist richtig
B) nur 3 und 4 sind richtig
C) nur 1, 2 und 4 sind richtig
D) nur 2, 3 und 4 sind richtig
E) 1-5, alle sind richtig

Frage 62
Wegen ihrer entgegengesetzten Wirkungsweise nennt man Sympathikus und Parasympathikus auch:

1) Opponenten
2) Gegenspieler
3) Synergisten
4) Agonisten
5) Antagonisten

A) nur 3 ist richtig
B) nur 2 und 5 sind richtig
C) nur 1, 2 und 4 sind richtig
D) nur 2, 4 und 5 sind richtig
E) 1-5, alle sind richtig

Frage 63
Was bewirkt der Sympathikus am Herzen?

1) Senkung der Pulsfrequenz
2) Erhöhung der Pulsfrequenz
3) Verlangsamung der Reizüberleitung im AV-Knoten.
4) Erhöhung der Herzfrequenz.
5) Steigerung der Kontraktionskraft des Herzens.

A) nur 3 ist richtig
B) nur 2 und 5 sind richtig
C) nur 1, 2 und 4 sind richtig
D) nur 2, 4 und 5 sind richtig
E) 1-5, alle sind richtig

Frage 64
In welchem Kompartiment der Nervenzelle erfolgt die Reizweiterleitung?

A) Nukleus
B) Schwann-Scheide
C) Dendrit
D) Axon
E) Neuroglia

Frage 65
Zu den Reflexen des Rumpfbereiches werden gezählt:

1) Epigastrischer Reflex
2) Rovsing-Zeichen
3) Oppenheim-Reflex
4) Bauchhautreflex
5) Schmerzhafter McBurney-Punkt

A) nur 1 ist richtig
B) nur 1 und 4 sind richtig
C) nur 1, 2 und 4 sind richtig
D) nur 2, 4 und 5 sind richtig
E) 1-5, alle sind richtig

Frage 66
Was ist eine Synapse?

A) Umschaltstelle zwischen Nerv und Muskel.
B) Umhüllung des Axons mit Gliazellen.
C) Umschaltstelle zwischen Nerven- und Hormonsystem
D) Ort der Reizweiterleitung zwischen Nervenzellen.
E) keine Antwort ist richtig.

Frage 67
Für die afferenten Nervenzellen gilt/gelten folgende Aussage(n):

1) Ihr Zellkörper liegt im Vorderhorn des Rückenmarks.
2) Sie leiten Informationen aus der Peripherie ins ZNS.
3) Sie leiten Reize vom ZNS in die Peripherie.
4) Ihr Eingang ins Rückenmark erfolgt am Hinterhorn.
5) Sie leiten Sympathikusreize an die motorische Endplatte.

A) nur 2 und 4 sind richtig
B) nur 2 und 5 sind richtig
C) nur 1, 2 und 4 sind richtig
D) nur 2, 4 und 5 sind richtig
E) 1-5, alle sind richtig

Frage 68
Welche Struktur ist die Grundeinheit des Nervensystems?

A) Die weiße und graue Substanz des Rückenmarks.
B) Die Gliazellen
C) Das Großhirn
D) Das Neuron
E) Der Hirnstamm

Frage 69
1. Beim Erwachsenen ist der Babinski Reflex ein Fremdreflex
weil
2. ein positiver Babinski Reflex beim Säugling physiologisch ist.

A) Aussage 1 richtig, Aussage 2 richtig, Verknüpfung richtig
B) Aussage 1 richtig, Aussage 2 richtig, Verknüpfung falsch
C) Aussage 1 richtig, Aussage 2 falsch
D) Aussage 1 falsch, Aussage 2 richtig
E) Aussage 1 falsch, Aussage 2 falsch

Frage 70
1. Die Hinterstrangläsion des Rückenmarks führt zum Ausfall der Nozizeption
weil
2. die Nozizeptoren ihre Impulse über das Hinterhorn zum Rückenmark leiten.

A) Aussage 1 richtig, Aussage 2 richtig, Verknüpfung richtig
B) Aussage 1 richtig, Aussage 2 richtig, Verknüpfung falsch
C) Aussage 1 richtig, Aussage 2 falsch
D) Aussage 1 falsch, Aussage 2 richtig
E) Aussage 1 falsch, Aussage 2 falsch

Frage 71
In welcher Höhe muss eine Wirbelsäulenfraktur mit Rückenmarkläsion erfolgen, damit sie eine periphere Atemlähmung auslösen kann.

1) 11. Brustwirbelkörpers
2) 5. Brustwirbelkörpers
3) 2. Brustwirbelkörpers
4) 3. Halswirbelkörpers

A) 1-4, keine Antwort ist richtig
B) nur 1 ist richtig
C) nur 4 ist richtig
D) nur 3 und 4 sind richtig
E) nur 2, 3 und 4 sind richtig

Frage 72
Welcher Nerv wird beim Kornealreflex geprüft?

1) N. facialis
2) N. trigeminus
3) N. oculomotorius
4) N. abducens
5) N. trochlearis

A) nur 1 und 2 sind richtig
B) nur 1 und 3 sind richtig
C) nur 2 und 3 sind richtig
D) nur 3 und 5 sind richtig
E) nur 4 und 5 sind richtig

Frage 73
Für das vegetative Nervensystem gilt?

1) Die Skelettmuskulatur wird vom Parasympathikus innerviert.
2) Der Parasympathikus ist nicht dem Willen unterworfen.
3) Das vegetative Nervensystem steuert die Magensaftsekretion.
4) Der Geruchsinn wird über den Sympathikus gesteuert.
5) Das vegetative Nervensystem besteht aus Sympathikus und Parasympathikus

A) nur 3 ist richtig
B) nur 1 und 3 sind richtig
C) nur 1, 2 und 3 sind richtig
D) nur 2, 3 und 5 sind richtig
E) 1-5, alle sind richtig

Frage 74
Für den Lasègue-Test gilt?

1) Er wird in Winkelgraden angegeben.
2) Die Untersuchung erfolgt bei angewinkeltem Knie des Patienten.
3) Die Untersuchung erfolgt beim aufrecht sitzenden Patienten.

A) nur 1 ist richtig
B) nur 2 ist richtig
C) nur 1 und 2 sind richtig
D) nur 2 und 3 sind richtig
E) 1-3, alle sind richtig

Frage 75
Für einen 12 Monate alten Säugling gilt:

1) Seine Größe beträgt etwa 90 cm.
2) Sein Gewicht beträgt etwa 7 kg.
3) Er kann seit dem 9. Lebensmonat frei sitzen.
4) Er kann einzelne Wörter sprechen.
5) Er kann ohne Hilfe für kurze Zeit frei stehen.

A) nur 1 und 3 sind richtig
B) nur 2 und 4 sind richtig
C) nur 2, 3 und 4 sind richtig
D) nur 3, 4 und 5 sind richtig
E) 1-5, alle sind richtig

Frage 76
Welches ist kein typischer Untersuchungsbefund bei normal entwickelten gesunden Kindern?

A) Freies Sitzen ab dem 7. Lebensmonat.
B) Das Verfolgen von Objekten mit den Augen ab dem zweiten bis dritten Lebensmonat.
C) Das Stehen und erste Schritte ab dem 11./12. Lebensmonat.
D) Sprechen von Fünf- bis Sechs- Wort-Sätzen ab dem 12./13. Lebensmonat.
E) Das Reagieren auf Ausdrucksbewegungen (affektiver Kontakt) ab dem vierten bis fünften Lebensmonat.

Frage 77

Wie prüft man den Patellarklonus am liegenden Patienten?

A) Durch einen senkrechten Schlag mit dem Reflexhammer auf die Mitte der Patella.
B) Durch einen Schlag mit dem Reflexhammer auf den Muskelbauch des M. rectus femoris.
C) Durch ruckartiges Verschieben der Patella nach distal
D) Durch ruckartiges Überstrecken des Beines, wobei der Patient die Beinmuskulatur isometrisch anspannt.
E) Bei manuell fixierter Patella erfolgt eine ruckartige, passive Flexion des Beines im Kniegelenk.

Frage 78

Für das Chvostek-Phänomen gilt:

A) Es kann durch das Beklopfen des N. facialis ausgelöst werden.
B) Es äußert sich in einer Pfötchenstellung der Finger.
C) Es basiert auf einer Druckempfindlichkeit des N. trigeminus.
D) Es tritt beim Bestreichen der Bauchhaut mit einem stumpfen Gegenstand auf.
E) Es zeigt eine Miosis der Pupille.

Frage 79

Welchen Nervenaustrittspunkt überprüft man durch Daumendruck auf das Foramen infraorbitale?

A) N. facialis-Hauptast
B) N. maxillaris-Ast
C) N. frontalis (R. medialis)
D) N. mandibularis
E) N. ophthalmicus

Frage 80

Welcher Nervenwurzelbereich wird durch den Quadriceps-femoris-Reflex geprüft?

A) Th10-12
B) L1
C) L3/4
D) S1/2
E) S4/5

Frage 81

Störungen der Oberflächensensibilität können topographisch bestimmten Dermatomen zugeordnet werden.
In welchem der angegebenen Dermatome liegt die Orientierungsmarke Nabel?

A) Th3
B) Th6
C) Th10
D) L2
E) L5

Frage 82

Die Broca-Sprachregion (Broca-Areal, Broca-Zentrum) liegt anatomisch

A) meist im Hinterhauptslappen (Okzipitallappen) der dominanten Hemisphäre
B) beidseits im Scheitellappen (Parietallappen)
C) meist im Stirnlappen (Frontallappen) der dominanten Hemisphäre
D) im Schläfenlappen (Temporallappen)
E) in den Basalganglien

NEUROLOGIE (PATHOLOGIE)

Frage 83

Ordnen Sie den Krankheitsbildern aus Liste 1 die richtigen Symptome aus Liste 2 zu.

Liste 1

a. Morbus Parkinson
b. Chorea Huntington
c. Multiple Sklerose

Liste 2

1. Hyperkinesen
2. Rigor
3. Augenmuskelparesen

A) a1, b3, c2
B) a2, b1, c3
C) a2, b3, c1
D) a3, b1, c2
E) a3, b2, c3

Frage 84

Welche der folgenden Symptome und Befunde stützen die Diagnose der Arteriitis temporalis?

1) Alter bei Erstmanifestation >= 50 Jahre
2) Neu auftretende Kopfschmerzen
3) Druckschmerz, Schwellung und Pulslosigkeit der Temporalarterien.
4) BSG nach WESTERGREN >= 50 mm/1. h
5) Masseterschmerz beim Kauen und Sehstörungen.

A) nur 2 ist richtig
B) nur 1 und 4 sind richtig
C) nur 1, 2 und 4 sind richtig
D) nur 2, 4 und 5 sind richtig
E) 1-5, alle sind richtig

Frage 85

Ordnen Sie den angeführten Symptomen aus Liste 1 die richtige Ursache aus Liste 2 zu.

Liste 1

a. Fallhand
b. Krallenhand
c. Schwurhand

Liste 2

1. Ulnarislähmung
2. Radialislähmung
3. Medianuslähmung

A) a1, b2, c3
B) a1, b3, c2
C) a2, b1, c3
D) a3, b1, c2
E) a3, b2, c1

Frage 86

Ein so genanntes freies Intervall tritt auf bei:

A) einem Hirntumor
B) einer Epiduralblutung
C) einer Meningitis
D) einer Borreliose
E) einer Commotio cerebri

Frage 87

1. Bewegungsabhängige Schmerzen in der linken Brust können auf eine Neuralgie hinweisen,
weil
2. durch einen Herzinfarkt verursachte Schmerzen nie bewegungsabhängig sind.

A) Aussage 1 richtig, Aussage 2 richtig, Verknüpfung richtig
B) Aussage 1 richtig, Aussage 2 richtig, Verknüpfung falsch
C) Aussage 1 richtig, Aussage 2 falsch
D) Aussage 1 falsch, Aussage 2 richtig
E) Aussage 1 falsch, Aussage 2 falsch

Frage 88

Welche der folgenden Erkrankungen lassen bei einem akuten ischämischen Insult auf eine Hirngefäßembolie als Ursache schließen?

1) Mitralklappenstenose
2) Beinvenenthrombose
3) Herzwandaneurysma nach Herzinfarkt
4) Diabetes mellitus mit Hypertonie

A) nur 2 ist richtig
B) nur 1 und 2 sind richtig
C) nur 1 und 3 sind richtig
D) nur 2 und 4 sind richtig
E) nur 3 und 4 sind richtig

Frage 89

Sie werden wegen eines zerebralen Krampfanfalles zu einem Patienten gerufen. Anamnestisch erfahren Sie von Ihm, dass er wegen einer Bypass-Operation mit Blut verdünnenden Medikamenten behandelt wird. In der körperlichen Untersuchung stellen Sie folgende Symptome fest: Somnolenz, Zungenbiss, starke Blässe der Haut und Schleimhäute, multiple Hämatome, rektal Teerstuhl, RR syst. 60 mmHg, arrhythmischer Puls von 120/min., keine Lähmungserscheinungen. Was diagnostizieren Sie?

1) Blutung im Gastrointestinaltrakt
2) Bislang nicht bekanntes zerebrales Anfallsleiden
3) Zerebrale Ischämie
4) Intrazerebrale Blutung
5) Gehirntumor

A) nur 1 ist richtig
B) nur 1 und 4 sind richtig
C) nur 2 und 3 sind richtig
D) nur 2 und 5 sind richtig
E) nur 3 ist richtig

Frage 90

Sie untersuchen einen Patienten mit diabetischer Polyneuropathie an den Beinen. Welche typischen Symptome erwarten Sie?

1) Achillessehnenreflex nicht auslösbar
2) Kribbeln und Brennen in den Beinen
3) Trockene Fußhaut
4) A. dorsalis pedis und A. tibialis posterior nicht tastbar.
5) Nächtliche Wadenkrämpfe

A) nur 2 und 3 sind richtig
B) nur 3 und 4 sind richtig
C) nur 1, 2, 3 und 5 sind richtig
D) nur 2, 3, 4 und 5 sind richtig
E) 1-5, alle sind richtig

Frage 91

Was bewirkt der Sympathikus in Stresssituationen?

1) Steigerung der Herzfrequenz
2) Schweißausbruch
3) Unruhe
4) Gesteigerte Motorik des Magen-Darm-Traktes
5) Miosis

A) nur 1 und 2 sind richtig
B) nur 1, 2 und 3 sind richtig
C) nur 1, 4 und 5 sind richtig
D) nur 1, 2, 4 und 5 sind richtig
E) 1-5, alle sind richtig

Frage 92

Symptome einer Hirnhautentzündung sind:

1) Kopfschmerz
2) Positiver Lasègue-Test
3) Erbrechen
4) Fieber
5) Meningismus

A) nur 1, 2 und 3 sind richtig
B) nur 1, 2 und 4 sind richtig
C) nur 2, 3 und 4 sind richtig
D) nur 2, 4 und 5 sind richtig
E) 1-5, alle Antworten sind richtig

Frage 93
Welche Kriterien müssen erfüllt sein, um ein Schädel-Hirn-Trauma als „offene Gehirnverletzung“ zu klassifizieren?

1) Es besteht eine Gehirnwunde.
2) Es besteht eine Kontinuitätsdurchtrennung der Dura mater.
3) Es besteht eine subarachnoidale Blutung.
4) Austritt von Liquor cerebrospinalis.

A) nur 1 ist richtig
B) nur 1 und 2 sind richtig
C) nur 1 und 3 sind richtig
D) nur 2 und 3 sind richtig
E) nur 2, 3 und 4 sind richtig

Frage 94
Was zählt nicht zu den Symptomen eines Grand-Mal-Anfalles?

A) Aura
B) Initialschrei
C) Zungenbiss
D) Weite, lichtstarre Pupillen
E) Erhaltenes Bewusstsein

Frage 95
Ordnen Sie den Krankheitsbildern aus Liste 1 die richtigen Definitionen aus Liste 2 zu.

Liste 1

1. Apoplexie
2. Aphasie
3. Ischämischer Insult
4. Hirnembolie
5. Aneurysma

Liste 2

a. Schlaganfall durch Durchblutungsstörungen
b. Sprachstörung
c. Sackförmige Gefäßerweiterung
d. Schlaganfall
e. Schlaganfall durch Blutpfropf

A) 1d 2b 3e 4c 5a
B) 1d 2b 3a 4e 5c
C) 1c 2d 3b 4e 5a
D) 1c 2d 3a 4b 5e
E) 1b 2c 3a 4d 5e

Frage 96
Welche der folgenden Aussagen über das Karpaltunnelsyndrom ist/sind richtig?

1) Es umfasst zunächst sensible und später auch motorische Störungen.
2) Manifestiert sich vorwiegend an Daumen, Zeige- und Mittelfinger.
3) Anfangs treten Schmerzen hauptsächlich in der Nacht auf.
4) Ist eine Kompression des N. radialis.
5) Ist begleitet von Minderdurchblutung der Finger.

A) nur 1, 2 und 3 sind richtig
B) nur 1, 2 und 5 sind richtig
C) nur 1, 3 und 4 sind richtig
D) nur 2, 3 und 5 sind richtig
E) 1-5, alle sind richtig

Frage 97
Bei einem Patienten mit Diskusprolaps in der LWS rechnen Sie mit folgenden Symptomen:

1) Radikuläre Schmerzen
2) Erhöhte Reflexe
3) Gefühlsstörungen
4) Verminderte Reflexe
5) Parese (Muskelschwäche, Lähmung)

A) nur 1 und 5 sind richtig
B) nur 3 und 5 sind richtig
C) nur 2, 3 und 5 sind richtig
D) nur 1, 2, 3 und 5 sind richtig
E) nur 1, 3, 4 und 5 sind richtig

Frage 98
Was zählt zu den extrapyramidalen Hyperkinesen?

1) Chorea
2) Athetose
3) Intentionstremor

A) nur 1 ist richtig
B) nur 1 und 2 sind richtig
C) nur 1 und 3 sind richtig
D) nur 2 und 3 sind richtig
E) nur 1, 2 und 3 sind richtig

Frage 99
Eine Commotio cerebri zeigt folgende Symptome:

1) Bewusstlosigkeit, die länger als fünf Stunden andauert.
2) Bewusstlosigkeit nach freiem Intervall
3) Anterograde Amnesie
4) Erbrechen
5) Druckpuls

A) nur 2 und 5 sind richtig
B) nur 1 und 5 sind richtig
C) nur 3 und 4 sind richtig
D) nur 2, 3 und 5 sind richtig
E) nur 1, 3, 4 und 5 sind richtig

Frage 100
Welche der folgenden Aussagen zum Discusprolaps ist/sind zutreffend?

1) Anteile des Discus intervertebralis treten über den Rand des Wirbelkörpers.
2) Der Lasègue-Test kann positiv sein.
3) Es können Parästhesien auftreten.
4) Es können auch Blasen- und Mastdarmlähmungen auftreten.
5) In der Nacht können tief sitzende Kreuzschmerzen auftreten.

A) nur 5 ist richtig
B) nur 1, 2 und 3 sind richtig
C) nur 1, 2, 3 und 4 sind richtig
D) nur 2, 3, 4 und 5 sind richtig
E) 1-5, alle sind richtig

Frage 101
Folgen des chronischen Alkoholabusus können sein:

1) Duodenalgeschwüre
2) Gedächtnisstörung
3) Chronische Pankreatitis
4) Herzmuskelschwäche
5) Polyneuropathien

A) nur 1 und 3 sind richtig
B) nur 2 und 3 sind richtig
C) nur 3 und 4 sind richtig
D) nur 1, 3 und 5 sind richtig
E) 1-5, alle sind richtig

Frage 102
Für welche neurologische Erkrankung sind pathologische, herdförmige Zerstörungen von Markscheiden im ZNS typisch?

A) M. Parkinson
B) Multiple Sklerose
C) Alzheimer-Demenz
D) Horner-Syndrom
E) Meningo-Enzephalitis

Frage 103
Ordnen Sie den Erkrankungen aus Liste 1 die Krankheitszeichen aus Liste 2 zu

Liste 1

a. Schädelbasisbruch
b. Subarachnoidalblutung
c. subdurales Hämatom
d. epidurales Hämatom

Liste 2

1. Blutung in den Liquorraum
2. Bluterguss zwischen Arachnoidea und harter Hirnhaut (Dura mater)
3. Bluterguss zwischen Dura mater und Schädelkalotte.
4. Kreisförmige Blutergüsse um die Augen ('Brillenhämatom')

A) a1, b2, c3, d4
B) a4, b1, c2, d3
C) a4, b2, c3, d1
D) a3, b1, c2, d4
E) a2, b1, c3, d4

Frage 104
Symptom(e) eines Grand-Mal-Anfalles ist/sind:

1) Bewusstlosigkeit
2) Zungenbiss
3) Terminalschlaf
4) Aura
5) Lähmungen
6) Gefühlsstörungen

A) nur 1 ist richtig
B) nur 1, 2 und 5 sind richtig
C) nur 1, 5 und 6 sind richtig
D) nur 2, 3, 4 und 6 sind richtig
E) nur 1, 2, 3 und 4 sind richtig

Frage 105
Der Discusprolaps in der LWS:

1) kann zur Einengung der Nervenenden führen.
2) führt zu plötzlich auftretenden Schmerz mit Ausstrahlung in das Gesäß und die untere Extremität.
3) kann zu senso-motorischen Ausfällen in der unteren Extremität führen.
4) kann eine Lähmung von Blase und Mastdarm auslösen.

A) nur 1 und 2 sind richtig
B) nur 2 und 3 sind richtig
C) nur 1, 2 und 3 sind richtig
D) nur 2, 3 und 4 sind richtig
E) 1-4, alle sind richtig

Frage 106
Welche Aussage über die retrograde Amnesie ist/sind richtig?

1) Der Patient leidet an zunehmendem Vergessen von Eindrücken der kurz zurückliegenden Vergangenheit.
2) Der Patient kann sich an eine bestimmte Zeitspanne vor einer Hirnschädigung nicht mehr erinnern.
3) Der Patient hat eine Gedächtnislücke für die Zeit nach einer Synkope.

A) nur 1 ist richtig
B) nur 2 ist richtig
C) nur 3 ist richtig
D) nur 1 und 2 sind richtig
E) nur 2 und 3 sind richtig

Frage 107
Ordnen Sie der Definition aus Liste 1 das richtige Krankheitsbild aus Liste 2 zu.

Liste 1

Entzündlich, degenerative Erkrankung des ZNS mit herdförmigen Demyelinisierungen.

Liste 2

A) präsenile Demenz
B) Poliomyelitis
C) alkoholische Enzephalopathie
D) Meningitis
E) Multiple Sklerose

Frage 108

Für das subdurale Hämatom gilt:

1) Die Blutung liegt zwischen Dura mater und Spinnengewebshaut.
2) Ursache kann die Blutung aus einem geplatzten Aneurysma einer Hirnbasisarterie sein.
3) Ursache kann ein Bagatelltrauma des Schädels sein.
4) Bei chronischem Verlauft ist die Ausbildung eines Hygroms möglich.
5) Die Blutung kann zur Verengung des Hirnstammes führen und tödlich enden.

A) nur 1 ist richtig
B) nur 2 und 3 sind richtig
C) nur 1, 3 und 4 sind richtig
D) nur 1, 3, 4 und 5 sind richtig
E) 1-5, alle sind richtig

Frage 109

Für die Subarachnoidalblutung gilt nicht:

A) Leitsymptome sind Vernichtungskopfschmerz, Nackensteifigkeit und Bewusstseinsstörung.
B) Sie ist charakteristisch für eine Commotio cerebri
C) Sie kann bei hämorrhagischen Diathesen auftreten
D) Sie kann in jedem Lebensalter auftreten.
E) Sie kann zu einem Hirninfarkt führen.

Frage 110

Kein charakteristisches Begleitsymptom bei einer gedeckten Gehirnverletzung ist:

A) Bakterielle Meningitis
B) Akutes epidurales Hämatom
C) Akutes subdurales Hämatom
D) Posttraumatisches Hirnödem
E) Primäre Markblutung

Frage 111

Bei der peripheren Fazialisparese sind als typische Symptome zu finden:

1) Fehlender Lidschluss
2) Sehen von Doppelbildern
3) Mydriasis

A) nur 1 ist richtig
B) nur 2 ist richtig
C) nur 1 und 2 sind richtig
D) nur 1 und 3 sind richtig
E) 1-3, alle sind richtig

Frage 112

Periphere Lähmungen sind charakterisiert durch:

1) Hypertonus der Muskulatur
2) Erhöhte Muskeleigenreflexe
3) Positiver Babinskireflex

A) 1-3, keine Antwort ist richtig
B) nur 1 ist richtig
C) nur 2 ist richtig
D) nur 1 und 2 sind richtig
E) nur 2 und 3 sind richtig

Frage 113

Bei welcher neurologischen Prüfung werden Hirnhäute (Meningen) und/oder Nervenwurzeln einem Dehnungsreiz ausgesetzt?

1) Brudzinski-Zeichen
2) Lasègue-Zeichen
3) Kernig-Zeichen
4) ~~Kernig Zeichen~~

A) nur 1 ist richtig
B) nur 2 ist richtig
C) nur 1 und 2 sind richtig
D) nur 2 und 3 sind richtig
E) 1-3, alle sind richtig

Frage 114
Ordnen Sie der Definition aus Liste1 das entsprechende Krankheitsbild aus Liste 2 zu.

Liste 1

Degenerative Veränderung der Substantia nigra im Mittelhirn.

Liste 2

A) Alzheimer - Demenz
B) Poliomyelitis
C) alkoholbedingte Enzephalopathie
D) Parkinson Krankheit
E) Multiple Sklerose

Frage 115
Subdurale Blutungen entstehen nicht bei:

A) Ruptur der A. meningea media.
B) Ruptur der Brückenvenen.
C) Ruptur von Hirnrindengefäßen bei Schädelprellungen.
D) gedeckten Hirnverletzungen.
E) offenen Hirnverletzungen.

Frage 116
Der Verdacht auf eine zerebrale Schädigung eines reifen Neugeborenen wird durch folgende Befunde der körperlichen Untersuchung gestützt:

1) Andauernde allgemeine Muskelhypotonie
2) Positiver Babinski-Reflex
3) Saugreflex nicht auslösbar

A) nur 3 ist richtig
B) nur 1 und 2 sind richtig
C) nur 1 und 3 sind richtig
D) nur 2 und 3 sind richtig
E) 1-3, alle sind richtig

Frage 117
Sie untersuchen im August ein Kind mit isolierter Fazialislähmung. An welche Infektion denken Sie am ehesten?

A) Humanes Cytomegalievirus
B) Epstein-Barr-Virus
C) Borrelia burgdorferi
D) Haemophilus influenzae
E) Neisseria meningitidis

Frage 118
Welche Aussage über die Multiple Sklerose ist falsch?

A) Sie ist die häufigste autoimmun-entzündliche Erkrankung des ZNS in Mitteleuropa.
B) Sie trifft überwiegend alte Männer.
C) Pathologisch zeigen sich herdförmige Zerstörungen von Markscheiden im ZNS.
D) Häufige Frühsymptome sind Sensibilitätsstörungen und Doppelbilder durch Augenmuskellähmungen.
E) Die MS verläuft typischerweise in Schüben und mit Remissionen.

Frage 119
Für die hypertone Massenblutung gilt nicht:

A) Ihr liegt eine Rechtsherzinsuffizienz zugrunde.
B) Betroffene Patienten leiden oft an Hypertonie und/oder Vaskulopathie.
C) Bei überstandenem Blutungsereignis wird das Hämatom resorbiert.
D) Prädilektionsorte sind die Basalganglien
E) Sie ist eine Blutung nach Ruptur eines Gefäßes.

Frage 120

Kein typisches Symptom der Parkinson Krankheit ist:

A) Intentionstremor
B) Rigor
C) Hypokinese (Akinese)
D) Maskengesicht
E) Ruhetremor

Frage 121

Bei Patienten mit Epilepsie finden Sie:

1) Aura
2) Tonisch- klonische Krämpfe
3) Halluzinationen
4) Gedankenentzug
5) Terminalschlaf

A) nur 2 und 3 sind richtig
B) nur 1, 2 und 5 sind richtig
C) nur 1, 2, 3 und 5 sind richtig
D) nur 2, 3, 4 und 5 sind richtig
E) 1-5, alle sind richtig

Frage 122

Welche(r) der folgenden Befunde stützt/ stützen den Verdacht auf akute Meningitis bei einem erwachsenen Patienten?

1) Kernig-Zeichen positiv
2) Opisthotonus
3) Brudzinski-Zeichen positiv

A) nur 3 ist richtig
B) nur 1 und 2 sind richtig
C) nur 1 und 3 sind richtig
D) nur 2 und 3 sind richtig
E) 1-3, alle sind richtig

Frage 123

Commotio cerebri: Sie finden keine

A) Bewusstseinsstörung
B) retrograde Amnesie
C) neurologische Ausfälle
D) Übelkeit
E) Erbrechen

Frage 124

Bei M. Parkinson finden Sie keine:

A) Spastik
B) Hypo- bzw. Akinesie
C) Ruhetremor
D) Erhöhung von Speichelfluss und Talgsekretion
E) Temperaturregulationsstörungen

Frage 125

Welche Aussage ist nicht zutreffend?

A) Bei Lähmung des N. peroneus profundus entsteht der Fallfuss (Steppergang).
B) Eine Lähmung des N. peroneus profundus kann bei falscher Polsterung eines Unterschenkelgipses auftreten.
C) Eine Fazialislähmung wird durch eine Läsion des V. Hirnnerven verursacht.
D) Bei einer spastischen Lähmung ist sowohl das Pyramidensystem als auch das extrapyramidale motorische System geschädigt.
E) 3 der 12 Hirnnerven sind für die Bewegung der Augenmuskeln zuständig.

Frage 126

Ordnen Sie den Begriffen aus Liste 1 die richtigen Ausdrücke aus Liste 2 zu.

Liste 1

a. Koma
b. Apathie
c. Sopor
d. Somnolenz

Liste 2

1. Teilnahmslosigkeit
2. Schläfrigkeit
3. schwere Bewusstseinstrübung
4. tiefe Bewusstlosigkeit

A) a1, b2, c3, d4
B) a2, b1, c4, d3
C) a3, b2, c1, d4
D) a4, b1, c2, d3
E) a4, b1, c3, d2

Frage 127
Für eine periphere Lähmung ist typisch:

1) Eine Läsion des 1. Motoneurons
2) Der Ruhetonus der Muskulatur ist erhöht
3) Die Muskeln sind atrophiert
4) Das Babinski-Zeichen ist positiv
5) Eine schlaffe Lähmung

A) nur 1 und 3 sind richtig
B) nur 3 und 5 sind richtig
C) nur 1, 2 und 4 sind richtig
D) nur 2, 3 und 4 sind richtig
E) 1-4, alle sind richtig

Frage 128
Welches der folgenden Symptome muss als neurologischer Notfall betrachtet werden?

A) Rückenschmerzen, die beim Husten verstärkt auftreten.
B) Schmerzen, die einseitig das Bein bis in die 2. und 3. Zehe hinunterziehen
C) Miktionsbeschwerden mit Parästhesien an der Oberschenkelinnenseite
D) Morgens auftretende Kreuzschmerzen
E) In die Beine ausstrahlende Kreuzschmerzen

Frage 129
Symptome eines Kleinhirntumors sind:

1) Ataxie
2) Intentionstremor
3) Dysmetrie
4) Dysarthrie
5) Asynergie

A) nur 2 und 3 sind richtig
B) nur 3 und 4 sind richtig
C) nur 1, 2, 3 und 4 sind richtig
D) nur 2, 3, 4 und 5 sind richtig
E) 1-5, alle sind richtig

Frage 130
Ordnen Sie den Schädel-Hirn-Traumen aus Liste 1 die richtigen Folgeerscheinungen der Liste 2 zu.

Liste 1

a. SHT Grad 1 (Commotio cerebri oder Gehirnerschütterung)
b. SHT Grad 2 (Contusio cerebri oder Gehirnprellung)
c. Epidurales Hämatom

Liste 2

1. Zur typischen länger dauernden Bewusstlosigkeit können lichtstarre Pupillen und Krampfanfälle als neurologische Symptome hinzukommen.
2. Charakteristisch ist ein „freies Intervall“ von Minuten bis Stunden mit anschließender Übelkeit, Erbrechen, Bewusstlosigkeit und Pupillenerweiterung.
3. Die Patienten haben keine Erinnerung an den Unfallhergang und Sie leiden an Kopfschmerzen, Übelkeit und Erbrechen.

A) a1, b3, c2
B) a2, b1, c3
C) a2, b3, c1
D) a3, b1, c2
E) a3, b2, c1

Frage 131
Zu den Krankheitszeichen der Parkinson Krankheit zählen:

1) Akinese
2) Ruhetremor
3) Rigor
4) Bradyphrenie
5) psychische Störungen

A) nur 2 und 3 sind richtig
B) nur 3 und 4 sind richtig
C) nur 1, 2, 3 und 4 sind richtig
D) nur 2, 3, 4 und 5 sind richtig
E) 1-5, alle sind richtig

Frage 132
Welche Symptome erwarten Sie bei einem kindlichen Schädel-Hirn-Trauma?

1) Atemrhythmusstörungen
2) Zentrales Fieber
3) Mydriasis
4) Hypertonie
5) Bradykardie

A) nur 2 und sind richtig
B) nur 1, 2 und 4sind richtig
C) nur 1, 3 und 4 sind richtig
D) nur 2, 3, 4 und 5 sind richtig
E) 1-5, alle sind richtig

Frage 133
An welche Diagnose denken Sie bei einem Patienten mit Ruhetremor, allgemeiner Bewegungsarmut, vermindertem Gesichtsausdruck und Trippelgang?

A) Apoplexie
B) M. Parkinson
C) Epilepsie
D) Kleinhirnstörung
E) Hirntumor

Frage 134
Was unternehmen Sie bei einem Patienten mit einem Grand-Mal-Anfall?

A) Fixieren der krampfenden Extremitäten
B) Patienten beruhigen
C) Kühlende Wickel anlegen
D) Lagerung in der stabilen Seitenlage.
E) Schutz vor Verletzungen für die Dauer des Anfalls

Frage 135
Bei einem zerebralen Krampfanfall können folgende Symptome auftreten:

1) Initialschrei
2) Vorübergehende neurologische Ausfälle
3) Dämmerzustand
4) Unkontrollierter Stuhlabgang
5) Unkontrollierter Urinabgang

A) nur 1 ist richtig
B) nur 1, 4 und 5 sind richtig
C) nur 1, 2, 4 und 5 sind richtig
D) nur 1, 3, 4 und 5 sind richtig
E) 1-5, alle sind richtig

Frage 136
Was bewirkt der Sympathikus?

1) Frequenz- und Tonussteigerung des Darms.
2) Erhöhung der Herzfrequenz
3) Mydriasis
4) Verengung der Bronchien
5) Konstriktion der peripheren Hautgefäße

A) nur 2 ist richtig
B) nur 1, 2 und:5 sind richtig
C) nur 1, 2 und 4 sind richtig
D) nur 2, 3 und 5 sind richtig
E) 1-5, alle sind richtig

Frage 137

Eine durch Läsion des N. facialis hervorgerufene Gesichtslähmung kann:

1) traumatisch bedingt sein.
2) durch einen Apoplexie bedingt sein.
3) eine entzündliche Ursache haben.
4) durch eine HNO-Erkrankung bedingt sein.
5) häufig beidseitig auftreten.

A) nur 5 ist richtig
B) nur 3 und 4 sind richtig
C) nur 1, 2 und 3 sind richtig
D) nur 1, 2, 3 und 4 sind richtig
E) 1-5, alle sind richtig

Frage 138

Welche der folgenden Aussagen über M. Parkinson ist unzutreffend?

A) Die Erkrankung wird auch Paralysis agitans genannt.
B) Ursache ist eine Zerstörung der melaninhaltigen Zellen in der Substantia nigra und ein daraus resultierender Mangel an Dopamin.
C) Kardinalsymptome sind: Rigor, Tremor, Akinese.
D) Die Patienten zeigen eine lebendige, oft übertriebene wirkende Gestik und Mimik.
E) Vegetative Dysfunktionen äußern sich in Hypersalivation und Temperaturregulationsstörungen.

Frage 139

Mögliche Ursachen des M. Parkinson sind:

1) Idiopathisch
2) Posttraumatisch
3) Tumore
4) Hereditär
5) Postenzephalitisch

A) nur 2 und 3 sind richtig
B) nur 3 und 4 sind richtig
C) nur 1, 2, 3 und 4 sind richtig
D) nur 2, 3, 4 und 5 sind richtig
E) 1-5, alle sind richtig

Frage 140

An welche Erkrankung denken Sie bei den Symptomen Kopfschmerz, Erbrechen, Licht- und Geräuschempfindlichkeit sowie Opisthotonus?

A) Multiple Sklerose
B) Kinderlähmung
C) Meningitis
D) Borreliose
E) Tollwut

Frage 141

Den Fremdreflexen werden zugeordnet:

1) Kornealreflex
2) Kremasterreflex
3) Hustenreflex
4) Plantarhautreflex

A) nur 1 und 3 sind richtig
B) nur 2 und 3 sind richtig
C) nur 2 und 4 sind richtig
D) nur 1, 2 und 3 sind richtig
E) 1-4, alle sind richtig

Frage 142

Kein charakteristisches Symptom einer Kleinhirnschädigung ist:

A) Nystagmus
B) Rigor
C) Stand- und Gangataxie
D) Dysmetrie
E) Dysdiadochokinese

Frage 143
Mit welchen Folgeerscheinungen rechnen Sie bei Alkoholabusus nicht?

A) Delirium tremens
B) Korsakow-Syndrom
C) Erkrankungen der Leber und des Pankreas.
D) Bronchialkarzinome
E) Ösophagusvarizen

Frage 144
Als Ursache für Kopfschmerz eher unwahrscheinlich ist:

A) Subarachnoidalblutung
B) Hirntumor
C) Diabetes mellitus
D) Hirnhautentzündung
E) Migräne

Frage 145
Welches Symptome ist nicht charakteristisch für das Krankheitsbild der Multiplen Sklerose?

A) Bauchdeckenreflex negativ
B) Neuritis nervi optici
C) Gefühlsstörungen an Rumpf und Extremitäten
D) Blasenfunktionsstörungen
E) Kopfschmerzen

Frage 146
Sehnervenentzündung und das Sehen von Doppelbildern sind charakteristisch für:

A) M. Parkinson
B) Grüner Star
C) Multiple Sklerose
D) Horner-Syndrom
E) Diabetes mellitus

Frage 147
Für die Meningitis gilt/gelten:

1) Ausschluss einer Meningitis erfolgt nur über Lumbalpunktion mit Liquoruntersuchung.
2) Nackensteife tritt bei jeder Meningitis auf.
3) Ihr Verlauf ist meistens akut, begleitet von Fieber, Erbrechen, Licht- und Geräuschempfindlichkeit..
4) Das Waterhouse-Friderichsen-Syndrom ist eine schwere Komplikation der Meningitis.
5) Die Infektion kann sowohl bakteriell als auch viral erfolgen.

A) nur 1, 2 und 4 sind richtig
B) nur 3, 4 und 5 sind richtig
C) nur 1, 3, 4 und 5 sind richtig
D) nur 2, 3, 4 und 5 sind richtig
E) 1-5, alle sind richtig

Frage 148
Was ist nicht Ursache für das Fehlen eines Achillessehnenreflexes?

A) Polyneuropathie
B) Läsion des N. fibularis
C) Läsion des N. ischiadicus
D) Diskusprolaps L5/S1
E) Tumor der Konusregion

Frage 149
Was gilt für die Subarachnoidalblutung?

1) Plötzlich einsetzender, vernichtender Kopfschmerz.
2) Gefahr für Rezidivblutungen hoch
3) Freies Intervall
4) Keine Bewusstseinsstörungen
5) Amaurosis fugax

A) nur 1 ist richtig
B) nur 1 und 2 sind richtig
C) nur 1, 2 und 4 sind richtig
D) nur 2, 3 und 4 sind richtig
E) nur 2, 4 und 5 sind richtig

Frage 150
Definitionsgemäß wird einer Commotio cerebri nicht zugeordnet:

A) Bewusstlosigkeit
B) Übelkeit
C) Stauungspapille
D) Kopfschmerzen
E) Erinnerungslücke

Frage 151
Charakteristische Symptome einer Hirnhautentzündung sind:

1) Druckpuls
2) Brudzinski-, Kernig- und Lasègue-Zeichen positiv
3) Opisthotonus
4) Stauungspapille
5) Veränderungen der Gehirnflüssigkeit

A) nur 1 ist richtig
B) nur 1 und 2 sind richtig
C) nur 1, 2 und 4 sind richtig
D) nur 2, 3 und 4 sind richtig
E) nur 2, 3 und 5 sind richtig

Frage 152
Für eine spastische Lähmung ist typisch:

1) Unterbrechung des 1. Motoneurons
2) Ruhetonus der Muskulatur erhöht
3) Muskelschwund
4) Babinski-Zeichen positiv
5) Verminderte Muskeleigenreflexe

A) nur 1 und 3 sind richtig
B) nur 1 und 4 sind richtig
C) nur 1, 2 und 4 sind richtig
D) nur 2, 3 und 4 sind richtig
E) 1-4, alle sind richtig

Frage 153
Die Schädigung des 1. Motoneurons der Pyramidenbahn bewirkt eine:

A) schlaffe Lähmung
B) Paralysis agitans
C) spastische Lähmung
D) Lähmung ohne Pyramidenbahnzeichen
E) Sehstörung

Frage 154
Welche weiteren Symptome finden Sie bei einem Parkinson-Patienten mit Hypomimie?

1) Rigor
2) Ruhetremor
3) Nystagmus
4) Hypersalivation
5) skandierende Sprache

A) nur 3 ist richtig
B) nur 2 und 5 sind richtig
C) nur 1, 2 und 4 sind richtig
D) nur 2, 4 und 5 sind richtig
E) 1-5, alle sind richtig

Frage 155
Was gilt nicht für das Karpaltunnelsyndrom?

A) Es wird durch eine Kompression des N. medianus hervorgerufen.
B) Es lässt sich durch Umlagerung des N. ulnaris bessern.
C) Es kann Symptom einer Akromegalie sein.
D) Es kann Frühsymptom der chronischen Polyarthritis sein.
E) Es tritt häufig bei Schilddrüsenunterfunktion auf.

Frage 156
Welches der angeführten Symptome verbinden Sie eher nicht mit dem Krankheitsbild der Multiplen Sklerose?

A) Trendelenburg-Hinken
B) Gestörte Koordination von Bewegungsabläufen (Ataxie)
C) Skandierende Sprache
D) Neuritis nervi optici
E) Sehen von Doppelbildern

Frage 157
Schlafstörungen können durch folgende Erkrankung(en) hervorgerufen werden:

1) Psychische Krankheiten
2) Hypertonie
3) Arteriosklerose
4) Hyperthyreose
5) Alkoholabusus

A) nur 1 ist richtig
B) nur 2, 3 sind richtig
C) nur 4, 5 sind richtig
D) nur 1, 2, 3, 5 sind richtig
E) 1-5, alle sind richtig

Frage 158
Eine 60-jährige Patientin gibt beidseitige Schulterschmerzen und einen wiederkehrenden stechenden Schläfenkopfschmerz an. Sie kann Ihre Arme nur bis auf Schulterhöhe anheben. Im Labor zeigt sich eine erhöhte Blutsenkungsgeschwindigkeit ($\geq$ 60 mm nach der 1. Stunde).
An welche Diagnose denken Sie?

A) Akutes rheumatisches Fieber
B) Polyarthritis
C) Diskusprolaps in der HWS
D) Neurologische Ausfälle nach Apoplexie
E) Polymyalgia rheumatica

Frage 159
Mit welchen aktiven Bewegungen überprüfen Sie die Diadochokinese?

1) Pronation und Supination der Unterarme wie beim Einschrauben einer Glühbirne
2) Rasche Bewegungen der Finger wie beim Klavierspielen
3) Wiederholtes Heben und Senken der Zehen

A) nur 1 ist richtig
B) nur 1 und 2 sind richtig
C) nur 1 und 3 sind richtig
D) nur 2 und 3 sind richtig
E) 1-3, alle sind richtig

Frage 160
Welche gängigen Prüfungen der körperlichen Untersuchung wenden Sie bei Verdacht auf zerebelläre Koordinationsstörungen an?

1) Gehversuch mit geschlossenen Augen
2) Knie-Hacken-Versuch
3) Diadochokinese

A) nur 1 ist richtig
B) nur 1 und 2 sind richtig
C) nur 1 und 3 sind richtig
D) nur 2 und 3 sind richtig
E) 1-3, alle sind richtig

Frage 161
Welches Symptom finden Sie nicht bei Patienten mit M. Parkinson?

A) Hypomimie
B) Taschenmesserphänomen
C) Kleinschrittiges und schlurfendes Gangbild
D) Hypokinese
E) Leises und undeutliches Sprechen

Frage 162
Welcher Nerv wird nicht mit dem angegebenen Muskeleigenreflex überprüft?

A) N. musculocutaneus: Biceps-brachii-Reflex
B) N. medianus: Brachioradialis-Reflex
C) N. radialis: Triceps-brachii-Reflex
D) N. femoralis: Patellarsehnen-Reflex
E) N. ischiadicus: Achillessehnen-Reflex

Frage 163
Welche Aussage über die Befunde der körperlichen Untersuchung nach einer Lähmung des N. radialis in Achselhöhe ist falsch?

A) Die aktive Streckung im Ellenbogengelenk ist gestört.
B) Die aktive Streckung in den Fingergrundgelenken ist gestört.
C) Der Brachioradialis-Reflex ist abgeschwächt bis erloschen.
D) Die aktive Beugung in den Handgelenken ist unmöglich.
E) Der Triceps-brachii-Reflex ist abgeschwächt bis erloschen.

Frage 164
Welche Testaufgabe eignet sich nicht zur Feststellung einer Fazialisparese?

A) Masseterreflex
B) Stirn runzeln
C) Zähne zeigen
D) Wangen aufblasen
E) Augen gegen Widerstand schließen

Frage 165
Eine Anisokorie kann Folge sein eines/einer:

1) epiduralen Hämatoms.
2) organischen Irisveränderung.
3) Schädigung des N. oculomotorius.
4) Schädigung des Ganglion stellatum.

A) nur 1 und 2 sind richtig
B) nur 2 und 3 sind richtig
C) nur 3 und 4 sind richtig
D) nur 1, 3 und 4 sind richtig
E) 1-4, alle sind richtig

Frage 166
Wie prüfen und dokumentieren Sie den Lasègue-Test richtig?

1) Ein positives Lasègue-Zeichen wird in Winkelgraden angegeben.
2) Bei der Prüfung hält der Patient das Knie gebeugt.
3) Bei der Prüfung sitzt der Patient aufrecht.

A) nur 1 ist richtig
B) nur 3 ist richtig
C) nur 1 und 2 sind richtig
D) nur 1 und 3 sind richtig
E) nur 2 und 3 sind richtig

Frage 167
Für neurologische Störungen von Bewegungsablauf und Tonus gilt:

1) Für Spastik typisch ist ein erhöhter Widerstand gegen passive Bewegung
2) Myoklonien sind langsame, bizarr geschraubte
   Bewegungen vorwiegend an den distalen Extremitäten.
3) Beim choreatischen Syndrom zeigen sich typischerweise plötzlich einschießende, ausfahrende Bewegungen.

A) nur 1 ist richtig
B) nur 1 und 2 sind richtig
C) nur 1 und 3 sind richtig
D) nur 2 und 3 sind richtig
E) 1-3, alle sind richtig

Frage 168

Kein typisches klinisches Zeichen der Hirnhautentzündung ist:

A) Brudzinski-Zeichen
B) Nackensteifigkeit
C) Kussmaul-Atmung
D) Kernig-Zeichen
E) Opisthotonus

Frage 169

Welche Aussage(n) zum Jendrassik-Handgriff ist/sind zutreffend?

1) Mit seiner Hilfe können Muskeleigenreflexe leichter ausgelöst werden.
2) Die muskuläre Anspannung der Arme durch den Patienten fördert die Gammainnervation der Beinmuskulatur.
3) Er ist bei einer Pyramidenbahnläsion positiv.
4) Er bewirkt ein Verkürzen der intrafusalen Muskelspindelfasern.
5) Er erzielt seine Wirkung über das Alphamotoneuron.

A) nur 3 ist richtig
B) nur 2 und 5 sind richtig
C) nur 1, 2 und 4 sind richtig
D) nur 3, 4 und 5 sind richtig
E) 1-5, alle sind richtig

Frage 170

Welches der angegebenen Symptome ist nicht kennzeichnend für eine periphere Fazialislähmung?

A) Kaubewegung des Unterkiefers ist unmöglich.
B) Stirnrunzeln nicht möglich
C) Lagophthalmus
D) Bell-Phänomen
E) Inkompletter oder schwacher Mundschluss.

Frage 171

Rigor: Welche Aussage ist falsch?

A) Der Rigor kommt nur bei Pyramidenbahnstörungen vor.
B) Der Rigor ist häufig mit einem Zahnradphänomen verbunden.
C) Therapeutikum ist u. a. L-Dopa.
D) Der Rigor ist ein charakteristisches Symptom des M. Parkinson.
E) Der Rigor zeigt sich in einer Erhöhung des Muskeltonus bei einer passiven Bewegung.

Frage 172

Für die große Schädelfontanelle gilt:

1) Sie schließt sich mit dem ersten Lebensjahr.
2) Sie erleichtert den Geburtsvorgang.
3) Sie erlaubt eine gewisse Beurteilung des intrakraniellen Druckes.

A) nur 1 ist richtig
B) nur 1 und 2 sind richtig
C) nur 1 und 3 sind richtig
D) nur 2 und 3 sind richtig
E) 1-3, alle sind richtig

Frage 173

Welche der folgenden Symptome sprechen für ein rechtsseitiges Epiduralhämatom?

1) Bewusstseinsstörung mit freiem Intervall.
2) Mydriasis rechts
3) Mydriasis links
4) Hemiparese rechts
5) Hemiparese links

A) nur 1 und 2 sind richtig
B) nur 2 und 4 sind richtig
C) nur 1, 2 und 5 sind richtig
D) nur 1, 3 und 4 sind richtig
E) nur 1, 3 und 5 sind richtig

Frage 174
Welcher Reflex kann nicht dem angegebenen Segment zugeordnet werden?

A) Bizepssehnenreflex (BSR): C2 - C3
B) Triceps-brachii-Reflex: C6 - C8
C) Radiusperiostreflex (RPR): C5 - C6
D) Patellarsehnenreflex (PSR): L2 - L4
E) Achillessehnenreflex (ASR): L5- S2

Frage 175
Welches Symptom finden Sie nicht bei einer Hirndrucksteigerung?

A) Cephalaea
B) Motorische Unruhe
C) Stauungspapille
D) Einseitige Pupillenerweiterung
E) Hochroter, heißer Kopf

Frage 176
Eine Contusio cerebri wird definiert als:

A) Hirndrucksteigerung
B) Hirnerschütterung
C) Hirnprellung
D) Wasserkopf
E) Schädelbasisbruch

Frage 177
Grand-mal-Anfall:
Was ist kennzeichnend?

1) Ein tonisch-klonisches Krampfstadium
2) Initialschrei
3) Ev. Zungenbiss
4) Keinerlei Bewusstseinseintrübung
5) Einnässen

A) nur 1 und 4 sind richtig
B) nur 3 und 4 sind richtig
C) nur 1, 2 und 4 sind richtig
D) nur 1, 2, 3 und 5 sind richtig
E) 1-5, alle Aussagen sind richtig

Frage 178
Körperliche Zeichen eines generalisierten epileptischen Anfalls sind?

1) Hyperventilation
2) Aura
3) Zungenbiss
4) Einnässen
5) Bewusstlosigkeit

A) nur 2 und 3 sind richtig
B) nur 3, 4 und 5 sind richtig
C) nur 1, 2, 3 und 5 sind richtig
D) nur 2, 3, 4 und 5 sind richtig
E) 1-5, alle sind richtig

Frage 179
Commotio cerebri: Welche Aussage(n) stimmt/stimmen?

1) Absolute Bettruhe für den Patienten ist geboten.
2) Puls und Blutdruck sollten regelmäßig geprüft werden.
3) Vertigo und Vomitus treten selten auf
4) Sie führt zu einer psychogenen Amnesie.
5) Bei Cephalaea können Schmerzmittel verabreicht werden.

A) nur 1, 2 und 3 sind richtig
B) nur 1, 2 und 5 sind richtig
C) nur 1, 4 und 5 sind richtig
D) nur 2, 4 und 5 sind richtig
E) 1-5, alle sind richtig

Frage 180
Welches Zeichen erwarten Sie nicht bei einer Hirndrucksteigerung infolge eines Schädel-Hirn-Traumas?

A) Eintrübung des Bewusstseins
B) Mydriasis (zunächst einseitig)
C) Zunehmender Exophthalmus (zunächst einseitig)
D) Bradykardie und Blutdruckstörungen
E) Atemstörungen

Frage 181

Bei einem Unfall treffen Sie auf einen bewusstlosen Patienten mit intakter Spontanatmung und einem stabilen Kreislauf. Welche Symptome lassen Sie an eine Steigerung des intrakraniellen Druckes denken?

1) Einseitige Mydriasis
2) Chvostek-Zeichen positiv
3) Einseitig gesteigerte Reflexe
4) Erweiterte lichtstarre Pupillen
5) Liquoraustritt durch Ohr und Nase.

A) nur 2 und 5 sind richtig
B) nur 1, 3 und 4 sind richtig
C) nur 2, 3 und 5 sind richtig
D) nur 1, 2, 3 und 4 sind richtig
E) 1-5, alle sind richtig

Frage 182

Was tun Sie, wenn Sie auf ein Kind treffen, dass gerade einen Krampfanfall erleidet?

1) Notruf absetzen oder veranlassen.
2) Kind in stabile Seitenlage bringen.
3) Verletzungsmöglichkeiten ausschalten
4) Krampfende Extremitäten festhalten
5) Krampfgeschehen dokumentieren (Dauer, Verlauf)

A) nur 1, 2 und 4 sind richtig
B) nur 1, 3 und 4 sind richtig
C) nur 1, 3 und 5 sind richtig
D) nur 2, 3 und 5 sind richtig
E) 1-5, alle sind richtig

Frage 183

Bei welchen der angegeben Krankheiten finden Sie das Symptom Kopfschmerzen?

1) HWS Degeneration
2) Tubenkatarrh
3) Hypertonie
4) Hypoglykämie)
5) Glaukom
6) Multiple Sklerose

A) nur 1, 3 und 4 sind richtig
B) nur 2, 4 und 5 sind richtig
C) nur 3, 5 und 6 sind richtig
D) nur 1, 2, 3 und 5 sind richtig
E) 1-6, alle sind richtig

Frage 184

Eine 45jährige Patientin klagt über folgende Beschwerden: nächtliche Parästhesien und Schmerzen in der rechten Hand. Ausstrahlung in die Finger (ausgenommen Kleinfinger) und in den Unterarm. Klinisch können Sie eine Atrophie des Daumenballens erkennen. Wie lautet Ihre Diagnose?

A) Raynaud-Syndrom
B) Beginnende Fingerpolyarthrose
C) Karpaltunnelsyndrom (Medianuskompression)
D) HWS-Syndrom
E) Morbus Sudeck

Frage 185

Sie treffen auf einen 43-jährigen komatösen Patienten. Die Fremdanamnese ergibt: seit Jahren bestehender Bluthochdruck; familiäre Prädisposition für Hirninfarkt. Die körperliche Untersuchung ergibt: Ödematöse Augenlider ohne Hämatom; eitrige Infektion der Nasolabialfalte, kein Meningismus. An welches Krankheitsbild denken Sie?

A) Apoplexie
B) Intrazerebrale Blutung nach Trauma
C) Sinusvenenthrombose
D) FSME
E) Schädelbasisbruch

Frage 186

1. Einen Patienten mit seriellen Krampfanfällen (Status epilepticus) führen Sie sofort einer klinischen Behandlung zu weil
2. ein Status epilepticus lebensbedrohlich ist.

A) Aussage 1 richtig, Aussage 2 richtig, Verknüpfung richtig
B) Aussage 1 richtig, Aussage 2 richtig, Verknüpfung falsch
C) Aussage 1 richtig, Aussage 2 falsch
D) Aussage 1 falsch, Aussage 2 richtig
E) Aussage 1 falsch, Aussage 2 falsch

Frage 187

Ordnen Sie die Ausdrücke aus Liste 1 den richtigen Beschreibungen aus Liste 2 zu.

Liste 1

1. Hyperkinesen
2. Tremor
3. Athetosen
4. Choreatische Hyperkinesien
5. Ataxie

Liste 2

a. Störung der Koordination von Bewegungsabläufen (torkelndes Gangbild etc.)
b. Bewegungsstörung mit unwillkürlichen, rhythmischen Kontraktionen antagonistischer Muskelgruppen.
c. Langsam, bizarr geschraubte Bewegungen der Extremitäten.
d. Rasche Muskelkontraktionen im Gesicht (Grimassieren) oder an den Extremitäten.
e. Symptomenkomplex von pathologisch gesteigerter Motorik mit z. T. unwillkürlich ablaufenden Bewegungen.

A) 1b 2e 3d 4c 5a
B) 1c 2d 3e 4a 5b
C) 1e 2b 3c 4a 5d
D) 1e 2b 3c 4d 5a
E) 1b 2e 3c 4d 5a

Frage 188

Ordnen Sie den vier Stadien der Apoplexie die richtigen Beschreibungen zu.

Liste 1: Stadium

1. Transitorische ischämische Attacke (TIA)
2. Prolongiertes reversibles neurologisches Defizit (PRIND)
3. Progressive Stroke (PS)
4. Complete Stroke (CS)

Liste 2: Klinik

a. Apoplexie mit irreversiblen neurologischen Ausfällen.
b. Mindestens 24 Stunden bis maximal 7 Tage andauernde reversible neurologische Ausfälle.
c. Maximal 24 Stunden andauernde reversible neurologische Ausfälle.
d. fortschreitende, nur teilweise reversible neurologische Ausfälle.

A) 1c 2b 3a 4d
B) 1c 2d 3a 4b
C) 1b 2c 3a 4d
D) 1c 2b 3d 4a
E) 1d 2b 3c 4a

Frage 189
Welche der angegebenen Symptome sind typisch für die Enzephalomyelitis disseminata?

1) Intentionstremor
2) Ataxien
3) Doppeltsehen
4) Miktionsstörungen
5) Vomitus
6) Epileptische Anfälle
7) Skandierende Sprache
8) Nystagmus
9) Hypersalivation

A) nur 1, 2, 3, 4, 7 und 8 sind richtig
B) nur 1, 2, 3, 5, 7 und 8 sind richtig
C) nur 1, 2, 4, 5, 6 und 9 sind richtig
D) nur 1, 2, 3, 4, 7 und 9 sind richtig
E) 1-9, alle sind richtig

Frage 190
Welche Maßnahmen ergreifen Sie, wenn Ihr Wohnungsnachbar einen epileptischen Anfall erleidet?

1) Beatmung
2) Herzmassage
3) Stabile Seitenlage nach Ende des Krampfgeschehens.
4) Keil zwischen die Zähne
5) Krampfende Extremitäten fixieren.
6) Kochsalzlösung intravenös.
7) Bergung aus dem Gefahrenbereich.

A) nur 3 und 7 sind richtig
B) nur 2, 3 und 5 sind richtig
C) nur 3, 4 und 7 sind richtig
D) nur 1, 4, 6 und 7 sind richtig
E) nur 1, 2, 4, 6 und 7 sind richtig

Frage 191
Welche Symptome erwarten Sie bei einer Hirnhautentzündung?

1) Lichtempfindlichkeit
2) Hypotonus der Skelettmuskulatur
3) Kopfschmerzen
4) Fieber
5) Kernig-Zeichen negativ
6) Meningismus
7) Vegetative Störungen (Bradykardie)

A) nur 1, 3, 5 und 6 ist richtig
B) nur 2, 3, 4 und 5 sind richtig
C) nur 1, 2, 4 und 7 sind richtig
D) nur 2, 3, 4 und 6 sind richtig
E) nur 1, 3, 4, 6 und 7 sind richtig

Frage 192
Hirninfarkt: Kein Risikofaktor ist:

A) Arteriosklerose
B) Alkoholabusus
C) Rauchen
D) Bluthochdruck
E) Herzklappenfehler

Frage 193
Ein Intentionstremor ist typisch für:

A) Kleinhirnschädigung
B) Alkoholabusus
C) Morbus Parkinson
D) Periphere Lähmung
E) Rückenmarkläsion

Frage 194
Bei Verletzung des N. Facialis erwarten Sie folgende(s) Symptom(e):

1) Fehlender Lidschluss
2) Stirnrunzeln unmöglich
3) Blitzartig einschießender Sekundenschmerz.
4) Besonderes Hervortreten der Nasolabialfalte.
5) Lippenschluss unvollständig.

A) nur 3 ist richtig
B) nur 2 und 5 sind richtig
C) nur 1, 2 und 5 sind richtig
D) nur 2, 4 und 5 sind richtig
E) 1-5, alle sind richtig

Frage 195
Welche Symptome finden Sie bei einem Patienten mit Lähmung des VII. Hirnnerven?

1) Schmerzauslösung durch Kauen, Sprechen, Schlucken.
2) Herabhängendes Unterlid
3) Herabhängendes Oberlid
4) Sehen von Doppelbildern
5) Hyperakusis

A) nur 3 ist richtig
B) nur 2 und 5 sind richtig
C) nur 1, 2 und 4 sind richtig
D) nur 2, 3 und 5 sind richtig
E) 1-5, alle sind richtig

Frage 196
Von welcher Struktur gehen die bei einer Rhinitis vorkommenden Geruchs- und Geschmacksstörungen aus?

A) Vom N. olfactorius
B) Vom Bulbus olfactorius
C) Von der Riechschleimhaut
D) Von der Kieferhöhle
E) Von den Siebbeinzellen

Frage 197
1. Das Auftreten eines einseitig verstärkten Muskeleigenreflexes ist von neurologischer Bedeutung,
weil
2. ein einseitig verstärkter Muskeleigenreflex Zeichen einer Läsion des ZNS sein kann.

A) Aussage 1 richtig, Aussage 2 richtig, Verknüpfung richtig
B) Aussage 1 richtig, Aussage 2 richtig, Verknüpfung falsch
C) Aussage 1 richtig, Aussage 2 falsch
D) Aussage 1 falsch, Aussage 2 richtig
E) Aussage 1 falsch, Aussage 2 falsch

Frage 198
1. Ein Schädel-Hirn-Trauma kann zum Hirntod führen
weil
2. ein posttraumatisches Hirnödem über eine Hirndrucksteigerung zum Stillstand der zerebralen Blutversorgung führen kann.

A) Aussage 1 richtig, Aussage 2 richtig, Verknüpfung richtig
B) Aussage 1 richtig, Aussage 2 richtig, Verknüpfung falsch
C) Aussage 1 richtig, Aussage 2 falsch
D) Aussage 1 falsch, Aussage 2 richtig
E) Aussage 1 falsch, Aussage 2 falsch

Frage 199
1. Patienten mit einer Lähmung des N. fibularis communis entwickeln den sog. Steppergang,
weil
2. der Zehnspitzengang bei einer Läsion des N. fibularis communis nicht mehr möglich ist.

A) Aussage 1 richtig, Aussage 2 richtig, Verknüpfung richtig
B) Aussage 1 richtig, Aussage 2 richtig, Verknüpfung falsch
C) Aussage 1 richtig, Aussage 2 falsch
D) Aussage 1 falsch, Aussage 2 richtig
E) Aussage 1 falsch, Aussage 2 falsch

Frage 200
1. Ein positives Babinski-Zeichen ist ein typisches Symptom der Pyramidenbahnschädigung
weil
2. eine Pyramidenbahnschädigung charakteristischerweise zu verstärkten Eigenreflexen führen.

A) Aussage 1 richtig, Aussage 2 richtig, Verknüpfung richtig
B) Aussage 1 richtig, Aussage 2 richtig, Verknüpfung falsch
C) Aussage 1 richtig, Aussage 2 falsch
D) Aussage 1 falsch, Aussage 2 richtig
E) Aussage 1 falsch, Aussage 2 falsch

Frage 201
Erkrankungen des ZNS werden hervorgerufen durch:

1) Masern-Virus
2) Mumps-Virus
3) Herpes-simplex-Virus
4) Varicella-Zoster-Virus
5) Coxsackie-Viren

A) nur 1 und 2 sind richtig
B) nur 1, 3 und 4 sind richtig
C) nur 1, 2, 3 und 4 sind richtig
D) nur 2, 3, 4 und 5 sind richtig
E) 1-5, alle sind richtig

Frage 202
Gehirnentzündungen können ausgelöst werden durch:

1) Tollwut-Virus
2) Herpes-simplex-Virus
3) Poliomyelitis-Virus
4) Masern-Virus
5) Mumps-Virus

A) nur 1 und 5 sind richtig
B) nur 1, 3 und 4 sind richtig
C) nur 1, 3 und 5 sind richtig
D) nur 2, 3 und 4 sind richtig
E) 1-5, alle sind richtig

Frage 203
Welcher Erkrankung liegt typischerweise eine Entzündung der Motoneurone der Substantia nigra des Rückenmarks zugrunde?

A) Alzheimer Demenz
B) Poliomyelitis
C) Wernicke-Enzephalopathie
D) Morbus Parkinson
E) Multiple Sklerose

Frage 204
Womit müssen Sie bei einer Heilfastenkur rechnen?

1) Die erzielte Gewichtsreduktion bleibt langfristig erhalten.
2) Langsame Gewichtsreduktion, die sich im Verlauf steigert.
3) Auftreten depressiver Verstimmungen
4) Gewichtsstabilisierende Maßnahmen sind nach erfolgreicher Heilfastenkur nicht notwendig.
5) Auftreten eines Gichtanfalls möglich.

A) nur 1 und 3 sind richtig
B) nur 3 und 5 sind richtig
C) nur 1, 2 und 3 sind richtig
D) nur 1, 2, 3 und 5 sind richtig
E) 1-5, alle sind richtig

Frage 205
Zeichen eines erhöhten intrakraniellen Druckes sind:

1) Cephalaea (Kopfschmerz)
2) Mydriasis
3) Stauungspapille
4) Atemstörungen

A) nur 1 ist richtig
B) nur 2 und 4 sind richtig
C) nur 3 und 4 sind richtig
D) nur 1, 2 und 3 sind richtig
E) 1-4, alle sind richtig

Frage 206
Welches Rückenschmerzgeschehen stellt einen Notfall dar?

A) Rückenschmerzen mit Verstärkung durch Husten, Niesen und Pressen.
B) Rückenschmerzen mit beidseitigen Parästhesien an den Unterschenkeln.
C) Rückenschmerzen, Miktionsstörungen und Parästhesien an der Oberschenkelinnenseite.
D) Nächtlich einschießende Lumbalschmerzen.
E) Schmerzen in der LWS, die in die Beine ausstrahlen.

Frage 207
Welche Aussage zum kindlichen hyperkinetischen Syndrom ist zutreffend?

A) Es steht in Zusammenhang mit einer geistigen Behinderung.
B) Es ist Folge einer Compressio cerebri.
C) Typischerweise tritt es erst nach dem 10. Lebensjahr auf.
D) Es ist charakterisiert durch Störungen der Konzentration, der emotionalen Regulation und der Motorik.
E) Es ist eine Komplikation der Meningokokken-Meningitis.

Frage 208
Für den Schmerz einer idiopathischen Trigeminusneuralgie ist typisch:

A) Er schießt blitzartig ein.
B) Er tritt immer beidseits auf.
C) Er hält über mehrere Stunden an.
D) Zwischen den Schmerzattacken treten keine schmerzfreien Intervalle auf.
E) Er zählt zu den leicht erträglichen Schmerzen.

Frage 209
Nicht zu den Fremdreflexen zählt?

A) Pupillenreflex
B) Achillessehnenreflex
C) Würgereflex
D) Kornealreflex
E) Analreflex

Frage 210
Welche Methode eignet sich zur Prüfung des XI. Hirnnerven (N. accessorius)?

A) Aktives Schulterheben gegen Widerstand.
B) Prüfung des Kulissenphänomens
C) Prüfung des Chvostek-Zeichens
D) Prüfung des Trömner-Reflexes
E) Prüfung des Würgereflexes

Frage 211
Das hyperkinetische Syndrom beim Kind äußert sich am wenigsten durch:

A) Konzentrationsstörungen
B) Störungen der Impulskontrolle
C) Motorische Hyperaktivität
D) Gestörtes soziales Verhalten
E) Zwangsaffekte

Frage 212
Eine 70-jährige Patientin kommt wegen plötzlicher Sehunfähigkeit am linken Auge in Ihre Sprechstunde. Anamnestisch erheben Sie seit Wochen bestehende Kopfschmerzen, die durch Kauen verstärkt werden und Müdigkeit. In der Untersuchung finden Sie eine Erblindung (Amaurose) des linken Auges mit amaurotischer Pupillenstarre. Das Labor ergibt eine stark erhöhte BSG. Was diagnostizieren Sie?

A) Hypertensive Krise
B) Arteriitis temporalis (M. Horton)
C) Subarachnoidalblutung
D) Sinusthrombose
E) Arteriosklerotische Verengung der A. carotis interna links.

Frage 213
Was ist nicht typisch für die FSME?

A) Endemisches Auftreten
B) Meningismus
C) Krankheitsverlauf in zwei Phasen
D) Anfangs grippeähnliche Symptome
E) Erythema migrans

Frage 214
Was gehört nicht zum M. Parkinson?

A) Trippelnde Wendebewegungen
B) Intentionstremor
C) Monotone Sprache
D) Seltener Lidschlag
E) „Münzzähl-Tremor"

Frage 215
Welches Zeichen ist nicht typisch nach einem Grand-mal-Anfall?

A) Zungenbiss
B) Einnässen
C) Subkonjunktivale Einblutung
D) Lähmungen der Extremitätenmuskulatur
E) Myalgien

Frage 216
Wie definieren Sie die bei Epilepsie auftretende „Aura"?

A) Epileptische Wesensveränderung.
B) Desorientiertheit nach dem Anfall.
C) Das eigentliche Krampfgeschehen.
D) Vielzahl von Sinneswahrnehmungen unmittelbar vor einem Anfall.
E) Die anfallspezifischen Veränderungen im EEG.

Frage 217
Welche Vorgangsweise ist zur Überprüfung auf Fußklonus geeignet?

A) Beim Patienten mit leicht gebeugtem Knie wird der Fuß passiv dorsalflektiert und so festgehalten.
B) Wiederholte aktive Dorsalflexion des Fußes.
C) Schlag mit dem Reflexhammer auf den Ansatz der Patellarsehne.
D) Kräftiges Bestreichen der Tibiakante.
E) Kneten der Wadenmuskulatur

Frage 218
Eine 71-jährige Patientin mit Hypomimie, monotoner Sprache, Ruhetremor und trippelndem, Gangbild kommt in Ihre Sprechstunde. Wie lautet Ihre Diagnose?

A) Zustand nach Apoplexie
B) Multiple Sklerose
C) Kupferspeicherkrankheit
D) Hypothyreose
E) Parkinson-Syndrom

Frage 219
Sie beugen passiv den Arm eines Patienten und verspüren über den gesamten Bewegungsablauf einen gleichmäßig erhöhten, teigigen Widerstand. Welches Zeichen diagnostizieren Sie?

A) Spastik
B) Rigor
C) Athetose
D) Myoklonus
E) Ballismus

Frage 220
Was überprüfen Sie mit dem Knie-Hacken-Versuch?

A) Das Imitationsphänomen
B) Die Koordination
C) Stellreflex-Störung
D) Pathologische Synkinesen
E) Reflexsteigerung

Frage 221
Für das Hyperkinetische Syndrom ist nicht typisch:

A) Unfähigkeit zu anhaltender Konzentration.
B) Manifestation ab dem 10. Lebensjahr.
C) Häufig gestörtes Sozialverhalten.
D) Motorische Unruhe.
E) Erhöhtes Unfallrisiko.

Frage 222
Mit welchem der folgenden Testverfahren überprüfen Sie die Diadochokinese?

A) Seitenvergleichender rascher Wechsel von Pro- und Supination beider Unterarme.
B) Prüfung des sog. Taschenmesserphänomens.
C) Seitenvergleichender Halteversuch der ausgestreckten Arme.
D) Finger-Nase-Versuch
E) Prüfung des Seiltänzer-Ganges

Frage 223
Sie führen an Ihrem Patienten eine passive Streckung im Ellbogengelenk durch und verspüren anfangs einen zunächst zunehmenden, bei weiterer Dehnung rasch abnehmenden Widerstand mit plötzlichem Nachgeben des Unterarmes. Auf welchen Befund schließen Sie?

A) Spastik
B) Zahnradphänomen
C) Myoklonus
D) Faszikulation
E) Rigor

Frage 224
Welcher Nerv ist wahrscheinlich geschädigt, wenn man an der Zungenspitze „süss“ nicht mehr schmecken kann?

A) N. hypoglossus
B) N. accessorius
C) N. glossopharyngeus
D) N. facialis
E) N. mandibularis

Frage 225
Der motorische Anteil des N. trigeminus lässt sich überprüfen, indem man den M. masseter beidseitig tastet und den Patienten gleichzeitig:

A) die Augen fest zukneifen lässt
B) fest zubeißen lässt
C) die Stirnmuskulatur kräftig runzeln lässt
D) die Backen fest aufblasen lässt
E) die (geschlossenen) Zähne zeigen lässt

Frage 226
Ist der Hinterstrang des Rückenmarks degeneriert und demyelinisiert, spricht dies für:

A) Eine Spätmanifestation der Neurosyphilis.
B) Eine Infektion mit Polioviren.
C) Eine Infektion mit Varicella-Zoster-Virus.
D) Eine Infektion mit dem Epstein-Barr-Virus.
E) Eine Infektion des ZNS mit Trichinella spiralis.

Frage 227
Wie überprüfen Sie die Zwei-Punkte-Diskrimination?

A) Mit dem Tastzirkel
B) Mit der Stimmgabel
C) Mit dem Finger-Nasen-Versuch
D) Mit dem Nadelrad
E) Mit zwei unterschiedlich temperierten Reagenzgläsern,

Frage 228

Welche Zeichen umfasst die Charcot-Trias bei der Multiplen Sklerose?

A) Miosis, Ptosis, Enophthalmus
B) Rigor, Tremor, Akinese
C) Zahnveränderungen, Hornhautentzündung, Hörstörungen
D) Nystagmus, Intentionstremor, skandierende Sprache
E) Schlafanfälle, Kataplexie, Wachanfälle

Frage 229

Bei der klinischen Untersuchung der Mundhöhle und des Rachens fällt Ihnen bei einem Patienten, den sie den Vokal „A“ sprechen lassen, eine deutliche Verziehung des Zäpfchens (Uvula) und ein sog. „Kulissenphänomen“ auf.
Die Schädigung welches Hirnnervs (welcher Hirnnerven) ist am ehesten Ursache für diesen Untersuchungsbefund?

A) Schädigung des N. trochlearis und des N. abducens
B) Schädigung des N. trigeminus
C) Schädigung des N. facialis
D) Schädigung des N. accessorius
E) Schädigung des N. vagus und des N. glossopharyngeus

Frage 230

Der Finger-Nase-Versuch dient beim neurologischen Untersuchungsgang zur Überprüfung

A) der Tiefensensibilität
B) der Grobmotorik
C) der Koordination
D) der Fremdreflexe
E) der Sensibilität

Frage 231

Fremdreflex: Welche Aussagen treffen zu? Wählen Sie 2 Aussagen:

A) Der Kornealreflex ist ein Fremdreflex.
B) Der Pupillenreflex ist ein Fremdreflex.
C) Der Patellarsehnenreflex ist ein Fremdreflex.
D) Der Achillessehnenreflex ist ein Fremdreflex.
E) Fremdreflexe werden auf Rückenmarks- oder Stammhirnhöhe nur einmal umgeschaltet (= monosynaptischer Reflexbogen). Es besteht keine (oder nur sehr geringe) Ermüdbarkeit.

Frage 232

Aufgrund einer durch eine Borrelioseinfektion hervorgerufenen Hirnnervenschädigung kann eine ihrer Patientinnen das rechte Auge nicht mehr schließen. Welcher Hirnnerv ist wahrscheinlich betroffen?

A) der rechte N. facialis
B) der linke N. facialis
C) der rechte N. trigeminus
D) der linke N. trigeminus
E) der N. trochlearis

Frage 233

Bei einem Patienten wird die Diagnose einer chronischen rechtsseitigen Hypoglossuslähmung gestellt.
Welche Untersuchungsbefunde stützen die Diagnose? Wählen Sie 2 Antworten:

A) Die Zunge des Patienten weicht nach rechts ab.
B) Die rechtsseitige Zungenmuskulatur ist atrophiert.
C) Der Patient kann nicht Pfeifen und die Backen nicht aufblasen.

D) Typisch sind anfallsweise auftretende, stärkste Schmerzen im Gebiet des Ober- und Unterkiefers.
E) Der rechte Mundwinkel des Patienten hängt nach unten.

Frage 234
Bei der Untersuchung eines Patienten kommt es im Verlauf einer passiven Beugung einer Extremität nach anfänglich zunehmendem Widerstand zu einer plötzlichen Nachlassen der Spannung (sog. „Taschenmesserphänomen").
Der geschilderte Untersuchungsbefund ist typisch für (wählen Sie drei Antworten)

A) eine Spastik
B) einen Rigor
C) einen Morbus Parkinson
D) eine Schädigung der Pyramidenbahn
E) einen Patienten mit langjähriger Multipler Sklerose

Frage 235
Ein Patient hat durch ein SHT (Schädel-Hirn-Trauma) einen isolierten Kleinhirnschaden erlitten.
Welche Untersuchungsbefunde erwarten Sie?
Wählen Sie 3 Antworten:

A) Dysdiadochokinese
B) Koordinationsstörungen
C) Intensionstremor
D) retrograde Amnesie
E) positiver Babinski-Reflex

Frage 236
Ein Patient hat sich bei einem Fahrradunfall eine Oberarmschaftfraktur zugezogen.
Welcher Nerv wird bei dieser Fraktur am häufigsten mit in Mitleidenschaft gezogen?

A) N. radialis
B) N. ulnaris
C) N. medianus
D) N. axillaris
E) N. accessorius

Frage 237
Welche Aussagen sind richtig.
Wählen Sie zwei Antworten:
Das Zwerchfell wird innerviert

A) durch den N. diaphragmaticus
B) aus dem Rückenmarksegment C4
C) durch den N. phrenicus
D) durch den N. vagus
E) durch den N. peroneus profundus

Frage 238
Zwischen welchen anatomischen Strukturen liegt das Hämatom bei einer epiduralen Blutung.
Wählen Sie zwei Antworten:

A) Schädelknochen
B) Weiche Hirnhaut (Pia mater)
C) Harte Hirnhaut (Dura mater)
D) Arachnoidea
E) Kopfschwarte

Frage 239
Zwischen welchen anatomischen Strukturen liegt das Hämatom bei einer subduralen Blutung.
Wählen Sie zwei Antworten:

A) Schädelknochen
B) Weiche Hirnhaut (Pia mater)
C) Harte Hirnhaut (Dura mater)
D) Arachnoidea
E) Kopfschwarte

Frage 240
Welche Aussagen zur kindlichen Entwicklung treffen zu?
Wählen sie 3 Aussagen.

A) mit etwa 8 Monaten können Kinder ohne Hilfe sitzen
B) mit etwa 18 Monaten beginnen Kinder zu laufen
C) mit etwa 4 ½ Jahren hüpft ein Kind auf einem Bein
D) schon Neugeborene können in Bauchlage ihren Kopf kurz heben und zur Seite drehen
E) mit 15 Monaten kann ein Kind längere Zeit auf einem Bein stehen.

Frage 241
Die extreme Rückwärtsbeugung des Kopfes und Überstreckung von Rumpf und Extremitäten bei einer Meningitis nennt man

A) Opisthotonus
B) Meningismus
C) Rigor
D) Spastik
E) Ballismus

Frage 242
Eine 56-jährige Patientin betritt in Begleitung ihrer Tochter die Praxis. Nur mit Mühe gelingt es ihr, die Türschwelle mit kleinen trippelnden Schritten zu übertreten.
Beim langsamen kleinschrittigen Gang werden die Arme nicht pendelnd mitgeführt. Der Gesichtsausdruck ist starr, die Stimme klingt beim Sprechen abgehackt.
Welche Erkrankung liegt am wahrscheinlichsten vor?

A) Multiple Skerose
B) Chorea major (Huntington)
C) Morbus Parkinson
D) Anorexia nervosa
E) Morbus Cushing

Frage 243
Bei einer 67-jährigen Patientin fällt Ihnen eine gelbliche Hautblässe auf. Sie klagt über seit einem Jahr stetig zunehmende Müdigkeit, Herzklopfen und Atemnot bei Belastung und Zungenbrennen.
Sie berichtet zudem über Kribbeln und Ameisenlaufen im Bereich der unteren Extremitäten.
Bei der neurologischen Untersuchung zeigen sich an der unteren Extremität Sensibilitätsstörungen (Vibrationsempfindungsstörung beim Stimmgabeltest) und abgeschwächte Eigenreflexe. Die grobe Kraft der unteren Extremitäten ist vermindert.
Es handelt sich am ehesten um

A) Hyperthyreose
B) perniziöse Anämie
C) Multiple Sklerose
D) diabetische Polyneuropathie
E) Apoplexie

Frage 244
Sie vermuten, dass bei einer Oberarmschaftfraktur nach einem Motorradunfall der N. radialis verletzt wurde.
Wie würde sich eine solche traumatische Lähmung klinisch am ehesten zeigen?

A) Krallenhand
B) Schwurhand
C) Fallhand
D) Karpaltunnelsyndrom
E) Daumenballenatrophie

Frage 245
Bei der klinischen Untersuchung eines Kleinkinds finden Sie Fieber, Kopfschmerz und Meningismus.
Sie vermuten eine Meningokokken-Meningitis.
Welche der im Folgenden genannten klinischen Befunde würde Ihre Verdachtsdiagnose am ehesten erhärten?

A) punktförmige Hautblutungen
B) Schmetterlingserythem über der Nase
C) Wanderröte im Bereich der unteren Extremität
D) Roseolen im Gebiet des Nabels
E) Soor im Mundvorhof

Frage 246
Eine 31-jährige Frau berichtet, dass sie in den letzten Monaten wiederholt vorübergehende Seh- und Sprachstörungen (Wortfindungsstörungen) gehabt hätte, die dann nach 12-25 Minuten durch starke, anfallsartige, streng einseitige Kopfschmerzen abgelöst worden seien. Mit den mehreren Stunden andauernden Kopfschmerzen seinen Übelkeit, Brechreiz, Licht- und Lärmempfindlichkeit einhergegangen.
Es handelt sich am ehesten um

A) eine Migräne mit Aura
B) einen epileptischen Anfall
C) einen Hirntumor
D) eine Multiple Sklerose
E) subdurales Hämatom

Frage 247
Ein 13-jähriger Junge entwickelt innerhalb weniger Stunden ein schweres Krankheitsbild mit Erbrechen, Fieber, Kopfschmerz und ausgeprägter Nackensteife, Kreislaufkollaps. Sie finden petechiale Hautblutungen. Es handelt sich um: (Wählen Sie 2 Antworten!)

A) eine Infektion mit Streptococcus viridans
B) ein Waterhouse-Fridrichsen-Syndrom
C) eine Infektion mit Meningokokken
D) ein toxisches Schocksyndrom
E) akute bakterielle Endokarditis

Frage 248
Durch eine Schussverletzung wurde die Hirnrinde (Kortex) im Gebiet des vorderen Stirnlappens verletzt.
Welche neurologischen Ausfälle würden Sie am ehesten erwarten?

A) Rindenblindheit
B) sensorische Sprachstörung
C) Störung des Sozialverhaltens und der Affektkontrolle
D) Sensibilitätsstörungen im Bereich der unteren Extremitäten
E) feinschlägiges Zittern (Tremor)

Frage 249
Typische Symptome einer Multiplen Skerose sind
(wählen Sie zwei Antworten!)

A) Ruhetremor
B) Doppelbildersehen (Diplopie)
C) Neuritis nervi optici
D) schlaffe Lähmungen
E) lebhafte Bauchhautreflexe

Frage 250
Sie werden zu einem Notfall gerufen. Die Ehefrau berichtet, ihr 31-jähriger Ehemann hätte ganz plötzlich rasende unerträgliche Kopfschmerzen bekommen, die vom Hinterkopf nach vorne Richtung Stirn gezogen seien. Dann sei er bewusstlos geworden.
Zu welchem der folgenden Krankheitsbilder würde diese Anamnese am ehesten passen?

A) Migräne mit Aura
B) Epiduralblutung
C) Subduralblutung
D) Subarachnoidalblutung
E) Enzephalitis

Frage 251
Eine 54-jährige stark übergewichtige Patientin gibt an, sie nehme aufgrund von Hüft- und Gelenkbeschwerden seit Jahren Schmerzmittel ein (Paracetamol, Acetylsalicylsäure). Nun habe sie auch noch seit Jahren immer stärker werdende Kopfschmerzen, die immer häufiger, z.Zt. fast wöchentlich, auftreten.
RR 150/90 mmHg, Puls 78, keine neurologischen Ausfälle, Reflexe normal, kein Meningismus.
Was ist die wahrscheinlichste Ursache für die Kopfschmerzen?

A) Migräne
B) Enzephalitis
C) Bluthochdruckkrisen
D) Medikamentenkopfschmerz
E) psychogener Kopfschmerz

Frage 252
Sie vermuten bei einem 34-jährigen Patienten als Ursache seiner Kopfschmerzen eine Migräne.
Welche zwei Angaben in der Anamnese eines Patienten der unter Migräne leidet sind am wenigsten typisch?
Wählen Sie 2 Antworten!

A) beidseitig diffuser Kopfschmerz
B) Übelkeit
C) Lichtscheu
D) Dauerkopfschmerz über Wochen
E) Flimmerskotome (Funken, Blitze, Flimmern)

Frage 253
Eine 76-jährige alte Dame bietet Sie um einen Hausbesuch. Sie fühle sich seit ca. 3 Wochen müde und schlapp, habe heftige Schläfen- und Stirnkopfschmerzen sowie Schmerzen beim Kauen. Sie habe 4 kg Gewicht abgenommen.
Sie nehmen Blut ab und führen in ihrer Praxis eine Blutsenkungsreaktion durch: Es zeigt sich eine Sturzsenkung mit über 100 mm in der 1. Stunde.
Welcher der folgenden Aussagen treffen zu:
(Wählen Sie 2 Aussagen!)

A) Es handelt sich bei diesem Krankheitsbild um eine Enzephalitis.
B) Bei dem Krankheitsbild droht als Komplikation ein- bzw. beidseitige Erblindung
C) Sie schicken die Patientin zu einem Arzt, weil sie mit sofort mit Glukokortikoiden (Kortison) behandelt werden muss.
D) Es droht eine Ertaubung durch einen viralen Infekt.
E) Es droht ein Ausfall des Atemzentrums durch einen bakteriellen Infekt.

Frage 254
44-jähriger Patient, Adipositas (85 kg bei 176 cm Körperlänge), arterielle Hypertonie (162/98). Er könne schlecht schlafen, weil er von seinem eigenen lauten Schnarchen manchmal aufwache, außerdem würde ihn seine Frau immer wieder wecken, weil er über viele Sekunden plötzlich nicht weiteratmen (weiterschnarchen) würde. Morgens habe er Kopfschmerz, er sei dann den ganzen Tag müde und unkonzentriert, zudem habe er sein sexuelles Verlangen deutlich nachgelassen und er habe Potenzstörungen.

Welche Diagnose ist am wahrscheinlichsten?

A) lavierte Depression
B) Schlafapnoesyndrom
C) Schilddrüsenunterfunktion
D) Asthma cardiale bei Rechtsherzinsuffizienz
E) Hypophysenvorderlappeninsuffizienz

Frage 255
Commotio cerebri:
Welche Symptome und Anamnesedaten stützen die Diagnose?
(Wählen Sie 2 Antworten

A) Bewusstlosigkeit von 120 Minuten.
B) Erbrechen
C) Gedächtnisverlust für die Zeit vor dem Trauma (anterograde Amnesie)
D) Halluzinationen
E) ungleich weite Pupillen (Anisokorie)

Frage 256
Für eine periphere Polyneuropathie der unteren Extremität sind typisch:
(Wählen Sie 2 Antworten)

A) lebhafte Achillessehnenreflexe (Triceps-surae-Reflexes) beidseits
B) strumpfförmige Sensibilitätsstörungen an den Unterschenkeln
C) positives Babinski-Zeichen
D) erhöhter Muskeltonus der unteren Extremität
E) Häufige Ursachen: Diabetes mellitus, Alkoholkrankheit

Frage 257
Eine Ihnen bekannte, sehr lebenslustige 43-jährige Patientin kommt zu Ihnen in die Sprechstunde. Sie fühle sich seit 1 Monat müde, abgespannt und niedergeschlagen. Sie hätte keine Freunde mehr am Leben und würde sich deshalb aus ihrem sozialen Umfeld (Freunde, Arbeitskollegen) immer mehr zurückziehen. Sie hätte Schlafstörungen, würde morgens früh aufwachen und könne dann nicht mehr einschlafen. Selbst das Erledigen kleiner Aufgaben würde sie sehr fordern und sie würde deshalb ihren Haushalt nicht mehr in den Griff bekommen und hätte deshalb auch Probleme mit ihrem Mann.
Ihr Leben hätte so nur noch wenig Sinn und würde ihr keine Freude mehr machen.
Welche psychische Störung liegt bei dieser Patientin am ehesten vor?

A) Depression
B) posttraumatische Belastungsstörung
C) Schizophrenie
D) Soziophobie
E) Zwangsneurose

Frage 258
Zum Bild einer Epilepsie gehören:
(Wählen Sie 2 Aussagen!)

A) Früh- oder Warnsymptome (Prodromi; Hyper- oder Hypoaktivität, depressive Verstimmung, Heißhungergefühl)
B) Aura (sensible, sensorische, vegetative oder psychische Wahrnehmungen, die einem Anfall unmittelbar vorausgehen)
C) inhaltliche Denkstörungen
D) Halluzinationen
E) feinschlägiger Tremor („Zittern“)

Frage 259

Eine 45-jährige Frau mit einer primär chronischen Polyarthritis (Rheumatoide Arthritis) klagt über Ameisenlaufen und Kribbeln im Gebiet des rechten Daumens, Zeige- und Mittelfingers, die seit Monaten bestünden, nun aber immer schlimmer würden und auch nachts aufträten.
Sie habe auch deutlich weniger Kraft in der rechten Hand, aufgrund dieser Schwäche könne Sie zum Beispiel einen Flaschenhals nicht mehr richtig umgreifen.
Welche Erkrankung beschreibt diese Anamnese?

A) Medianuskompressionssyndrom
B) Ulnarislähmung
C) Radialislähmung
D) Abriss der Daumenstrecksehne
E) Dupuytren-Kontraktur

Frage 260

Bei der neurologischen Untersuchung eines Patienten finden sie bei der Reflexprüfung des Patellarsehnenreflexes (Quadriceps-femoris-Reflex) eine deutliche einseitige Verbreiterung der reflexogenen Zone.
Die geschilderte Symptomatik

A) findet sich bei Durchtrennung eines motorischen peripheren Nervs
B) ist ein Hinweis auf eine Reflexsteigerung
C) kommt bei einer Hyperthyreose vor
D) ist immer kombiniert mit einer Vibrationsempfindungsstörung (Stimmgabelversuch).
E) ist ein Hinweis auf einen Kleinhirnschaden.

Frage 261

Sie vermuten bei Ihrem Patienten aufgrund von Anamnese und klinischem Befund eine Akromegalie.
Welche Sehstörung würde ihre Vermutungsdiagnose stützen?

A) Scheuklappenblindheit (bitemporale Hemianopsie
B) Erblindung eines Auges
C) Farbensehen und Flimmerskotome
D) Makuladegeneration
E) Glaukom

Frage 262

Eine 74-jährige Frau fällt ohne Vorboten plötzlich hin und ist ohne Bewusstsein. Zu Beginn der Bewusstlosigkeit zucken rechter Arm und Gesicht. Nach ca. 4 Minuten kommt die Frau wieder zu sich, kann aber in den nächsten 2 Stunden nur verwaschen sprechen. Auch die grobe Kraft der rechten Körperhälfte ist vermindert.
Danach finden sich keine neurologischen Ausfälle mehr.
Klinische Untersuchung: RR 185/110, Puls 78 pro Minute, regelmäßig, Gefäßgeräusche über beiden Karotiden.
Welche Diagnose halten Sie für die wahrscheinlichste?

A) vagovasale Synkope
B) transitorische ischämische Attacke (TIA)
C) prolongiertes ischämisches neurologisches Defizit (PRIND)
D) Apoplexie
E) epileptischer Anfall

Frage 263

Eine traumatische Schädigung des Nervus peroneus superficialis (oberflächlicher Wadenbeinnerv) führt zur

A) Schmerzhaften Schwellung im Gebiet der Kniekehle
B) Sensibilitätsstörung (Hypästhesie) zwischen der 1. und 2. Zehe
C) Störung der Pronation des Fußes
D) Streckstellung im Sprunggelenk (Fußspitze und äußerer Fußrand sind gesenkt; Stepper- oder Hahnentrittgang)
E) Bügeleisengang

Frage 264

Welche Aussage ist falsch?
Sie haben bei einem Schulkind Verdacht auf eine bakterielle Meningitis.
Welche Tests können Ihnen helfen, diesen Verdacht zu erhärten?

A) Brudzinski-Zeichen
B) Kernig-Zeichen
C) Lasègue-Zeichen
D) Kniekuss-Zeichen
E) Chvostek-Zeichen

Frage 265

Welche Befunde passen zu einem Kaudasyndrom? (Wählen Sie 3 Antworten!),

A) Blasen- und Mastdarmlähmung
B) Schlaffe Lähmung an beiden unteren Extremitäten (Paraparese) mit Schmerzen und Sensibilitätsstörungen
C) positives Babinski-Zeichen
D) Nystagmus
E) Ausfall des Analreflexes

Frage 266

Ein 33-jähriger Familienvater kann sich aufgrund stärkster Schmerzen im Rücken kaum noch bewegen. Er gibt an, beim Herausheben seines Kleinkindes aus dem Kinderwagen plötzlich einen „Schlag“ im unteren Lendenwirbelbereich verspürt, sofort danach sei der starke Schmerz aufgetreten, der sich nun beim Husten, Niesen und Pressen verstärken würde.
Bei der klinischen Untersuchung finden sich keine neurologischen Ausfälle, die Rückenstreckmuskulatur ist verspannt, die Beweglichkeit der Lendenwirbelsäule eingeschränkt.
Welche Diagnose stellen Sie?

A) pathologische Fraktur eines LWS-Wirbels bei Prostatakarzinom
B) Abriss eines Dornfortsatzes
C) M. Bechterew
D) primär chronische Polyarthritis
E) Lumbago

Frage 267

Welche Aussagen zur FSME (Frühsommer-Meningoenzephalitis) treffen zu? (Wählen Sie 3 Antworten!)

A) Das die Krankheit auslösende Bakterium wird durch Zeckenstich übertragen.
B) Die Gabe von Penicillin sollte schnellstmöglich erfolgen.
C) Es gibt eine Schutzimpfung gegen FSME.
D) Am Anfang der Erkrankung kommt es zu grippeähnlichen Symptomen.
E) Im späteren Verlauf der Erkrankung kommt es zu meningitischen und/oder enzephalitischen Erscheinungen.

Frage 268

Direkt im Anschluss an eine Operation der Schilddrüse klagt ein Patient über neu aufgetretene Heiserkeit. Als Komplikation der Operation ist eine Nervenverletzung aufgetreten. Um welchen Nerv handelt es sich hier im typischen Falle?

A) Nervus (laryngeus) recurrens
B) Nervus glossopharyngeus
C) Nervus hypoglossus
D) Nervus laryngeus superior
E) N. vagus

Frage 269
Bei einem Patienten kam es durch unsachgemäße Anlage eines Unterschenkelgipses zu einer Nervenlähmung. Welcher Nerv/Muskel ist in der Regel befallen und welches Gangbild resultiert daraus?

A) N. peroneus communis / Steppergang
B) N. tibialis / Bügeleisengang
C) Mm. glutei / Watschelgang
D) N. ischiadicus / Claudicatio intermittens
E) Pyramidenbahn / Zirkumduktionsgang (Wernicke-Mann)

Frage 270
In welchem Hirnareal laufen die pathogenetischen Veränderungen ab, die zu einem Morbus Parkinson führen:

A) Großhirnrinde
B) Kleinhirn
C) Mittelhirn
D) Zwischenhirn
E) Brücke

Frage 271
Beim positiven Ausfall des Chvostek-Zeichens kommt es

A) zu einer Beugestellung der Finger im Grundgelenk
B) zum Schluss des Augenlids
C) zur Zuckungen im Bereich der mimischen Muskulatur
D) zum Pupillenschluss
E) zur Auswärtsbewegung der Augen

Frage 272
Ordnen Sie der Liste 1 die am ehesten zutreffende Aussage der Liste 2 zu:

Liste 1

Das Auftreten einer langsamen venösen Sickerblutung nach einem Bagatelltrauma ist typisch für die

Liste 2

A) Epiduralblutung
B) Subduralblutung
C) Subarachnoidalblutung
D) Apoplexie
E) Gehirnerschütterung

Frage 273
Ordnen Sie der Liste 1 die am ehesten zutreffende Aussage der Liste 2 zu:

Liste 1

Ein „freies Intervall“ nach einem Trauma mit rascher Entwicklung einer Anisokorie ist typisch für die

Liste 2

A) Epiduralblutung
B) Subduralblutung
C) Subarachnoidalblutung
D) Apoplexie
E) Gehirnerschütterung

Frage 274
Ordnen Sie der Liste 1 die am ehesten zutreffende Aussage der Liste 2 zu:

Liste 1

Kopfschmerz, Übelkeit, Erbrechen, anterograde Amnesie und kurze Bewusstlosigkeit sind typisch für die

Liste 2

A) Epiduralblutung
B) Subduralblutung
C) Subarachnoidalblutung
D) Apoplexie
E) Gehirnerschütterung

Frage 275

Welche Aussagen zum Krankheitsbild der Masern sind richtig?
Wählen Sie 3 Aussagen!

A) Eine gefürchtete Komplikation nach Maserninfektionen ist die immer tödlich verlaufende SSPE (akut sklerosierende Panenzephalitis)
B) SSPE tritt in etwa 1 Fall pro 5 000 Masernvirusinfektionen auf.
C) Gegen Masern gibt es eine Schutzimpfung mit Lebendimpfstoff.
D) Eine gefürchtete Komplikation der Masern ist die Hirnentzündung (Enzephalitis).
E) Die durch Masern verursachte Enzephalitis heilt normalerweise fast immer folgenlos aus.

Frage 276

Sie untersuchen bei einem Patienten den Bauchhautreflex.
Welche der folgenden Aussagen zum Bauchhautreflex (BHR) treffen zu?
Wählen Sie 3 Aussagen:

A) Abgeschwächte oder erloschene Bauchhautreflexe sind ein typisches Zeichen der Multiplen Skerose.
B) Die BHR werden durch kurzes Bestreichen der Bauchhaut mit einem spitzen harten Gegenstand (Ende des Reflexhammers, Holzstäbchen o. Ä.) ausgelöst.
C) Der BHR ist bei einer Pyramidenbahnschädigung (1. motorisches Neuron) typischerweise verstärkt.
D) Die Bauchhautreflexe werden bei der neurologischen Untersuchung in mehreren Etagen geprüft.
E) Ein seitengleicher Ausfall der Bauchdeckenreflexe ist immer pathologisch.

PSYCHIATRIE

Frage 277
Wie definieren Sie Illusion?

A) Übersteigertes Wunschdenken
B) Eingeschränkte Sehfähigkeit im Dunkeln.
C) Subjektiv umgedeutete Wahrnehmung realer Objekte.
D) Akustische Halluzinationen
E) Halluzinationen im Alkoholdelir

Frage 278
Ordnen Sie den Ausdrücken aus Liste 1 die richtigen Kurzdefinitionen aus Liste 2 zu.

Liste 1

a. Wahngedanke
b. Amnesie
c. Halluzination

Liste 2

1. Sinnestäuschung ohne zugrunde liegendes reales Objekt.
2. Denkstörung mit Ausbildung einer eigenen Lebenswirklichkeit
3. Zeitlich oder inhaltlich definierte Erinnerungsbeeinträchtigung.

A) a1, b3, c2
B) a2, b1, c3
C) a3, b1, c2
D) a2, b3, c1
E) a1, b2, c3

Frage 279
Ein Patient sieht am Wegesrand eine leere Coladose und deutet dies als ein für Ihn bestimmtes Zeichen, den Dalai Lama zu kontaktieren. Worum handelt es sich hierbei?

A) Um eine Halluzination im Rahmen einer Schizophrenie.
B) Um eine formale Denkstörung
C) Um einen Wahngedanken
D) Um eine Zwangsstörung
E) Um eine Illusion

Frage 280
Welche der folgenden Aussagen schizophrener Patienten werten Sie als Ich-Störung?

1) Fremde dirigieren mich und meine Handlungen.
2) Meine Gedanken kommen von außen, Sie werden von Fremden auf mich übertragen.
3) Wenn ich in der Straßenbahn sitze, wissen alle Anderen, was ich denke.

A) nur 1 ist richtig
B) nur 1 und 2 sind richtig
C) nur 1 und 3 sind richtig
D) nur 2 und 3 sind richtig
E) 1-3, alle sind richtig

Frage 281
Welche formale Denkstörung findet sich häufig bei der Manie?

A) Megalomanie
B) Illusion
C) Ideenflucht
D) Sperrung des Denkens
E) Denkdissoziation

Frage 282
Worin unterscheiden sich Patienten mit Bulimia nervosa von solchen mit bulimischer Anorexia nervosa?

A) Erbrechen
B) „Fressanfälle"
C) Ernährungszustand
D) Laxanzien-Missbrauch
E) Übersteigerte Bewertung von Figur und Körpergewicht.

Frage 283

Welche Wirkungen erwarten Sie bei einer Heilfastenkur mit einer Gruppe mäßig übergewichtiger Patienten?

A) Zunächst geringe, im Verlauf zunehmende Gewichtsabnahme.
B) Reduziertes Gewicht bleibt langfristig erhalten.
C) Kann eine Depression auslösen.
D) Zielgewicht wird nach 4 Monaten erreicht.
E) Gleiche Gewichtsreduktion bei allen Patienten.

Frage 284

Welche Aussage ist falsch?

A) Adipöse Patienten verheimlichen Ihre Essgewohnheiten vor sich und anderen.
B) Adipöse Patienten entwickeln wegen fehlendem Sättigungsgefühl vermehrt gastrointestinale Ulzera.
C) Adipöse Patienten kompensieren Ärger und Frust häufig mit Esssucht.
D) Auf Heilfasten reagieren Adipöse oft mit depressiver Verstimmung.
E) Bei der Behandlung einer psychogenen Fettsucht ist eine Verhaltenstherapie hilfreich.

Frage 285

Anorexia nervosa: Typisch ist/ sind:

1) Nahrungsverweigerung
2) Ausbleiben der Regelblutung
3) Promiskuität
4) Heimliche Provokation von Erbrechen.
5) Übertriebene körperliche Aktivität

A) nur 1 ist richtig
B) nur 1 und 2 sind richtig
C) nur 1, 2 und 3 sind richtig
D) nur 1, 2, 4 und 5 sind richtig
E) 1-5, alle sind richtig

Frage 286

Für die Anorexia nervosa gilt:

1) Junge Frauen sind weit häufiger betroffen als junge Männer.
2) Der starke Gewichtsverlust wird als sehr belastend empfunden.
3) Ursache ist eine hormonell bedingte Malabsorption im Duodenum.
4) Als neurotische Störung zählt sie zu den psychosomatischen Erkrankungen.
5) Die gute Mutter-Tochter-Beziehung ist für die Therapie hilfreich.

A) nur 1 ist richtig
B) nur 1 und 4 sind richtig
C) nur 1, 3 und 4 sind richtig
D) nur 2, 3 und 5 sind richtig
E) 1-5, alle sind richtig

Frage 287

Chronischer Alkoholmissbrauch führt zu:

1) Polyneuropathien
2) Alkoholhepatitis
3) Ösophagusvarizen
4) Erhöhtem Krebsrisiko
5) Herzrhythmusstörungen

A) nur 2 und 3 sind richtig
B) nur 1, 2 und 5 sind richtig
C) nur 2, 3 und 5 sind richtig
D) nur 2, 3, 4 und 5 sind richtig
E) 1-5, alle sind richtig

Frage 288

Welches der folgenden Krankheitsbilder ist bei chronischem Alkoholabusus nicht zu erwarten?

A) Leberzirrhose
B) Chronische Pankreatitis
C) Kleinhirnrindenatrophie
D) Koronare Herzkrankheit
E) Fettleber

Frage 289
Was ist typisch für das präsuizidale Syndrom?

1) Autoaggression
2) Mentale Fokussierung auf die Selbstmordthematik.
3) Verengtes psychisches Erleben der Umwelt.
4) Ankündigung des Suizids
5) Familiäre Disposition für endogene Depressionen.

A) nur 1, 3 und 5 sind richtig
B) nur 2, 3 und 4 sind richtig
C) nur 2, 4 und 5 sind richtig
D) nur 1, 2, 3 und 4 sind richtig
E) 1-5, alle sind richtig

Frage 290
Welche Aussagen zur Kategorisierung von „normal“ und „krank“ in der Psychiatrie sind zutreffend?

1) Die Schwelle zur Einstufung als „psychisch krank“ unterscheidet sich in verschiedenen Kulturen.
2) Desorientiertheit und Kommunikationsstörungen sprechen für eine psychische Erkrankung.
3) Die Einstufung als „psychisch krank“ folgt einem Zuordnungsprozess.
4) Erfüllt eine Person die Erwartungen einer Bezugsgruppe, so wird sie als „normal“ eingestuft.
5) Psychisch Kranke streben stets nach Normalität.

A) nur 1, 2 und 3 sind richtig
B) nur 1, 3 und 4 sind richtig
C) nur 2, 3 und 4 sind richtig
D) nur 2, 4 und 5 sind richtig
E) 1-5, alle Antworten sind richtig

Frage 291
Welche Personen werden als selbstmordgefährdet eingestuft?

1) Der Maniker
2) Der Alkoholiker
3) Patient mit Suiziden in der Familie.
4) Der Psychotiker

A) nur 2, 3 und 4 sind richtig
B) nur 2 und 3 sind richtig
C) nur 1 und 4 sind richtig
D) nur 1, 2 und 3 sind richtig
E) 1-4, alle sind richtig

Frage 292
Eine psychische Abhängigkeit kann hervorgerufen werden durch:

1) Morphine
2) Barbiturate
3) Alkohol
4) Kokain
5) Heroin
6) Marihuana

A) nur 1 und 5 sind richtig
B) nur 1, 2, 4 und 5 sind richtig
C) nur 1, 4, 5 und 6 sind richtig
D) nur 1, 2, 3, 4 und 5 sind richtig
E) 1-6, alle sind richtig

Frage 293
Eine Depression äußert sich in folgenden Zeichen:

1) Schlaflosigkeit
2) Halluzinationen
3) Interessen- und Freudlosigkeit
4) Gedankeneingebung

A) nur 2 ist richtig
B) nur 1 und 3 sind richtig
C) nur 1, 2 und 3 sind richtig
D) nur 2, 3 und 4 sind richtig
E) 1- 4, alle sind richtig

Frage 294
Zeichen einer endogenen Psychose sind:

1) Schizophrene Depression.
2) Manische und depressive Phasen.
3) Optische Halluzinationen.
4) Zwiesprache mit nicht gegenwärtigen Personen.
5) Suizidgedanken.

A) nur 1, 4 und 5 sind richtig
B) nur 2, 3 und 5 sind richtig
C) nur 1, 2 und 4 sind richtig
D) nur 2, 3, 4 und 5 sind richtig
E) 1-5, alle sind richtig

Frage 295
Zu den Zeichen der Schizophrenie gehört/gehören:

1) Optische Halluzinationen
2) Gedankenabreißen
3) Gefühlsarmut
4) Misstrauen, aggressive Gespanntheit
5) Liebeswahn

A) nur 3 ist richtig
B) nur 2 und 5 sind richtig
C) nur 1, 2 und 4 sind richtig
D) nur 2, 4 und 5 sind richtig
E) 1-5, alle sind richtig

Frage 296
Ein hirnorganisches Psychosyndrom (HOPS) kann sich mit folgenden Zeichen äußern:

1) Halluzinationen
2) Manie oder Depression
3) Kopfschmerzen
4) Verwirrtheit
5) Sprachstörungen

A) nur 3 ist richtig
B) nur 2 und 5 sind richtig
C) nur 1, 2 und 4 sind richtig
D) nur 2, 4 und 5 sind richtig
E) 1-5, alle sind richtig

Frage 297
Neurose: Welche Aussage ist falsch?

A) Sie äußert sich in spezifischer Angst vor bestimmten Situationen.
B) Sie ist oft begleitet von einer grundlosen Heiterkeit
C) Das Selbsterleben ist geprägt von einem Gefühl der Unzulänglichkeit.
D) Sie kann sich in Schluckstörungen äußern.
E) Sie kann einhergehen mit Kopfschmerzen, Zittern, Unruhe.

Frage 298
Auf die Schizophrenie trifft zu:

A) Sie zählt zu den endogenen Depressionen.
B) Sie sie ist gekennzeichnet durch Wahn und Halluzination.
C) Patienten erleben ein abendliches Stimmungstief.
D) Antriebsmangel und depressives Verstimmung sind häufig anzutreffen.
E) Oft wird ein Halbseitenkopfschmerz angegeben.

Frage 299
Welche Punkte sind bei der Therapie der Anorexia nervosa zu beachten?

1) Um die Lust auf Essen zu wecken, sollte zu sportlichen Aktivitäten angeregt werden.
2) Aufgrund der lebensbedrohlichen Gewichtsreduktion ist oft die Ernährung über eine Magensonde nötig.
3) Die Patientin sollte so schnell wie möglich in ihre gewohnte familiäre Umgebung entlassen werden.
4) Wegen ihrem hohen Aktivitätsniveau sollten die Patientinnen notfalls zur Bettruhe gezwungen werden.
5) Die Überwindung der Identitätskrise steht im Mittelpunkt der Behandlung.

A) nur 3 und 4 sind richtig
B) nur 1, 2 und 5 sind richtig
C) nur 1, 3 und 5 sind richtig
D) nur 2, 3 und 5 sind richtig
E) nur 2, 4 und 5 sind richtig

Frage 300

Chronischer Alkoholismus führt häufig zu:

1) Chronischer Pankreatitis
2) Kardiomyopathie
3) Hodenatrophie
4) Gynäkomastie
5) Megaloblastischer Anämie

A) nur 1, 2 und 3 sind richtig
B) nur 1, 2 und 5 sind richtig
C) nur 3, 4 und 5 sind richtig
D) nur 1, 2, 3 und 4 sind richtig
E) 1-5, alle sind richtig

Frage 301

Ordnen Sie den Manien aus Liste 1 die entsprechenden Beschreibungen aus Liste 2 zu.

Liste 1

1. Pyromanie
2. Kleptomanie
3. Poriomanie

Liste 2

a. Verhaltensstörung, die durch Stehlen ohne materielles Interesse gekennzeichnet ist.
b. Drang zum unvermittelten, impulsiven Weglaufen oder Umherirren.
c. Krankhafter Impuls, Feuer zu legen.

A) 1a, 2b, 3c
B) 1a, 2c, 3a
C) 1b, 2a, 3c
D) 1c, 2a, 3b
E) 1c, 2b, 3a

Frage 302

Chronische Müdigkeit zählt nicht zu den typischen Symptomen der/des:

A) Eisenmangelanämie
B) Schlafapnoe-Syndroms
C) Hypotonie
D) Endogene Depression
E) Schizophrenie

Frage 303

Welche Aussagen gelten für das Krankheitsbild der Manie?

1) Sie ist gekennzeichnet durch eine inadäquat gehobene Stimmung.
2) Aufgrund der ausgeprägten Aktivität herrscht ein erhöhtes Schlafbedürfnis.
3) Die Patienten pflegen einen assoziationsreichen Sprachstil.
4) Oft ist die soziale Leistungsfähigkeit eingeschränkt.
5) Die Patienten sehen sich nicht als Kranke.

A) nur 1 und 2 sind richtig
B) nur 2 und 3 sind richtig
C) nur 1, 2 und 5 sind richtig
D) nur 1, 3, 4 und 5 sind richtig
E) 1-5, alle Aussagen sind richtig

Frage 304

Depression: typische Zeichen sind:

1) Reduziertes Selbstwertgefühl
2) Antriebsstörung
3) Schlafstörungen
4) Appetitminderung
5) Gedankenlautwerden
6) Das Gefühl, von außen bestimmt zu werden.

A) nur 3 und 4 sind richtig
B) nur 1, 2 und 3 sind richtig
C) nur 3, 4 und 6 sind richtig
D) nur 1, 2, 3 und 4 sind richtig
E) 1-6, alle sind richtig

Frage 305

Welche der folgenden Aussagen gilt für die manisch-depressive Erkrankung?

A) Das Alter der Erstmanifestation liegt nach dem 50. Lebensjahr.
B) Als bipolare affektive Störung, verläuft sie typischerweise in Phasen.
C) In der manischen Phase ist das Denken verlangsamt und einfallsarm.
D) Patienten zeigen meist ein aggressives Verhalten.
E) Zwischen den Erkrankungsphasen tritt keine Remission auf.

Frage 306

Die Schizophrenie zählt zu den:

A) Verhaltensstörungen
B) Neurotischen Störungen
C) Organischen Psychosen
D) Endogenen Psychosen
E) Manisch-depressiven Störungen

Frage 307

Ordnen Sie den Krankheitsbildern der Liste 1 die passenden Symptome der Liste 2 zu.

Liste 1

a. Depression
b. Schizophrenie
c. frühkindlicher Autismus

Liste 2

1. Halluzinationen und Wahn
2. Niedergeschlagene Stimmung, innere Unruhe, Antriebslosigkeit.
3. schwere Kontakt- und Kommunikationsstörung, verzögerte Sprachentwicklung.

A) a1, b2, c3
B) a2, b3, c2
C) a2, b1, c3
D) a3, b2, c1
E) a3, b1, c2

Frage 308

1. Endogen depressive Patienten werden in der Therapie dazu motiviert, sich zusammenzureißen,
weil
2. endogen depressive Patienten von anhaltender Antriebslosigkeit geprägt sind.

A) Aussage 1 richtig, Aussage 2 richtig, Verknüpfung richtig
B) Aussage 1 richtig, Aussage 2 richtig, Verknüpfung falsch
C) Aussage 1 richtig, Aussage 2 falsch
D) Aussage 1 falsch, Aussage 2 richtig
E) Aussage 1 falsch, Aussage 2 falsch

Frage 309

Welche Aussagen zum Krankheitsbild der Neurosen sind zutreffend?

1) Neurosen sind psychische Störungen mit wenig oder gar nicht eingeschränktem Realitätskontakt.
2) Ihre Wurzeln liegen meist in ungelösten Kindheitskonflikten.
3) Sie zählen zu den endogenen Psychosen.
4) Wahnideen sind eines ihrer typischen Symptome.

A) nur 1 und 2 sind richtig
B) nur 1 und 4 sind richtig
C) nur 2 und 3 sind richtig
D) nur 1, 2 und 4 sind richtig
E) 1-4, alle sind richtig

Frage 310

Für die Schizophrenie gilt nicht:

A) Formale Denkstörungen
B) Wahnvorstellungen
C) Halluzinationen
D) Störungen der Affektivität
E) Im schizophrenen Schub erlebt der Patient eine Krankheitseinsicht.

Frage 311
Welche der folgenden Aussagen gilt nicht für die Manie?

A) Sie wird zu den affektiven Psychosen gerechnet.
B) Sie ruft häufig Zwangshandlungen hervor.
C) Wahnideen, insbesondere Größenwahn, treten typischerweise auf.
D) Sie mündet oft in ein materielles Verschwendungsverhalten.
E) Der Patient erlebt ein Gefühl von ungewöhnlicher Gesundheit und Leistungsfähigkeit.

Frage 312
Welche Zeichen passen nicht zum Krankheitsbild der „larvierten Depression"?

A) Herzbeschwerden
B) Gestörte Sexualfunktion
C) Gesteigerte Unternehmungslust
D) Rückenschmerzen
E) Verdauungsbeschwerden

Frage 313
Welche Angst liegt einer Schulphobie zugrunde?

A) Angst vor der Lehrperson.
B) Angst vor den Mitschülern.
C) Angst vor schlechten Noten.
D) Angst vor geschlossenen Räumen.
E) Trennungsangst

Frage 314
1. Phobische Neurosen nehmen selten eine chronische Verlaufsform an,
weil
2. durch Umgehen Angst vermittelnder Situationen eine Spontanheilung der Phobie erreicht werden kann.

A) Aussage 1 ist richtig, Aussage 2 ist richtig, die Verknüpfung ist richtig
B) Aussage 1 ist richtig, Aussage 2 ist richtig, die Verknüpfung ist falsch
C) Aussage 1 ist richtig, Aussage 2 ist falsch
D) Aussage 1 ist falsch, Aussage 2 ist richtig
E) Aussage 1 ist falsch, Aussage 2 ist falsch

Frage 315
Welche Patientenaussage/n lässt/lassen Sie an eine Phobie denken?

1) Ich habe ein allgemeines Angstgefühl und fühle mich von Außen gesteuert.
2) Ich habe Angst in Fahrstühlen und überfüllten Räumen.
3) Ich habe panische Angst vor Spinnen.

A) nur 1 ist richtig
B) nur 3 ist richtig
C) nur 1 und 2 sind richtig
D) nur 2 und 3 sind richtig
E) 1-3, alle sind richtig

Frage 316
Welche Symptome finden Sie bei der Anorexia nervosa?

1) Bluthochdruck
2) Reduzierte Körpertemperatur
3) Wiederkehrende Diarrhö
4) Hypokaliämie
5) Übertriebene körperliche Aktivität

A) nur 2 und 3 sind richtig
B) nur 4 und 5 sind richtig
C) nur 1, 2, 3 und 4 sind richtig
D) nur 2, 3, 4 und 5 sind richtig
E) 1-5, alle sind richtig

Frage 317

Bei welcher Patientenaussage schließen Sie auf eine Agoraphobie (Straßenangst)?

1) Ich wage mich nicht auf die Straße, weil ich mich dort mit einem Virus infizieren könnte.
2) Ich gehe ungern auf die Straße hinaus, weil ich dann immer die Alleebäume zählen muss.
3) Immer wenn ich auf die Straße gehe, überfällt mich eine unbestimmte Angst.

A) nur 1 ist richtig
B) nur 3 ist richtig
C) nur 1 und 2 sind richtig
D) nur 1 und 3 sind richtig
E) nur 2 und 3 sind richtig

Frage 318

Welche Aussage gilt nicht für die Angstneurose?

A) Anhaltende Angstfreiheit kann durch Meiden der auslösenden Situationen erreicht werden.
B) Organisch bedingte Angstzustände (z.B. bei Hyperthyreose) müssen diagnostisch von Angstneurosen unterschieden werden.
C) Angstneurosen können sich in körperlichen Symptomen äußern.
D) Die Depression ist eine häufige Begleiterkrankung der Angstneurose.
E) Die Ursache der Angstneurose liegt in frühkindlichen psychischen Konflikten.

Frage 319

Zwangsneurosen äußern sich typischerweise als:

1) Drang, selbst als sinnlos erlebte Stereotypien ständig zu wiederholen.
2) Verhaftetsein in Vorstellungen und Ideen, die nicht willentlich zu beeinflussen sind.
3) Gedankeneingebung

A) nur 1 ist richtig
B) nur 3 ist richtig
C) nur 1 und 2 sind richtig
D) nur 1 und 3 sind richtig
E) 1-3, alle sind richtig

Frage 320

Ein Patient erzählt, dass er sein vorgegebenes Arbeitspensum nicht erreichen könne, weil er vor Beginn der eigentlichen Arbeit immer seine Werkbank aufräumen müsse. Bei Unterlassen des Aufräumens würden sich Angstzustände einstellen. Welche Diagnose ist am ehesten zutreffend?

A) Zwangsneurose
B) Schizophrenie
C) Organische Psychose
D) Arbeitsphobie
E) Generalisierte Angststörung

Frage 321

Schafft es ein Zwangsneurotiker, sich über seine Zwänge hinwegzusetzen, oder wird er von deren Ausführung abgehalten, so:

1) kommt es zu einer Remission.
2) läuft er Gefahr, in eine Psychose abzugleiten.
3) treten starke Affekte auf.
4) setzt er sich einer Selbstmordgefahr aus.

A) nur 1 ist richtig
B) nur 3 ist richtig
C) nur 2 und 3 sind richtig
D) nur 3 und 4 sind richtig
E) nur 2, 3 und 4 sind richtig

Frage 322

Ordnen Sie den Begriffen aus Liste 1 die richtigen übergeordneten Krankheiten aus Liste 2 zu.

Liste 1

a. Absencen
b. Schizophrenie
c. Debilität
d. Platzangst

Liste 2

1. Endogene Psychosen
2. Oligophrenien
3. Epilepsien
4. Neurosen

A) A) a1, b3, c2, d4
B) B) a1, b4, c2, d3
C) C) a3, b1, c2, d4
D) D) a3, b4, c1, d2
E) E) a4, b1, c2, d3

Frage 323

Eine physische Drogenabhängigkeit wird hervorgerufen durch:

1) Alkohol
2) Kokain
3) Morphine
4) Barbiturate
5) Heroin
6) Haschisch

A) nur 1 und 5 sind richtig
B) nur 1, 2, 4 und 5 sind richtig
C) nur 1, 4, 5 und 6 sind richtig
D) nur 1, 2, 3, 4 und 5 sind richtig
E) 1-6, alle sind richtig

Frage 324

Eine endogene Depression ist häufig verbunden mit:

1) Meteorismus
2) Schmerzempfindung in der Oberbauchregion.
3) Fremdheitsempfindung gegenüber dem eigenen Körper.

A) nur 2 ist richtig
B) nur 1 und 2 sind richtig
C) nur 1 und 3 sind richtig
D) nur 2 und 3 sind richtig
E) 1-3, alle sind richtig

Frage 325

An welches Phänomen denken Sie bei folgender Patientenschilderung: „ Als ich in der Dämmerung unterwegs war, verkannte ich einen Strauch als einen streunenden Hund.“?

A) Eine optische Halluzination
B) Eine Zoophobie
C) Eine illusionäre Verkennung
D) Eine Nyktalopie
E) Eine Wahnvorstellung

Frage 326

Welche Verhaltensmuster zeigt ein Patient mit Kardiophobie?

1) Er ignoriert seine Beschwerden.
2) Er leidet an Selbstunsicherheit und sucht symbiotische Beziehungen.
3) Er verliert das Vertrauen in seine autonome Herztätigkeit.
4) Er zeigt ein aggressives Verhalten.
5) Er zeigt einen ausgeprägten Leistungswillen.

A) nur 1 und 2 sind richtig
B) nur 2 und 3 sind richtig
C) nur 1, 4 und 5 sind richtig
D) nur 2, 3 und 4 sind richtig
E) nur 1, 2, 4 und 5 sind richtig

Frage 327

Welche Maßnahme zählt nicht zu den adäquaten Therapieformen einer Herzneurose?

A) Sedierende Psychopharmaka
B) Entspannungsverfahren wie Autogenes Training
C) Psychotherapie
D) Digitalisierung
E) Bewegungstherapie

Frage 328

Für Herzneurosen gilt:

1) Erstmanifestation nach dem 45. Lebensjahr.
2) Hauptsymptome sind innere Unruhe, Herzschmerz, Herzrasen, Angst.
3) Typisch ist die Angst, an einer Herzkrankheit zu sterben.
4) Krankheitsauslösende Faktoren können Trennungssituationen sein.
5) Digitalisglykoside sind geeignete Therapeutika.

A) nur 1 und 3 sind richtig
B) nur 2 und 3 sind richtig
C) nur 2, 3 und 4 sind richtig
D) nur 2, 4 und 5 sind richtig
E) 1-5, alle sind richtig

Frage 329

Nicht zutreffend für Patienten mit einer Kardiophobie ist:

A) Sie bagatellisieren Ihre ausgeprägten Angstzustände.
B) Sie leiden unter Trennungsangst.
C) Sie halten sich strikt an ärztliche Vorschriften.
D) Sie können unter Depressionen leiden.
E) Allein die Anwesenheit eines Arztes führt zum Rückgang Ihrer Beschwerden.

Frage 330

Anamnese und körperliche Untersuchung einer 18jährigen Patientin weisen auf eine ausgeprägte Anorexia nervosa hin.
Welche Aussage zu diesem Krankheitsbild trifft nicht zu?

A) Der Altersgipfel liegt zwischen dem 10. und 25. Lebensjahr.
B) Es besteht keine Krankheitseinsicht der Patientin.
C) Die Sterblichkeit liegt bei 5%.
D) Es sind deutlich mehr Frauen als Männer betroffen.
E) Spontanremissionen treten bei 80% auf.

Frage 331

Für das Krankheitsbild der Magersucht gilt nicht:

A) Bei weiblichen Patienten liegt häufig ein Konflikt mit Ihrer geschlechtlichen Identität zugrunde.
B) Das oft bizarre Essverhalten wird möglichst auch vor engsten Angehörigen verborgen.
C) Gelegentlich tritt auch ein der Bulimie ähnliches hyperphages Essverhalten auf.
D) In der Regel fehlt jede Krankheitseinsicht und der ausgeprägte Autonomieanspruch führt häufig zu Konflikten.
E) Der Gewichtsverlust verursacht Antriebslosigkeit und Dauermüdigkeit.

Frage 332

Welche Aussagen gelten für die Anorexia nervosa?

1) Sie wird auch als Pubertätsmagersucht bezeichnet, weil sie in dieser Lebensphase gehäuft auftritt.
2) Hypothalamustumore finden sich häufig als Ursache.
3) Mädchen sind wesentlich häufiger betroffen als Jungen.
4) Zentrale Symptome sind Nahrungsverweigerung mit folgender Kachexie und sekundäre Amenorrhoe.
5) Begleitsymptom ist häufig eine Obstipation aufgrund von Laxanzienabusus.

A) nur 2 und 4 sind richtig
B) nur 1, 3 und 4 sind richtig
C) nur 1, 2, 3 und 5 sind richtig
D) nur 1, 3, 4 und 5 sind richtig
E) 1-5, alle sind richtig

Frage 333

Welche Symptome finden sich bei anorektischen Patientinnen?

1) Sie suchen Anerkennung durch hohes Leistungs- und Aktivitätsniveau.
2) In der Familienanamnese zeigt sich häufig ein Konfliktverhältnis zur Mutter.
3) Ihr Kreislauf zeigt oft Hypotonie und Bradykardie.
4) Sie wirken teilnahmslos und inaktiv.
5) Ihre Körperwahrnehmung zeigt eine Kluft zwischen idealer und realer Figur.

A) nur 1 und 3 sind richtig
B) nur 4 und 5 sind richtig
C) nur 2, 3 und 4 sind richtig
D) nur 3, 4 und 5 sind richtig
E) nur 1, 2, 3 und 5 sind richtig

Frage 334

Welche Methode eignet sich nicht zur Therapie der Magersucht?

A) Verhaltenstherapie
B) Gabe von Sexualhormonen
C) Hochkalorische Sondenernährung
D) Familientherapie
E) Fundierte Psychotherapie

Frage 335

In Ihrer Praxis stellt Ihnen eine Mutter ihre 16-jährige Tochter vor. Das Mädchen wirkt intelligent ist aber eher eigensinnig und wenig gesprächig. Wegen dem geringen Körpergewicht von 34 kg bei einer Körpergröße von 1,64 m äußert die Mutter den Verdacht auf heimliches Erbrechen. Körperliche Untersuchung und Labor zeigen keinen pathologischen Befund außer der ausgeprägten Kachexie. Welche weiteren Symptome stützen Ihre Diagnose?

1) Sekundäre Amenorrhö
2) Gestörtes Essverhalten
3) Fehlende Krankheitseinsicht.
4) Antriebslosigkeit und Müdigkeit
5) Polyurie, Polydipsie

A) nur 1 und 4 sind richtig
B) nur 4 und 5 sind richtig
C) nur 1, 2 und 3 sind richtig
D) nur 2, 3 und 5 sind richtig
E) 1-5, alle sind richtig

Frage 336

Welche Symptome können Sie in der Anamnese eines Alkoholkranken finden?

1) Tremor am Morgen
2) Schlafstörungen
3) Übelkeit am Morgen
4) Gedächtnislücken
5) Familiäre Häufung
6) Leistungsabfall

A) 1-6, keine ist richtig.
B) nur 3, 4 und 5 sind richtig
C) nur die 1, 3, 5 und 6 sind richtig
D) nur die 1, 2, 3, 4 und 5 sind richtig
E) 1-6, alle sind richtig

Frage 337
Als psychosomatische Erkrankungen gelten:

1) Reizblase
2) Anorexia nervosa
3) Reizdarm
4) Herzinfarkt
5) Kardiophobie

A) nur 2 und 3 sind richtig
B) nur 3 und 4 sind richtig
C) nur 1, 2, 3 und 5 sind richtig
D) nur 2, 3, 4 und 5 sind richtig
E) 1-5, alle sind richtig

Frage 338
Ordnen Sie den Therapieformen der Liste 1 die passenden Aussagen aus Liste 2 zu.

Liste 1

a. Verhaltenstherapie
b. Psychoanalyse
c. Gesprächspsychotherapie
d. Familientherapie

Liste 2

1. Der Therapeut dient dem Patienten als „Spiegel" seiner Emotionen und vermittelt Ihm so Einsicht in seine Konflikte.
2. Problematisches Erleben und Verhalten werden durch störungsspezifische Verfahren verändert.
3. Psychische Vorgänge werden anhand der freien Assoziation des Patienten oder durch Traumdeutung bearbeitet.
4. Angehörige werden in die therapeutische Arbeit miteinbezogen.

A) a1, b2, c3, d4
B) a2, b3, c1, d4
C) a3, b1, c2, d4
D) a4, b1, c3, d2
E) a4, b3, c1, d2

Frage 339
Phobien: Welche der Aussagen ist nach psychoanalytischem Verständnis falsch?

A) Sie basieren typischerweise auf einem Konflikt, der ins Unterbewusste verdrängt wurde.
B) Phobiker verschieben ursprünglich intrapsychische Angsterlebnisse auf Reize oder Gefahren aus der Außenwelt.
C) Der zugrunde liegende psychodynamische Konflikt ist oft sexueller Natur.
D) Ein ausgeprägter Drang zur Selbstbeobachtung bestimmt das Verhältnis zum eigenen Körper.
E) Sie haben Berührungspunkte mit den hysterischen Neurosen.

Frage 340
Eine Mutter berichtet von Ihrem wiederkehrenden drängenden Impuls, Ihr geliebtes Kind zu verletzen. Zur Ablenkung von diesen Impulsen sucht Sie ständig nach Abzählbarem. Welche Aussage über das geschilderte Krankheitsbild ist richtig?

1) Die Frau leidet an einer Phobie.
2) Sie leidet an einer Zwangsneurose.
3) Die Suche nach Abzählbarem ist als Abwehrmechanismus zu interpretieren.

A) nur 1 ist richtig
B) nur 2 ist richtig
C) nur 3 ist richtig
D) nur 1 und 3 sind richtig
E) nur 2 und 3 sind richtig

Frage 341
Eine 45-jährige Frau kann Ihrer Arbeit als Museumsangestellte nicht mehr nachgehen weil Sie seit geraumer Zeit panische Angst vor den ausgestellten ethnologischen Masken empfindet. Konnte Sie ursprünglich nur die entsprechenden Räume nicht betreten, so bricht Sie mittlerweile schon beim Anblick des Gebäudes in Panik aus. Alle Versuche, sich von dieser Angst abzulenken, sind gescheitert. In der Kindheitsanamnese berichtet Sie von einem Schreckensereignis während eines Faschingsumzugs. An welche Diagnose denken Sie?

A) Akute Angstattacke
B) Phobie
C) Zwangsneurose
D) Konversionsneurose
E) Hypochondrie

Frage 342
Zentrale Elemente der klassischen psychoanalytischen Einzeltherapie sind:

1) Die Therapieeinheiten finden regelmäßig und langfristig statt.
2) Zur Unterstützung werden Familienmitglieder in die Therapie mit einbezogen.
3) Indem der Patient auf einer Couch liegt, soll seine freie Assoziationsfähigkeit angeregt werden.
4) Traumdeutung wird als einer der Schlüssel zum Unterbewusstsein eingesetzt.

A) nur 1 und 2 sind richtig
B) nur 1 und 3 sind richtig
C) nur 3 und 4 sind richtig
D) nur 1, 3 und 4 sind richtig
E) 1-4, alle sind richtig

Frage 343
Welche Begleiterscheinungen sind bei einem Patienten mit Kardiophobie zu erwarten?

1) Erhöhtes Risiko eines Myokardinfarktes.
2) Synkope infolge von Kreislaufstörungen.
3) Steigende Selbstbeobachtung im Sinne einer Hypochondrie.
4) Tendenz zur Ausbildung einer Alkoholkrankheit.
5) Tendenz zum Missbrauch von Sedativa.

A) nur 3 ist richtig
B) nur 3 und 5 sind richtig
C) nur 2, 3 und 5 sind richtig
D) nur 1, 2, 3 und 4 sind richtig
E) 1-5, alle sind richtig

Frage 344
Eine Patientin verliert nach 28 Jahren Ehe Ihren Partner. Mit welchen Folgen rechnen Sie?

1) Ihr Immunsystem ist geschwächt.
2) Im ersten Folgejahr trägt Sie ein erhöhtes Sterberisiko.
3) Die Gefahr eines Selbstmordes ist erhöht.
4) Verstarb der Gatte plötzlich, so verkraftet Sie das leichter als den Tod nach einer langwierigen Erkrankung.

A) nur 2 ist richtig
B) nur 2 und 3 sind richtig
C) nur 3 und 4 sind richtig
D) nur 1, 2 und 3 sind richtig
E) 1-4, alle sind richtig

Frage 345

Ein Patient beklagt, dass er seine eigenen Gedanken wie von außen gesprochen wahrnimmt und mit ihnen in Dialog tritt. Dadurch fühle er sich in seinem Sozialverhalten empfindlich gestört. An welche psychologische Störung denken Sie?

A) Gedankeneingebung
B) Zönästhesien
C) Ideenflucht
D) Gedankenlautwerden
E) Gedankenausbreitung

Frage 346

Welche Aussage zur Posttraumatischen Belastungsstörung ist falsch?

A) Sie tritt mit einer zeitlichen Verzögerung nach einem extrem belastenden Erlebnis auf.
B) Sie kann nur bei Bestehen einer psychischen Disposition auftreten.
C) Das Trauma wird andauernd wieder erlebt. (Albträume)
D) Sie kann von vegetativer Übererregbarkeit begleitet sein.
E) Die Entwicklung eines depressiven Syndroms ist wahrscheinlich.

Frage 347

Die Klinik der Manie zeigt keine:

A) Insomnie
B) Ideenflucht
C) Leiblichen Beeinflussungserlebnisse
D) Libidosteigerung
E) Gehobenheit der Vitalgefühle

Frage 348

Typisches Merkmal einer Phobie ist:

A) Halluzination
B) Zerstörungswut
C) Trennungsangst
D) Vermeidungsverhalten
E) Ich-Erlebensstörung

Frage 349

Bei einer Depression auftretende Symptome sind:

1) Interessen- und Freudlosigkeit.
2) Gefühl der Fremdbestimmtheit.
3) Appetitminderung.
4) Suizidgedanken
5) Gedankenlautwerden

A) nur 3 und 4 sind richtig
B) nur 1, 2 und 3 sind richtig
C) nur 1, 3 und 4 sind richtig
D) nur 1, 2, 3 und 4 sind richtig
E) 1-5, alle sind richtig

Frage 350

Ein Patient kommt zu Ihnen und klagt über somatische Beschwerden. Sie vermuten als Hintergrund der Beschwerden eine Angststörung. Welches klinische Zeichen würde zu Ihrer Vermutung am wenigsten passen?

A) Schweißausbrüche
B) Gewichtszunahme
C) Zittern (Tremor)
D) Mundtrockenheit
E) Herzklopfen

Frage 351

Meist stereotyp automatisch ablaufende, gelegentlich willkürlich beeinflussbare, plötzlich einsetzende, rasche Zuckungen einzelner Muskeln oder Muskelgruppen (z.B. Zwinkern, Achselzucken, Kopfdrehen) bezeichnet man am besten mit dem Terminus:

A) Autismus
B) Ballismus
C) Tic
D) Ataxie
E) Absence

Frage 352
Welche Merkmale sind für eine Bulimia nervosa kennzeichnend?
(Wählen Sie 3 Merkmale!)

A) Elektrolytstörung
B) Obstipation
C) selbst induziertes Erbrechen
D) Adynamie
E) verminderte Intelligenz

Frage 353
Sie werden von Angehörigen zu einem alkoholkranken Patienten gerufen, weil dieser aggressiv und unruhig wäre und panische Angst entwickeln würde.
Der Patient berichtet Ihnen, dass er im Haus eine Vielzahl fremder Stimmen höre, die ihn verhöhnen, ängstigen und schlecht über ihn reden würden.
Trotz der augenscheinlich starken Angst (er verlangt nach Polizeischutz) schildert der Patient die ihn ängstigenden Ereignisse geordnet und ohne erkennbare Bewusstseinsstörung.
Es handelt sich am ehesten:

A) bakterielle Enzephalitis
B) Alkoholhalluzinose
C) Schizophrenie
D) akutes Zieve-Syndrom
E) Alkoholdelir

Frage 354
Ein 32-jähriger bisher gesunder Bauarbeiter klagt über plötzliche und anfallsweise Angstzustände bei der Arbeit an hohen Gebäuden oder auf hohen Gerüsten.
Er bekomme Todesangst mit Schweißausbrüchen, Herzrasen und Schwindelattacken. Er fürchte nun aufgrund dieser Ängste seine Arbeit nicht mehr zur Zufriedenheit seines Chefs erledigen zu können und bald entlassen zu werden.
Welche Therapie halten Sie für angebracht, um die Ängste des Patienten zu mindern?

A) Psychoanalyse
B) Expositionstherapie
C) Hypnose
D) Beruhigungsmittel vom Tranquilizer-Typ (Valium®)
E) Rückatmung in Plastiktüte, sobald der Angstanfall beginnt.

Frage 355
Eine 34-jährige bei der klinischen Untersuchung organisch gesund erscheinende Sekretärin kommt auf anraten der Schwester zu Ihnen in die Praxis.
Sie klagt über starke Unruhe, Nervosität, Schlafstörungen und Probleme mit den Arbeitkollegen.
Diese würden Sie kontrollieren und Protokolle ihrer Gedanken und Arbeitsunterlagen verschlüsselt ins Internet stellen um ihr später damit schaden zu können.
Wenn Sie morgens ins Büro fahre, würden ihr von befreundeten, ihr aber unbekannten Personen regelmäßig verschlüsselte Botschaften im Autoradio übermittelt, um sie vor den Kollegen zu warnen.
Welche Erkrankung halten Sie bei diesen Anamnesedaten für die wahrscheinlichste?

A) Soziophobie
B) Schizophrenie
C) Depression
D) Enzephalitis
E) Illusion

Frage 356

Eine finanziell gut gestellte 68-jährige Patientin kommt mit ihrer Tochter zu Ihnen in die Praxis.
Die Tochter berichtet, dass die Mutter in den letzten Wochen mehrere Kilo an Gewicht abgenommen hätte und in letzter Zeit ihren Haushalt und ihre Sozialkontakte vernachlässige.
Die Mutter selbst beschwert sich, dass sie zum Heilpraktiker gehen müsse, obwohl sie „doch kein Geld habe" und „die Behandlung nicht bezahlen könne".
Bei Anamnese und körperlicher Untersuchung ist die Patientin örtlich, zeitlich und zur Person orientiert. Sie spricht leise und langsam, wirkt teilnahms- und interesselos. Welche der folgenden Diagnose ist die wahrscheinlichste?

A) depressive Störung mit psychotischen Symptomen
B) beginnende Schizophrenie
C) isolierter Verarmungswahn
D) Demenz
E) chronische zerebrale Durchblutungsstörung

Frage 357

Eine an einer Schizophrenie erkrankte 44-jährige Patientin berichtet, dass sie an der rechten Wange, manchmal auch auf dem Handrücken, eine schwer beschreibbare unangenehme Hitze verspüre, so als ob sie mit einer kleinen wandernden Herdplatte im Körper herumlaufen würde.
Wir würden Sie dieses psychopathologische Phänomen am ehesten benennen?

A) Zönästhesie
B) Parästhesie
C) Dermatozoenwahn
D) Wahneinfall
E) Denkzerfahrenheit

Frage 358

Ein 35-jähriger Bankangestellter wird von seiner Ehefrau zu Ihnen in die Praxis gebracht, weil er „völlig aus dem Häuschen" sei.
Nach Anamnese und Befunderhebung haben sie die Verdachtsdiagnose einer akuten Psychose.
Während der Anamneseerhebung äußert der Patient, dass das Skelett, welches zu Demonstrationszwecken im Untersuchungszimmer steht, bedeute, dass er bald sterben müsse.
Bei diesem psychopathologischen Phänomen handelt es sich am ehesten um ein(e)

A) Illusion
B) Halluzination
C) Wahnwahrnehmung
D) Déjà-vu-Erlebnis
E) Phobie

Frage 359

Eine an einer Psychose erkrankte Patientin berichtet Ihnen, dass Ihr Nachbar seit zwei Wochen sein Auto immer rückwärts in die Garage fährt.
„Damit will er mir sagen, dass er mich liebt".
Um welches psychopathologische Phänomen handelt es sich hier am ehesten?

A) wahnhafte Personenverkennung
B) Wahnwahrnehmung
C) illusionäre Verkennung
D) visuelle Halluzination
E) Folie à deux (induzierter Wahn)

Frage 360

Eine 26-jährige Patientin war vor mehreren Wochen Opfer einer Vergewaltigung. Nun berichtet sie Ihnen über Schlafstörungen und Albträume. Zudem sei sie angespannt und nervös und fühle sich gefühlsmäßig verarmt und abgestumpft. Obwohl sie versuche, jede Erinnerung an das Geschehen zu vermeiden, würden sich immer wieder Bilder der Erinnerung aufdrängen, denen sie dann hilflos ausgeliefert sei.
Welche Diagnose halten Sie für die wahrscheinlichste?

A) Depression
B) Hypothyreose
C) posttraumatische Belastungsstörung
D) Panikstörung
E) Phobie

Frage 361

Eine 25-jährige Patientin schildert, dass sie immer wieder ohne äußeren Anlass und sehr plötzlich anfallsartig unter Schweißausbrüchen, Herzrasen, Atemnot, Schwindel und Schwarzwerden vor den Augen leide.
Sie habe deshalb immer Angst, plötzlich ohnmächtig zu werden.
Nach einigen Minuten würde es ihr dann zwar wieder gut gehen, aber sie würde unter den Attacken sehr leiden.
Sie denken am ehesten an

A) Herzneurose
B) Hypochondrie
C) Hyperthyreose
D) Hyperventilation
E) Panikstörung

Frage 362

Ein 36-jähriger Immobilienmakler verspürt während er zuhause im Wohnzimmer ein Buch liest plötzlich und ohne erkennbaren Anlass Zittern, Atemnot, Herzrasen, Schwindel, Kribbelgefühl im Gesicht und an den Händen und Todesangst.
Bei der körperlichen Untersuchung finden Sie einen Blutdruck von 150/95 mmHg und eine regelmäßige Pulsfrequenz von 98/min.
Das Atemgeräusch ist vesikulär, bei der Herzauskultation erheben Sie keinen pathologischen Befund. Am Hals ist ein Schilddrüsenknoten tastbar.
Die von Ihnen abgenommen Blut- und Urinwerte zeigen keinerlei Auffälligkeiten. Der TSH-Wert liegt im Normbereich.
Welche Diagnose halten Sie für die wahrscheinlichste?

A) Panikattacke mit Hyperventilation
B) Hyperthyreose
C) Herzinfarkt
D) Hypothyreose
E) Phäochromozytom

Frage 363

Eine 25-jährige Mutter von 3-jährigen Zwillingen kommt zu Ihnen und schildert unter Tränen, dass sie immer wieder von unsinnigen und ängstigenden Vorstellungen gepeinigt werde.
Immer wenn sie spitze Haushaltsgeräte wie Scheren, Messer, Gabeln oder Stricknadeln sehen würde, würde sie der Gedanke quälen, dass sie aus der Fassung geriete und Ihren Kindern Böses antun könne.

Das sei eigentlich ganz unsinnig, da sie ihre Kinder doch so sehr lieben würde. Bei dem geschilderten psychopathologischen Symptom handelt es sich am ehesten

A) Zwangsgedanken
B) Schizophrenie
C) Depression
D) Gedankenlautwerden
E) Panikattacke

Frage 364
Sie werden vom Ehemann zu einer 62-jährigen Patientin gerufen, die sie seit Monaten wegen einer depressiven Verstimmung behandeln.
Die Patientin sitzt bewegungs- und teilnahmslos mit starrer Mimik auf einem Stuhl. Obwohl sie bei Bewusstsein ist, reagiert sie nicht auf Ansprache.
Den Zustand der Patientin würden sie bezeichnen als

A) Koma
B) Stupor
C) Parese
D) Morbus Parkinson
E) Delir

Frage 365
Ein 33-jähriger Patient berichtet im Verlauf einer akuten Psychose, dass er das eigenartige Körpergefühl habe, als ob sein Herz sich frei nach oben und unten bewege.
Wie würden Sie dieses psychopathologische Phänomen ab ehesten nennen?

A) Illusion
B) Halluzination
C) Zönästhesie
D) Zwangsgedanke
E) Wahn

Frage 366
Ein Patient mit einer Psychose berichtet, dass ihm seine Gedanken von Außerirdischen ins Gehirn gestrahlt würden. Die überirdischen Mächte hätten alle eigenen Gedanken aus seinem Hirn entfernt und würden ihn durch die Gedankenstrahlung nach ihren Wünschen manipulieren.
Wie würden Sie dieses psychopathologische Phänomen am ehesten benennen?

A) Zwangsgedanke
B) Gedankeneingebung
C) Halluzination
D) Denkzerfahrenheit
E) Gedankenlautwerden

Frage 367
Welche Aussage zur Depression trifft zu? (Wählen Sie 3 Aussagen!)

A) eine Depression bleibt bei Ärzten und Heilpraktikern zunächst häufig unerkannt
B) In der Regel dauert eine Depression ca. ein bis zwei Wochen
C) Depressionen werden bei Männern häufiger diagnostiziert als bei Frauen
D) Schlafstörungen mit gestörtem 24-Stunden-Rhyhtmus sind bei Depressionen häufig.
E) Antriebshemmung, zu der oft auch eine Denkhemmung gehört, sind Symptome.

Frage 368
Eine 17-jährige Patientin leidet seit 3 Jahren unter dem Zwang, sich ständig die Hände waschen zu müssen.
Sie leidet unter der dauernden Angst, schmutzige Hände zu haben, weil andere Familienmitglieder oder Fremde „unsauber arbeiten" würden und deshalb die Wohnung verschmutzt sei.
Eine Vielzahl mehr oder weniger unsinniger Rituale soll verhindern, dass ihre

Wohnung mit schmutzigen oder giftigen Substanzen kontaminiert wird. Ihr ganzes Leben ist auf diese Sauberkeitsrituale hin ausgerichtet.
Welches Krankheitsbild wird hier beschrieben?

A) Klaustrophobie
B) sensitiver Beziehungswahn
C) Schizophrenie
D) Zwangsstörung
E) Gedankeneingebung

Frage 369
Suizidversuch / Suizid.
Welche Aussagen treffen zu?
(Wählen sie 3 Aussagen!)

A) Schizophrene Patienten haben ein erhöhtes Suizidrisiko
B) Depressive Patienten haben kein erhöhtes Suizidrisiko
C) Männer begehen seltener Suizide als Frauen
D) Frauen begehen häufiger Suizidversuche als Männer
E) In Deutschland sterben jährlich zwischen 11 000 und 13 000 Menschen durch Suizid (mehr als durch Verkehrsunfälle).

Frage 370
Zu den formalen Denkstörungen zählen:
(Wählen Sie 3 Antworten!)

A) Denkzerfahrenheit
B) Gedankensperre
C) Halluzination
D) Denkhemmung
E) Delir

Frage 371
Typische Kennzeichen der Aufmerksamkeitsdefizit-Hyperaktivitätsstörung (ADHS) sind:
(Wählen Sie 3 Antworten!)

A) Zwangshandlungen
B) Auftreten der Störung bereits in den ersten Lebensjahren
C) Essstörungen
D) Störungen in der Verhaltenssteuerung
E) oft mangelnde Ausdauer beim Spielen und motorische Unruhe

Frage 372
Ein Patient berichtet, er würde von starken Angstgefühlen überwältigt, wenn er seine Hochhauswohnung verlassen müsse.
Große weite Flächen, öffentliche Plätze und Kaufhäuser könne er nicht mehr ohne starke unüberwindlich scheinende Angstgefühle betreten.
Schon die Vorstellung im Hochhaus in den Fahrstuhl zu steigen, um das Haus zu verlassen und in die Stadt zu fahren, rufe starke Angsterscheinungen hervor.
Wie würden Sie diese Angststörung am ehesten benennen?

A) Klaustrophobie
B) Soziale Phobie
C) Agoraphobie
D) Panikstörung
E) Arachnophobie

AUGE (A/P, PATHOLOGIE)

Frage 373
Wie nennt man die akute Infektion der Zeis- oder Moll-Drüsen des Augenlides mit Staphylokokken?

A) Chalazion
B) Hordeolum externum
C) Molluscum contagiosum
D) Xanthelasma
E) Skotom

Frage 374
Welche der angegebenen Krankheiten können Folge einer Embryopathie sein?

1) Grauer Star
2) Angeborene Herzfehler
3) Mukoviszidose
4) Trisomie 21

A) nur 1 und 2 sind richtig
B) nur 1 und 3 sind richtig
C) nur 2 und 3 sind richtig
D) nur 3 und 4 sind richtig
E) nur 1, 2 und 3 sind richtig

Frage 375
Eine Untersuchung des Augenhintergrundes ist angezeigt bei:

1) Diabetes mellitus
2) Netzhautablösung
3) Arterielle Hypertonie
4) Multiple Sklerose
5) Gehirntumor

A) nur 1 ist richtig
B) nur 1 und 4 sind richtig
C) nur 1, 4 und 5 sind richtig
D) nur 2, 3, und 5 sind richtig
E) 1-5, alle sind richtig

Frage 376
Wie viele der sechs äußeren Augenmuskeln innerviert der N. oculomotorius?

A) 6
B) 3
C) 2
D) 4
E) 5

Frage 377
Welche Zeichen ist/sind typisch für eine Ablatio retinae?

1) Sehen von Doppelbildern
2) Sehen von Schleiern und Blitzen
3) Rot-Grün-Schwäche
4) Gesichtsfeldausfälle
5) Blendungsgefühl

A) nur 1 ist richtig
B) nur 2 und 4 sind richtig
C) nur 1, 2 und 5 sind richtig
D) nur 2, 3 und 4 sind richtig
E) 1-5, alle sind richtig

Frage 378
Welche Aussage über die Fovea centralis des Auges ist richtig?

1) Sie ist der Ort des schärfsten Sehens.
2) Sie bezeichnet die Austrittsstelle des N. opticus.
3) Hier liegen besonders viele Netzhautgefäße.
4) An dieser Stelle enthält die Netzhaut nur Zapfen.
5) Sie ist die Durchtrittspforte der Netzhautgefäße.

A) nur 1 und 4 sind richtig
B) nur 1, 2 und 4 sind richtig
C) nur 1, 4 und 5 sind richtig
D) nur 3, 4 und 5 sind richtig
E) 1-5, alle sind richtig

Frage 379
Der Graue Star bezeichnet:

A) eine Linsentrübung
B) ein hängendes Augenlid
C) ein gerötetes Auge
D) einen erhöhten Augeninnendruck
E) eine Umstülpung des Lides nach außen

Frage 380
Was enthält der Glaskörper (Corpus vitreum)?

A) Eine von elastischem Knorpel umhüllte, wasserklare Flüssigkeit.
B) Ausgefällte Tränenflüssigkeit
C) Stäbchen und Zapfen
D) Eine gallertartige Substanz mit 99% Wasseranteil.
E) Glatte Muskulatur zur Linsen-Akkommodation.

Frage 381
Wie äußert sich ein akuter Glaukomanfall?

1) Steinhart tastbarer Augapfel.
2) Nystagmus
3) Heftige Augenschmerzen
4) Übelkeit bis zum Erbrechen.
5) Nebelsehen und Farbringe

A) nur 1, 2 und 4 sind richtig
B) nur 2, 3 und 4 sind richtig
C) nur 3, 4 und 5 sind richtig
D) nur 1, 3, 4 und 5 sind richtig
E) 1-5, alle sind richtig

Frage 382
Ablatio retinae: Typische Zeichen sind:

1) Alterssichtigkeit
2) Plötzlicher Sehverlust
3) Starke Augenschmerzen
4) Sehen von Schleiern und Lichtblitzen
5) Gesichtsfeldausfälle

A) nur 2 und 3 sind richtig
B) nur 4 und 5 sind richtig
C) nur 1, 2 und 5 sind richtig
D) nur 1, 3 und 4 sind richtig
E) 1-5, alle sind richtig

Frage 383
Ein für den grünen Star nicht typisches Symptom ist:

A) Erhöhter intraokularer Druck
B) Störung des Farbensehens
C) Gesichtsfeldausfälle
D) Hornhautödem
E) Schmerzen im Auge

Frage 384
Welcher Bauteil des Fotoapparats lässt sich mit der Retina des Auges vergleichen?

A) Die Linse
B) Die Blende
C) Der Film
D) Der Sucher
E) Der Verschluss

Frage 385
Symptome des Glaukoms sind:

1) Erhöhung des Augeninnendrucks
2) Augenschmerzen
3) Tastbare Härte des Augapfels.
4) Übelkeit bis zum Erbrechen
5) Rötung der Bindehaut

A) nur 1 ist richtig
B) nur 1 und 2 sind richtig
C) nur 2, 3 und 4 sind richtig
D) nur 1, 2, 4 und 5 sind richtig
E) 1-5, alle sind richtig

Frage 386

Welchem Bauteil des Fotoapparates entspricht die Iris des Auges?

A) Der Linse
B) Dem Film
C) Der Blende
D) Dem Verschluss
E) Dem Sucher

Frage 387

Zeichen der Ablatio retinae sind:

1) Gesichtsfeldausfälle
2) Sehen von Schleiern
3) Lichtblitze
4) Rot-Grün-Schwäche
5) Isolierte Störung des Farbensehens

A) nur 1 ist richtig
B) nur 1 und 2 sind richtig
C) nur 1, 2 und 3 sind richtig
D) nur 1, 2, 4 und 5 sind richtig
E) 1-5, alle sind richtig

Frage 388

Welche der Aussagen zum Hordeolum ist zutreffend?

1) Es ist eine akute Staphylokokken-Infektion der Lidranddrüsen.
2) Es ist eine bakterielle Entzündung der Glandula lacrimalis.
3) Es ist eine schmerzfreie Entzündung der Meibom-Drüsen.
4) Die Therapie besteht in einer operativen Ausschälung.
5) Zur Therapie wird Wärmeapplikation und lokale Antibiotikagabe verwendet.

A) nur 1 und 5 sind richtig
B) nur 1, 2 und 4 sind richtig
C) nur 1, 4 und 5 sind richtig
D) nur 2, 3 und 4 sind richtig
E) nur 2, 3 und 5 sind richtig

Frage 389

Welche Aussagen über die Tränenflüssigkeit sind zutreffend?

1) Sie mündet über den Ductus nasolacrimalis in den venösen Kreislauf.
2) Sie gleicht Unebenheiten der Kornea aus.
3) Sie enthält Lysozym, welches eine bakterizide Wirkung hat.
4) Sie dient der Reinigung der Hornhaut.
5) Sie verhindert die Austrocknung des Auges.

A) nur 2 und 4 sind richtig
B) nur 1, 2 und 4 sind richtig
C) nur 1, 2, 4 und 5 sind richtig
D) nur 2. 3, 4 und 5 sind richtig
E) 1-5, alle sind richtig

Frage 390

Welche Aussagen zum grauen Star sind zutreffend?

1) Er kann Folge einer Allgemeinerkrankung wie Diabetes mellitus sein.
2) Er tritt am häufigsten als Altersstar auf.
3) Tritt als Strahlenkatarakt nach Einwirken ionisierender Strahlung auf.
4) Kann auch angeboren sein.
5) Kann Folge einer traumatischen Augapfelperforation sein.

A) nur 1, 2 und 4 sind richtig
B) nur 1, 2, 3 und 4 sind richtig
C) nur 1, 2, 3 und 5 sind richtig
D) nur 2, 3, 4 und 5 sind richtig
E) 1-5, alle Aussagen sind richtig

Frage 391
Welche Strukturen begrenzen die hintere Augenkammer?

1) Regenbogenhaut
2) Linse
3) Glaskörper
4) Ziliarkörper

A) nur 2 und 4 sind richtig
B) nur 1, 2 und 3 sind richtig
C) nur 1, 2 und 4 sind richtig
D) nur 1, 3 und 4 sind richtig
E) 1-4, alle sind richtig

Frage 392
1. Die beim Glaukom auftretende Ablatio retinae führt zur Erblindung,
weil
2. bei einer Verstopfung des Ductus nasolacrimalis der intraokulare Druck erhöht wird.

A) Aussage 1 ist richtig, Aussage 2 ist richtig, Verknüpfung ist richtig
B) Aussage 1 ist richtig, Aussage 2 ist richtig, Verknüpfung ist falsch
C) Aussage 1 ist richtig, Aussage 2 ist falsch
D) Aussage 1 ist falsch, Aussage 2 ist richtig
E) Aussage 1 ist falsch, Aussage 2 ist falsch

Frage 393
Wie viele der Augenmuskeln sind gerade?

A) 1
B) 4
C) 5
D) 3
E) 2

Frage 394
Was bedeutet „Grauer Star“?

A) Unregelmäßige Krümmung der Hornhaut
B) Linsentrübung
C) Erhöhung des Augeninnendrucks
D) Altersweitsichtigkeit
E) Bindehautentzündung

Frage 395
Unter Katarakt versteht man:

A) Einen erhöhten intraokularen Druck
B) Eine Linsentrübung
C) Eine Entzündung der Hornhaut
D) Die Entzündung der Regenbogenhaut
E) Die Netzhautveränderung bei Diabetes mellitus

Frage 396
Unter Astigmatismus versteht man:

A) Eine Störung der Pupillenmotorik
B) Eine unregelmäßige Krümmung der Hornhaut
C) Die Altersweitsichtigkeit
D) Eine Form der Glaskörpertrübung
E) Eine Sonderform des Strabismus

Frage 397
Wo wird das Kammerwasser gebildet?

A) In der vorderen Augenkammer
B) In der hinteren Augenkammer
C) Im Glaskörper (Corpus vitreum)
D) Im Kammerwinkel
E) Im Schlemm-Kanal

Frage 398
Das Sehen von Blitzen und schwarzen Flecken ist Symptom einer/eines:

A) Neuritis Nervi Optici
B) Netzhautablösung
C) Akuten Glaukomanfalles
D) Hirnödems
E) Makuladegeneration

Frage 399
Was bedeutet Strabismus?

A) Hornhautablagerungen
B) Schielen
C) Erhöhung des Augeninnendrucks
D) Fehlerhafte Hornhautkrümmung
E) Altersweitsichtigkeit

Frage 400
Welche der angegebenen Strukturen haben den größten Anteil an der Lichtbrechung des Auges?

1) Die Hornhaut
2) Die Linse
3) Die Lederhaut
4) Die Netzhaut
5) Das Kammerwasser

A) nur 2 ist richtig
B) nur 1 und 2 sind richtig
C) nur 1, 2 und 3 sind richtig
D) nur 2, 3, und 5 sind richtig
E) nur 3, 4, und 5 sind richtig

Frage 401
Ordnen Sie die Begriffe der Liste 2 den richtigen Strukturen der Liste 1 zu:

Liste 1

a. Hornhaut
b. Zapfenzellen
c. gelber Fleck
d. Stäbchenzellen

Liste 2

1. Ort des schärfsten Sehens
2. Schwarz-Weiß-Sehen
3. Farbensehen
4. Lichtbrechung

A) a1, b2, c3, d4
B) a1, b2, c4, d3
C) a3, b1, c4, d2
D) a4, b2, c1, d3
E) a4, b3, c1, d2

Frage 402
Welches Begriffspaar ist falsch?

A) Myopie – Kurzsichtigkeit
B) Katarakt – Linsentrübung
C) Glaukom – erhöhter Augeninnendruck
D) Skotom – umschriebener Gesichtsfeldausfall
E) Strabismus – Netzhautablösung

Frage 403
Welche der angegebenen Strukturen haben Anteil an der Lichtbrechung des Auges?

1) Aderhaut
2) Linse
3) Netzhaut
4) Glaskörper
5) Kammerwasser

A) nur 1 und 3 sind richtig
B) nur 2 und 4 sind richtig
C) nur 2, 3 und 4 sind richtig
D) nur 2, 4 und 5 sind richtig
E) 1-5, alle sind richtig

Frage 404
Was gilt für die Weitsichtigkeit?

A) Häufigste Ursache ist ein zu langer Augapfel.
B) Das scharfe Sehen ferner Objekte ist eingeschränkt.
C) Ihr liegt eine Linsentrübung zugrunde.
D) Tritt häufig als Alterssichtigkeit auf.
E) Die Brechkraft der Linse ist zu stark.

Frage 405
Was gilt für das Gerstenkorn?

A) Es ist eine chronische Entzündung.
B) Es bildet einen derben, druckunempfindlichen Knoten.
C) Es ruft starke Schmerzen hervor.
D) Therapie der Wahl ist die operative Entfernung.
E) Es basiert auf einem Verschluss der Drüsen-Ausführungsgänge.

Frage 406
Die Augenmuskeln werden innerviert durch:

1) III. N. oculomotorius
2) IV. N. trochlearis
3) VI. N. abducens
4) V. N. trigeminus
5) VIII. N. Vestibulocochlearis

A) nur 2 und 3 sind richtig
B) nur 1, 2 und 3 sind richtig
C) nur 1, 2, 3 und 4 sind richtig
D) nur 2, 3, 4 und 5 sind richtig
E) 1-5, alle sind richtig

Frage 407
Was gilt für den Gelben Fleck?

A) In seinem Zentrum liegt die Fovea centralis, der Ort des schärfsten Sehens.
B) Hier treten die Netzhautgefäße ein.
C) Er enthält keine Sinneszellen.
D) Er ist ein Zeichen für Hornhautablagerungen.
E) Er bezeichnet die Verfärbung der Sklera bei Ikterus.

Frage 408
Welche Teile des Auges bilden seinen Akkommodationsapparat?

1) Linse
2) Hornhaut
3) Netzhaut
4) Iris

A) nur 1 und 4 sind richtig
B) nur 2 und 3 sind richtig
C) nur 3 und 4 sind richtig
D) nur 1, 2 und 3 sind richtig
E) 1-4, alle sind richtig

Frage 409
Symptome eines akuten Glaukomanfalls sind:

1) Heftige Kopfschmerzen
2) Lichtblitze
3) Drehschwindel
4) Nebelsehen und Farbringe
5) Rötung der Bindehaut

A) nur 1 und 2 sind richtig
B) nur 2 und 4 sind richtig
C) nur 1, 4 und 5 sind richtig
D) nur 1, 2, 4 und 5 sind richtig
E) 1-5, alle sind richtig

Frage 410
Welche Symptome zeigt eine Konjunktivitis?

1) Rotes Auge
2) Brennen und Jucken im Auge
3) Lichtscheu
4) Sekretion
5) Schwellung

A) nur 1, 2, 3 und 4 sind richtig
B) nur 1, 2, 4 und 5 sind richtig
C) nur 1, 3, 4 und 5 sind richtig
D) nur 2, 3, 4 und 5 sind richtig
E) 1-5, alle sind richtig

Frage 411
Erhöhter Augeninnendruck ist Folge von:

A) Netzhautablösung
B) Glaukom
C) Weitsichtigkeit
D) Linsentrübung
E) Trachom

Frage 412
Wie heißt der Bereich, den man mit unbewegtem Auge wahrnimmt, das auf einen Punkt fixiert wird?

A) Blickfeld
B) Sehbahn
C) Gesichtsfeld
D) Visus
E) Hordeolum

Frage 413
Welcher Teil des Auges ist zuständig für das Farbensehen?

A) Die Zapfen
B) Die Stäbchen
C) Die Iris
D) Die Aderhaut
E) Der Ziliarkörper

Frage 414
Welche Vorgänge sind an der Nah-Akkommodation des Auges beteiligt?

1) Der Krümmungsgrad der Linse wird vergrößert (Aufwölbung).
2) Der Krümmungsgrad der Linse wird verkleinert (Abflachung).
3) Die Ziliarmuskeln sind entspannt, die Aufhängefasern der Linse angespannt.
4) Die Pupille wird enger.
5) Die Pupille wird weiter.

A) nur 4 ist richtig
B) nur 1 und 4 sind richtig
C) nur 1, 3 und 4 sind richtig
D) nur 2, 3, und 5 sind richtig
E) nur 3, 4, und 5 sind richtig

Frage 415
Die Alterssichtigkeit ist verursacht durch:

A) Abnahme der Eigenelastizität der Linse
B) Atrophie der inneren Augenmuskeln
C) Atrophie der äußeren Augenmuskeln
D) Zunehmende Linsentrübung
E) Einen zu kurzen Augapfel

Frage 416
Welche anatomischen Strukturen begrenzen die vordere Augenkammer?

1) Hornhaut
2) Linse
3) Glaskörper
4) Iris
5) Netzhaut

A) nur 2 ist richtig
B) nur 1 und 2 sind richtig
C) nur 1, 2 und 4 sind richtig
D) nur 2, 3, und 5 sind richtig
E) nur 3, 4, und 5 sind richtig

Frage 417
Welche Stelle im Augenhintergrund wird als Ort des schärfsten Sehens bezeichnet?

1) Die Macula lutea
2) Der blinde Fleck
3) Der gelbe Fleck
4) Die Papilla nervi optici
5) Die Macula densa

A) nur 2 ist richtig
B) nur 1 und 3 sind richtig
C) nur 1, 2 und 3 sind richtig
D) nur 2, 3, und 5 sind richtig
E) nur 3, 4, und 5 sind richtig

Frage 418
Die mittlere Augenhaut besteht aus:

1) Lederhaut (Sklera)
2) Aderhaut (Chorioidea)
3) Ziliarkörper (Corpus ciliare)
4) Bindehaut (Konjunktiva)
5) Regenbogenhaut (Iris)

A) nur 1, 2 und 3 sind richtig
B) nur 1, 2 und 4 sind richtig
C) nur 1, 3 und 4 sind richtig
D) nur 2, 3 und 5 sind richtig
E) nur 2, 4 und 5 sind richtig

Frage 419

1. Die Fovea centralis gilt auch als Ort des schärfsten Sehens,
weil
2. in der Fovea centralis nur Stäbchen vorhanden sind.

A) Aussage 1 ist richtig, Aussage 2 ist richtig, die Verknüpfung ist richtig
B) Aussage 1 ist richtig, Aussage 2 ist richtig, die Verknüpfung ist falsch
C) Aussage 1 richtig, Aussage 2 falsch
D) Aussage 1 falsch, Aussage 2 richtig
E) Aussage 1 falsch, Aussage 2 falsch

Frage 420

Für die Gonoblennorrhö gilt:

1) Sie ist eine Konjunktivitis bei Neugeborenen.
2) Die Infektion mit Gonokokken findet bei der Geburt statt.
3) Sie ist durch prophylaktische Maßnahmen weltweit verschwunden.
4) Zur Vorbeugung wird die Credé-Prophylaxe eingesetzt.
5) Die starke Entzündung gefährdet die Hornhaut.

A) nur 1 und 3 sind richtig
B) nur 1, 2 und 3 sind richtig
C) nur 1, 2, 3 und 4 sind richtig
D) nur 1, 2, 4 und 5 sind richtig
E) 1-5, alle Aussagen sind richtig

Frage 421

Lidödeme können auftreten bei:

1) Konjunktivitis
2) Myxödem
3) Anaphylaxie

A) nur 1 ist richtig
B) nur 1 und 2 sind richtig
C) nur 1 und 3 sind richtig
D) nur 2 und 3 sind richtig
E) 1-3, alle sind richtig

Frage 422

Ursache einer Mydriasis (Pupillenerweiterung) kann/können sein:

1) Dunkelheit
2) Koma
3) Akuter Glaukomanfall
4) Drogenmissbrauch
5) Angst, Erregung

A) nur 1 und 2 sind richtig
B) nur 4 und 5 sind richtig
C) nur 1, 2 und 4 sind richtig
D) nur 3, 4 und 5 sind richtig
E) 1-5, alle sind richtig

Frage 423

Welches ist die dringlichste Maßnahme bei Augenverätzungen (neben der Verständigung des Notarztes)?

A) Gabe von antibiotischen Augentropfen
B) Gabe von schmerzstillenden Augentropfen
C) Gründliches Ausspülen mit Wasser
D) Ausspülen mit Milch
E) Anlegen eines ruhig stellenden Verbandes

Frage 424

Welche Erkrankung geht oft mit einer blauen Verfärbung der Skleren einher?

A) Akute Virushepatitis
B) Glasknochenkrankheit (Osteogenesis imperfecta)
C) Alkoholkrankheit
D) Skleritis
E) Streptokokkeninfektion

Frage 425
Welche klinischen Zeichen gehören zum Horner-Symptomenkomplex?

1) Exophthalmus
2) Enophthalmus
3) Mydriasis
4) Ptosis
5) Miosis

A) nur 3 ist richtig
B) nur 2 und 5 sind richtig
C) nur 1, 2 und 4 sind richtig
D) nur 2, 4 und 5 sind richtig
E) 1-5, alle sind richtig

Frage 426
Welche anatomische Struktur des Auges bildet die Tränenflüssigkeit?

1) Die Tränendrüsen
2) Die Tränenkanälchen
3) Die Innenlidranddrüsen

A) nur 1 ist richtig.
B) nur 1 und 2 sind richtig
C) nur 1 und 3 sind richtig
D) nur 2 und 3 sind richtig
E) 1-3, alle sind richtig

Frage 427
Die Funktionen der Linse sind:

1) Akkommodation
2) Adaption
3) Lichtbrechung

A) nur 1 ist richtig
B) nur 1 und 2 sind richtig
C) nur 2 und 3 sind richtig
D) nur 1 und 3 sind richtig
E) 1-3, alle sind richtig

Frage 428
Für Weitsichtigkeit (Hyperopie) gilt:

1) Zur Korrektur werden Sammellinsen (konvex) eingesetzt.
2) Zur Korrektur werden Zerstreuungslinsen (konkav) eingesetzt.
3) Ursache ist meist ein zu kurz gebauter Augapfel.
4) Ursache ist meist ein zu lang gebauter Augapfel.

A) nur 1 und 3 sind richtig
B) nur 1 und 4 sind richtig
C) nur 2 und 3 sind richtig
D) nur 2 und 4 sind richtig
E) 1-4, alle sind richtig

Frage 429
Welche Hautschicht des Auges bildet die Iris?

A) Die Lederhaut
B) Die Aderhaut
C) Die Hornhaut
D) Die Netzhaut
E) Die Bindehaut

Frage 430
Kann eine Irisdiagnose eine klinische Untersuchung ersetzen?

A) Nein
B) Ja
C) Nur bei Ergänzung durch Herz- und Lungenauskultation.
D) Nur bei Ergänzung durch eine sorgfältige Anamnese.
E) Nur bei ausreichender Sensibilität.

Frage 431
Die Retina liegt:

A) zwischen Regenbogenhaut und Iris.
B) zwischen Iris und Hornhaut.
C) direkt innen auf der Lederhaut.
D) zwischen Glaskörper und Aderhaut.
E) zwischen Aderhaut und Lederhaut.

Frage 432
Ziel der Irisdiagnostik (Augendiagnose) ist:

A) die Diagnose von Augenkrankheiten.
B) die Untersuchung des Augenhintergrundes.
C) das Erkennen von Sehfehlern.
D) das Finden von Erkrankungen innerer Organe durch Beobachtung der Iris.
E) die Verbesserung der Nah- und Fern-Akkommodation.

Frage 433
Wo und in welchem Ausmaß tauschen der linke und der rechte Sehnerv Anteile ihrer Fasern aus?

A) Im Chiasma opticum zu einem Viertel
B) Im Chiasma opticum zur Hälfte
C) Im Chiasma opticum zu drei Viertel
D) In der primären Sehrinde des Hinterhauptslappens zu einem Drittel
E) In der primären Sehrinde des Hinterhauptslappens zu zwei Dritteln

Frage 434
Welche der angegebenen Erkrankungen verursacht am ehesten keine Lidödeme?

A) Hypothyreose
B) Glomerulonephritis
C) Hyperthyreose
D) Xanthelasmen
E) Herzinsuffizienz

Frage 435
1. Weite, reaktionslose Pupillen sichern den Verdacht auf Hirntod,
weil
2. nur weite, reaktionslose Pupillen den irreversiblen Stillstand jeder Gehirnfunktion anzeigen.

A) Aussage 1 richtig, Aussage 2 richtig, Verknüpfung richtig
B) Aussage 1 richtig, Aussage 2 richtig, Verknüpfung falsch
C) Aussage 1 richtig, Aussage 2 falsch
D) Aussage 1 falsch, Aussage 2 richtig
E) Aussage 1 falsch, Aussage 2 falsch

Frage 436
Sehstörungen können auftreten als Folge einer:

1) Methylalkoholvergiftung
2) Multiplen Sklerose
3) Digitalisvergiftung
4) Verabreichung von Muskelrelaxanzien
5) Iritis

A) nur 1 und 3 sind richtig
B) nur 2 und 3 sind richtig
C) nur 2, 3 und 5 sind richtig
D) nur 1, 2, 3 und 5 sind richtig
E) 1-5, alle sind richtig

Frage 437
Für welche Infektionskrankheit sind Doppelbilder typisch?

A) Paratyphus
B) Botulismus
C) Tetanus
D) Milzbrand
E) Ornithose

Frage 438
Ein Kreislaufstillstand führt zu weiten Pupillen:

A) Innerhalb der ersten 2 Minuten
B) Nach 4 Minuten
C) Nach 6 Minuten
D) Nach 8 Minuten
E) Nach 10 Minuten

Frage 439
Welches der angegebenen Symptome finden Sie nicht bei M. Basedow in Kombination mit endokriner Ophthalmopathie?

A) Kayser-Fleischer-Kornealring
B) Exophthalmus
C) Graefe-Zeichen
D) Glänzendes Auge
E) Langsamer und seltener Lidschlag

Frage 440
Die Anamnese einer 78-jährigen Patientin ergibt: unvermittelt einsetzende Schmerzen am rechten Auge, verbunden mit Nebelsehen. Das betroffene Auge zeigt eine Rötung und Mydriasis. Palpatorisch zeigt sich ein steinharter Bulbus. An welche Krankheit denken Sie?

A) Hirnblutung
B) Akuter Glaukom-Anfall (Winkelblockglaukom)
C) Verschluss der Arteria centralis retinae
D) Arteriitis temporalis
E) Sehnerventzündung

Frage 441
Welcher Teil des Auges produziert das Kammerwasser?

A) Die Tränendrüse
B) Die Ganglienzellen der Retina
C) Das Hornhautendothel
D) Das Ziliarkörperepithel
E) Die Lidranddrüsen

Frage 442
Welche der folgenden Aussage/n ist/sind zutreffend?

1) Für das Farbensehen sind die Zapfen zuständig.
2) Für das Hell-Dunkel-Sehen (Dämmerungssehen) sind die Stäbchen zuständig.
3) Die vordere Augenkammer wird durch den Glaskörper und die Retina begrenzt.
4) Beim akuten Glaukomanfall ist die Pupille oft erweitert und unregelmäßig entrundet.
5) Der Sympathikus verengt, der Parasympathikus erweitert die Pupille.

A) nur 4 ist richtig
B) nur 1 und 2 sind richtig
C) nur 1, 2 und 4 sind richtig
D) nur 1, 2 und 5 sind richtig
E) 1-5, alle sind richtig

Frage 443
Orientierende Palpation des Augeninnendrucks mit den Fingern. Es gilt: (Wählen Sie 2 Antworten)

A) Kontraindiziert bei Verdacht auf akuten Glaukomanfall, da Gefahr der Augapfelruptur besteht
B) Das chronische Glaukom kann durch Fingerpalpation mit ausreichender Sicherheit diagnostiziert werden
C) Untersucht wird mit beiden Daumen in Rückenlage des Patienten
D) Die Oberfläche der Hornhaut muss dabei nicht mit Lokalanästhetikum betäubt werden
E) Der Seitenvergleich rechtes Auge / linkes Auge ist wichtig

Frage 444
Das Doppelbildersehen ist ein typisches Symptom bei
(Wählen Sie 3 Antworten!)

A) Botulismus
B) Multiple Sklerose
C) M. Parkinson
D) Lähmung des N. abducens
E) Glaukom

Frage 445
Bei der Untersuchung eines Patienten fällt ein einseitiges Hervortreten des Augapfels aus der Orbita (Exophthalmus) auf.
Dieses Symptom kann hindeuten auf

1) endokrine Orbitopathie („Glotzauge") bei M. Basedow
2) Horner-Syndrom
3) Sinus-cavernosus-Thrombose
4) Tumor der Nasennebenhöhlen
5) Retinoblastom (bösartiger Netzhauttumor)

A) nur 1 und 2 sind richtig
B) nur 3 und 4 sind richtig
C) nur 1, 2 und 5 sind richtig
D) nur1, 3, 4 und 5 sind richtig
E) 1-5, alle sind richtig

Frage 446
Bei welcher der im Folgenden aufgezählten Hirnnerven führt bei seiner Lähmung zu einer Ptosis (einem Herabhängen) des Oberlids?

A) N. oculomotorius
B) N. facialis
C) N. trigeminus
D) N. opticus
E) N. vestibulocochlearis

Frage 447
Eine 63-jährige weitsichtige Dame klagt über rezidivierendes Auftreten einseitiger Augenschmerzen. Während der Schmerzperioden würde sie eine deutliche Sehverschlechterung bemerken, um Lichtquellen herum würde sie Lichtkreise sehen.
Sie vermuten am ehesten

A) Katarakt
B) Glaukom
C) Arcus senilis
D) Fremdkörper
E) Keratitis (Hornhautentzündung)

Frage 448
Eine 73-jährige Patientin die gerne und viel liest, berichtet ihnen Folgendes:
Bei einem ihrer Augen würden die Buchstaben beim Lesen genau dort verschwinden, wo sie gerade hinschauen würde. Dies würde das Lesen mit beiden Augen unmöglich machen, sodass sie sich das kranke Auge nun beim Lesen immer zuhalten müsse.
Diese Anamnese deutet am ehesten auf

A) Scheuklappenblindheit durch Hypophysentumor
B) Anisokorie
C) Mydriasis
D) Zentralskotom
E) Katarakt

Frage 449
Sie prüfen die Sehschärfe bei einem Schulkind, welches Ihnen berichtet, dass es die Tafelaufschriebe nicht mehr lesen könne und sich deshalb im Klassenraum ganz nach vorne habe setzen müssen. Ihre Aufschriebe im Heft und Lehrbücher auf ihrem Arbeitsplatz könne sie dagegen gut lesen.
Es handelt sich hier am ehesten um

A) Presbyopie
B) Glaukom
C) Myopie (Kurzsichtigkeit)
D) Makuladegeneration
E) Hypermetropie (Hyperopie, Weitsichtigkeit)

Frage 450
Welche der folgenden Augenveränderungen ist am ehesten mit Krankheitsbild des Morbus Bechterew verknüpft?

A) Glaukom
B) Katarakt
C) Iritis, Iridozyklitis
D) Neuritis nervi optici
E) Chalazion (Hagelkorn)

Frage 451
Welcher der im Folgenden aufgezählten Augenanteile trägt am meisten zur Brechkraft des Auges bei?

A) Hornhaut (Kornea)
B) Linse
C) Glaskörper
D) Iris
E) Netzhaut

HNO (A/P)

Frage 452
Welcher Nerv versorgt die Binnenmuskulatur der Zunge motorisch?

A) N. accessorius
B) N. lingualis
C) N. glossopharyngeus
D) N. hypoglossus
E) N. mandibularis

Frage 453
Wo findet sich mehrschichtiges, unverhorntes Plattenepithel?

A) In der Tunica mucosa des Magens
B) Auf der Innenwand der Harnblase
C) In der Schleimhaut der Bronchien
D) In der Mundhöhle
E) Im Endokard der Herzwand

Frage 454
Was ist keine Funktion des Speichels?

A) Die Durchfeuchtung der Nahrung
B) Das Abtöten von Bakterien
C) Die Fettverdauung
D) Die Kohlenhydratspaltung
E) Das Herauslösen von Geschmacksstoffen

Frage 455
Die Drüsen der Mundschleimhaut bilden:

A) Gastrin
B) Insulin
C) Trypsin
D) Ptyalin haltigen Speichel
E) Keines der Genannten

Frage 456
Zu den Mittelohrmuskeln zählen:

1) M. stapedius
2) M. masseter
3) M. tensor tympani
4) M. temporalis
5) M. pterygoideus medialis

A) nur 1 und 3 sind richtig
B) nur 2 und 5 sind richtig
C) nur 1, 2 und 4 sind richtig
D) nur 2, 4 und 5 sind richtig
E) 1-5, alle sind richtig

Frage 457
Welche anatomischen Strukturen liegen im Innenohr?

1) Schnecke
2) Trommelfell
3) Amboss
4) Labyrinth
5) Steigbügel

A) nur 1 ist richtig
B) nur 1 und 2 sind richtig
C) nur 1 und 4 sind richtig
D) nur 2 und 5 sind richtig
E) nur 1, 3, 4 und 5 sind richtig

Frage 458
Nasennebenhöhle(n) mit Verbindung zur Nasenhöhle ist/sind:

1) Die Kieferhöhlen
2) Die Stirnbeinhöhle
3) Die Siebbeinhöhlen
4) Die Keilbeinhöhlen

A) nur 1 ist richtig
B) nur 1 und 2 sind richtig
C) nur 1, 2 und 3 sind richtig
D) nur 1, 2 und 4 sind richtig
E) 1-4, alle Aussagen sind richtig

Frage 459
Welche der folgenden Aussagen sind zutreffend?

1) Die Mündungen der Kieferhöhlen liegen im mittleren Nasengang.
2) Der Ductus nasolacrimalis mündet in den unteren Nasengang.
3) Die Nasenhöhle ist mit Flimmerepithel ausgekleidet.
4) Der Sinus frontalis mündet in den oberen Nasengang.

A) nur 2 und 3 sind richtig
B) nur 3 und 4 sind richtig
C) nur 1, 2 und 3 sind richtig
D) nur 1, 2 und 4 sind richtig
E) nur 2, 3 und 4 sind richtig

Frage 460
Welche Lagebeschreibung der paarigen Gaumenmandeln (Tonsillae palatinae) ist richtig?

A) Vor dem vorderen Gaumenbogen.
B) Hinter dem hinteren Gaumenbogen.
C) Zwischen den beiden Gaumenbögen.
D) An der Rachenhinterwand zwischen. den Öffnungen der Ohrtrompete.
E) Beiderseits der Kehlkopfdeckel.

Frage 461
Zu den Gehörknöchelchen zählen:

1) Jochbein
2) Amboss
3) Siebbeinzellen
4) Hammer
5) Steigbügel

A) nur 1 und 2 sind richtig
B) nur 2 und 4 sind richtig
C) nur 2, 4 und 5 sind richtig
D) nur 1, 2 und 3 sind richtig
E) 1-5, alle sind richtig

Frage 462
Der überwiegende Teil der Zungenmuskulatur besteht aus:

A) Glatter Muskulatur
B) Quer gestreifter Muskulatur
C) Längs gestreifter Muskulatur
D) Quer- und längs gestreifter Muskulatur
E) Quer gestreifter und glatter Muskulatur

Frage 463
Wo finden sich Geschmacksrezeptoren?

1) Auf dem Zungenrücken
2) Im Bereich des Zungengrundes
3) Im Bereich von Gaumen und Kehldeckel

A) nur 1 ist richtig
B) nur 1 und 2 sind richtig
C) nur 1 und 3 sind richtig
D) nur 2 und 3 sind richtig
E) 1-3, alle sind richtig

Frage 464
Welcher Teil gehört nicht zum Kehlkopfskelett?

A) Schildknorpel
B) Stellknorpel
C) Ringknorpel
D) Stimmknorpel
E) Kehldeckel

Frage 465
Welche Struktur ist die Grenze zwischen äußerem Ohr und Mittelohr?

A) Der äußere Gehörgang
B) Das Trommelfell
C) Der Amboss
D) Die Ohrtrompete
E) Das ovale Fenster

Frage 466
Welcher Teil des Innenohres registriert Beschleunigungen?

A) Die Cochlea (Schnecke)
B) Die Kette der Gehörknöchelchen
C) Das Trommelfell
D) Die Bogengänge und die beiden Vorhofsäckchen.
E) Das Corti-Organ

Frage 467
Welcher Anteil des Kehlkopfes bestimmt seine äußere Form?

A) Der Stellknorpel
B) Der Ringknorpel
C) Der Schildknorpel
D) Der Kehldeckel
E) Die Stimmlippen

Frage 468
Welche der folgenden Aussagen über die Schnecke (Cochlea) sind richtig?

1) Das ovale Fenster überträgt die mechanischen Schwingungen der Gehörknöchelchenkette auf die Perilymphe in der Schnecke.
2) Die Schnecke enthält auch das Gleichgewichtsorgan.
3) Die Haarzellen nehmen mit ihren kleinen Härchen die Schwingungen in der Schnecke auf.
4) Die Schnecke liegt im Felsenbein.
5) Die Haarzellen der Schnecke leiten ihre Reize an den II. Hirnnerven weiter.

A) nur 1 und 3 sind richtig
B) nur 1, 3 und 4 sind richtig
C) nur 1, 2 und 5 sind richtig
D) nur 1, 3 und 5 sind richtig
E) 1-5, alle sind richtig

Frage 469
Welche der angeführten Strukturen stehen mit dem Hauptraum der Nasenhöhle in Verbindung?

1) Kieferhöhle
2) Stirnhöhle
3) Augapfel
4) Keilbeinhöhle
5) Siebbeinzellen

A) nur 1 ist richtig
B) nur 2 und 5 sind richtig
C) nur 1, 2 und 5 sind richtig
D) nur 1, 3 und 4 sind richtig
E) 1-5, alle sind richtig

Frage 470
Aus welcher Gewebeart bestehen die Stimmbänder?

A) Mehrschichtigem Zylinderepithel
B) Mehrstufigem Flimmerepithel
C) Fettgewebe
D) Bindegewebe
E) Mehrschichtigem, unverhorntem Plattenepithel

Frage 471
Wo liegt die Mündung des Ausführungsganges der Ohrspeicheldrüse?

A) Gegenüber dem 2. unteren Molaren
B) Gegenüber dem 2. oberen Molaren
C) Auf der Unterzungenkarunkel (Caruncula sublingualis)
D) Am oberen Tonsillenpol
E) Am Foramen caecum linguae

Frage 472
Wo mündet der Ausführungsgang der Glandula submandibularis?

A) Gegenüber dem 2. unteren Mahlzahn
B) Gegenüber dem 2. oberen Mahlzahn
C) Auf der Unterzungenkarunkel (Caruncula sublingualis)
D) Am oberen Tonsillenpol
E) Am Foramen caecum linguae

Frage 473
Über welche Teile des Ohres können Sie mit der Otoskopie Befunde erheben?

1) Innenohr
2) Mittelohr
3) Trommelfell
4) Äußerer Gehörgang

A) nur 4 ist richtig
B) nur 2 und 4 sind richtig
C) nur 3 und 4 sind richtig
D) nur 2, 3 und 4 sind richtig
E) 1-4, alle sind richtig

Frage 474
Wo kreuzen sich die Wege von Atemluft und Speisen?

A) In den Choanen (Nasen-Rachenübergang)
B) In der Mundhöhle
C) Im Larynx (Kehlkopf)
D) Im Pharynx (Rachen)
E) Überhaupt nicht

Frage 475
An welchen Funktionen hat die Zunge Anteil?

1) Geschmacksempfindung
2) Geruchempfindung
3) Kauen
4) Infektabwehr

A) nur 2 ist richtig
B) nur 1 und 3 sind richtig
C) nur 1, 3 und 4 sind richtig
D) nur 2, 3 und 4 sind richtig
E) 1- 4, alle sind richtig

Frage 476
Das Trommelfell liegt zwischen:

A) äußerem und innerem Gehörgang.
B) Paukenhöhle und Warzenfortsatz.
C) Außen- und Mittelohr.
D) Innenohr und Paukenhöhle.
E) Mittelohr und Ohrtrompete.

Frage 477
Welche Aussagen zur Tuba auditiva Eustachii sind richtig?

1) Sie verbindet Außenohr und Mittelohr.
2) Sie verbindet zwischen Epipharynx und Mittelohr.
3) Sie dient dem Luftdruckausgleich zwischen Innenohr und Mittelohr.
4) Sie dient der Belüftung der Paukenhöhle.
5) Sie verstärkt die mechanischen Schwingungen der Gehörknöchelchen.

A) nur 3 ist richtig
B) nur 2 und 4 sind richtig
C) nur 1, 2 und 4 sind richtig
D) nur 2, 4 und 5 sind richtig
E) 1-5, alle sind richtig

Frage 478
Zu den drei Gehörknöchelchen zählen:

1) Hammer
2) Mastoidzellen
3) Mondbein
4) Amboss
5) Felsenbein
6) Steigbügel
7) Hakenbein

A) nur 1, 2 und 5 sind richtig
B) nur 1, 3, 4 und 5 sind richtig
C) nur 2, 6 und 7 sind richtig
D) nur 1, 4 und 6 sind richtig
E) nur 1, 3 und 6 sind richtig

Frage 479
Worüber können Sie mit Hilfe einer Ohrspiegelung Aussagen treffen?

1) Ohrtrompete
2) Trommelfell
3) Hörvermögen
4) Zustand des Gehörganges
5) Mittelohr

A) nur 1 und 5 sind richtig
B) nur 2 und 4 sind richtig
C) nur 1, 2 und 4 sind richtig
D) nur 2, 4 und 5 sind richtig
E) 1-5, alle sind richtig

Frage 480
Über welche Struktur im Ohr erfolgt der Druckausgleich?

A) Die Bogengänge
B) Das runde Fenster
C) Die Ohrtrompete
D) Den äußeren Gehörgang
E) Das ovale Fenster

Frage 481
Welcher Test überprüft den Gleichgewichtssinn?

A) Romberg-Test
B) Rinne-Test
C) Weber-Test
D) Schellong-Test
E) Schober-Zeichen

Frage 482
Welche anatomische Struktur bildet das eigentliche Hörorgan?

1) Die Bogengänge
2) Das Labyrinth
3) Die Gehörknöchelchen
4) Die Cochlea

A) nur 4 ist richtig
B) nur 1 und 4 sind richtig
C) nur 2 und 3 sind richtig
D) nur 3 und 4 sind richtig
E) 1-4, alle sind richtig

Frage 483
Mit welchen Tests kann das Hörvermögen überprüft werden?

1) Römer-Test
2) Weber-Test
3) Romberg-Test
4) Rinne-Test
5) Audiometrie

A) nur 3 ist richtig
B) nur 2 und 5 sind richtig
C) nur 1, 2 und 4 sind richtig
D) nur 2, 4 und 5 sind richtig
E) 1-5, alle sind richtig

Frage 484
Die Funktion der Ohrtrompete ist:

1) Verbindung zwischen Mittel- und Außenohr
2) Übertragung von Schallwellen
3) Belüftung des Mittelohres
4) Dämpfung von Ohrgeräuschen
5) Luftdruckausgleich
6) Übertragung von Schallwellen

A) nur 3 ist richtig
B) nur 2 und 5 sind richtig
C) nur 3 und 5 sind richtig
D) nur 2, 4 und 5 sind richtig
E) 1 - 5, alle sind richtig

Frage 485
Auf welchem Weg erfolgt die Übertragung der Schallenergie im Mittelohr?

A) Malleus → Incus → Stapes → Fenestra cochleae
B) Incus → Malleus → Stapes → Fenestra vestibuli
C) Malleus → Incus → Stapes → Fenestra vestibuli
D) Incus → Stapes → Malleus → Fenestra vestibuli
E) Stapes → Incus → Malleus → Fenestra cochleae

Frage 486
Der Ausführgang der Glandula parotidea mündet

A) in die Tuba auditiva
B) gegenüber dem 2. oberen Molaren (Backenzahn) in den Mundvorhof
C) gegenüber dem 2. unteren Molaren (Backenzahn) in den Mundvorhof
D) in den Hypopharynx
E) in den Epi- oder Nasopharynx

Frage 487

Normalbefunde am Trommelfell (Membrana tympani) sind:
Wählen Sie zwei Antworten

A) Es ist etwa 1,5 mm dick.
B) Es liegt zwischen Mittelohr und Innenohr.
C) Bei der Otoskopie ist der Lichtreflex vorne unten sichtbar.
D) Der Hammergriff zeichnet sich sichtbar auf dem Trommelfell ab.
E) Das Trommelfell ist deutlich nach außen (Richtung äußerer Gehörgang) vorgewölbt.

HNO (PATHOLOGIE)

Frage 488
Ordnen Sie den Symptomen aus Liste 1 die entsprechenden Erkrankungen aus Liste 2 zu.

Liste 1

a. Grauweiße, nicht blutende Beläge der Tonsillen
b. Nasale Stimme
c. Schmerzverstärkung beim Vorbeugen
d. Süßlich fauliger Mundgeruch

Liste 2

1. Streptokokkenangina
2. akute Sinusitis
3. akute Rhinitis
4. Diphtherie

A) a1, b3, c2, d4
B) a1, b4, c2, d3
C) a2, b1, c3, d4
D) a3, b2, c1, d4
E) a4, b3, c2, d1

Frage 489
Was ist bei Erkrankung der Bogengänge gestört?

A) Das Gehör
B) Die Bewegungskoordination
C) Der Druckausgleich
D) Der Gleichgewichtssinn
E) Der Geruchssinn

Frage 490
Ordnen Sie den Erkrankungen aus Liste 1 die entsprechende Lokalisation der Störung aus Liste 2 zu.

Liste 1

a. Otitis media
b. Morbus Menière
c. Zerumen

Liste 2

1. Innenohr
2. Äußerer Gehörgang
3. Mittelohr

A) a1, b3, c2
B) a2, b1, c3
C) a2, b3, c1
D) a3, b1, c2
E) a3, b2, c1

Frage 491
Eine akute Entzündung des Sinus maxillaris zeigt folgende Symptome:

1) Eitrigen Schnupfen
2) Erschwerte Nasenatmung
3) Druck- und Klopfschmerz im Kieferbereich.
4) Juckreiz

A) nur 1 und 3 sind richtig
B) nur 1 und 4 sind richtig
C) nur 2 und 4 sind richtig
D) nur 1, 2 und 3 sind richtig
E) nur 2, 3 und 4 sind richtig

Frage 492
Für die akute Epiglottitis gilt:

A) Sie ist viral bedingt.
B) Im Labor zeigt sich eine Leukopenie.
C) Zu ihren Symptomen zählen Heiserkeit und bellender Husten.
D) Die zentrale Therapie besteht in einer Sedierung des Kindes und der Raumluftbefeuchtung.
E) Sie ist ein Notfall. Häufig ist eine Intubation nötig.

Frage 493
Die Laryngitis ist eine:

A) Entzündung des Rachens
B) Mandelentzündung
C) Kehlkopfentzündung
D) Nasennebenhöhlenentzündung
E) Entzündung des äußeren Gehörgangs

Frage 494
Wodurch kann eine Rhinorrhö ausgelöst werden?

1) Rhinitis allergica
2) Rhinitis infectiosa
3) Schädelbasisfraktur

A) nur 2 ist richtig
B) nur 1 und 2 sind richtig
C) nur 1 und 3 sind richtig
D) nur 2 und 3 sind richtig
E) 1-3, alle sind richtig

Frage 495
Das Zerumen:

1) Deutet auf schlechte Hygiene hin.
2) Kann Schallleitungsstörungen verursachen
3) Kann nur instrumentell beseitigt werden.
4) Wird im inneren Teil des äußeren Gehörganges sezerniert.
5) Ist Nährboden für Krankheitserreger.

A) nur 2 ist richtig
B) nur 2 und 3 sind richtig
C) nur 1, 2, 3 und 4 sind richtig
D) nur 2, 3, 4 und 5 sind richtig
E) 1-5, alle sind richtig

Frage 496
Eine behinderte Nasenatmung bei Kleinkindern kann verursacht sein durch:

1) Vergrößerung der Rachenmandel
2) Septumdeviation
3) Fremdkörper

A) nur 2 ist richtig
B) nur 1 und 2 sind richtig
C) nur 1 und 3 sind richtig
D) nur 2 und 3 sind richtig
E) 1-3, alle sind richtig

Frage 497
Ursache(n) einer Dysphonie können sein:

1) Stimmlippenknötchen
2) Laryngitis
3) Kehlkopfkarzinom
4) Hypothyreose

A) nur 1 und 2 sind richtig
B) nur 2 und 3 sind richtig
C) nur 3 und 4 sind richtig
D) nur 1, 2 und 3 sind richtig
E) 1-4, alle sind richtig

Frage 498
Zu den Karies erzeugenden Lebensmitteln gehören?

1) Bienenhonig
2) Rohrohrzucker
3) Milch
4) Putenfleisch
5) Ketchup
6) Kiwi

A) nur 1, 2 und 5 sind richtig
B) nur 2, 4 und 5 sind richtig
C) nur 3, 5 und 6 sind richtig
D) nur 1, 2, 3 und 5 sind richtig
E) 1-6, alle sind richtig

Frage 499
Bei einem plötzlichen Hörsturz liegt die Störung im/in:

A) Den Bogengängen
B) Der Paukenhöhle
C) Innenohr
D) Der Tuba auditiva
E) Äußeren Gehörgang

Frage 500
Was ist eine Laryngitis?

A) Eine Entzündung der Gaumenmandel
B) Eine Kehlkopfentzündung
C) Eine Entzündung der Rachenmandel
D) Eine Entzündung der Luftröhre
E) Eine Entzündung der Nasennebenhöhlen

Frage 501
Was ist nicht Ursache einer Heiserkeit?

A) Eine Überanstrengung der Stimmbänder
B) Ein Stimmbandkarzinom
C) Eine Rechtsherzinsuffizienz
D) Eine traumatische Einwirkung auf den Larynx.
E) Eine Stimmlippenlähmung

Frage 502
Was kann Auslöser einer Schallempfindungsschwerhörigkeit sein?

A) Fixierung eines der Gehörknöchelchen.
B) Durchblutungsstörung des Innenohres
C) Trommelfellperforation
D) Zerumenpfropf
E) Otitis media

Frage 503
Welche Erkrankung liegt vor, wenn beim Weber Test der Ton auf die kranke Seite projiziert wird?

A) Menière Krankheit
B) Otitis media
C) Hörsturz
D) Hörnervenläsion
E) Akustikusneurinom

Frage 504
Welche Komplikationen kann eine Mittelohrentzündung zur Folge haben?

1) Hirnhautentzündung
2) Mastoiditis
3) Otitis interna
4) Herdenzephalitis
5) Fazialislähmung

A) nur 2 und 3 sind richtig
B) nur 1, 2 und 4 sind richtig
C) nur 1, 3 und 4 sind richtig
D) nur 1, 3 und 5 sind richtig
E) 1-5, alle sind richtig

Frage 505
Karies wird hervorgerufen durch:

1) Echten deutschen Bienenhonig
2) Apfelsaft
3) Grünen Tee
4) Quark
5) Raffinierten Zucker

A) nur 5 ist richtig
B) nur 1 und 5 sind richtig
C) nur 2 und 3 sind richtig
D) nur 1, 2 und 5 sind richtig
E) nur 2, 3 und 5 sind richtig

Frage 506
Die Zähne von Bulimie-Patienten weisen in der Regel keinerlei Läsionen auf
weil
das regelmäßige Erbrechen einen Kariesschutz bewirkt.

A) Aussage 1 ist richtig, Aussage 2 ist richtig, Verknüpfung ist richtig
B) Aussage 1 ist richtig, Aussage 2 ist richtig, Verknüpfung ist falsch
C) Aussage 1 richtig, Aussage 2 falsch
D) Aussage 1 falsch, Aussage 2 richtig
E) Aussage 1 falsch, Aussage 2 falsch

Frage 507
Nicht Symptom einer Streptokokkenangina ist/sind:

A) Schwellung der submandibulären Lymphknoten
B) Einzelne Beläge (Stippchen) auf den Tonsillen.
C) Grau-gelbe, nicht abwischbare Beläge
D) Hohes Fieber mit Schüttelfrost
E) Halsschmerzen v. a. beim Schlucken

Frage 508
Welche pathologischen Veränderungen des Trommelfells können Sie mit der Otoskopie erheben?

1) Vorwölbung
2) Retraktion
3) Lichtreflexänderung

A) nur 1 ist richtig
B) nur 1 und 2 sind richtig
C) nur 1 und 3 sind richtig
D) nur 2 und 3 sind richtig
E) 1-3, alle sind richtig

Frage 509
Welche der folgenden Aussagen sind zutreffend?

1) Nonnensausen ist ein auskultatorisch nachweisbares Geräusch in den Jugularvenen, das durch erhöhte Blutströmungsgeschwindigkeit infolge einer Anämie verursacht wird.
2) Der Virchow-Lymphknoten liegt hinter dem Schlüsselbeinansatz des rechten M. sternocleidomastoideus.
3) Eine im Sitzen gestaute V. jugularis externa (Halsvene) zeigt eine Rechtsherzinsuffizienz an.
4) Das Hertoghe-Zeichen beschreibt das Fehlen der lateralen Augenbrauen bei Hypothyreose.
5) Anisokorie beschreibt eine seitendifferente Weite der Pupillen, Miosis beschreibt eine Pupillenverengung.

A) nur 1 und 5 sind richtig
B) nur 1, 3 und 4 sind richtig
C) nur 2, 3 und 5 sind richtig
D) nur 1, 3, 4 und 5 sind richtig
E) 1-5, alle sind richtig

Frage 510
Welche der folgenden Zuordnungen von Krankheitsbild und Symptomatik ist falsch?

A) Peutz-Jeghers-Syndrom → periorale Melaninpigmentation
B) Morbus Osler → periorale stecknadelkopfgroße rote Flecken (Teleangiektasien) infolge Kapillargefäßerweiterung.
C) Sklerodermie → radiäre Falten um den Mund (Tabaksbeutelmund)
D) Windpocken → Koplik-Flecken der Mundschleimhaut
E) Abwehrschwäche, schwere konsumierende Erkrankungen →.Candida albicans der Mundschleimhaut

Frage 511
Was gehört nicht zum typischen Bild der Aphthen?

A) Hauptlokalisation ist die Bauchhaut.
B) Erosive Schleimhautveränderungen
C) Weiße Fibrinbeläge
D) Roter Hof
E) Sehr schmerzhaft

Frage 512

Welche der Aussagen zur Prüfung der Nervenaustrittspunkte (NAP) sind richtig?

1) Die Nervenaustrittspunkte werden auf Druckschmerzhaftigkeit überprüft.
2) Eine Sinusitis kann mit druckschmerzhaften Nervenaustrittspunkten einhergehen.
3) Die idiopathische Fazialisparese kann mittels NAP-Prüfung diagnostiziert werden.

A) nur 2 ist richtig
B) nur 1 und 2 sind richtig
C) nur 1 und 3 sind richtig
D) nur 2 und 3 sind richtig
E) 1-3, alle sind richtig

Frage 513

Welche(s) Symptom(e) ist/sind typisch für die einseitige Parese des N. laryngeus recurrens?

1) Ruhedyspnoe
2) Verlust der Singstimme
3) Rasche Stimmermüdung

A) nur 2 ist richtig
B) nur 1 und 2 sind richtig
C) nur 1 und 3 sind richtig
D) nur 2 und 3 sind richtig
E) 1-3, alle sind richtig

Frage 514

Was führt zum charakteristischen Brillenhämatom?

A) Eine Schädelbasisfraktur
B) Ein Erysipel
C) Eine Otitis media mit Trommelfellperforation
D) Ein Nasenbeinbruch
E) Eine Thrombozytopenie bei M. Werlhof

Frage 515

Ein Unfallpatient blutet aus Nase und Ohr. Was diagnostizieren Sie?

A) Subarachnoidalblutung
B) Commotio cerebri
C) Schädelbasisfraktur
D) Contusio cerebri
E) Nasenbeinbruch

Frage 516

Welche Symptome finden Sie bei einem Kind mit Polypen (Adenoide)?

1) Nasenflügeln
2) Nächtliches Schnarchen
3) Exspiratorischer Stridor
4) Rezidivierende Otitis media
5) Mundatmung

A) nur 1, 2 und 3 sind richtig
B) nur 1, 4 und 5 sind richtig
C) nur 2, 3 und 4 sind richtig
D) nur 2, 4 und 5 sind richtig
E) 1-5, alle sind richtig

Frage 517

In der Phytotherapie werden zur Hustenstillung eingesetzt:

1) Fenchel
2) Arnika
3) Schafgarbe
4) Anis
5) Isländisches Moos
6) Salbei
7) Spitzwegerich

A) nur 5 und 7 sind richtig
B) nur 1, 5, 6 und 7 sind richtig
C) nur 4, 5 und 6 sind richtig
D) nur 2, 4, 5 und 6 sind richtig
E) nur 3, 4, 5, 6 und 7 sind richtig

Frage 518
Welche Erstmaßnahme treffen Sie bei einem Säugling mit Fieber?

A) Harnuntersuchung
B) Stuhluntersuchung
C) Otoskopie
D) Blutabnahme und Bestimmung der BSG.
E) Reflexprüfung

Frage 519
Krankheitszeichen der Mittelohrentzündung ist/sind:

1) Fieber
2) Stechende Schmerzen im Ohr
3) Drehschwindel
4) Innenohr-Schwerhörigkeit
5) Druckschmerzhafter Processus mastoideus.

A) nur 2 ist richtig
B) nur 1 und 5 sind richtig
C) nur 1, 2 und 5 sind richtig
D) nur 2, 3 und 4 sind richtig
E) 1-5, alle sind richtig

Frage 520
Was kann eine Otitis media auslösen?

1) Ein Tubenkatarrh
2) Übergreifen einer Entzündung aus dem Hirnbasisbereich.
3) Scharlach
4) Eine Trommelfellruptur
5) Hämatogene Streuung im Rahmen einer Sepsis.

A) nur 5 ist richtig
B) nur 2 und 5 sind richtig
C) nur 1, 2 und 4 sind richtig
D) nur 2, 4 und 5 sind richtig
E) 1 - 5, alle sind richtig

Frage 521
Was liegt einer Schalleitungsschwerhörigkeit zugrunde?

1) Läsion des N. vestibulocochlearis
2) Luxation der Gehörknöchelchenkette
3) Degeneration der HWS
4) Degeneration von Haarzellen im Corti-Organ.
5) Cerumen obturans

A) nur 5 ist richtig
B) nur 2 und 5 sind richtig
C) nur 1, 2 und 4 sind richtig
D) nur 2, 4 und 5 sind richtig
E) 1-5, alle sind richtig

Frage 522
Welcher Anteil des Ohres registriert schnelle Drehungen?

A) Cochlea
B) Paukenhöhle
C) Bogengänge
D) Vestibulum
E) Tuba auditiva

Frage 523
Welche anatomische Struktur ist bei der Seekrankheit irritiert?

A) Zerebellum
B) N. vestibulocochlearis
C) Paukenhöhle
D) Äußerer Gehörgang
E) Vestibularapparat

Frage 524
Welche Aussagen zum Hörsturz sind richtig?

1) Die Störung liegt im Mittelohr
2) Die Störung liegt im Innenohr
3) Er kann viral verursacht sein.
4) Er entsteht nach Trommelfellruptur.
5) Entsteht durch Mikrozirkulationsstörungen.

A) nur 3 ist richtig
B) nur 2 und 5 sind richtig
C) nur 1, 2 und 4 sind richtig
D) nur 2, 3 und 5 sind richtig
E) 1-5, alle sind richtig

Frage 525
Bei welcher Erkrankung kann eine Lähmung des Gaumensegels auftreten?

A) Pertussis
B) Diphtherie
C) Kinderlähmung
D) Mumps
E) Tetanus

Frage 526
Bei welcher Erkrankung eines Kindes ist die Erhebung der Familienanamnese diagnostisch besonders wichtig?

1) Asthma bronchiale
2) Neurodermitis
3) Rhinitis allergica

A) nur 1 ist richtig
B) nur 3 ist richtig
C) nur 1 und 2 sind richtig
D) nur 2 und 3 sind richtig
E) 1-3, alle sind richtig

Frage 527
Welche Zuordnung von Krankheitsbild und entsprechendem Symptom ist falsch?

A) Scharlach → Himbeerzunge
B) M. Cushing → Vollmondgesicht
C) Fazialisparese → Hängender Mundwinkel
D) Akromegalie → Progenie
E) Schwangerschaft → Striae rubrae

Frage 528
Welche Maßnahmen dienen der Kariesprophylaxe?

1) Professionelle Zahnreinigung
2) Zuckerhaltige Nahrungsmittel meiden
3) Verwendung fluoridierter Zahnpaste

A) nur 1 ist richtig
B) nur 2 ist richtig
C) nur 1 und 2 sind richtig
D) nur 2 und 3 sind richtig
E) 1-3, alle sind richtig

Frage 529
Welche Sofortmaßnahme ist bei massivem Nasenbluten indiziert?

A) Gabe von Antikoagulantien
B) Überstreckung des Kopfes nach hinten und Auflegen warmer Umschläge.
C) Stabile Seitenlage und Patient beruhigen.
D) Hochlagerung des Oberkörpers mit nach vorne geneigtem Kopf und zusammenpressen der Nasenflügel.

Frage 530
Eine Mutter kommt mir Ihrer 4-jährigen Tochter in Ihre Sprechstunde. Sie schildert folgende Symptome: laufende Nase, häufige Mundatmung, nächtliches Schnarchen und mehrere Mittelohrentzündungen im letzten Jahr. Was könnte Ursache dieser Beschwerden sein?

A) Mononukleose
B) Angina Plaut-Vincenti
C) Hyperplasie der Rachenmandel
D) Sinusitis
E) Tonsillitis

Frage 531
Was ist bei der Anwendung von rezeptfreien Nasentropfen (z.B. Nasivin®, Otriven®, Olynth®) zu beachten?

A) Sie können zur Langzeittherapie verwendet werden.
B) Sie sind Therapeutika der Wahl bei allergischer und infektiöser Rhinitis.
C) Sie sollten nur über einen begrenzten Zeitraum sorgsam angewendet werden.

D) Sind in der Bevölkerung kaum bekannt und werden selten angewendet.
E) Sie können keine Dauerschäden der Nasenschleimhaut verursachen.

Frage 532
Richtige Aussagen zur Epiglottitis sind:

1) Sie kommt vor allem bei Schulkindern vor.
2) Diagnostisch ist eine umfangreiche Racheninspektion zweckmäßig.
3) Sie geht mit starken Schluckschmerzen einher.
4) Oft kommt eine Hypersalivation vor.
5) Sie ist mit hohem Fieber assoziiert.
6) Sie ist eine viral verursachte Erkrankung.

A) nur 1 und 3 sind richtig
B) nur 3, 4 und 5 sind richtig
C) nur 1, 2, 3 und 5 sind richtig
D) nur 2, 3, 4 und 6 sind richtig
E) 1-6, alle sind richtig

Frage 533
Kennzeichen der Menière-Krankheit sind:

1) Einseitiger Tinnitus mit Druckgefühl im Ohr.
2) Einseitiger Hörverlust im tief frequenten Bereiche.
3) Sie führt immer zur völligen Ertaubung beider Ohren.
4) Dreh- oder Schwankschwindel
5) Sie wird durch eine Läsion des N. vestibulocochlearis verursacht.

A) nur 1 und 3 sind richtig
B) nur 2 und 4 sind richtig
C) nur 1, 2 und 4 sind richtig
D) nur 2, 3 und 4 sind richtig
E) 1-5, alle sind richtig

Frage 534
Für welche Erkrankung ist ein blutiger Husten bzw. ein blutiges Sputum nicht typisch?

A) Bronchiektasen
B) Lungenstauung
C) Lungentuberkulose
D) Idiopathischer Spontanpneumothorax
E) Bronchialkarzinom

Frage 535
Eine Mutter kommt mit ihrem 8-jährigen Sohn in Ihre Praxis. Das Kind leidet seit wenigen Tagen unter einem reduzierten Allgemeinbefinden und klagt über Schluckbeschwerden. Ihre klinische Untersuchung ergibt mäßig geschwollene, jedoch belagfreie Tonsillen, und kleine, von einem roten Hof umgebene Bläschen im Bereich des weichen Gaumens. Sie messen eine Körpertemperatur von 38°C. Was ist Ihre Diagnose?

A) Pfeiffer-Drüsenfieber
B) Adenoide Vegetation
C) Angina Plaut-Vincenti
D) Toxoplasmose
E) Herpangina

Frage 536
Zu den Befunden bzw. Symptomen eines Morbus Menière gehören
(wählen sie drei Antworten!)

A) Drehschwindel mit Übelkeit und Erbrechen
B) Hörverlust im Tieftonbereich
C) Ohrgeräusch (Tinnitus)
D) Mittelohrentzündung (Otitis media)
E) gesteigertes Hörempfinden (Hyperakusis)

Frage 537

Typisches Merkmal einer Aphthe ist:

A) Aphthen sind schmerzhafte, von einem entzündlichen Randsaum umgebene Erosionen der Mundschleimhaut
B) Aphthen finden sich vor allem palmar an der Handfläche
C) Die Aphthe ist eine Primäreffloreszenz.
D) Im Rahmen einer Multiplen Skerose treten häufig Aphthen an der Bauchhaut auf.
E) Die Aphthe ist eine Präkanzerose

ORTHOPÄDIE (A/P)

Frage 538
Welche der genannten Aussagen definiert die Diaphyse?

A) Sie ist der Muskelansatzhöcker an dem große Muskeln die nötige Befestigung finden.
B) Sie ist eine knorpelige Zone der Röhrenknochen, die während des Längenwachstums vorkommt.
C) Sie bezeichnet das proximale und distale Gelenkende eines Röhrenknochens.
D) Sie ist die auf Röntgenbildern sichtbar verdichtete Linie der ehemaligen Wachstumszone.
E) Die Diaphyse (Schaft) ist der zwischen den beiden Gelenkenden liegende Teil des Röhrenknochens.

Frage 539
Bei der systematischen Tastuntersuchung der Wirbelsäule dient der „Vertebra prominens" als Orientierungshilfe.
Welchem der angegebenen Wirbelsegmente entspricht er?

A) Atlas
B) Axis
C) 7. Halswirbel
D) 3. Brustwirbel
E) 4. Lendenwirbel

Frage 540
Was ist die anatomische Grundlage für Abnutzungserscheinungen am Gelenkknorpel?

A) Die in großen Mengen vorkommenden Glykogenpartikel der Chondrozyten.
B) Die Kollagenfibrillen der Extrazellulärmatrix.
C) Das Fehlen von Knorpelzellen.
D) Die Gefäßfreiheit des Knorpelgewebes.
E) Die auf Druck geringfügige Verformbarkeit des Knorpels.

Frage 541
Ordnen Sie den verschiedenen Knorpeltypen aus Liste 1 die entsprechenden Vorkommen in Liste 2 zu.

Liste 1

a. Hyaliner Knorpel
b. Faserknorpel
c. Elastischer Knorpel

Liste 2

1. Symphyse
2. Nasenseptum
3. Zwischenwirbelscheiben

A) a1, b2, c3
B) a1, b3, c2
C) a2, b1. c3
D) a3, b1, c2
E) a3, b2, c1

Frage 542
Welcher Körperteil ist knorpelfrei?

A) Die adulte Schädelkalotte.
B) Die Zwischenwirbelscheiben
C) Die Luftröhre
D) Das Kehlkopfskelett
E) Die Gelenke

Frage 543
Welche Mechanismen sind für die Ernährung des Knorpelgewebes notwendig?

1) Die vaskuläre Versorgung.
2) Ernährung durch Diffusion aus der Gelenkflüssigkeit.
3) Be- und Entlastungsvorgänge an den Gelenkenden der Knochen
4) Die Zusammensetzung der Synovia.
5) Die Filtrationsrate der semipermeablen Membranen.

A) nur 1 und 5 sind richtig
B) nur 2 und 4 sind richtig
C) nur 1, 4 und 5 sind richtig
D) nur 2, 3 und 4 sind richtig
E) 1-5, alle sind richtig

Frage 544
Funktionen der Knochenhaut sind:

1) Die Blutbildung
2) Die Kallusbildung
3) Die Ernährung und das Dickenwachstum des Knochens
4) Der Schutz des Knochens
5) Der Entgiftung des Knochens
6) Das Längenwachstum des Knochens

A) nur 1, 3 und 5 sind richtig
B) nur 1, 2 und 4 sind richtig
C) nur 2, 3 und 4 ist richtig
D) nur 2, 3, 4 und 5 sind richtig
E) 1 - 6, alle sind richtig

Frage 545
Welche der folgenden Aussage(n) über Menisken ist/sind richtig?

1) Sie haben die Gestalt von Halbmonden und bestehen aus Faserknorpel
2) Innerer und äußerer Meniskus sind mit dem jeweiligen Kollateralband verwachsen.
3) Die Menisken synostosieren mit der Kniescheibe.
4) Jedes Kniegelenk besitzt einen Meniskus medialis und einen Meniskus lateralis.
5) Zu den Aufgaben der Menisken zählt der Ausgleich von Passungenauigkeiten zwischen den Gelenkflächen von Femur, Tibia und Fibula.

A) nur 1 ist richtig
B) nur 1 und 4 sind richtig
C) nur 2, 3 und 4 sind richtig
D) nur 2, 3 und 5 sind richtig
E) 1-5, alle sind richtig

Frage 546
Ordnen Sie den unterschiedlichen Gelenkformen aus Liste 1 die richtigen Vorkommen aus Liste 2 zu.

Liste 1

a. Kugelgelenk
b. Eigelenk
c. Sattelgelenk

Liste 2

1. Karpometakarpalgelenk des Daumens
2. Hüftgelenk
3. Gelenk zwischen Atlas und den 4. Kondylen des Hinterhauptbeins.

A) a1, b2, c3
B) a2, b1, c3
C) a2, b3, c1
D) a3, b1, c2
E) a3, b2, c1

Frage 547
Das Gelenk mit dem größten Bewegungsradius ist das:

A) Hüftgelenk
B) Schultergelenk
C) Ellbogengelenk
D) Kniegelenk
E) Sprunggelenk

Frage 548
Durch welche anatomischen Besonderheiten unterscheidet sich der Daumen von den Fingern?

1) Der Daumen besitzt kein Mittelglied.
2) Das Daumengrundgelenk ermöglicht einen größeren Bewegungsradius.
3) Der Daumen besitzt eine eigene Muskulatur.
4) Der Daumen ermöglicht das exakte Greifen.

A) nur 1 ist richtig
B) nur 1 und 4 sind richtig
C) nur 1, 2 und 3 sind richtig
D) nur 2, 3 und 4 sind richtig
E) 1-4, alle sind richtig

Frage 549
Welchen Namen trägt der erste Halswirbel?

A) Atlas
B) Dens axis
C) Vertebrae cervicales
D) Vertebra prominens
E) Os sacrum

Frage 550
Welcher der folgenden Knochen ist für die Bildung des Außenknöchels verantwortlich?

A) Tibia
B) Fibula
C) Fersenbein
D) Sprungbein
E) Kahnbein

Frage 551
Zu den Funktionen des Skelettapparates zählt/zählen?

1) Stützfunktion
2) Protektion
3) Hormonproduktion
4) Speicherfunktion
5) Aktiver Bewegungsablauf

A) nur 3 ist richtig
B) nur 1 und 5 sind richtig
C) nur 1, 2 und 4 sind richtig
D) nur 3, 4 und 5 sind richtig
E) 1-5, alle sind richtig

Frage 552
Welche Funktion haben die Menisken des Kniegelenks?

A) Sie sind Produktionsort der Gelenkschmiere.
B) Sie versorgen die Gelenkflächen mit Nährstoffen.
C) Durch sie wird der Bandapparat stabilisiert.
D) Sie gleichen Passungenauigkeiten der Gelenkflächen aus.
E) Sie verhindern das Abknicken nach außen.

Frage 553
Wie wird das Gitterwerk aus dünnen Platten und Bälkchen (Trabekeln) im Inneren eines Knochens genannt?

A) Corticalis
B) Apophyse
C) Spongiosa
D) Periost
E) Markhöhle

Frage 554
Welche der angegebenen Knochenstrukturen hat keinen Anteil an der Wirbelsäule?

A) BWS (Brustwirbelsäule)
B) Sitzbein
C) LWS (Lendenwirbelsäule)
D) Steißbein
E) HWS (Halswirbelsäule)

Frage 555
Welche skelettale Struktur des Erwachsenen enthält kein Knorpelgewebe?

A) Die Schädelkalotte
B) Das Kehlkopfskelett
C) Die Zwischenwirbelscheiben
D) Die Ohrmuschel
E) Das Nasenseptum

Frage 556
Der Columna vertebralis werden folgende knöcherne Strukturen zugeordnet:

1) Steißbein
2) Brustwirbel
3) Sitzbein
4) Brustbein
5) Halswirbel

A) nur 1 ist richtig
B) nur 1 und 5 sind richtig
C) nur 1, 3 und 4 sind richtig
D) nur 1, 2 und 5 sind richtig
E) 1-5, alle sind richtig

Frage 557
Die Epiphyse ist:

A) Die Wachstumszone eines Knochen
B) Die Knochenmarkhöhle
C) Das Gelenkende eines Knochens
D) Ein Muskelansatzhöcker
E) Die Hirnanhangsdrüse

Frage 558
Welche der folgenden Aussagen über die Menisken sind zutreffend?

1) Sie sind aus kollagenem Bindegewebe mit Faserknorpelmaterial aufgebaut.
2) Sie haben die Form eines Halbmondes.
3) Der mediale (innere) Meniskus ist mit dem Innenband verwachsen.
4) Sie sind mittels Bindegewebe teilweise mit der Patella verwachsen.
5) Der laterale (äußere) Meniskus ist mit dem Außenband verwachsen.

A) nur 1 und 3 sind richtig
B) nur 2 und 4 sind richtig
C) nur 1, 2 und 3 sind richtig
D) nur 2, 4 und 5 sind richtig
E) nur 1, 2, 3 und 5 sind richtig

Frage 559
Aus welchen knöchernen Strukturen besteht der Unterarm?

1) Radius
2) Elle
3) Fibula
4) Ulna
5) Tibia

A) nur 1 und 4 sind richtig
B) nur 2 und 4 sind richtig
C) nur 1, 2 und 4 sind richtig
D) nur 1, 2, 4, und 5 sind richtig
E) 1-5, alle sind richtig

Frage 560
Welche der folgenden Kurzdefinitionen beschreibt den Kallus?

A) Durch natürliche Frakturheilung entstehende knöcherne Narbe.
B) Er ist ein Produkt der Kallikreinsynthese.
C) Schädeldach
D) Fersenbein
E) Die Querverbindung der beiden Großhirnhälften untereinander.

Frage 561
Die Anzahl der Handwurzelknochen einer Hand beträgt:

A) 5
B) 6
C) 9
D) 8
E) 10

Frage 562
In welchem Wirbelsäulenabschnitt gibt eseine natürlich vorkommende Lordose?

A) An der BWS
B) Am Steißbein
C) Am Kreuzbein
D) An der HWS
E) Keine Antwort zutreffend

Frage 563
Welche der folgenden anatomischen Strukturen zählen zu den Fußwurzelknochen?

1) Mondbein
2) Keilbein
3) Kopfbein
4) Würfelbein
5) Kahnbein

A) nur 1 und 2 sind richtig
B) nur 1, 2 und 4 sind richtig
C) nur 2, 3 und 4 sind richtig
D) nur 2, 4 und 5.sind richtig
E) 1-5, alle sind richtig

Frage 564
Zu der proximalen Reihe der Handwurzelknochen zählt:

A) Großes Vieleckbein
B) Kleines Vieleckbein
C) Kopfbein
D) Dreieckbein
E) Hakenbein

Frage 565
Welche der folgenden knöchernen Strukturen kann der Handwurzel nicht zugeordnet werden?

A) Os scaphoideum
B) Os lunatum
C) Os pisiforme
D) Os hamatum
E) Os occipitale

Frage 566
Wo findet sich der Trochanter minor (kleiner Rollhügel)?

A) An der Fibula
B) An der Tibia
C) Am Femur
D) Am Humerus
E) Am Kreuzbein

Frage 567
Die Kennzeichen eines synovialen (echten) Gelenkes sind:

1) Ein gewebefreier Gelenkspalt
2) Gleitbeutel
3) Gelenkkapsel
4) Gelenkkörper

A) nur 1 ist richtig
B) nur 1, 2 und 3 sind richtig
C) nur 1, 2 und 4 sind richtig
D) nur 1, 3 und 4 sind richtig
E) 1-4, alle sind richtig

Frage 568
Der typische Brustwirbel besteht aus:

1) Gelenkfortsatz
2) Dornfortsatz
3) Griffelfortsatz
4) Wirbelbogen
5) Wirbelkörper

A) nur 1 und 5 sind richtig
B) nur 2 und 4 sind richtig
C) nur 1, 2 und 4 sind richtig
D) nur 1, 2, 4 und 5 sind richtig
E) 1-5, alle sind richtig

Frage 569
Aus welchen knöchernen Anteilen besteht die Handwurzel?

1) Kopfbein
2) Erbsenbein
3) Trapezbein
4) Würfelbein

A) nur 1 und 3 sind richtig
B) nur 2 und 4 sind richtig
C) nur 3 und 4 sind richtig
D) nur 1, 2 und 3 sind richtig
E) 1-4, alle sind richtig

Frage 570
Der Knochenhaut direkt anliegend ist die:

A) Spongiosa
B) Compacta
C) Substantia nigra
D) Knochenmarkhöhle
E) Endost

Frage 571
Am grundlegenden Aufbau eines echten Gelenkes ist/sind beteiligt:

1) Blutgefäße und Nerven
2) Bänder
3) Sehnen
4) Muskelgewebe
5) Knorpelgewebe

A) nur 3 ist richtig
B) nur 2 und 5 sind richtig
C) nur 1, 2 und 4 sind richtig
D) nur 3, 4 und 5 sind richtig
E) 1 - 5, alle sind richtig

Frage 572
Welche der genannten Krümmungen der Wirbelsäule kommt physiologisch vor?

A) Halslordose
B) Lendenkyphose
C) Lendenskoliose
D) Sakrallordose
E) Brustlordose

Frage 573
Das Mondbein zählt zu:

A) Den Fußwurzelknochen
B) Den Mittelfußknochen
C) Dem knöchernen Becken
D) Den Handwurzelknochen
E) Den Mittelhandknochen

Frage 574
Aus wie vielen Hals-, Brust- und Lendenwirbeln ist die Columna vertebralis aufgebaut?

A) 8 Hals-, 12 Brust-, 5 Lendenwirbel
B) 7 Hals-, 12 Brust-, 5 Lendenwirbel
C) 5 Hals-, 12 Brust-, 7 Lendenwirbel
D) 7 Hals-, 15 Brust-, 5 Lendenwirbel
E) Keine Aussage ist richtig.

Frage 575
Welche Knochen sind an der Bildung des Beckengürtels beteiligt?

1) Darmbein
2) Schambein
3) Sitzbein
4) Felsenbein
5) Sesambein

A) nur 1, 2 und 3 sind richtig
B) nur 1, 3 und 4 sind richtig
C) nur 1, 3 und 5 sind richtig
D) nur 1, 2, 3 und 5 sind richtig
E) 1-5, alle sind richtig

Frage 576
Welcher Gelenkform wird das Hüftgelenk zugeordnet?

A) Scharniergelenk
B) Eigelenk
C) Planes Gelenk
D) Zapfengelenk
E) eingeschränktes Kugelgelenk

Frage 577
Die aktiven Osteoblasten zählen beim Gesunden zu den:

A) Zellen des Endosts.
B) Knochenbildungszellen
C) Zellen des Periosts
D) Knochenabbauzellen
E) Knorpelbildungszellen

Frage 578
Welcher Muskelursprung ist nicht am Becken zu finden?

A) M. iliacus
B) M. trapezius
C) M. gluteus maximus
D) M. gluteus minimus
E) M. tensor fasciae latae (Schenkelbindenspanner)

Frage 579
Welche der folgenden Aussagen zum Schienbein sind richtig?

1) Es bildet mit seinem distal gelegenen Anteil den Innenknöchel.
2) Es bildet mit seinem distal gelegenen Anteil den Außenknöchel.
3) Proximal besitzt es einen inneren und einen äußeren Gelenkknorren.
4) Es hat keinen direkten Anteil am Kniegelenk.

A) nur 1 und 3 sind richtig
B) nur 1 und 4 sind richtig
C) nur 2 und 4 sind richtig
D) nur 1, 3 und 4 sind richtig
E) nur 2, 3 und 4 sind richtig

Frage 580
Welche der folgenden Aussagen zum Atlas (C1 = 1. Halswirbel) sind richtig?

1) Ein Gelenk vermittelt die Verbindung zum Hinterhauptsbein.
2) Er ist hauptsächlich aus einem weiten Knochenring aufgebaut.
3) Er besitzt einen ausgeprägten Wirbelkörper.
4) Er hat eine Gelenkverbindung mit dem Schläfenbein.
5) Seine Verbindung zum Schädelknochen wird durch ein Eigelenk gewährleistet.

A) nur 3 und 5 sind richtig
B) nur 1, 2 und 5 sind richtig
C) nur 1, 3 und 5 sind richtig
D) nur 2, 3 und 4 sind richtig
E) nur 2, 4 und 5 sind richtig

Frage 581
Der knöcherne Anteil des Brustkorbs wird gebildet von:

1) Lendenwirbel
2) Brustwirbel
3) Schlüsselbeinen
4) Schulterblätter
5) Brustbein

A) nur 2 und 5 sind richtig
B) nur 4 und 5 sind richtig
C) nur 1, 4 und 5 sind richtig
D) nur 2, 3 und 4 sind richtig
E) nur 2, 3 und 5 sind richtig

Frage 582
Welche der folgenden echten Gelenke zählen zu den Scharniergelenken?

1) Fingergrundgelenke
2) Daumengrundgelenk
3) Oberes Sprunggelenk
4) Schultergelenk
5) Proximales Handwurzelgelenk

A) nur 1 und 3 sind richtig
B) nur 1 und 4 sind richtig
C) nur 1, 2 und 3 sind richtig
D) nur 2, 3 und 4 sind richtig
E) nur 3, 4 und 5 sind richtig

Frage 583
Welche der folgenden echten Gelenke zählen zu den Kugelgelenken?

1) Ellenbogengelenk
2) Schultergelenk
3) Daumengrundgelenk
4) Hüftgelenk

A) nur 2 und 3 sind richtig
B) nur 2 und 4 sind richtig
C) nur 3 und 4 sind richtig
D) nur 1, 3 und 4 sind richtig
E) 1-4, alle sind richtig

Frage 584
Welche der angegebenen Funktionen wird vom M. quadriceps femoris (vierköpfiger Oberschenkelmuskel) durchgeführt?

A) Außenrotation im Kniegelenk.
B) Extension des Oberschenkels im Hüftgelenk.
C) Flexion des Kniegelenks
D) Beugung des Oberschenkels im Hüftgelenk und Streckung des Unterschenkels im Kniegelenk.
E) Flexion des Oberschenkels im Hüftgelenk und des Unterschenkels im Kniegelenk.

Frage 585
Als Substantia spongiosa bezeichnet man:

A) den Knochenanteil zwischen den Epiphysen.
B) die aus Bindegewebe aufgebaute Knochenhaut.
C) die Knochenwachstumszone.
D) die, der Gelenkfläche angrenzende Knochenstruktur.
E) den schwammartig strukturierten Raum eines Röhrenknochens, der Knochenmark beinhaltet.

Frage 586
Der Bewegungsvorgang der Flexion beschreibt:

A) Eine Drehung nach innen
B) Eine Streckung
C) Eine Drehung nach außen
D) Eine Kreisbewegung
E) Keine Antwort richtig

Frage 587
Den Antagonisten bezeichnet man auch als einen:

A) Auswärtsdreher
B) Beuger
C) Gegenspieler
D) Mitspieler
E) Keine Antwort richtig

Frage 588
Die direkte Verknöcherung ist:

A) Die Knochenbildung aus hyalinem Knorpel.
B) Die Knochenbildung ohne Periost.
C) Die Knochenbildung aus embryonalem Zwischengewebe ohne knorpelige Zwischenstufe.
D) Die Frakturheilung.
E) Keine Antwort richtig.

Frage 589
Wesentlichen Anteil an der hormonellen Regulation des Knochenstoffwechsels haben:

1) Thyroxin
2) Parathormon
3) Aldosteron
4) Kalzitonin
5) Adrenalin

A) nur 1 und 5 sind richtig
B) nur 2 und 4 sind richtig
C) nur 3 und 5 sind richtig
D) nur 1, 2 und 4 sind richtig
E) 1-5, alle sind richtig

Frage 590
An der Bildung des Kniegelenks ist/sind nicht beteiligt:

1) Femur
2) Kniescheibe
3) Fibula
4) Tibia
5) Kahnbein

A) nur 1 ist richtig
B) nur 2 und 3 sind richtig
C) nur 3 und 5 sind richtig
D) nur 1, 2 und 4 sind richtig
E) nur 3, 4 und 5 sind richtig

Frage 591
Die Summe aller Handwurzelknochen eines Menschen beträgt:

A) 10
B) 7
C) 8
D) 14
E) 16

Frage 592
Welches der folgenden Gelenke bildet die Form eines Sattelgelenkes?

A) Das Daumengrundgelenk
B) Die Wirbelgelenke
C) Das Ellbogengelenk
D) Das Daumenwurzelgelenk
E) Das obere Sprunggelenk

Frage 593
Aus welchem Grund werden die Rippen acht bis zehn auch „falsche Rippen“ genannt?

A) Weil sie nur aus Rippenknorpel aufgebaut sind.
B) Weil sie eine direkte Gelenkverbindung zum Sternum haben.
C) Weil sie mit dem Sternum nur indirekt (über Knorpelgewebe) in Verbindung stehen.
D) Weil sie frei zwischen den Muskeln der seitlichen Bauchwand enden.
E) Weil sie beim Großteil der Menschen nicht vorhanden sind.

Frage 594
Aus wie vielen Wirbeln ist die Brustwirbelsäule aufgebaut?

A) 5
B) 7
C) 10
D) 12
E) 13

Frage 595
Aus wie vielen Wirbeln ist die Lendenwirbelsäule aufgebaut?

A) 6
B) 7
C) 5
D) 4
E) 3

Frage 596
Aus wie vielen Wirbeln ist die Halswirbelsäule aufgebaut?

A) 5
B) 6
C) 7
D) 8
E) 9

Frage 597
Durch wie viele Gelenke ist der rechte Schultergürtel mit dem Stamm verbunden?

A) Nicht durch Gelenke, sondern nur muskulär verbunden.
B) 1
C) 2
D) 3
E) 4

Frage 598
Die hormonelle Regulation des Knochenstoffwechsels erfolgt durch:

1) Parathormon
2) Adrenalin
3) Erythropoetin (EPO)
4) Kalzitonin
5) Noradrenalin

A) nur 3 ist richtig
B) nur 1 und 4 sind richtig
C) nur 1, 2 und 4 sind richtig
D) nur 3, 4 und 5 sind richtig
E) 1-5, alle sind richtig

Frage 599
Nicht zu den Schädelknochen gehört das:

A) Stirnbein
B) Keilbein
C) Pflugbein
D) Schläfenbein
E) Nasenbein

Frage 600
Welche Energielieferanten werden für die Muskelkontraktion benötigt?

1) ADP
2) ATP
3) Ketonkörper
4) Jod
5) Glukose

A) nur 3 ist richtig
B) nur 1 und 4 sind richtig
C) nur 2 und 5 sind richtig
D) nur 2, 4 und 5 sind richtig
E) nur 1, 3, 4 und 5 sind richtig

Frage 601
Nicht zu den typischen Gelenkformen zählt das:

A) Scharniergelenk
B) Walzengelenk
C) Sattelgelenk
D) Eigelenk
E) Rad- oder Zapfengelenk

Frage 602
Im Knochen wird/werden produziert:

1) Hormone
2) Thrombozyten
3) Vitamin E
4) Leukozyten
5) Knochengrundsubstanz

A) nur 3 ist richtig
B) nur 2 und 5 sind richtig
C) nur 1, 2 und 4 sind richtig
D) nur 2, 4 und 5 sind richtig
E) 1-5, alle sind richtig

Frage 603
Welche der folgenden Knochen bilden den Unterschenkel?

1) Ulna
2) Radius
3) Wadenbein
4) Schienbein
5) Speiche

A) nur 3 ist richtig
B) nur 3 und 4 sind richtig
C) nur 1, 3 und 4 sind richtig
D) nur 2, 4 und 5 sind richtig
E) 1-5, alle sind richtig

Frage 604
Das Schultergelenk wird von folgenden Knochen gebildet:

1) Humerus
2) Femur
3) Scapula
4) 1. Rippe
5) Schlüsselbein

A) nur 3 ist richtig
B) nur 1 und 3 sind richtig
C) nur 1, 2 und 4 sind richtig
D) nur 3, 4 und 5 sind richtig
E) 1-5, alle sind richtig

Frage 605

Die größte Fläche des Brustkorbs bedeckt der:

A) M. latissimus dorsi
B) M. rectus abdominis
C) M. pectoralis major
D) M. deltoideus
E) Mm. intercostales

Frage 606

Das knöcherne Becken als Ursprung haben folgende Muskeln:

1) M. iliacus
2) M. trapezius
3) M. gluteus maximus
4) M. gluteus minimus
5) M. tensor fasciae latae (Schenkelbindenspanner)

A) nur 3 und 4 sind richtig
B) nur 1, 3 und 4 sind richtig
C) nur 2, 3 und 5 sind richtig
D) nur 1, 3, 4 und 5 sind richtig
E) 1-5, alle sind richtig

Frage 607

Zu den Muskeln der Halsregion zählt/zählen:

1) Der M. deltoideus
2) Der M. sternocleidomastoideus
3) Der M. coracobrachialis
4) Der M. trapezius
5) Das Platysma

A) nur 3 ist richtig
B) nur 2 und 5 sind richtig
C) nur 1, 2 und 4 sind richtig
D) nur 2, 4 und 5 sind richtig
E) 1-5, alle sind richtig

Frage 608

Zu den Unterarmknochen zählen:

1) Die Ulna
2) Der Humerus
3) Der Speiche
4) Der Fibula
5) Der Elle

A) nur 1 ist richtig
B) nur 1 und 5 sind richtig
C) nur 3 und 5 sind richtig
D) nur 1, 2 und 5 sind richtig
E) nur 1, 3 und 5 sind richtig

Frage 609

Richtige Aussagen zu den Menisken sind:

1) Sie haben die Form eines Halbmondes und werden aus Faseknorpel aufgebaut.
2) Der mediale Meniskus ist äußerst selten von Verletzungen betroffen.
3) Die Funktion der Menisken ist der Ausgleich von Passungenauigkeiten zwischen Femur und Fibula.
4) Der mediale Meniskus zeigt physiologische Verwachsungen mit der Patella.
5) Durch die Anwesenheit der Menisken hat das Femur keinerlei Kontakt zur Tibia und Fibula.

A) nur 1 ist richtig
B) nur 1 und 5 sind richtig
C) nur 1, 2 und 5 sind richtig
D) nur 2, 3 und 4 sind richtig
E) 1-5, alle sind richtig

Frage 610

Am Aufbau eines Wirbels ist nicht beteiligt:

A) Der Wirbelbogen
B) Der Dornfortsatz
C) Die Querfortsätze
D) Der Gallertkern
E) Das Wirbelloch

Frage 611
Welche Funktionen können dem Skelettsystem zugeordnet werden?

1) Blutbildung
2) Hormonsekretion
3) Stützfunktion
4) Bewegung
5) Protektive Funktion

A) nur 1 und 3 sind richtig
B) nur 2 und 4 sind richtig
C) nur 1, 3 und 5 sind richtig
D) nur 1, 3, 4 und 5 sind richtig
E) 1-5, alle sind richtig

Frage 612
Welche der folgenden anatomischen Strukturen ist nicht an der Bildung des Ellbogengelenks beteiligt?

1) Ulna
2) Discus articularis
3) Radius
4) Humerus
5) Meniscus articularis

A) nur 1 ist richtig
B) nur 2 und 3 sind richtig
C) nur 2 und 5 sind richtig
D) nur 1, 2 und 4 sind richtig
E) nur 3, 4 und 5 sind richtig

Frage 613
Eine richtige Aussage zur Muskulatur ist:

A) Die quer gestreifte Muskulatur kontrahiert langsamer als die glatte Muskulatur.
B) Die glatte Muskulatur ermüdet nicht so schnell wie die quer gestreifte Muskulatur.
C) Glatte Muskulatur ist die Struktur der Skelettmuskeln.
D) Die glatte Muskulatur ist willentlich beeinflussbar.
E) Glatte Muskulatur ist die Struktur des Herzmuskels.

Frage 614
Zu den Funktionen des M. pectoralis major (großer Brustmuskel) zählen:

1) Adduktion des Armes
2) Abduktion des Armes
3) Extension des Armes
4) Flexion des Armes
5) Außenrotation des Armes
6) Innenrotation des Armes

A) nur 1 und 5 sind richtig
B) nur 1 und 6 sind richtig
C) nur 2 und 3 sind richtig
D) nur 2 und 5 sind richtig
E) nur 2 und 6 sind richtig

Frage 615
Der Beuger im Hüftgelenk ist der:

A) M. adductor magnus
B) M. gluteus maximus
C) M. iliopsoas
D) M. gluteus medius
E) M. triceps surae

Frage 616
Die vordere (oberflächliche) Bauchwandmuskulatur wird gebildet von:

1) M. obliquus externus abdominis
2) M. obliquus internus abdominis
3) M. transversus abdominis
4) M. pyramidalis
5) M. psoas major

A) nur 3, 4 und 5 sind richtig
B) nur 2, 3 und 5 sind richtig
C) nur 1, 2, 3 und 4 sind richtig
D) nur 1, 2, 3 und 5 sind richtig
E) 1-5, alle sind richtig

Frage 617
Aus glatter Muskulatur aufgebaut ist:

A) Die hintere Bauchwandmuskulatur.
B) Das Zwerchfell
C) Die Herzmuskulatur
D) Die Darmwand
E) Der M. cremaster

Frage 618
Am Hals findet man den:

1) M. sternocleidomastoideus
2) M. brachioradialis
3) Deltamuskel
4) M. iliopsoas
5) Trapezmuskel

A) nur 1 und 5 sind richtig
B) nur 1, 2 und 3 sind richtig
C) nur 1, 4 und 5 sind richtig
D) nur 1, 3, 4 und 5 sind richtig
E) 1-5, alle sind richtig

Frage 619
Glatte Muskulatur ist anzutreffen:

1) In der Skelettmuskulatur
2) Im Urogenitaltrakt
3) Im Verdauungskanal
4) In der Herzmuskulatur

A) nur 1 und 4 sind richtig
B) nur 2 und 3 sind richtig
C) nur 3 und 4 sind richtig
D) nur 2, 3 und 4 sind richtig
E) 1-4, alle sind richtig

Frage 620
Welche der folgenden Aussagen zum Diaphragma (Zwerchfell) sind zutreffend?

1) Es trennt die Brust- von der Bauchhöhle.
2) Die Innervation erfolgt durch den N. phrenicus.
3) Es ist aus glatter Muskulatur aufgebaut.
4) Bei seiner Kontraktion vergrößert sich der Bauchraum.
5) Es ist der wichtigste Atemhilfsmuskel.

A) nur 1, 2 und 5 sind richtig
B) nur 1, 3 und 4 sind richtig
C) nur 1, 3 und 5 sind richtig
D) nur 2, 4 und 5 sind richtig
E) nur 3, 4 und 5 sind richtig

Frage 621
Dokumentieren Sie die Flexion und Extension nach der Neutral-Null-Methode bei einem Patienten mit einer Streckhemmung von 20 Grad im Ellbogengelenk.

A) Flex/Ext: 130 - 20 - 0
B) Flex/Ext: 130 - 0 - 20
C) Flex/Ext: 0 - 20 - 130
D) Flex/Ext: 20 - 0 - 130
E) Flex/Ext: -20 - 130 – 0

Frage 622
Welche Aussagen zur Schober-Methode sind zutreffend?

1) Ihre Dokumentation erfolgt in „cm“.
2) Sie wird beim liegenden Patienten durchgeführt.
3) Sie dient der Überprüfung der gesamten Wirbelsäule.
4) Mit dieser Methode lässt sich eine physiologische Skoliose diagnostizieren.

A) nur 1 ist richtig
B) nur 1 und 3 sind richtig
C) nur 1, 2 und 3 sind richtig
D) nur 2, 3 und 4 sind richtig
E) 1-4, alle sind richtig

Frage 623
Was verstehen Sie unter einem positiven Trendelenburg-Zeichen?

A) Beim Einbeinstand auf der erkrankten Seite, sinkt das Becken auf der gesunden Seite ab.
B) Der Patient schleift beim Gehen das gesunde Bein am Boden nach.
C) Eine Schwäche des M. iliopsoas
D) Eine Ermüdungserscheinung des M. tibialis anterior verbunden mit Schmerzen entlang des Muskels.
E) Die Unfähigkeit aus dem Sitzen aufzustehen

ORTHOPÄDIE (PATHOLOGIE)

Frage 624

Ein 51-jähriger Handelsvertreter, leicht übergewichtig, kommt humpelnd und hüpfend in Ihre Sprechstunde. Er sei frühmorgens um 5.00 Uhr mit heftigen Schmerzen im Kniegelenk aufgewacht. Das Gelenk sei geschwollen und er verspüre Schmerzen bei der geringsten Bewegung und Erschütterung. Auf Befragen gibt er an, dass er am Abend zuvor zu einem richtig festlichen Essen eingeladen gewesen sei. An welches Krankheitsbild denken Sie?

A) Baker Zyste
B) Fettstoffwechselerkrankung
C) Diabetes mellitus
D) Rheumatoide Arthritis
E) Akuter Gichtanfall

Frage 625

Mit welchen Komplikationen müssen Sie bei einer offenen Knochenfraktur rechnen?

1) Fettembolie
2) Verletzung der Umgebungsnerven
3) Verletzung der Umgebungsgefäße.
4) Infektiöse Osteomyelitis
5) Arthrose als Spätfolge

A) nur 1 und 2 sind richtig
B) nur 1, 2 und 4 sind richtig
C) nur 2, 3 und 4 sind richtig
D) nur 1, 2, 3 und 4 sind richtig
E) 1-5, alle sind richtig

Frage 626

Die Perthes-Krankheit zeigt eine aseptische Knochennekrose im Bereich:

A) Der BWS
B) Des Hüftgelenkskopfs
C) Des Sprunggelenks
D) Der Tibiakondylen
E) Des Humeruskopfes

Frage 627

Die primäre Lokalisation der akuten Osteomyelitis ist meistens:

A) Die Epiphyse
B) Die Diaphyse
C) Die Knochenhaut
D) Die Kompakta
E) Die Metaphyse

Frage 628

Welche der folgenden Aussagen zum Morbus Dupuytren ist/sind zutreffend?

1) Sie ist eine Narben bildende Umwandlung der Sehnenscheiden.
2) Sie führt zur Beugekontraktur der Finger.
3) Man erkennt sie an, mit der Haut verwachsenen, derben Strängen und Knoten an der Handinnenfläche.
4) Bevorzugt betroffen sind der vierte und fünfte Finger.

A) nur 1 ist richtig
B) nur 1 und 3 sind richtig
C) nur 2 und 3 sind richtig
D) nur 1, 2 und 4 sind richtig
E) nur 2, 3 und 4 sind richtig

Frage 629

Bei welchem der folgenden Krankheitsbilder tritt der sog. „Anfangsschmerz" auf?

A) Während eines akuten Schubes einer rheumatoiden Arthritis
B) Bei der Arthrose
C) Beim M. Bechterew
D) Bei der Polyarthritis
E) Bei der Infektarthritis

Frage 630
Welche Probleme können nach einem Knochenbruch auftreten?

1) Infektiöse Osteomyelitis
2) Fettembolie
3) Maligne Entartung
4) Verletzung der Gefäß- Nervenstraße
5) Schock

A) nur 1 und 2 sind richtig
B) nur 2 und 4 sind richtig
C) nur 1, 2 und 4 sind richtig
D) nur 1, 2, 4 und 5 sind richtig
E) 1-5, alle sind richtig

Frage 631
Welche der angeführten Behandlungen wenden Sie bei einer schmerzhaften, degenerativen Schultererkrankung nicht an?

A) Kühlende Umschläge
B) Ruhigstellung mittels Armschlinge für 2 Wochen
C) Physiotherapie
D) Analgetika
E) Akupunktur

Frage 632
Nicht zu den Diagnosekriterien einer rheumatoiden Arthritis zählt:

A) Morgensteifigkeit
B) Schmerzhaftigkeit von mindestens einem Gelenk.
C) Nachweis antinukleärer Antikörper
D) Laborchemischer Nachweis von Rheumafaktoren.
E) Subkutane Rheumaknoten

Frage 633
Ein Patient klagt über einen morgendlichen Anlaufschmerz im rechten Hüftgelenk, der im Laufe des Vormittags verschwindet. An welches Krankheitsbild denken Sie am ehesten?

A) Arthrose
B) Akuter Gichtanfall
C) Arthritis
D) Akuter Schub einer rheumatoiden Arthritis
E) Polyneuropathie

Frage 634
Kein Symptom der rheumatoiden Arthritis ist:

A) Inappetenz
B) Atrophie des Daumenballens und Sensibilitätsstörungen der Finger I - III
C) Fehlender Faustschluss
D) Schmerzhafte Gelenkschwellungen.
E) Leichte Ermüdbarkeit

Frage 635
Welche der folgenden Aussagen zum Krankheitsbild des Morbus Bechterew ist richtig?

A) Die Erkrankung verläuft großteils beschwerdefrei.
B) Betroffen sind vor allem Frauen zwischen dem 15. und 35. Lebensjahr.
C) Die Erkrankung kommt in 95% der Fälle nach wenigen Jahren zum Stillstand.
D) Am stärksten betroffen sind die Iliosakralgelenke.
E) Durch forcierte Physiotherapie ist die Versteifung der Wirbelsäule reversibel.

Frage 636
In Ihrer Sprechstunde klagt ein 30-jähriger Patient über ein allgemeines Schwächegefühl, nächtliche Rückenschmerzen und Morgensteifigkeit. Auch gibt er Probleme mit den Augen an (lichtempfindlich). An welches Krankheitsbild denken Sie am ehesten?

A) M. Scheuermann
B) M. Bechterew
C) Spondylolisthesis
D) Diskusprolaps
E) Osteoporose

Frage 637
Sie betreuen eine 50-jährige Patientin mit schmerzhaft verdickten Fingerendgelenken. Im Labor zeigen sich keine Entzündungsparameter und der Rheumafaktor ist ebenfalls negativ. An welches Krankheitsbild denken Sie?

A) Akuter Gichtanfall
B) Rheumatoide Arthritis
C) Heberden-Polyarthrose
D) Bakterielle Arthritis
E) Karpaltunnelsyndrom

Frage 638
Welches der folgenden Gelenke erfordert nach einem traumatischen Ereignis eine möglichst frühe Mobilisation?

A) Oberes Sprunggelenk
B) Kniegelenk
C) Hüftgelenk
D) Handgelenk
E) Schultergelenk

Frage 639
Welche der folgenden Faktoren fördern die Etablierung einer Osteoporose?

1) Klimakterium
2) Übergewicht
3) Hyperthyreose
4) Immobilisation
5) Malabsorption

A) nur 4 und 5 sind richtig
B) nur 1, 3 und 4 sind richtig
C) nur 3, 4 und 5 sind richtig
D) nur 1, 3, 4 und 5 sind richtig
E) 1-5, alle sind richtig

Frage 640
Welche der angegebenen Symptome treffen auf das Krankheitsbild der rheumatoiden Arthritis zu?

1) Morgensteifigkeit
2) Subkutane Knoten
3) Symmetrischer Gelenkbefall
4) Schwellung der Fingerendgelenke
5) Anfangsschmerz

A) nur 1, 2 und 5 sind richtig
B) nur 2, 3 und 4 sind richtig
C) nur 1, 2 und 3 sind richtig
D) nur 2, 3, 4 und 5 sind richtig
E) 1-5, alle sind richtig

Frage 641
Welche der folgenden Aussagen zur chronischen Polyarthritis ist nicht zutreffend?

A) Sie ist eine destruierende Gelenkerkrankung mit entzündlicher Systemreaktion.
B) Männer sind wesentlich häufiger betroffen.
C) Sie kommt familiär gehäuft vor.
D) Die Erkrankung kann sich auch extraartikulär z. B. in Lunge, Herz, Auge manifestieren.
E) Hauptsächlich betroffen sind die Hand- und Fingergelenke.

Frage 642
Welche der angegebenen Symptome sind kennzeichnend für die chronische Polyarthritis?

1) Leichte Ermüdbarkeit und subfebrile Temperaturen
2) Abweichung der Zehen nach lateral und kranial (Hammerzehen)
3) Vitale Bedrohung durch neurogene Paresen, Myokarditis, Pleuraerguss etc.

4) Funktionseinbußen wie fehlender Faustschluss.
5) Zu den Frühsymptomen zählt eine symmetrische Schwellung der Hand- und Fingergrundgelenke.

A) nur 1 und 2 sind richtig
B) nur 1, 2 und 4 sind richtig
C) nur 1, 2 und 3 sind richtig
D) nur 1, 2, 4 und 5 sind richtig
E) 1-5, alle sind richtig

Frage 643
Welche der angeführten Symptome zeigen sich beim Morbus Bechterew?

1) Extravertebralarthritiden (z. B. rezidivierende Kniegelenkergüsse)
2) Völlige Verknöcherung der Wirbelsäule in großbogiger Kyphose
3) Rezidivierende Diarrhö
4) Nächtliche Rückenschmerzen
5) Schlaffe Extremitätenlähmung

A) nur 1 und 2 sind richtig
B) nur 1, 2 und 4 sind richtig
C) nur 1, 2 und 3 sind richtig
D) nur 1, 2, 4 und 5 sind richtig
E) 1-5, alle sind richtig

Frage 644
Morbus Bechterew: Welche Symptome können sind typisch?

1) Atemabhängiger Thoraxschmerz
2) Bewegungseinschränkung in der Wirbelsäule.
3) Nächtliche Schmerzen im Iliosakralgelenk.
4) Iridozyklitis
5) Allgemeine Schwäche

A) nur 1 und 2 sind richtig
B) nur 1, 2 und 5 sind richtig
C) nur 1, 2 und 3 sind richtig
D) nur 1, 2, 4 und 5 sind richtig
E) 1-5, alle sind richtig

Frage 645
Richtige Aussagen zur chronischen Polyarthritis ist/sind:

1) Sie ist eine in Schüben, progredient verlaufende Erkrankung der Gelenke.
2) Im Frühstadium sind vorwiegend die kleinen Gelenke betroffen.
3) Labordiagnostisch können Rheumafaktoren nachgewiesen werden.
4) In der Gelenkkapsel wird läppchenförmiges Granulationsgewebe gebildet (Pannus).

A) nur 1 ist richtig
B) nur 1 und 2 sind richtig
C) nur 2 und 3 sind richtig
D) nur 3 und 4 sind richtig
E) 1-4, alle sind richtig

Frage 646
Wundheilungsstörungen können hervorgerufen werden durch:

1) Zinkmangel
2) Diabetes mellitus
3) Vitamin C-Mangel
4) Das Cushing-Syndrom

A) nur 2 ist richtig
B) nur 1 und 3 sind richtig
C) nur 2 und 4 sind richtig
D) nur 2, 3 und 4 sind richtig
E) 1-4, alle sind richtig

Frage 647
Welche der angegebenen Kurzdefinitionen ist nicht zutreffend?

A) Fraktur = Bruch
B) Luxation = Verrenkung
C) Distorsion = Zerrung
D) Contusio = Prellung
E) Empyem = Eiteransammlung in einer nicht vorgebildeten Höhle

Frage 648

Was verstehen Sie unter einem sog. Brillenhämatom?

A) Es ist ein häufiges Zeichen bei einer Fraktur der Schädelbasis.
B) Es kann Vorzeichen eines akuten Glaukomanfalles sein.
C) Es ist eine typische Verletzung beim Boxsport.
D) Es ist ein Zeichen des anaphylaktischen Schocks.
E) Es zählt zu den Leitsymptomen bei Masern.

Frage 649

Zu den typischen Symptomen einer Spondylitis ankylosans (M. Bechterew) zählen:

1) Ruheschmerz im Iliosakralgelenk.
2) Iritis in der Anamnese
3) Atemabhängiger Thoraxschmerz
4) Achillessehnenschmerzen
5) Vorbeugen nur eingeschränkt möglich.

A) nur 2 und 4 sind richtig
B) nur 1, 2 und 5 sind richtig
C) nur 1, 3 und 5 sind richtig
D) nur 2, 3, 4 und 5 sind richtig
E) 1-5 alle sind richtig

Frage 650

Bei welcher der folgenden Erkrankungen gibt es eine „tanzende Patella"?

A) Bei der Schleimbeutelentzündung
B) Beim Kniegelenkserguss
C) Bei einer Ruptur der Kollateralbänder
D) Beim Meniskuseinriss
E) Bei einer Fraktur der Patella

Frage 651

Zutreffend für die Scheuermann-Krankheit ist/sind:

1) Er führt zu einer degenerativen Veränderung der Zwischenwirbelscheiben.
2) Kommt bei Jugendlichen vor.
3) Entstehen einer fixierten Kyphose durch Keilbildung möglich.
4) Kann Skoliosen ausbilden.

A) nur 1 und 2 sind richtig
B) nur 2 und 3 sind richtig
C) nur 3 und 4 sind richtig
D) nur 2, 3 und 4 sind richtig
E) 1-4, alle sind richtig

Frage 652

Die wahrscheinlichste Ursache einer Scheinlähmung des Unterarms im Kleinkindalter ist ein/eine:

A) Läsion des Plexus brachialis
B) Radiusköpfchensubluxation durch ruckartiges Ziehen am Arm.
C) Intrakranielles Hämatom
D) Grünholzfraktur
E) Staphylokokkeninfektion

Frage 653

Ursachen einer Osteoporose können sein:

1) Immobilität
2) Alter
3) Sexualhormonmangel
4) Glukokortikoidgabe
5) Cushing-Syndrom

A) nur 1, 2 und 4 sind richtig
B) nur 2, 4 und 5 sind richtig
C) nur 1, 2, 3 und 4 sind richtig
D) nur 1, 2, 4 und 5 sind richtig
E) 1-5, alle sind richtig

Frage 654

Bandscheibenläsionen treten gehäuft auf in/im:

A) Kreuzbein
B) Steißbein
C) Der Lendenwirbelsäule
D) Der Brustwirbelsäule
E) Der Halswirbelsäule

Frage 655

Kennzeichnende Krankheitszeichen der rheumatoiden Arthritis (chronische Polyarthritis) sind:

1) Im Frühstadium: Morgensteifigkeit der kleinen Fingergelenke.
2) Asymmetrischer, springender Befall der großen Gelenke.
3) Rheumafaktornachweis im Serum.
4) Erhöhter Anti-Streptolysin-Titer.
5) Rheumaknoten

A) nur 1 ist richtig
B) nur 1 und 3 sind richtig
C) nur 2, 3 und 4 sind richtig
D) nur 1, 3 und 5 sind richtig
E) 1-5, alle sind richtig

Frage 656

Welcher der angegebenen Faktoren spielt bei der Entstehung der Osteoporose keine Rolle?

A) Inaktivität
B) Hyperthyreose
C) Chronischer Alkoholabusus
D) Menopause
E) Kalzitonin-Überschuss

Frage 657

Welche der folgenden Aussagen sind typisch für die Spondylitis ankylosans (Morbus Bechterew)?

1) Beginn der Krankheit vor dem 55. Lebensjahr.
2) Es entsteht eine Verknöcherung der Iliosakralgelenke.
3) Frauen sind häufiger betroffen.
4) Das Antigen HLA-B27 kommt häufig vor.
5) Therapeutikum der 1. Wahl sind Beta-Lactam-Antibiotika.

A) nur 4 und 5 sind richtig
B) nur 1, 2 und 4 sind richtig
C) nur 1, 4 und 5 sind richtig
D) nur 3, 4 und 5 sind richtig
E) 1-5, alle sind richtig

Frage 658

Richtige Aussagen über die Osteoporose sind:

1) Kennzeichnend ist ein mangelhafter Einbau von Mineralstoffen in den Knochen mit Zunahme der elastischen bzw. bindegewebigen Knochenanteile.
2) Männer sind nicht von der Osteoporose betroffen.
3) Übergewicht begünstigt die Osteoporoseentwicklung.
4) Magersucht begünstigt die Osteoporoseentwicklung.
5) Kortisontherapie begünstigt die Osteoporoseentwicklung.

A) nur 3, 4 sind richtig
B) nur 4, 5 sind richtig
C) nur 1, 2, 3 sind richtig
D) nur 1, 3, 4, 5 sind richtig
E) 1-5, alle sind richtig

Frage 659
Eine 43-jährige Patientin klagt über Bewegungsschmerz verstärkte Schmerzen in den Fingergrundgelenken am Morgen. Wie lautet Ihre Diagnose?

A) Arthrose
B) Karpaltunnelsyndrom
C) Akuter Gichtanfall
D) Chronische Polyarthritis
E) Dupuytren-Kontraktur

Frage 660
Mit welchen Komplikationen rechnen Sie nach einer Wirbelkörperfraktur?

1) Zentrale Lähmung infolge einer Rückenmarkläsion.
2) Harninkontinenz
3) Wirbelsäulenverkrümmung
4) Pneumothorax
5) Kammerflimmern

A) nur 1 ist richtig
B) nur 1 und 3 sind richtig
C) nur 1, 2 und 3 sind richtig
D) nur 1, 2 und 5 sind richtig
E) 1-5, alle sind richtig

Frage 661
Welche gegen Widerstand durchgeführte Handgelenksbewegung löst den für den Tennisellbogen typischen Schmerz aus?

A) Ulnarabduktion der Hand.
B) Radialabduktion der Hand.
C) Extension im Handgelenk
D) Flexion im Handgelenk
E) Pronation des Unterarmes.

Frage 662
Welche der Aussagen zum Spreizfuß sind richtig?

1) Häufigste, durch Absenken der Längswölbung hervorgerufene, Deformation des Fußes.
2) Häufig zeigt sich beim Gehen und Stehen ein Belastungsschmerz.
3) Er kann zu Deformation der Zehen führen.
4) Eine dauerhafte, operative Rekonstruktion des Gewölbes ist möglich.

A) nur 2 ist richtig
B) nur 1 und 3 sind richtig
C) nur 2 und 3 sind richtig
D) nur 1, 2 und 3 sind richtig
E) 1-4, alle sind richtig

Frage 663
Ordnen Sie den Begriffen aus Liste 1 die richtigen Übersetzungen aus Liste 2 zu:

Liste 1

a. Luxation
b. Kontusion
c. Distorsion

Liste 2

1. Verstauchung
2. Verrenkung
3. Prellung

A) a3, b1, c2
B) a2, b1, c3
C) a3, b2, c1
D) a1, b2, c3,
E) a2, b3, c1

Frage 664
Sichere Frakturzeichen sind?

1) Knochenreiben (Crepitatio)
2) Abnorme Beweglichkeit
3) Schmerzen
4) Sichtbare Knochenfragmente
5) Hämatombildung

A) nur 1, 2 und 3 sind richtig
B) nur 1, 2 und 4 sind richtig
C) nur 1, 4 und 5 sind richtig
D) nur 2, 3 und 4 sind richtig
E) nur 3, 4 und 5 sind richtig

Frage 665
Zu den typischen Zeichen der rheumatoiden Arthritis zählt/zählen:

1) Synovialitische Schwellung in den Fingerendgelenken.
2) Morgensteifigkeit, die mehr als 1 Stunde andauert.
3) Dupuytren Kontrakturen
4) Symmetrischer Befall mehrerer Gelenke.
5) Ausbildung von Rheumaknoten

A) nur 2 ist richtig
B) nur 1 und 2 sind richtig
C) nur 2, 3 und 4 sind richtig
D) nur 2, 4 und 5 sind richtig
E) 1-5, alle sind richtig

Frage 666
Für welche der angegebenen Verletzungen ist das Schubladenphänomen typisch?

A) Diskusprolaps
B) Ruptur eines Kollateralbandes
C) Sprunggelenksverstauchung
D) Kreuzbandriss
E) Meniskuseinriss

Frage 667
Die häufigste maligne Knochen- und Knochenmarkserkrankung ist:

A) Das Liposarkom
B) Das Osteosarkom
C) Das Rhabdomyosarkom
D) Die Akromegalie
E) Die Osteomyelitis

Frage 668
Die typischen Symptome der rheumatoiden Arthritis sind:

1) Chorea minor
2) Subfebrile Temperaturen
3) Erhöhte BSG
4) Weitgehend symmetrisch verteilte Gelenkschwellungen.
5) Schwere Abgeschlagenheit und Schmerz.

A) nur 1, 3 und 5 sind richtig
B) nur 1, 2, 3 und 4 sind richtig
C) nur 1, 2, 4 und 5 sind richtig
D) nur 2, 3 4 und 5 sind richtig
E) 1-5, alle sind richtig

Frage 669
Welche der folgenden Aussagen über den Morbus Bechterew (Spondylitis ankylopoetica) ist richtig?

A) Er ist eine im Wachstum entstandene Wirbelsäulendeformation.
B) Er ist eine tuberkulöse Knochenerkrankung.
C) Er ist gekennzeichnet durch chronische Entzündung der Gelenke im Bereich der Columna vertebralis.
D) Das typische Erscheinungsbild ist eine ausgeprägte Lordose der BWS.
E) Er zählt zu den häufigen Komplikationen nach Wirbelkörperfrakturen.

Frage 670
Eine Knochenfraktur wird als kompliziert eingestuft, wenn:

A) die Wirbelsäule betroffen ist.
B) der Patient ohne Bewusstsein ist.
C) Knochenfragmente die Haut nach außen durchstoßen.
D) Hämatome im Bereich der Fraktur auftreten.
E) der Patient über massive Schmerzen klagt.

Frage 671
Die „tanzende Patella“ entsteht bei:

A) einer Flüssigkeitsansammlung in der Bursa synovialis.
B) einem Meniskuseinriss.
C) einer Baker Zyste.
D) einer Ruptur eines Kollateralbandes.
E) einem Kniegelenkerguss.

Frage 672
Infolge von Rippenserienbrüchen und die dadurch bedingte Instabilität des Brustkorbes kommt es zu einer Einwärtsbewegung bei Inspiration und zu einer Auswärtsbewegung bei Exspiration.
Wie wird diese Atmung genannt?

A) Orthopnoe
B) Apnoe
C) Biot-Atmung
D) Paradoxe Atmung
E) Inverse Atmung

Frage 673
Bösartige Erkrankungen im Kindesalter sind:

1) Hypernephroides Karzinom
2) Neuroblastom
3) Morbus Hodgkin
4) Leukämie
5) Osteosarkom

A) nur 1, 2 und 4 sind richtig
B) nur 1, 3 und 5 sind richtig
C) nur 2, 3 und 4 sind richtig
D) nur 2, 4 und 5 sind richtig
E) 1-5, alle sind richtig

Frage 674
Welche der folgenden Erkrankungen kann/können sich auch auf Gelenke auswirken?

1) Rheumatisches Fieber
2) Psoriasis
3) Tripper
4) Tuberkulose
5) Hämophilie B

A) nur 1 ist richtig
B) nur 1 und 5 sind richtig
C) nur 1, 3 und 5 sind richtig
D) nur 2, 3 und 4 sind richtig
E) 1-5, alle sind richtig

Frage 675
Die Folgen einer Hypokaliämie können sein:

1) Extrasystolen
2) Diarrhö
3) Obstipation
4) Vermehrtes Schwitzen
5) Ödeme

A) nur 1, 2 und 3 sind richtig
B) nur 1, 3 und 5 sind richtig
C) nur 2, 3 und 4 sind richtig
D) nur 1, 2, 4 und 5 sind richtig
E) 1-5, alle sind richtig

Frage 676
Welche der folgenden Aussagen über das rheumatische Fieber sind zutreffend?

1) Es treten keine Langzeitschäden an den Gelenken auf.
2) Typisch sind schmerzhafte Fingerendgelenke.
3) Im Blut sind Antigen-Antikörper Immunkomplexe nachweisbar.
4) Die Arthritis wird unmittelbar durch betahämolysierende Streptokokken hervorgerufen.

A) nur 1, 3 sind richtig
B) nur 2, 3 sind richtig
C) nur 2, 4 sind richtig
D) nur 1, 3, 4 sind richtig
E) 1-4, alle sind richtig

Frage 677
Mit welchen Problemen rechnen Sie bei bettlägerigen Patienten?

1) Dekubitus
2) Tiefe Beinvenenthrombose
3) Pneumonie
4) Osteoporose

A) nur 1 und 3 sind richtig
B) nur 1 und 4 sind richtig
C) nur 2 und 4 sind richtig
D) nur 1, 3 und 4 sind richtig
E) 1-4, alle sind richtig

Frage 678
Welches der folgenden Zeichen gibt Ihnen Hinweis auf eine Parese der Mm. glutei?

A) Lasègue-Zeichen
B) Bragard-Zeichen
C) Ott-Zeichen
D) Rovsing-Zeichen
E) Trendelenburg-Zeichen

Frage 679
Welches der folgenden Untersuchungszeichen wird durch eine Dehnung des N. ischiadicus ausgelöst und gibt Hinweis auf einen Diskusprolaps?

A) Rovsing-Zeichen
B) Courvoisier-Zeichen
C) Ott-Zeichen
D) Lasègue-Zeichen
E) Trendelenburg-Zeichen

Frage 680
Aufschluss über die Beweglichkeit der BWS und LWS gibt das:

A) Rovsing-Zeichen
B) Trendelenburg-Zeichen
C) Schober-Zeichen
D) Mennell-Zeichen
E) Courvoisier-Zeichen

Frage 681
Mit welchem klinischen Untersuchungszeichen können Schmerzen im Iliosakralgelenk überprüft werden?

A) Schober-Zeichen
B) Mennell-Zeichen
C) Trendelenburg-Zeichen
D) Courvoisier-Zeichen
E) Lasègue-Zeichen

Frage 682
Zu den sicheren Frakturzeichen zählen:

1) Functio laesa
2) Fehlstellung
3) Abnorme Beweglichkeit
4) Tumor
5) Dolor

A) nur 1 und 2 sind richtig
B) nur 2 und 3 sind richtig
C) nur 1, 2 und 3 sind richtig
D) nur 2, 3 und 5 sind richtig
E) 1-5, alle sind richtig

Frage 683
Welches der angegebenen Symptome zählt zu den sicheren Frakturzeichen?

A) Crepitatio
B) Schmerzen in Ruhe und bei Bewegung
C) Abnorme Beweglichkeit
D) Tumor
E) Eingeschränkte Funktion

Frage 684
Bei welchem der folgenden Krankheitsbilder kommt das Brillenhämatom vor?

A) Bei der Commotio cerebri
B) Bei der Schädelbasisfraktur
C) Bei der Contusio cerebri
D) Beim Boxsport
E) Beim anaphylaktischen Schock

Frage 685

Ein unterernährter männlicher Säugling zeigt bei der klinischen Untersuchung multiple Hämatome an Extremitäten und Bauch. Auch die rechte 8. Rippe ist gebrochen. Welche Diagnose stellen Sie am ehesten?

A) Sturz vom Wickeltisch
B) Rachitis
C) Zöliakie
D) Kindesmisshandlung
E) Hämophilie A

Frage 686

Sie treffen auf eine Frau, die mit ihrem Fahrrad gestürzt ist. Sie ist ansprechbar und orientiert. Die körperliche Untersuchung ergibt mehrere Abschürfungen an Beinen und Schulter und eine geschlossene Fraktur des rechten Unterarmes. Welche weiteren Maßnahmen ergreifen Sie?

1) Stabile Seitenlage
2) Fraktur mit Druckverband versorgen.
3) Patientin in Rückenlage belassen.
4) Stabilisierung des Bruches.

A) nur 1 und 3 sind richtig
B) nur 2 und 3 sind richtig
C) nur 3 und 4 sind richtig
D) nur 1, 2 und 4 sind richtig
E) nur 2, 3 und 4 sind richtig

Frage 687

Sie werden zu einem aus Nase und Ohr blutenden, bewusstlosen Patienten gerufen. An welche Verletzung/ Erkrankung denken Sie?

A) Contusio cerebri
B) Commotio cerebri
C) Subarachnoidalblutung
D) Gehirnerschütterung und Schädelbasisfraktur
E) Zerebrale Hirnmassenblutung

Frage 688

In welchem Alter tritt die Scheuermann-Krankheit normalerweise auf?

A) Zwischen 1. und 5. Lebensjahr
B) Zwischen 5. und. 10. Lebensjahr
C) Zwischen 10. und 15. Lebensjahr
D) Nach dem 50. Lebensjahr
E) Nach dem 65. Lebensjahr

Frage 689

Wo kommt das Osteosarkom meistens vor?

A) Am Sternum
B) In der Halswirbelsäule
C) Im Kniegelenkbereich
D) An der Schädelbasis
E) Am Iliosakralgelenk

Frage 690

Welche Aussagen über das Ewing-Sarkom sind richtig?

1) Hauptsächlich betroffen sind männliche Kinder von 5 bis 15 Jahren
2) .Es ist ein den Knochen betreffender Tumor.
3) .Die Prognose ist schlecht
4) Die Prognose ist gut.
5) Einzige sinnvolle Therapieform ist die Operation.

A) nur 1 , 2 und 3 sind richtig
B) nur 1 , 2 und 4 sind richtig
C) nur 2 , 3 und 4 sind richtig
D) nur 2 , 4 und 5 sind richtig
E) nur 3 , 4 und 5 sind richtig

Frage 691
Nicht zu den Frühsymptomen des Morbus Bechterew zählt:

A) Sakroiliitis mit morgendlicher Steifigkeit.
B) Sensibilitätsstörungen mit segmentaler Ausstrahlung
C) Iridozyklitis
D) Arthritis des Kniegelenks
E) Allgemeine Schwäche

Frage 692
Welche der Aussagen über Arthropathien (Gelenkerkrankungen) sind zutreffend?

1) Akuter Krankheitsbeginn mit Gelenkschmerzen, Fieber und Schüttelfrost ist typisch für die Arthrose.
2) Anfallsartig, meist nachts einsetzende Schmerzen im Großzehengrundgelenk sind typisch für die rheumatoide Arthritis.
3) Morgendliche Schmerzen in der LWS und Morgensteifigkeit sind typische Frühsymptome des Morbus Bechterew.
4) Schmerzen, v.a. in den großen Gelenken, sind typisch für das fortgeschrittene Stadium der Lyme-Borreliose.

A) nur 1 und 2 sind richtig
B) nur 2 und 3 sind richtig
C) nur 3 und 4 sind richtig
D) nur 1, 2 und 3 sind richtig
E) 1-4, alle sind richtig

Frage 693
Leitsymptome der Schädelbasisfraktur ist/sind:

1) Brillenhämatom
2) Pharyngeal-nasale Liquorrhoe
3) Bewusstlosigkeit
4) Reversible, einseitige Erblindung
5) Plötzlich einschießende, massive Kopfschmerzen

A) nur 4 ist richtig
B) nur 1 und 2 sind richtig
C) nur 1, 2 und 4 sind richtig
D) nur 2, 4 und 5 sind richtig
E) 1-5, alle sind richtig

Frage 694
Um welche der folgenden Krankheiten könnte es sich bei einer isolierten Schwellung des Unterschenkels handeln?

1) Rechtsherzinsuffizienz
2) Akute Unterschenkel-Osteomyelitis
3) Erysipel
4) Nephrotisches Syndrom
5) Tiefe Beinvenenthrombose

A) nur 3 ist richtig
B) nur 2 und 4 sind richtig
C) nur 2, 3 und 5 sind richtig
D) nur 2, 4 und 5 sind richtig
E) 1-5, alle sind richtig

Frage 695
Prädilektionsstellen für einen Diskusprolaps sind:

1) Halswirbelsäule
2) Brustwirbelsäule
3) Lendenwirbelsäule
4) Lendenwirbelsäule/Kreuzbein
5) Kreuzbein/Steißbein

A) nur 1 und 2 sind richtig
B) nur 2 und 3 sind richtig
C) nur 3 und 4 sind richtig
D) nur 3 und 5 sind richtig
E) nur 4 und 5 sind richtig

Frage 696

Richtige Aussagen über die Scheuermann Krankheit sind:

1) Sie manifestiert sich ab dem 50. Lebensjahr.
2) Sie tritt im Adoleszentenalter auf.
3) Hauptlokalisation ist die HWS.
4) Hauptlokalisation ist Th 11-L 2
5) Sie führt zur Keilwirbelbildung und fixiertem Rundrücken.
6) Sie ist mit obligaten Rückenschmerzen verbunden.

A) nur 1, 2 und 3 sind richtig
B) nur 1, 3 und 5 sind richtig
C) nur 2, 3 und 4 sind richtig
D) nur 2, 4 und 5 sind richtig
E) 1-6, alle sind richtig

Frage 697

Ursachen einer Arthrose können sein:

1) Übergewicht
2) Störungen im Hormonhaushalt
3) Störungen im Stoffwechsel
4) Entzündliche Gelenkerkrankungen
5) Abnutzungserscheinungen

A) nur 3 ist richtig
B) nur 2 und 5 sind richtig
C) nur 1, 2 und 4 sind richtig
D) nur 2, 4 und 5 sind richtig
E) 1-5, alle sind richtig

Frage 698

Welcher der folgenden Begriffe definiert die Osteoporose am ehesten?

A) Knochenentkalkung
B) Knochenbruch
C) Knochenabbau
D) Knochenerweichung
E) Knochenanbau

Frage 699

Welche der folgenden Aussagen über die Bursitis ist richtig?

A) Sie ist eine Entzündung der Bursa omentalis (Bauchfelltasche).
B) Sie ist die Entzündung eines Schleimbeutels
C) Sie ist eine Entzündung der Gebärmutter.
D) Sie ist eine Entzündung des äußeren Gehörganges
E) Keine der Aussagen ist richtig

Frage 700

Welche der folgenden Aussagen zur Spondylolisthesis (Wirbelgleiten) ist richtig?

A) Sie ist eine reaktive Arthrose der kleinen Wirbelgelenke.
B) Sie ist eine Entzündung der Wirbel.
C) Das Abgleiten eines Wirbels über einen anderen.
D) .Sie ist eine chronisch-entzündlich-rheumatische Erkrankung der Wirbelsäule.
E) Entzündung des Bandscheibenraumes.

Frage 701

Die optimale Lagerung nach einer Wirbel- oder Beckenfraktur ist:

A) Oberkörper hochlagern
B) Stabile Seitenlage
C) Schocklage (in Rückenlage Beine hoch, Kopf tief und überstrecken)
D) Rückenlage
E) Sitzposition

Frage 702
Eine ältere Patientin klagt in der Sprechstunde über ziehende Schmerzen im Rücken. Welche folgenschwere Erkrankung könnte vorliegen?

A) Osteomalazie
B) Diskusprolaps
C) Metastasen eines Karzinoms
D) Chronische Polyarthritis
E) Osteoporose

Frage 703
1. Die tanzenden Patella tritt bei Ruptur der Kreuzbänder auf,
weil
2. die Ruptur der Kreuzbänder die Voraussetzung für eine tanzende Patella ist.

A) Aussage 1 richtig, Aussage 2 richtig, Verknüpfung richtig
B) Aussage 1 richtig, Aussage 2 richtig, Verknüpfung falsch
C) Aussage 1 richtig, Aussage 2 falsch
D) Aussage 1 falsch, Aussage 2 richtig
E) Aussage 1 falsch, Aussage 2 falsch

Frage 704
Nach wie vielen Stunden ist es nicht mehr erlaubt, eine Schnittwunde primär, mittels Naht zu verschließen?

A) Nach 6-10 Stunden
B) Nach 10-14 Stunden
C) Nach 14-20 Stunden
D) Nach 24 Stunden
E) Eine Wunde kann immer mit Naht verschlossen werden.

Frage 705
Welche bakterielle Infektionskrankheit kann Wochen nach Abklingen der eigentlichen Infektion zu einem Rheumatischen Fieber' führen?

A) Tuberkulose
B) Scharlach
C) Keuchhusten
D) Diphtherie
E) Syphilis

Frage 706
Sie kommen an einen Unfallort, bei dem ein achtjähriges Mädchen von einem Auto angefahren wurde. Das Kind ist ansprechbar und durstig, reagiert jedoch verzögert. Bei der körperlichen Untersuchung finden Sie eine 3 cm lange Schnittwunde am rechten Unterarm und mehrere Prellungen am rechten Fuß. Welche der folgenden Notfallmaßnahmen sollten durchgeführt werden?

1) Legen eines venösen Zuganges
2) Genaueste Untersuchung der Wunde; um eine Fraktur auszuschließen.
3) Die Bewusstseinslage regelmäßig kontrollieren und dokumentieren.
4) Wasser in kleinen Schlucken verabreichen, um den Durst zu stillen.

A) nur 1 und 2 sind richtig
B) nur 1 und 3 sind richtig
C) nur 1, 2 und 3 sind richtig
D) nur 2, 3 und 4 sind richtig
E) 1-4, alle sind richtig

Frage 707
Langzeitfolge der idiopathischen (echten) Skoliose der Wirbelsäule ist:

A) Ein muskulärer Schiefhals
B) Ein beidseitiger Schulterhochstand
C) Eine Abweichung der Taillendreiecke und einseitiger Beckentiefstand
D) Eine Verengung des Wirbelkanals im betroffenen Bereich.
E) Ein anatomischer Beinlängenunterschied.

Frage 708
Welches der folgenden Symptome ist nicht typisch für das primäre Fibromyalgiesyndrom (Weichteilrheumatismus)?

A) Schlafstörungen, Müdigkeit
B) Chronischer Kopfschmerz
C) Erhöhte Blutsenkungsgeschwindigkeit
D) Druckschmerzpunkte an Rumpf und Extremitäten.
E) Frauen sind öfter betroffen als Männer.

Frage 709
Welche Diagnose können Sie bei einem positiven Trendelenburg-Zeichen stellen?

A) Lumbago (Hexenschuss)
B) Insuffizienz der Mm. gluteus medius et minimus.
C) Schlaffe Lähmung des M. rectus femoris.
D) Insuffizienz des M. triceps surae.
E) Ausfall der Unterschenkelextensoren.

Frage 710
Ein Patient leidet unter akuter Arthritis, verbunden mit starken Schmerzen, Schwellung und Überwärmung mehrerer Gelenke. Welche symptomatische Therapie ist sinnvoll?

A) Lokale Kryo(Kälte-)therapie
B) Akupunktur
C) Hochfrequenzelektrotherapie
D) Klassische Massage
E) Fußreflexzonenmassage

Frage 711
Eine Lumbalgie mit Sensibilitätsstörungen am lateralen Unterschenkel, am Fußrücken und der großen Zehe spricht am ehesten für eine Wurzelläsion von:

A) L2
B) L3
C) L5
D) S2
E) Th12

Frage 712
Kennzeichnendes Symptom einer Epicondylitis radialis humeri (=Tennisellbogen) ist:

A) Eine Bursitis am Ellbogengelenk.
B) Eine Kompression des N. medianus.
C) Eine Luxation des Radiusköpfchens mit massiver Schwellung des Ellbogens.
D) Ein lokaler, oft heftiger Druckschmerz am Epicondylus lateralis humeri.
E) Einklemmungserscheinungen und schmerzhafte Bewegungsbehinderung des Ellbogens durch Arthrose.

Frage 713
Um die Kyphosierung und Versteifung der Wirbelsäule infolge einer Spondylitis ankylopoetica u.U. vermeiden zu können, ist welche der folgenden Therapien am sinnvollsten?

A) Klassische Rückenmassage wöchentlich.
B) Regelmäßiger Aufenthalt in einem Thermalbad mit Sauna.
C) Wärmende Umschläge.
D) Tägliches Rückentraining, Atemübungen und Bewegungstherapie zur Schulung der aufrechten Haltung
E) Regelmäßige Kuraufenthalte am Toten Meer

Frage 714
Welcher der folgenden Bewegungsabläufe ist bei einer Läsion des N. tibialis in der Region der Kniekehle am stärksten eingeschränkt?

A) Der Zehenstand
B) Das betroffene Bein kann nicht mehr über das andere geschlagen werden
C) Die Anhebung des Fußes im Sprunggelenk
D) Der Fersenstand .
E) Die Pronation des Fußes

Frage 715
Ein 22-jähriger Patient mit einer Läsion des N. fibularis aufgrund einer Fibulaköpfchenfraktur zeigt welche der folgenden Ausfallerscheinungen?

A) Der Zehenspitzengang ist nicht mehr möglich.
B) Der Fersengang ist nicht mehr möglich.
C) Eine Streckung im Kniegelenk ist nicht mehr möglich.
D) Einen Sensibilitätsausfall an der Fußsohle und am medialen Unterschenkel.
E) Der Patient zeigt ein positives Trendelenburg Zeichen.

Frage 716
Eine Hyperkalzämie liegt vor bei einer/einem:

1) Hyperparathyreoidismus
2) Akuten Nierenversagen
3) Vitamin-D-Intoxikation
4) Immobilisation bei Osteoporose

A) nur 1 und 3 sind richtig
B) nur 2 und 4 sind richtig
C) nur 1, 2 und 3 sind richtig
D) nur 2, 3, und 4 sind richtig
E) 1-4, alle sind richtig

Frage 717
Eine Trichterbrust erkennt man an:

A) Einer trichterförmigen Vorwölbung des Sternums.
B) Einer Vorwölbung der linken Thoraxwand über dem Herzen (z.B. bei Fallot-Trilogie)
C) Einer bogenförmigen Einziehung des Brustbeines in den Brustraum.
D) Einem starren Brustkorb und einer erweiterten unteren Thoraxapertur.
E) Einer Verschmälerung des Thorax durch eine beidseitige Atrophie des M. pectoralis major.

Frage 718
Welcher Laborbefund ist bei einer Vitamin-D-Mangel-Rachitis nicht zu erwarten?

A) Hypokalzurie
B) Erhöhte alkalische Serum-Phosphatase-Aktivität
C) Normaler Serum-Parathormon-Spiegel
D) Hypophosphatämie
E) Normokalzämie

Frage 719
Eine klassische Massage bewirkt keine:

A) Hyperämie der Muskulatur.
B) Reduktion einer venösen Stauung.
C) Tonisierung von hypotoner Muskulatur.
D) Reinnervation gelähmter Muskulatur.
E) Detonisierung von hypertoner Muskulatur.

Frage 720
Für das Ott-Zeichen gilt
(Wählen Sie 3 richtige Aussagen!)

A) ist eine Maßzahl für die Beweglichkeit der Brustwirbelsäule (BWS) bei Beugung
B) zeigt Bewegungseinschränkungen der Lendenwirbelsäule an
C) ist bei M. Bechterew (Spondylitis ankylosans) vermindert
D) ist eine Maßzahl für die Beweglichkeit der Brustwirbelsäule (BWS) bei Streckung
E) Der Dornfortsatz C7 ist bei der Untersuchung des Ott-Zeichens von Bedeutung.

Frage 721
Ein Patient klagt über Schmerzen im linken Fuß nach längerem Gehen.
Bei der körperlichen Untersuchung finden Sie am linken Fuß dicke schmerzhafte Hornhautschwielen unter den Köpfchen des II. und III. Mittelfußknochens.
Dies deutet am ehesten auf

A) eine chronische Fußpilzerkrankung (Tinea pedis)
B) eine Überlastungsfraktur („Marschfraktur")
C) einen Hallux valgus
D) eine Plattfuß
E) Spreizfuß

Frage 722
Ein Tennisspieler bekommt einen Tennisball auf den gestreckten Zeigefinger der linken Hand.
Danach verbleibt der verletzte Zeigefinger in Beugestellung des Endgelenks und kann nicht mehr aktiv im Endgelenk gestreckt werden.
Es handelt sich am wahrscheinlichsten um

A) Schwanenhalsdeformität
B) Abriss der Zeigefingerstrecksehne
C) Riss der Streckaponeurose über dem Fingermittelgelenk („Knopflochdeformität")
D) Fraktur des linken Zeigefingers
E) Abriss der langen Beugesehne des Zeigefingers

Frage 723
Nach einem Sturz über den Skistock klagt ein Skifahrer über Schmerzen im Gebiet der linken Hand.
Bevor Sie den Patienten untersuchen überlegen Sie, welche Kapsel-, Band- bzw. Gelenkverletzungen der Hand bei Skifahrern typisch sind.
Eine typische Handverletzung beim Skifahrer ist

A) Mittelhandfraktur
B) Handgelenksfraktur
C) Ausriss des ulnaren Seitenbandes am Daumengrundgelenk
D) Bennett-Fraktur
E) Ulnardeviation der Finger II-V

Frage 724
Was versteht man unter einer Bennett-Fraktur?

A) Radiusfraktur an typischer Stelle
B) Humeruskopffraktur
C) Oberschenkelhalsfraktur
D) Luxationsfraktur an der Basis des ersten Mittelhandknochens
E) Schädelbasisfraktur

Frage 725
Der „Tennisarm" ist am ehesten

A) eine Sehnenentzündung am Ansatz der Unterarmstreckmuskulatur
B) eine Ellbogenarthrose durch mechanische Überlastung des Gelenks
C) eine aseptische Knochennekrose im Bereich des Radiusköpfchens
D) eine chronische Bursitis im Ellbogengelenk
E) eine Entzündung der Knochenhaut (Periostitis)

Frage 726
Das Auftreten eines Fersenschmerzes ist charakteristisch für das Krankheitsbild

A) M. Scheuermann
B) M. Perthes
C) Rheumatoide Arthritis
D) M. Bechterew
E) M. Conn

Frage 727
Nach einem Verkehrsunfall bleiben bei einem Patienten Bewegungseinschränkung der oberen und unteren Extremität zurück.
Ihr Kollege untersucht die Beweglichkeit der beiden Kniegelenke und notiert das Ergebnis im Untersuchungsbogen.
Rechts: Streckung/Beugung 0/30/30
Links: Streckung/Beugung 10/0/130
Welche Aussagen zur Beweglichkeit der unteren Extremität würden Sie aufgrund dieses Messergebnisses treffen?
(Wählen Sie zwei Antworten!)

A) Das linke Kniegelenk ist normal beweglich.
B) Das rechte Kniegelenk ist in 30 Grad Beugestellung versteift.
C) Das linke Knieglenk hat ein Beugedefizit von 10 Grad und kann nur um 130 Grad gebeugt werden.
D) Das rechte Kniegelenk kann um 30 Grad gestreckt und um 30 Grad gebeugt werden
E) Ihr Kollege hat einen Fehler gemacht: Ein solches Messergebnis ist nach der Neutral-0-Methode nicht möglich.

Frage 728
Bei einer 44-jährigen Patientin vermuten Sie eine Rheumatoide Arthritis (primär chronische Polyarthritis).
Welche Untersuchungsbefunde würden Ihre Verdachtsdiagnose sichern?
(Wählen Sie 3Antworten!)

A) Schmetterlingserythem im Gesicht
B) Erythema migrans der Bauchhaut
C) symmetrische Schwellung der Fingergrundgelenke
D) Rheumaknoten
E) Morgensteifigkeit der Gelenke

Frage 729
Typische Symptome des Morbus Bechterew:
(Wählen Sie 3 Antworten!)

A) Sensibilitätsstörungen der unteren Extremitäten
B) nächtliche Rückenschmerzen
C) „Bambusstabwirbelsäule"
D) atemabhängiger Thoraxschmerz
E) Entwicklung einer Katarakt

Frage 730
Welche Antwort ist richtig.
Am Iliosakralgelenk untersucht man das

A) Schober-Zeichen
B) Brudzinski-Zeichen
C) Kernig-Zeichen
D) Mennell-Zeichen
E) Schubladenphänomen

Frage 731

Sie wollen bei einer Patientin mit Rheumatoider Arthritis den Verlauf der systemischen Entzündungsaktivität mit einem Laborwert im Verlauf dokumentieren. Welcher Laborwert würde sich Ihrer Meinung nach dazu am besten eignen?

A) Blutsenkungsreaktion
B) HLA-B27
C) CRP (C-reaktives Protein)
D) PSA
E) HBA1c

Frage 732

Nach einem Sturz auf die nach oben abgewinkelte (dorsalextendierte) Hand klagt eine 23-jährige Patientin über Schmerzen im Bereich der Tabatière. Dort ist auch ein deutlicher Druckschmerz auszulösen.
Was vermuten Sie am ehesten?

A) Pseudarthrose
B) Sudeck-Syndrom
C) Unterarmfraktur
D) Bennett-Fraktur
E) Kahnbeinfraktur (Scaphoidfraktur)

DERMATOLOGIE (A/P)

Frage 733
Die Pacini-Körperchen im subkutanen Bindegewebe gehören zu den:

A) Druckrezeptoren
B) Vibrationsrezeptoren.
C) Schmerzrezeptoren
D) Chemorezeptoren .
E) Thermorezeptoren.

Frage 734
Das Korium ist am Aufbau der Epidermis beteiligt,
weil
das Korium aus verhorntem, mehrschichtigem Plattenepithel besteht.

A) Aussage 1 richtig, Aussage 2 richtig, Verknüpfung richtig
B) Aussage 1 richtig, Aussage 2 richtig, Verknüpfung falsch
C) Aussage 1 richtig, Aussage 2 falsch
D) Aussage 1 falsch, Aussage 2 richtig
E) Aussage 1 falsch, Aussage 2 falsch

Frage 735
Bei welchem der folgenden Organe besteht die Oberfläche aus mehrschichtigem, verhorntem Plattenepithel?

A) Ösophagus
B) Haut
C) Vagina
D) Harnblase
E) Trachea

Frage 736
Fettzellen finden sich vorwiegend in der/im:

A) Dermis
B) Epidermis
C) Subkutis
D) Kutis
E) Stratum granulosum

Frage 737
Welche der folgenden Schichten gehört nicht zur Epidermis?

A) Stratum lucidum
B) Stratum papillare
C) Stratum corneum
D) Stratum granulosum
E) Stratum spinosum

Frage 738
Nicht zu den charakteristischen Zelltypen der Epidermis zählen die:

A) Meissner-Tastkörperchen
B) Melanozyten
C) Basalzellen
D) Keratinozyten
E) Hornzellen

Frage 739
Am Aufbau der Dermis ist/sind beteiligt:

1) Elastische Fasern
2) Kollagene Fasern
3) Die Hornschicht

A) nur 1 ist richtig
B) nur 3 ist richtig
C) nur 1 und 2 sind richtig
D) nur 1 und 3 sind richtig
E) 1-3, alle sind richtig

Frage 740
Nicht zu den Aufgaben der Haut zählt die:

A) Schutzfunktion
B) Spezifische Abwehr
C) Unspezifische Abwehr
D) Vitaminsynthese
E) Speicherfunktion

Frage 741

Welche der folgenden Aussagen zur Schweißbildung sind zutreffend?

1) Durch Sympathikusaktivierung kommt es u. a. zur Schweißbildung.
2) Die Schweißbildung erfolgt nur in den unbehaarten Körperregionen.
3) Schwitzen hat eine thermoregulatorische Funktion.
4) Schweiß ist leicht alkalisch.
5) Bestimmte Inhaltsstoffe der Nahrung fördern die Schweißbildung.

A) nur 1 und 2 sind richtig
B) nur 1, 2, 4 und 5 sind richtig
C) nur 1, 3 und 5 sind richtig
D) nur 4 und 5 sind richtig
E) 1-5, alle sind richtig

Frage 742

Den sekundären Effloreszenzen wird/werden zugeordnet:

1) Die Abschürfung
2) Die Quaddel
3) Das Geschwür
4) Die Zyste
5) Das Bläschen

A) nur 3 ist richtig
B) nur 1 und 3 sind richtig
C) nur 1, 3 und 4 sind richtig
D) nur 2, 3 und 4 sind richtig
E) 1-5, alle sind richtig

Frage 743

Nicht zu den kutanen Mechanosensoren zählen die:

A) Ruffini-Körperchen
B) Pacini-Körperchen
C) Krause-Endkolben
D) Beta-Rezeptoren
E) Meissner-Tastkörperchen

Frage 744

Nicht zu den Aufgaben der Haut zählt die:

A) Schutzfunktion
B) Thermoregulation
C) Immunabwehr
D) Regulation des Wasserhaushaltes
E) Blutzuckerregulation

Frage 745

Welche der folgenden Schichten sind am Aufbau der Epidermis beteiligt?

1) Stratum basale
2) Stratum spinosum
3) Stratum granulosum
4) Stratum papillare
5) Stratum corneum

A) nur 1, 2 und 3 sind richtig
B) nur 1, 3 und 4 sind richtig
C) nur 2 , 3 und 5 sind richtig
D) nur 1, 2, 3 und 5 sind richtig
E) 1-5, alle sind richtig

Frage 746

In Ihrer Sprechstunde ist eine Patientin, die über starken Juckreiz an Ihren Händen klagt. Bei der Untersuchung finden sich an der Streckseite der Finger eine unscharf begrenzte, flächenhafte Rötung, feinlamellöse Schuppung und stecknadelkopfgroße, nässende Bläschen. An den teilweise schon in Abheilung befindlichen Stellen bilden sich keine Narben. An welches Krankheitsbild denken Sie?

A) Masern
B) Röteln
C) Akutes Kontaktekzem
D) Neurodermitis
E) Impetigo contagiosa

Frage 747
Welche der folgenden Aussagen über Drüsen ist falsch?

A) Endokrine Drüsen sezernieren ihre Produkte über Ausführungsgänge direkt ins Blut.
B) Talg- und Speicheldrüsen zählen zu den exokrinen Drüsen.
C) Exokrine Drüsen geben ihre Sekrete an innere oder äußere Körperoberflächen ab.
D) Endokrine Drüsen sezernieren Hormone.
E) Das Pankreas hat sowohl eine endokrine als auch eine exokrine Drüsenfunktion.

Frage 748
Die kontinuierliche, unsichtbare Schweißabgabe zur Hautdurchfeuchtung und Wärmeabgabe beträgt pro Tag:

A) 0,1 l
B) 0,5 l
C) 1,2 l
D) 1,5 l
E) 1,8 l

Frage 749
Keine Gefäße befinden sich in der:

1) Epidermis
2) Dermis
3) Subcutis

A) nur 1 ist richtig
B) nur 2 ist richtig
C) nur 1 und 2 sind richtig
D) nur 1 und 3 sind richtig
E) 1-3, alle sind richtig

Frage 750
Zu den Hautanhangsgebilden zählen:

1) Nägel
2) Haare
3) Speicheldrüsen
4) Milchdrüsen
5) Schweißdrüsen
6) Talgdrüsen
7) Meibom-Drüsen

A) nur 1, 2 und 5 sind richtig
B) nur 2 , 3, 4 und 5 sind richtig
C) nur 1, 2, 4, 5, 6 und 7 sind richtig
D) nur 1, 2, 3, 4, 5 und 7 sind richtig
E) 1-7, alle sind richtig

Frage 751
Für die besondere Härte und Widerstandsfähigkeit der Nägel verantwortlich ist das/die:

A) Keratansulfat
B) Keratin
C) Keratom
D) Keratozele
E) Kerasin

Frage 752
Welche der folgenden Aussagen zum Schwitzen beim ruhenden Menschen ist/sind zutreffend?

1) Die Steuerung der Schweißbildung erfolgt durch den Sympathikus.
2) Durch einen Schweißausbruch kann der Flüssigkeitsverlust pro Stunde auf 500 ml steigen.
3) Die Schweißsekretion wird als Wärmeabgabe wirksam, wenn das Wasser auf der Haut verdunstet.
4) Eine Verdunstung erfolgt nur, wenn die Außentemperatur höher als die Körpertemperatur ist.

A) nur 1 ist richtig
B) nur 2 und 4 sind richtig
C) nur 3 und 4 sind richtig
D) nur 1, 2 und 3 sind richtig
E) 1-4, alle sind richtig

Frage 753
Wo befinden sich die Meissner-Tastkörperchen?

A) Im Stratum spinosum
B) Im Stratum granulosum
C) Im Stratum basale
D) Im Stratum papillare
E) Im Stratum reticulare

Frage 754
In der Haut findet sich eine Vielzahl von Rezeptoren mit unterschiedlichsten Aufgaben.
Welche Zuordnungen von Funktion und Rezeptor treffen zu?
(Wählen Sie 3 Antworten!)

A) Chemorezeption – Merkel-Zellen
B) Vibrationsempfindung – Vater-Pacini-Lamellenkörperchen
C) Schmerz- und Temperaturempfindung – freie Nervenendigungen
D) Chemorezeption – Ruffini-Körperchen
E) Berührungsrezeption – Meissner-Körperchen

Frage 755
Welche der folgenden Strukturen liegen nicht in der Epidermis?
(Wählen Sie 2 Antworten!)

A) Keratinozyten
B) subkutane Knötchen
C) Melanozyten
D) Merkel-Zellen
E) Meissner-Tastkörperchen

DERMATOLOGIE PATHOLOGIE

Frage 756
Welche der folgenden Aussagen zum Hautsymptom der Makula ist nicht richtig?

A) Die Makula wird den Primäreffloreszenzen zugeordnet.
B) Die Macula tritt als Hautsymptom bei Exanthemen auf.
C) Maculae können von roter Farbe sein.
D) Die Macula ist durch eine Zunahme der Zellzahl gekennzeichnet.
E) Maculae können von brauner Farbe sein.

Frage 757
Welche der folgenden Definitionen beschreibt das Hautsymptom der Papula?

A) Mit Flüssigkeit gefüllter, sichtbarer Hohlraum in der Haut.
B) Volumenzunahme der Haut mit beetartiger Erhebung und Juckreiz.
C) Tiefreichender Substanzdefekt der Haut mit schlechter Heilungstendenz.
D) Solide Volumenzunahme der Haut durch Zunahme der Zellzahl.
E) Schmerzhafter Einriss der Haut, der bis in die Dermis reicht.

Frage 758
Ordnen Sie den Krankheitsbildern aus Liste 1 die entsprechenden Hautveränderungen aus Liste 2 zu.

Liste 1

a. Arterielle Hypertonie
b. Anämie
c. Nebennierenunterfunktion
d. Hepatitis
e. Herz-Lungenerkrankung

Liste 2

1. Blässe
2. Gelbfärbung
3. Rötung
4. Blau-Violettverfärbung
5. Vermehrte Pigmentierung

A) a1, b4, c5, d2, e3
B) a2, b5, c4, d3, e2
C) a3, b1, c5, d2, e4
D) a4, b1, c5, d2, e3
E) a5, b1, c3, d2, e4

Frage 759
Welche der folgenden Hautreaktionen ruft das Bakterium Borrelia burgdorferi hervor?

A) Erythema infectiosum
B) Erythema anulare rheumaticum
C) Impetigo vulgaris
D) Erythema chronicum migrans
E) Knotenrose

Frage 760
Hyperästhesie und Hyperalgesie bestimmter Hautbezirke können als diagnostische Hinweise auf Erkrankung innerer Organe verwendet werden,
weil
bestimmte Hautbezirke aus demselben spinalen Segment innerviert werden wie das erkrankte Organ.

A) Aussage 1 richtig, Aussage 2 richtig, Verknüpfung richtig
B) Aussage 1 richtig, Aussage 2 richtig, Verknüpfung falsch
C) Aussage 1 richtig, Aussage 2 falsch
D) Aussage 1 falsch, Aussage 2 richtig
E) Aussage 1 falsch, Aussage 2 falsch

Frage 761
Welche der folgenden Aussagen zum malignen Melanom ist zutreffend?

A) Häufiges Auftreten bereits im Kindesalter.
B) Es ist in jedem Fall ein makroskopisch sichtbar pigmentierter Tumor.
C) Es streut nicht über die Lymphknoten.
D) Die Prognose ist auch von der Tumordicke abhängig.
E) Sein Vorkommen begrenzt sich auf die Haut.

Frage 762
Welcher der folgenden Hautbefunde ist bei einer Leberzirrhose nicht zu finden?

A) Lacklippen
B) Caput medusae
C) Café-au-lait-Flecken
D) Gefäßspinnen
E) Ikterus

Frage 763
Welche der folgenden Symptome geben Hinweis auf eine Exsikkose?

1) Trockene Haut und Schleimhäute
2) Alveoläres Lungenödem
3) Reduzierter Hautturgor
4) Durst

A) nur 1 und 2 sind richtig
B) nur 1 und 3 sind richtig
C) nur 2 und 3 sind richtig
D) nur 1, 3 und 4 sind richtig
E) nur 2, 3 und 4 sind richtig

Frage 764
Welche der folgenden Aussagen zum Myxödem bei Hypothyreose ist nicht richtig?

A) Durch Druck auf die myxödematösen Bereiche entstehen Dellen.
B) Die myxödematösen Veränderungen finden sich vorwiegend im Gesicht.
C) Begleitet wird das Myxödem bei Hypothyreose auch von trockener, kühler und schuppiger Haut.
D) Die myxödematösen Veränderungen finden sich an den Extremitäten.
E) Begleitet wird das Myxödem bei Hypothyreose von blasser und rauer Haut.

Frage 765
Ein 22-jähriger Patient klagt über v. a. nächtlichen Juckreiz in den Kniegelenken, am Kopf, Hals und Schulter. Bei der Untersuchung zeigt sich eine gerötete, glanzlose, trockene Haut mit vergröbertem Oberflächenrelief. Die besagten Stellen sind schuppig, nässen und bilden teilweise Krusten. An welches Krankheitsbild denken Sie?

A) Mikrobielles Ekzem
B) Allergisches Kontaktekzem
C) Atopisches Ekzem (Neurodermitis)
D) Seborrhoisches Ekzem
E) Psoriasis vulgaris

Frage 766
Für das maligne Melanom gilt nicht:

A) Das maligne Melanom geht von den Melanozyten der Haut aus.
B) Das maligne Melanom metastasiert kaum.
C) Das maligne Melanom zeigt weltweit steigende Neuerkrankungsraten bei der weißen Bevölkerung.
D) Hautbezirke, die jucken, bluten, sich farblich verändern oder größer werden, sind melanomverdächtig.
E) Es gibt auch „amelanotische“, kaum pigmentierte Melanome.

Frage 767
Welche der folgenden Aussagen trifft auf die Psoriasis (Schuppenflechte) nicht zu?

A) Zu den Prädilektionsstellen zählen Ellbogen, Knie, Lumbosakralregion.
B) Es finden sich scharf begrenzte erythematöse Plaques mit silberweißer Schuppung.
C) Häufig finden sich stecknadelkopfgroße, napfförmige Einziehungen der Nägel.
D) Die Schuppenflechte kann mit einer Arthritis einhergehen.
E) Mit Antibiotika erzielt man gute Therapieerfolge.

Frage 768
Welche der folgenden Aussagen zur Urtikaria ist/sind richtig?

1) Typisch sind Papeln und Pusteln.
2) Typisch sind Quaddeln, die sich großflächig ausbreiten können.
3) Therapie der Wahl sind Glukokortikoide.
4) Ursache können allergische Reaktionen, nicht allergische- sowie physikalische Einflüsse sein.
5) Alte Menschen sind vermehrt betroffen.

A) nur 2 ist richtig
B) nur 2 und 4 sind richtig
C) nur 1, 2 und 3 sind richtig
D) nur 2, 3 und 4 sind richtig
E) 1-5, alle sind richtig

Frage 769
Welches der folgenden Symptome zeigt sich bei einem malignen Hauttumor nicht?

A) Juckreiz
B) Blutungsneigung
C) Gute Verschieblichkeit gegenüber der Umgebung.
D) Schnelle Größenzunahme eines Nävus
E) Zunahme der Pigmentierung

Frage 770
Scharf begrenzte, erythematöse, mit silberweißen Schuppen bedeckte, oft juckende Herde, die vor allem an Ellenbogen, Knie und behaartem Kopf auftreten, sind kennzeichnend für welche der folgenden Erkrankungen?

A) Psoriasis
B) Neurodermitis
C) Pilzerkrankung
D) Windpocken
E) Impetigo contagiosa

Frage 771
Akute, rote, juckende Ödeme im Bereich der Dermis, die meist innerhalb weniger Stunden wieder verschwinden, sind typisch für die/das:

A) Erysipel
B) Atopisches Ekzem
C) Urtikaria
D) Erythema migrans
E) Lyell-Syndrom

Frage 772
Mögliche Ursache(n) einer Urtikaria kann/können sein:

1) Insektengift
2) Medikamente
3) Lebensmittel

A) nur 2 ist richtig
B) nur 1 und 2 sind richtig
C) nur 1 und 3 sind richtig
D) nur 2 und 3 sind richtig
E) 1-3, alle sind richtig

Frage 773

Welche der folgenden Erkrankungen können mit Hautjucken einhergehen?

1) Atopisches Ekzem
2) Morbus Hodgkin
3) Niereninsuffizienz
4) Leukämie
5) Hyperthyreose

A) nur 1, 2 und 3 sind richtig
B) nur 1, 3 und 4 sind richtig
C) nur 1, 2 , 3 und 4 sind richtig
D) nur 2, 3, 4 und 5 sind richtig
E) 1-5, alle sind richtig

Frage 774

Welche der folgenden Symptome treten bei der Fischschuppenkrankheit (Ichthyosis vulgaris) auf?

1) Sie zeigt eine symmetrisch auftretende, vermehrte und fest haftende Horn- und Schuppenbildung.
2) Sie ist durch einen roten Randsaum scharf begrenzt.
3) Es können warzenartige Knoten vorkommen. .
4) Die Schweiß- und Talgproduktion ist reduziert.
5) Die Haut ist anfällig für atopische Ekzeme und Kontaktekzeme.

A) nur 4 und 5 sind richtig
B) nur 1, 3 und 4 sind richtig
C) nur 1, 4 und 5 sind richtig
D) nur 2, 4 und 5 sind richtig
E) 1-5, alle sind richtig

Frage 775

Das Basaliom:

1) zählt zu den malignen Tumoren.
2) bildet sehr selten Metastasen.
3) zeigt ein infiltrierendes Wachstum
4) kommt vor allem in der Gesichtsregion vor.

A) nur 1 und 2 sind richtig
B) nur 2 und 3 sind richtig
C) nur 3 und 4 sind richtig
D) nur 1, 2 und 3 sind richtig
E) nur 2, 3 und 4 sind richtig

Frage 776

In Ihrer Sprechstunde berichtet ein Patient über ein juckendes, sich in Farbe und Form veränderndes Muttermal. Die körperliche Untersuchung erhärtet Ihren Verdacht auf ein malignes Melanom. Was sind Ihre weiteren Maßnahmen?

A) Sie behandeln den Nävus mit einer entzündungshemmenden Tinktur.
B) Sie beobachten den Nävus über 10 Tage und entscheiden sich dann für eine ev. operative Entfernung.
C) Entfernung des Nävus mittels Kryotherapie.
D) Sie empfehlen einen Kuraufenthalt am Meer, da sich dort der Nävus wieder zurückbilden kann.
E) Sie überweisen den Patienten sofort an einen Facharzt, um den Nävus auf ev. Malignität abklären zu lassen.

Frage 777

Typische Symptome des malignen Melanoms sind:

1) Schnelles Wachstum eines Nävus.
2) Anschwellen der zugehörigen Lymphknoten.
3) Entstehung einer höckerigen Oberfläche.
4) Zunahme der Pigmentierung.
5) Schmerzen.

A) nur 2 und 3 sind richtig
B) nur 3 und 4 sind richtig
C) nur 1, 2, 3 und 4 sind richtig
D) nur 2, 3, 4 und 5 sind richtig
E) 1-5, alle sind richtig

Frage 778

Zeichen der Verbrennung 2. Grades ist/sind:

1) Serumexsudation
2) Abheben der Epidermis vom Korium mit Blasenbildung.
3) Abheilung mit Narbe

A) nur 1 ist richtig
B) nur 1 und 2 sind richtig
C) nur 1 und 3 sind richtig
D) nur 2 und 3 sind richtig
E) 1-3, alle sind richtig

Frage 779

Welches der folgenden Kennzeichen ist nicht typisch für das Basaliom?

A) Ein langsames, infiltrierendes Wachstum
B) Frühe Metastasierung
C) Eine oberflächlich ulzerierende Ausbreitung.
D) Ein häufigeres Auftreten bei älteren Menschen.
E) Das Vorkommen an chronisch Licht exponierten Stellen

Frage 780

Charakteristisch für die Psoriasis vulgaris ist:

1) Prädilektionsstellen sind die Streckseiten der Extremitäten, die Iliosakralregion und die behaarte Kopfhaut.
2) Bei Ausbruch des Exanthems besteht das größte Infektionsrisiko.
3) UV-Strahlen können die Krankheit reaktivieren.
4) Die Erkrankung wird begleitet von Gelenkentzündungen.
5) Die Erkrankung wird durch Schimmelpilz hervorgerufen.

A) nur 1 ist richtig
B) nur 1 und 4 sind richtig
C) nur 1, 2 und 5 sind richtig
D) nur 2, 3 und 4 sind richtig
E) 1-5, alle sind richtig

Frage 781

Das Anamnesegespräch, i.e.S. die Medikamentenanamnese, ist bei Erkrankungen der Haut besonders wichtig, weil Medikamente

1) Hauterkrankungen triggern können.
2) Hauterkrankungen verschleiern können.
3) die für Hauterkrankungen typischen Symptome verändern können.
4) den Krankheitsverlauf beeinflussen können.

A) nur 1 und 2 sind richtig
B) nur 1, 2 und 4 sind richtig
C) nur 1, 3 und 4 sind richtig
D) nur 2, 3 und 4 sind richtig
E) 1-4, alle sind richtig

Frage 782

Wenn Sie eine Hautfalte am Abdomen eines Säuglings bilden und deren Rückbildung beobachten, erhalten Sie Informationen über

1) den Hydrationszustand
2) das subkutane Fettgewebe
3) den Muskeltonus
4) die Hautelastizität

A) nur 1 und 4 sind richtig
B) nur 2 und 3 sind richtig
C) nur 2 und 4 sind richtig
D) nur 1, 2 und 4 sind richtig
E) nur 1, 3 und 4 sind richtig

Frage 783

Symptome der Verbrennung 2. Grades ist/sind:

1) Erythem
2) Subepidermale Blasenbildung
3) Nekrose
4) Berührungsschmerz
5) Narbenbildung

A) nur 1 ist richtig
B) nur 1 und 5 sind richtig
C) nur 1, 3 und 5 sind richtig
D) nur 2, 4 und 5 sind richtig
E) nur 1, 2 und 4 sind richtig

Frage 784

Primärmaßnahmen bei der Versorgung von Verbrennungen und Verbrühungen am Unfallort sind:

1) Die Verbrennungsquelle beseitigen und mit kaltem Wasser kühlen.
2) Den Patienten beruhigen und ggf. Analgetika verabreichen.
3) Legen eines intravenösen Zugangs.
4) Abdecken der Wunden mit sterilem Tüchern.
5) Trockenlegen der Wunde mit Mehl oder Puder.

A) nur 1, 2 und 4 sind richtig
B) nur 1, 3 und 5 sind richtig
C) nur 2, 4 und 5 sind richtig
D) nur 1, 2, 3 und 4 sind richtig
E) 1-5, alle sind richtig

Frage 785

Frühsymptom einer großflächigen Verbrennung ist ein/eine:

A) Hyperthermie
B) Hypovolämischer Schock
C) Gespannter Puls
D) Polydipsie
E) Hypertonie

Frage 786

Welche der folgenden Aussagen über das Basaliom ist richtig?

A) Es bildet häufig und früh Metastasen.
B) Es wächst infiltrierend und sollte deshalb chirurgisch entfernt werden.
C) Aufgrund seiner Gutartigkeit kann auf eine Entfernung verzichtet werden.
D) Es tritt vorwiegend in Ellenbeugen und Kniegelenken auf.
E) Basaliome kommen vorwiegend im Kindesalter vor.

Frage 787

Zutreffende Aussage über das Basaliom ist:

A) Es zählt zu den benignen Tumoren und muss nicht entfernt werden.
B) Es bildet in einem sehr frühen Stadium bereits Metastasen und muss entfernt werden.
C) Durch sein infiltrierendes Wachstum wird es als semimaligne eingestuft und sollte entfernt werden.
D) Frauen sind wesentlich häufiger betroffen.
E) UV-Licht kann zur Abheilung des Basalioms führen.

Frage 788

Veränderungen eines Muttermals, die auf eine maligne Entartung hinweisen können, sind:

1) Juckreiz
2) Rötlicher entzündlicher Hof um das Muttermal
3) Schmerzen
4) Schnelle Größenzunahme
5) Entstehung einer höckerigen Oberfläche

A) nur 1, 2 und 3 sind richtig
B) nur 1, 3 und 4 sind richtig
C) nur 1, 2, 3 und 4 sind richtig
D) nur 2, 3, 4 und 5 sind richtig
E) 1-5, alle sind richtig

Frage 789
Pruritus kann auftreten bei:

1) Gallengangverschluss
2) Krätze
3) Windpocken
4) Hypothyreose
5) Ekzem

A) nur 1, 2 und 4 sind richtig
B) nur 1, 2 und 5 sind richtig
C) nur 2, 3, 4 und 5 sind richtig
D) nur 1, 2, 4 und 5 sind richtig
E) 1-5, alle sind richtig

Frage 790
Bei welcher der folgenden Erkrankungen ist das Auftreten von Juckreiz möglich?

1) Leberinsuffizienz
2) Gallenblasenerkrankungen
3) Lebensmittelunverträglichkeit
4) Krätze
5) Psychische Belastung

A) nur 2 und 4 sind richtig
B) nur 1, 3 und 4 sind richtig
C) nur 3, 4 und 5 sind richtig
D) nur 1, 2, 4 und 5 sind richtig
E) 1-5, alle sind richtig

Frage 791
Zum Steckbrief des Erysipels passt:

A) Keine Eintrittspforte nötig.
B) Durch Staphylococcus aureus übertragen.
C) Durch Streptokokken übertragen
D) Ausbreitung über Blutweg
E) Antibiotika sind kontraindiziert.

Frage 792
Die Tuberculosis cutis (Hauttuberkulose):

1) ist eine seltene Manifestation der Tuberkulose.
2) wird nicht von Mycobacterium tuberculosis hervorgerufen.
3) zeigt einen harmlosen Verlauf.

A) keine Aussage ist richtig
B) nur 1 ist richtig
C) nur 2 ist richtig
D) nur 1 und 3 sind richtig
E) nur 2 und 3 sind richtig

Frage 793
Welche der folgenden Erkrankungen äußert sich auch in Hautveränderungen?

1) Mukoviszidose
2) Diabetes mellitus
3) Spondylitis ankylosans
4) Lungenentzündung

A) nur 2 ist richtig
B) nur 1 und 2 sind richtig
C) nur 2 und 3 sind richtig
D) nur 2 und 4 sind richtig
E) nur 1, 2 und 4 sind richtig

Frage 794
Kein klassisches Entzündungszeichen ist:

A) Rubor
B) Tumor
C) Pruritus
D) Dolor
E) Calor

Frage 795
Welche der folgenden Eigenschaften können der Psoriasis zugeordnet werden?

1) Scharf begrenzte, erythematöse Flecken mit silberweißen Schuppen.
2) Scharf begrenzte, symmetrische Herde, mit fettiger Schuppung.
3) Effloreszenzen an den Beugeseiten von Knie und Ellbogen.
4) Phänomen des blutigen Taus.
5) Besserung des Krankheitsbildes durch UV-Strahlen.

A) nur 1 und 4 sind richtig
B) nur 4 und 5 sind richtig
C) nur 1, 4 und 5 sind richtig
D) nur 2, 3 und 5 sind richtig
E) 1-5, alle sind richtig

Frage 796
Die Uhrglasnägel sind Symptom einer/eines:

1) Lungenemphysems
2) Herzerkrankung
3) Psoriasis vulgaris
4) Lebererkrankung
5) Nierenerkrankung

A) nur 2 ist richtig
B) nur 1 und 2 sind richtig
C) nur 1, 2 und 4 sind richtig
D) nur 2, 4 und 5 sind richtig
E) 1-5, alle sind richtig

Frage 797
Welche der folgenden Erkrankungen zählt nicht zu den Komplikationen, die bei Scharlach auftreten können?

A) Myokarditis
B) Glomerulonephritis
C) Rheumatisches Fieber
D) Nierenbeckenentzündung
E) Otitis media

Frage 798
Welche der folgenden Hautbilder können Hinweise auf eine karzinomatöse Veränderung sein?

1) Trotz Therapie nicht abheilende, nässende Hautveränderung.
2) Makulopapulöses konfluierendes Exanthem, das vom Kopf nach kaudal fortschreitet und in feine Schuppen übergeht.
3) Sichtbare Veränderung eines Muttermals.
4) Dunkelbraune, schnell wachsende Knötchen.
5) Zart erhabenes Erythem, das sich zentrifugal ausbreitet und in der Mitte abblasst.
6) Erhöhte Pigmentierung und scharfe Begrenzung eines Muttermals.

A) nur 1, 3 und 6 sind richtig
B) nur 2, 3 und 6 sind richtig
C) nur 1, 2, 5 und 6 sind richtig
D) nur 1, 3, 4 und 6 sind richtig
E) 1-6, alle sind richtig

Frage 799
Erblich bedingte Hauterkrankungen ist/sind:

1) Verruca vulgaris
2) Variola
3) Neurofibromatose
4) Erysipel
5) Fischschuppenkrankheit

A) nur 5 ist richtig
B) nur 3 und 5 sind richtig
C) nur 1, 2 und 4 sind richtig
D) nur 2, 3 und 5 sind richtig
E) 1-5, alle sind richtig

Frage 800

Symptom(e) der Urtikaria ist/sind:

1) Unscharf begrenzte, livid-rötliche und druckdolente Knoten an Knie- und Fußgelenken.
2) Beetartige Anhebung der Hautoberfläche mit roter oder weiße Farbe und Juckreiz.
3) Schmetterlingserythem im Gesicht.
4) Rötung, feinlamellöse Schuppung und Erosionen mit eitrigen Krusten im Wangenbereich
5) Zungenschwellung, Glottis-/Larynxödem, Asthmaanfall

A) nur 3 ist richtig
B) nur 2 und 5 sind richtig
C) nur 1, 2 und 4 sind richtig
D) nur 2, 4 und 5 sind richtig
E) 1-5, alle sind richtig

Frage 801

Zu den viral verursachten Hautkrankheiten gehört/gehören:

1) Herpes genitalis
2) Impetigo bullosa
3) Akne
4) Furunkel
5) Warzen

A) nur 5 ist richtig
B) nur 1 und 5 sind richtig
C) nur 1, 2 und 4 sind richtig
D) nur 2, 4 und 5 sind richtig
E) 1-5, alle sind richtig

Frage 802

Die Himbeerzunge ist typisch für:

A) Die Masern
B) Die Windpocken
C) Scharlach
D) Lebererkrankungen
E) Die perniziöse Anämie

Frage 803

Die Schuppenflechte findet man normalerweise:

1) Beugeseitig an Ellbogen- und Kniegelenk.
2) Streckseitig an Ellbogen- und Kniegelenk.
3) Auf der behaarten Kopfhaut
4) Im Interdigitalraum
5) In der vorderen und hinteren Schweißlinie

A) nur 3 ist richtig
B) nur 2 und 3 sind richtig
C) nur 1, 2 und 4 sind richtig
D) nur 2, 3 und 5 sind richtig
E) 1-5, alle sind richtig

Frage 804

Mögliche Ursache(n) für Juckreiz in der Analregion ist/sind:

1) Enterobiasis
2) Nahrungsmittelallergie
3) Candida albicans
4) Hämorrhoiden
5) Zeckenstich

A) nur 3 ist richtig
B) nur 2 und 5 sind richtig
C) nur 1, 2 und 4 sind richtig
D) nur 2, 4 und 5 sind richtig
E) 1-5, alle sind richtig

Frage 805

Ein Erysipel am Unterschenkel kann folgende Symptome hervorrufen:

1) Schmerzhafte, scharf begrenzte ödematöse Rötung
2) Rötung mit flammenförmigen Ausläufern.
3) Fieber und Schüttelfrost
4) Hautschuppung

A) nur 2 und 3 sind richtig
B) nur 1 und 4 sind richtig
C) nur 1, 2 und 3 sind richtig
D) nur 2, 3 und 4 sind richtig
E) 1-4, alle sind richtig

Frage 806
Welche der folgenden Aussagen zur Impetigo contagiosa (Borkenflechte) sind zutreffend?

1) Sie tritt vorwiegend im Gesicht, an Kopf- und Extremitäten auf.
2) Es zeigen sich Papeln, auf denen sich Bläschen bilden.
3) Sie bildet honiggelbe Krusten.
4) Sie ist eine allergische Reaktion und zählt zum atopischen Formenkreis.
5) Sie heilt unter Narbenbildung ab.

A) nur 2 und 3 sind richtig
B) nur 1, 2 und 3 sind richtig
C) nur 1, 2 und 4 sind richtig
D) nur 2, 4 und 5 sind richtig
E) 1-5, alle sind richtig

Frage 807
Candida albicans: Was trifft zu?

1) Candida albicans zählt zur Spezies der Spulwürmer.
2) Laborchemisch lässt sich eine Infektion mit Candida albicans nachweisen.
3) Nur epitheliale Oberflächen werden von Candida albicans befallen.
4) Ein schwere Infektion mit Candida albicans kann bei immunsupprimierten Patienten auftreten.
5) Candida albicans zählt zu den obligat pathogenen Krankheitserregern.

A) nur 2 und 4 sind richtig
B) nur 2 und 5 sind richtig
C) nur 1, 2 und 4 sind richtig
D) nur 2, 4 und 5 sind richtig
E) 1-5, alle sind richtig

Frage 808
Eine Entzündung der Talgdrüsenfollikel kann folgende Hautkrankheiten auslösen:

1) Phlegmone
2) Impetigo contagiosa
3) Karbunkel
4) Furunkel
5) Akne

A) nur 3 ist richtig
B) nur 3 und 4 sind richtig
C) nur 1, 3 und 4 sind richtig
D) nur 2, 4 und 5 sind richtig
E) 1-5, alle sind richtig

Frage 809
Die richtige Definition eines Abszesses lautet:

A) Ansammlung von Eiter im Interstitium.
B) Ansammlung von Eiter in Lymphgefäßen.
C) Ansammlung von Eiter in einem vorgebildeten Gewebehohlraum.
D) Ansammlung von Eiter in einem nicht vorgebildeten Gewebehohlraum.
E) Ansammlung von Eiter im Blutkreislauf.

Frage 810
Bei welchen der folgenden Infektionskrankheiten bilden sich Exantheme?

1) Windpocken
2) Masern
3) Kinderlähmung
4) Mumps

A) nur 1 und 2 sind richtig
B) nur 2 und 3 sind richtig
C) nur 2 und 4 sind richtig
D) nur 3 und 4 sind richtig
E) nur 1, 2 und 3 sind richtig

Frage 811
Frühsymptom einer schwerwiegenden Verbrennung ist:

A) Eine Polydipsie
B) Ein hypovolämischer Schock
C) Eine arterielle Hypertonie
D) Eine Hyperthermie
E) Ein erhöhter zentraler Venendruck

Frage 812
Die Primärversorgung am Unfallort bei großflächigen Verbrennungen II. und III. Grades besteht aus:

1) Metallinefolie
2) Wunddesinfektion
3) Entfernen von eingebrannten Fremdkörpern.
4) Brandsalbe
5) Steriler, trockener Abdeckung

A) nur 1 ist richtig
B) nur 3 ist richtig
C) nur 5 ist richtig
D) nur 1 und 5 sind richtig
E) nur 2 und 4 sind richtig

Frage 813
Sofortmaßnahmen unmittelbar nach dem Eintreten einer Verbrennung sind?

1) Abdecken der Brandwunde mit handelsüblichen Brandbinden.
2) Legen eines intravenösen Zugangs
3) Kühlung mit fließendem kaltem Wasser.
4) Ev. Schmerzmittel verabreichen
5) Mineralwasser zum Trinken geben, um einen hypovolämischen Schock zu verhindern.

A) nur 3 ist richtig
B) nur 4 ist richtig
C) nur 2 und 3 sind richtig
D) nur 2, 3 und 4 sind richtig
E) 1-5, alle sind richtig

Frage 814
Für die Behandlung mit kaltem Wasser als Primärmaßnahme bei Verbrennungen gilt/gelten folgende Aussage(n):

1) Es darf nur destilliertes Wasser verwendet werden.
2) Sie wird angewendet, um Folgen von thermischen Schäden zu minimieren.
3) Es sollte mindestens 10°C kaltes Wasser verwendet werden.

A) nur 1 ist richtig
B) nur 2 ist richtig
C) nur 1 und 2 sind richtig
D) nur 2 und 3 sind richtig
E) 1-3, alle sind richtig

Frage 815
In einer Großküche verbrennt sich ein Azubi den linken Arm mit kochendem Wasser. Welche Erstversorgungsmaßnahmen ist am sinnvollsten?

A) Auftragen einer Brandsalbe und Wundverband mit steriler Kompresse.
B) Wundverband mit steriler Kompresse und stabile Seitenlage.
C) Kühlung mit Eiswasser und Schocklagerung.
D) Kühlung mit Wasser von etwa 15-20°C und anschließender steriler Wundabdeckung.
E) Überwachung des Bewusstseins ohne weitere Maßnahmen.

Frage 816
Ein 3-jähriges Mädchen hat sich mit heißer Milch den Oberkörper verbrüht und dabei Verbrennungen II. Grades erlitten. Die Erstversorgung besteht aus:

A) Trockenlegen der Wunde mit Puder.
B) Die Wunde mit Eiweiß bedecken
C) Kühlen mit ca. 20°C kaltem Wasser.
D) Anlegen eines Wundverbandes
E) Versorgen der Wunde mit Brandsalbe

Frage 817
Die Desinfektion der Haut sollte stattfinden vor einer:

1) Akupunktur
2) Operation
3) Injektion
4) Blutabnahme

A) nur 1 ist richtig
B) nur 1 und 3 sind richtig
C) nur 2 und 3 sind richtig
D) nur 1, 2 und 3 sind richtig
E) 1-4, alle sind richtig

Frage 818
Das Basaliom ist ein maligner Tumor der Haut mit schlechter Prognose
weil
es ein schnelles infiltrierendes Wachstum zeigt und sehr früh metastasiert.

A) Aussage 1 richtig, Aussage 2 richtig, Verknüpfung richtig
B) Aussage 1 richtig, Aussage 2 richtig, Verknüpfung falsch
C) Aussage 1 richtig, Aussage 2 falsch
D) Aussage 1 falsch, Aussage 2 richtig
E) Aussage 1 falsch, Aussage 2 falsch

Frage 819
Welche der folgenden Zeichen sind für die Psoriasis charakteristisch?

1) Weißliche, nicht wegwischbare Beläge der Schleimhäute.
2) Bevorzugtes Auftreten: Behaarte Kopfhaut, Knie und Ellenbogen.
3) Sie kann mit einer Arthropathie einhergehen.
4) Sie zeigt scharf begrenzte erythematöse und juckende Herde, mit silbriggrauer Schuppung.

A) nur 1 ist richtig
B) nur 3 und 4 sind richtig
C) nur 1, 3 und 4 sind richtig
D) nur 2, 3 und 4 sind richtig
E) 1-4, alle sind richtig

Frage 820
Die Nesselsucht kann hervorgerufen werden durch:

1) Insektengift
2) Medikamente
3) Nahrungsmittel
4) Kontaktreiz
5) Kältereiz

A) nur 1 und 3 sind richtig
B) nur 2 und 3 sind richtig
C) nur 2, 3 und 5 sind richtig
D) nur 1, 2, 3 und 5 sind richtig
E) 1-5, alle sind richtig

Frage 821
Richtige Aussage(n) über den Furunkel ist/sind:

1) Er ist eine schmerzhafte, tief sitzende knotige Entzündung mit zentralem Eiterpfropf.
2) Bei Lokalisation oberhalb der Lippenlinie, kann es aufgrund der venösen Verbindung ins Schädelinnere zu einer Enzephalitis kommen.
3) Die Entzündung wird durch Staphylokokken verursacht.
4) Die Bildung von Furunkeln wird durch ein geschwächtes Immunsystem begünstigt.
5) Bei Lokalisation oberhalb der Lippenlinie, kann als Komplikation eine Sinus-cavernosus-Thrombose entstehen.

A) nur 1 ist richtig
B) nur 2 und 4 sind richtig
C) nur 3, 4 und 5 sind richtig
D) nur 1, 2 und 3 sind richtig
E) 1-5, alle sind richtig

Frage 822
Nicht zutreffend für das Masernexanthem ist:

A) Sein Ursprung liegt hinter den Ohren.
B) Es hat ein makulopapulöses Erscheinungsbild.
C) Es ist ein konfluierendes Exanthem.
D) Das Fieber fällt bei Ausbreitung des Exanthems.
E) Es mündet in eine feine Schuppung.

Frage 823
Welche Morphologie und Symptome zeigt die Urtica?

A) Flüchtige, umschriebene, beetartige Erhebung der Haut durch ein Ödem mit Juckreiz.
B) Über dem Hautniveau liegendes, bis 1 cm großes Knötchen.
C) Veränderung der Hautfarbe, ohne Veränderung des Hautniveaus.
D) Mit Flüssigkeit gefülltes subepidermales Bläschen.
E) Mit Eiter gefüllter Hohlraum, meist intraepidermal lokalisiert.

Frage 824
In Ihrer Praxis ist ein Patient mit Fieber und Schüttelfrost. Bei der klinischen Untersuchung finden Sie rechts druckschmerzhafte Inguinal-Lymphknoten, eine flächenhafte Rötung und Schwellung am rechten Unterschenkel und einen massiven Fusspilz. Welche Diagnose stellen Sie?

A) Tiefe Beinvenenthrombose
B) Erysipel
C) Erysipeloid
D) Erythrasma
E) Toxin-Schock Syndrom

Frage 825
Typische Kennzeichen des Caput medusae ist/sind:

A) Elastische Eindrückbarkeit des Schädels aufgrund unvollständiger Verknöcherung.
B) Blaurötliche Hautdehnungsstreifen am Bauch.
C) Abflachung des Hinterhauptlappens und Vorspringen des Stirnbeinlappens.
D) Pathologische, makroskopisch sichtbare Erweiterung der subkutanen Bauchvenen.
E) Multiple flächenhafte Hautblutungen und Keloide der Bauchhaut.

Frage 826
Welche der folgenden Aussagen zum Dermographismus ist falsch?

A) Ursache des Dermographismus ruber ist eine Erweiterung von Hautgefäßen.
B) Neurovegetative Dysregulationen können mit dem Dermographismus überprüft werden.
C) Durch Bestreichen der Haut mit einem Stift lässt sich der Dermographismus prüfen.
D) Der Dermographismus albus zeigt sich durch Auftreten von Striae distensae.
E) An atopischer Diathese erkrankte Menschen können auffällige Dermographismus-Befunde haben.

Frage 827
Mit welcher pathophysiologischen Veränderung ist nach einer schweren Verbrennung nicht zu rechnen?

A) Volumenmangel
B) Vasokonstriktion der Kapazitätsgefäße
C) Hämatokritabfall
D) Erhöhte Kapillarpermeabilität
E) Ödeme in den verbrannten Hautbereichen.

Frage 828
Welches der folgenden Viren ist für die Stomatitis aphthosa verantwortlich?

A) Herpes-simplex-Virus Typ 1 (HSV 1)
B) Epstein-Barr-Virus
C) Cytomegalie-Virus
D) Varicella-Zoster-Virus
E) Coxsackie-Virus-B5

Frage 829
Sie wollen bei Ihrer Patientin in der Krankenakte eine Hautveränderung notieren.
Es handelt sich um eine im Hautniveau liegende Verfärbung.
Welche Termini sind fachlich richtig?
(Wählen Sie 2 Antworten!)

A) Makula
B) Primäreffloreszenz
C) Sekundäreffloreszenz
D) Papula
E) Cicatrix

Frage 830
Ein Bauarbeiter erkrankt immer wieder an Basaliomen der Rumpfhaut.
Er war früher im Erzbergbau tätig.
Welcher der folgenden Stoffe kann aufgrund beruflicher Exposition für die multiplen Basaliome verantwortlich sein?

A) Molybdän
B) Arsen
C) Blei
D) Chrom
E) Nickel

Frage 831
Ein Patient klagt über plötzlich aufgetretene stark juckende Hautveränderungen. Sie finden am ganzen Körper, vor allem an Hals und Armen scharf umschriebene, flach über das Hautniveau erhabene, hellrote und stark juckende Effloreszenzen. Welcher Begriff würde diese Hauterscheinung am besten beschreiben?

A) Makula
B) Papula
C) Vesicula
D) Urtika
E) Squama

Frage 832
Welche der folgenden klinischen Zeichen finden sich bei einer Schuppenflechte (Psoriasis)?
(Wählen Sie 3 Antworten!)

A) Kerzen-Phänomen
B) Phänomen des letzten Häutchens
C) Bell-Phänomen
D) Phänomen des blutigen Taus (Auspitz-Phänomen)
E) Argyll-Robertson-Phänomen

Frage 833
Ein 9-jähriger Junge hat sich beim Teekochen mit heißem Wasser verbrüht.
Er hat zweitgradige Verbrennungen im Gesicht, am vorderen Rumpf, an beiden Unterarmen und an beiden Händen
Wie viel Prozent der Körperoberfläche sind von den Verbrühungen betroffen?

A) ca. 10-15 %
B) weniger als 20 %
C) zwischen 25 % und 40 %
D) zwischen 45 % und 55 %
E) mehr als 55 %

GYNÄKOLOGIE, UROLOGIE (AP, PATHO)

Frage 834

Was versteht man unter den Begriff „Adnexe“?

A) Gebärmutterhals und Scheide
B) Die sekundären Geschlechtsmerkmale
C) Eierstöcke und Eileiter
D) Eileiter und Gebärmutter
E) Eierststöcke, Eileiter und Gebärmutter

Frage 835

Sekundäre Geschlechtsmerkmale sind:

1) Körperbehaarung
2) Bart
3) Nebenhoden
4) Prostata
5) Tiefe Stimme

A) nur 1 und 2 sind richtig
B) nur 2 und 5 sind richtig
C) nur 1, 2 und 5 sind richtig
D) nur 2, 3 und 4 sind richtig
E) nur 1, 2, 3 und 5 sind richtig

Frage 836

Welchen Zeitraum der Pubertät umfasst die Pubarche?

A) Das Auftreten der ersten Menstruation.
B) Den Beginn des Wachstums der Schamhaare.
C) Allmähliche Entwicklung der weiblichen Brustwarze.
D) Den maximalen Wachstumsschub der Pubertät.
E) Größenwachstum und Geschlechtsreifung des Hodens.

Frage 837

Welche Vorgänge finden in der zweiten Hälfte des Menstruationszyklus statt?

1) Anstieg des Gelbkörperhormons
2) Follikelreifung
3) Vorbereitung des Organismus auf eine ev. Schwangerschaft.
4) Anstieg der Basaltemperatur
5) Gelbkörperbildung

A) nur 1, 2 und 4 sind richtig
B) nur 1, 2 und 5 sind richtig
C) nur 2, 4 und 5 sind richtig
D) nur 1, 3, 4 und 5 sind richtig
E) 1-5, alle sind richtig

Frage 838

Was versteht man unter dem „Corpus luteum“ (Gelbkörper)?

A) Den sprungreifen tertiären Follikel (Graaf-Follikel).
B) Den gesprungenen Tertiärfollikel der v.a. das Gelbkörperhormon produziert.
C) Die vernarbte Ovaroberfläche.
D) Der Uterus nach Einnistung der Blastozyste.
E) Die befruchtete Oozyte (Eizelle)

Frage 839

Welches der folgenden Hormone bewirkt den Anstieg der Basaltemperatur in der zweiten Zyklushälfte?

A) Der Anstieg des Progesteron
B) Der Anstieg des FSH
C) Der Anstieg des Prolaktin
D) Der Anstieg des Östrogen
E) Der Anstieg des LH

Frage 840
Welchen Zeitraum der Pubertät umfasst die Thelarche?

A) Das Auftreten der ersten Menstruation.
B) Den Beginn des Wachstums der Schamhaare.
C) Die allmähliche Entwicklung der Brustdrüse und Brustwarze.
D) Den Zeitraum der Follikelreifung
E) Den Zeitraum des maximalen Längenwachstums der Pubertät.

Frage 841
Welche der folgenden Aussagen zum Mammakarzinom ist nicht richtig?

A) 1% aller Mammakarzinome treten bei Männern auf.
B) Es sind alle Quadranten der Brustdrüse gleich häufig betroffen.
C) Die Einziehung einer Mamille und die sog. Apfelsinenhaut können sichtbare Zeichen eines Karzinoms sein.
D) Brustkrebs ist der häufigste maligne Tumor der Frau.
E) Häufigstes Vorkommen zwischen 40. und 70. Lebensjahr.

Frage 842
Wo trifft man auf den Begriff des „Ping-Pong-Effekts“?

A) Bei den Kinderkrankheiten
B) Bei den Geschlechtskrankheiten
C) Bei den Pilzerkrankungen
D) Bei Erkrankungen des rheumatischen Formenkreises.
E) Bei den bakteriellen Infektionskrankheiten

Frage 843
Typische Kennzeichen des Mammakarzinoms ist/sind:

1) Es bildet sehr früh Metastasen
2) Die axillären Lymphknoten sind häufig von Metastasierungen betroffen
3) Es ist der häufigste maligne Tumor der Frau
4) Es tritt meist zwischen dem 60. und 70. Lebensjahr auf.
5) Blutiges Sekret aus der Brustwarze zählt zu den häufigen Frühsymptomen.

A) nur 1 ist richtig
B) nur 1 und 2 sind richtig
C) nur 2 und 3 sind richtig
D) nur 1, 2 und 3 sind richtig
E) nur 1, 3, 4 und 5 sind richtig

Frage 844
Welches der folgenden Symptome eines noch nicht diagnostizierten Ovarialkarzinoms veranlasst eine Frau, den Arzt aufzusuchen?

A) Akutes Abdomen
B) Eine Auftreibung des Abdomens
C) Blutungen nach der Menopause
D) Starke Schmerzen in der Blasenregion
E) Vergrößerte Inguinallymphknoten.

Frage 845
Welches der folgenden Symptome weist am wenigsten auf ein Mammakarzinom hin?

A) Tastbare axilläre Lymphknoten
B) Wenig verschieblicher und tastbarer Knoten in der Brust.
C) Brustziehen vor der Regelblutung.
D) Einseitige Brustwarzeneinziehung.
E) Flächenhafte Hautrötung der Mamma.

Frage 846

Typisches Kennzeichen des Vena-cava-Syndroms in der Schwangerschaft ist:

A) Sodbrennen
B) Flimmern vor den Augen, Ohrensausen, Kopfschmerz.
C) Arterielle Hypertonie.
D) Gesteigertes Herzminutenvolumen
E) Besserung beim Aufrichten oder in linker Seitenlage.

Frage 847

Zeichen eines Zervixkarzinoms können sein:

1) Kontaktblutungen nach dem Geschlechtsverkehr.
2) Zyklusunabhängige Schmierblutungen
3) Brauner Ausfluss
4) Postmenopausale Blutungen
5) Eine hochgradige Zellveränderung im Zervix-Abstrich.

A) nur 1, 3 und 4 sind richtig
B) nur 2, 3 und 5 sind richtig
C) nur 1, 2, 3 u. 4 sind richtig
D) nur 2, 3, 4 u. 5 sind richtig
E) 1-5, alle sind richtig

Frage 848

Eine 25jährige Frau wird notfallmäßig aufgenommen. Ihre Hauptsymptome sind zunehmender Spannungsschmerz im rechten Unterbauch und Schmerzen in der Regio rectalis. Anamnestisch gibt die Patientin Schwindelanfälle und Schmierblutungen in den letzten Tagen an.
Ihre letzte Menstruation war vor ca. 6 Wochen. In der klinischen Untersuchung zeigt sich: Temperatur und BSG normwertig, RR 95/65, Puls 115 und eine Abwehrspannung und Auftreibung im rechten Unterbauch.
Wie lautet Ihre Diagnose?

A) Cholelithiasis (Gallensteinleiden)
B) Tubarabort
C) Divertikulitis
D) Akute Appendizitis
E) Zystitis

Frage 849

Eine Dysmenorrhoe ist:

A) eine Schmierblutung während der Schwangerschaft.
B) eine schmerzhafte Menstruation.
C) eine menstruationsähnliche Blutung ohne Eisprung.
D) eine kurz dauernde Blutung zur Zyklusmitte.
E) ein Ausbleiben der Menstruation.

Frage 850

Bei einer Fetopathie erfolgt die Schädigung des ungeborenen Kindes:

A) bei der Imprägnation (Eindringen des Spermiums in das Ei).
B) in der 1. – 3. Woche post conceptionem.
C) vor Abschluss der Organogenese.
D) in der Zeit der Organogenese.
E) nach Abschluss der Organogenese.

Frage 851

Wie viele Wochen dauert eine normale Schwangerschaft?

A) 32
B) 36
C) 40
D) 44
E) 48

Frage 852
Kein Brustkrebsrisikofaktor ist/sind:

A) Mehrere Geburten und häufiges Stillen
B) Familiäre Belastung
C) Adipositas
D) Proliferierende Formen der Mastopathie
E) Frühe Menarche

Frage 853
Welches Kriterium entspricht der Definition der WHO für Frühgeborene?

A) Kinder mit einem Geburtsgewicht unter 2800 g.
B) Kinder mit einem Kopfumfang unter 34 cm
C) Kinder mit einer Geburtslänge unter 45 cm
D) Geburt im Zeitraum von der 22. bis zur vollendeten 36. Schwangerschaftswoche.
E) Lanugobehaarung an Rücken und Schulter.

Frage 854
Welches der folgenden Symptome ist nicht typisch bei einer Endometriose?

A) Dysmenorrhoe
B) Kohabitationsschmerzen
C) Kreuzschmerzen
D) Amenorrhoe
E) Verstärkte, verlängerte Menstruation.

Frage 855
Notfallmäßig wird eine 30jährige Frau aufgenommen. Sie ist während eines Spaziergangs über einen Bach gesprungen und unmittelbar danach haben heftige linksssseitige Peritonealschmerzen eingesetzt. In der Anamnese gibt Sie an, schon einige Wochen leichte Schmerzen im Unterbauch zu verspüren, die mit einer Zunahme des Bauchumfanges einhergingen. Ihre letzte Menstruation war vor drei Wochen. Welche Diagnose ist am wahrscheinlichsten?

A) Abort
B) Amenorrhoe
C) Stieldrehung eines Ovarialtumors
D) Tubargravidität
E) Endometriumkarzinom

Frage 856
Die adäquate Empfehlung für eine Schwangere im ersten Trimenon, die gegen Röteln nicht immunisiert ist und Kontakt mit dem Virus hatte, ist:

A) Eine sofortige aktive Rötelnschutzimpfung.
B) Eine sofortige passive Rötelnschutzimpfung.
C) Eine sofortige passiv-aktive Kombinationsimpfung.
D) Eine rein serologische Verlaufskontrolle und bei Eintreten einer Infektion die Durchführung einer Pränataldiagnostik.
E) Sofortige Durchführung einer antiviralen Therapie.

Frage 857
Kein Symptom einer Hodentorsion ist:

A) Plötzlich auftretender, heftiger Hodenschmerz.
B) Skrotalödem
C) Schmerzausstrahlung in den Unterbauch
D) Fehlender Kremasterreflex.
E) Eiter und Bakterien im Urin.

Frage 858
Ein 13-jähriger Junge erleidet während eines Basketballspiels ohne jegliche Fremdeinwirkung plötzliche, heftigste Schmerzen im rechten Hoden und in der Inguinalregion, die von Übelkeit und Erbrechen begleitet sind.

Auslöser dieser Beschwerden ist eine:

A) Orchitis
B) Varikozele
C) Spermatozystis
D) Samenstrangtorsion
E) Leistenhernie

Frage 859
Im Frühstadium ist ein Prostatakarzinom:

A) normalerweise asymptomatisch.
B) gekennzeichnet durch häufiges, jedoch geringes- und vermehrtes nächtliches Harnlassen.
C) charakterisiert durch verminderten Harnstrahl.
D) in über 70% der Fälle verbunden mit Kreuzschmerzen.
E) gekennzeichnet durch Ischuria paradoxa.

Frage 860
Ein 26-jähriger Patient kommt in Ihre Praxis. Er leidet an einer massiven Schwellung des Skrotums verbunden mit starken Schmerzen und hohem Fieber. In der Anamnese gibt er eine druckempfindliche Schwellung der linken Ohrspeicheldrüse vor ca. einer Woche an. Er hat keine Beschwerden bei der Harnentleerung. Welche Diagnose stellen Sie?

A) Primär bakterielle Nebenhodenentzündung
B) Hydatidentorsion
C) Samenstrangtorsion
D) Mumpsorchitis
E) Primär bakterielle Hodenentzündung

Frage 861
Welche der folgenden Aussagen zur benignen Prostatahyperplasie ist nicht richtig?

A) Sie beginnt in der zentralen Zone, die die Harnröhre umgibt.
B) Sie ist der Ursprung von Prostatakarzinomem.
C) Sie kann zu einem lebensbedrohlichen Harnrückstau in die Niere führen.
D) Sie schafft begünstigende Faktoren für Harnwegsinfekte.
E) Sie zählt zu den häufigen Erkrankungen ab dem 50. Lebensjahr.

Frage 862
Zu den häufigsten Ursachen von Blasenentleerungsstörungen bei Männern ab dem 50. Lebensjahr zählt/zählen:

A) eine Entzündungen der Prostata.
B) das Prostatakarzinom.
C) akute Harnwegsinfektionen mit E. coli.
D) die benigne Prostatahyperplasie.
E) eine Balkenblase.

Frage 863
Welches der folgenden Symptome eines noch nicht diagnostizierten Blasenkrebses ist meist Anlass für Patienten, einen Arzt aufzusuchen?

A) Flankenschmerz
B) Schmerzen im Nierenbecken
C) Vermehrter nächtlicher Harndrang
D) Schmerzlose Makrohämaturie
E) Harnverhaltung

Frage 864

Eine falsche Aussage zum Maldescensus testis (Störung des „Hodenabstiegs“) ist:

A) Er kann zur Infertilität führen.
B) Er sollte bis zum 2. Lebensjahr medikamentös oder chirurgisch behoben werden.
C) Er kann zu einem Kryptorchismus führen.
D) Er ist mit einer erhöhten Tumorbildung verbunden.
E) Bei der Geburt liegen die Hoden noch im Leistenkanal und wandern im Laufe des 1. Lebensjahres ins Skrotum.

Frage 865

Eine 29-jährige Grundschullehrerin kommt sichtlich beunruhigt zu Ihnen in die Praxis.
Sie wisse durch einen positiv ausgefallenen Schwangerschaftstest seit heute, dass sie im ersten Monat schwanger sei.
Sie hätte noch keine Röteln gehabt und sei auch nicht gegen Röteln geimpft.
Ein Rötelnantikörpertiter sein nie bestimmt worden. In der Schule wären in den letzten Tagen Schüler an Röteln erkrankt.
Welche Vorgehensweise halten Sie für angebracht.

A) Sie beglückwünschen die werdende Mutter und beruhigen die Mutter, da eine Rötelninfektion bei Erwachsenen normalerweise keine bleibenden Schäden hinterlässt.
B) Sie raten der Patientin zu einer vom Hausarzt durchzuführenden aktiven Impfung zu Beginn des zweiten Trimenons (4. Monat)
C) Sie raten der Patientin zu einer vom Hausarzt durchzuführenden passiven Impfung zu Beginn des zweiten Trimenons (4. Monat)
D) Sie raten der Patientin zu einer vom Hausarzt oder Gynäkologen durchzuführenden sofortigen aktiven und passiven Impfung.
E) Sie halten keine der hier vorgeschlagenen Vorgehensweisen für angebracht.

Frage 866

Ein 68-jähriger Patient kommt zu einem Gesundheitscheck in ihre Praxis.
Bei der rektal-digitalen Austastung fällt eine derbe, schmerzlos vergrößerte Prostata auf. Symptome im Sinne einer benignen Prostatahyperplasie (z.B. Miktionsprobleme) werden verneint.
Der Patient gibt jedoch an, aufgrund solcher Probleme vor 5 Jahren - durch die Harnröhre hindurch - an der Prostata operiert worden zu sein (transurethrale Prostataresektion = TUR-P).
Der von Ihnen abgenommene PSA-Wert ist mit 13 ng/mL (normal: < 4 ng/mL) erhöht.
Welche Diagnose stellen Sie?

A) Rezidivierende benigne Prostatahyperplasie
B) Narbenrestgewebe nach Prostataresektion
C) Prostatakarzinom (trotz vorhergehender TUR-P)
D) chronische Prostatitis
E) Normalbefund nach TUR-P

Frage 867
Varikozele:
Welche Aussagen sind richtig?
(Wählen Sie 2 Aussagen!)

A) Sie dient als Umgehungskreislauf bei Leberzirrhose.
B) Es handelt sich um erweiterte und geschlängelte Venen im Hodensack (Skrotum)
C) Sie kann Ursache für eine Infertilität (Unfruchtbarkeit) des Mannes sein.
D) Sie ist eine Präkanzerose.
E) Sie ist nur sonographisch bzw. angiographisch nachweisbar.

Frage 868
Welche anatomisch-topographische Angabe zur Lage des Uterus im kleinen Becken ist richtig?

A) Anteversio – Retroflexio
B) Retroflexio – Retroversio
C) Anteversio – Anteflexio
D) Anteflexio – Anteversio
E) Abduktion – Pronation

Frage 869
Welche Antworten sind richtig?
(Wählen Sie 2 Antworten!)

A) Während der Lutealphase des Menstruationszyklus liegt die Basaltemperatur höher als in der Follikelphase
B) produziert der Gelbkörper Progesteron
C) kommt es zum Eisprung (Ovulation)
D) erreicht der LH-Wert im Plasma seinen Höchststand
E) reift im Follikel das Ei heran.

Frage 870
Prostatakarzinom:
Welche Aussagen sind richtig?
(Wählen Sie 3 Aussagen!)

A) Es geht von der Außendrüse der Prostata aus.
B) Es metastasiert häufig ins Skelettsystem
C) Es entsteht auf dem Boden einer benignen Prostatahyperplasie
D) Es ist der häufigste bösartige Tumor des Mannes.
E) Das Erkrankungsalter liegt in der Regel vor dem 55. Lebensjahr.

Frage 871
In welcher zeitlichen Reihenfolge treten die genannten Pubertätsmerkmale bei Mädchen in der Regel auf?

A) Pubarche – Thelarche – Menarche
B) Menarche – Thelarche – Pubarche
C) Thelarche – Pubarche – Menarche
D) Pubarche – Menarche – Thelarche
E) Thelarche – Menarche – Pubarche

LABOR

Frage 872

Richtige Aussagen zu Funktion und Einteilung von Enzymen sind:

1) Sie injizieren und beschleunigen chemische Reaktionen im menschlichen Körper.
2) Sie funktionieren wie Biokatalysatoren.
3) Sie werden im Zuge von chemischen Reaktionen verbraucht.
4) Sie zählen zu den Hormonen.

A) nur 1 und 2 sind richtig
B) nur 1 und 4 sind richtig
C) nur 2 und 3 sind richtig
D) nur 3 und 4 sind richtig
E) nur 1, 2 und 4 sind richtig

Frage 873

Im Blutkreislauf des Gesunden befinden sich keine:

A) T-Lymphozyten
B) Retikulozyten
C) Basophile Granulozyten
D) Plasmazellen
E) Monozyten

Frage 874

Die physiologische Erythrozytenkonzentration des Erwachsenen liegt bei:

A) 2,0 Millionen/µl
B) 2,5 Millionen/µl
C) 3,0 Millionen/µl
D) 3,5 Millionen/µl
E) 5,0 Millionen/µl

Frage 875

Welche der folgenden Aussagen ist nicht richtig?

A) Die Granulozyten machen 40 – 75% der Leukozyten aus.
B) Erythropoetin wird in der Niere gebildet und dient als Wachstumsfaktor für die Bildung der Erythrozyten während der Hämatopoese.
C) Die Hauptaufgabe der Lymphozyten ist die Erkennung von Fremdstoffen wie, Bakterien und Viren.
D) Eine Basophilie entsteht bei Parasitenbefall und allergischen Reaktionen.
E) Die neutrophilen Granulozyten sind Bestandteil des angeborenen, unspezifischen Abwehrsystems.

Frage 876

Welches Verhältnis wird durch den Hämatokrit beschrieben?

A) Das Verhältnis von Zellvolumen zu Blutvolumen.
B) Das Verhältnis von Erythrozyten zu Retikulozyten im venösen Blut.
C) .Das Verhältnis von Zellgewicht zu Plasmagewicht
D) Das Verhältnis von Zellvolumen zu Plasmavolumen
E) Das Verhältnis von Erythrozyten zu neutrophilen Granulozyten im venösen Blut.

Frage 877

Blut der Blutgruppe AB besitzt folgende Serumeigenschaften:

A) Anti A
B) Anti B
C) Keine Serumantikörper
D) Anti A und Anti B
E) Alle Aussagen falsch.

Frage 878
Eine richtige Aussage ist:

A) Die Monozyten machen 50% der Leukozyten aus.
B) B-Lymphozyten sind zur Phagozytose befähigt.
C) Alle Blutkörperchen entspringen einer gemeinsamen pluripotenten Stammzelle.
D) Die Monozyten sind Vorläuferzellen der Mikrophagen.
E) Myeloblasten können physiologisch in geringer Anzahl im Blut auftreten.

Frage 879
Die Erythrozyten welcher Blutgruppe agglutinieren im Serum der Blutgruppe 0?

1) Blutgruppe A
2) Blutgruppe B
3) Blutgruppe AB

A) 1-3, alle sind falsch
B) nur 3 ist richtig
C) 1 und 3 sind richtig
D) 2 und 3 sind richtig
E) 1-3, alle sind richtig

Frage 880
Eine Linksverschiebung des Blutbildes ist gegeben bei:

1) Einer Übersegmentierung der eosinophilen Granulozyten
2) Einer Übersegmentierung der basophilen Granulozyten
3) Einer Vermehrung der stabkernigen neutrophilen Granulozyten
4) Manchen bakteriellen Infektionen.

A) nur 1 ist richtig
B) nur 1 und 4 sind richtig
C) nur 3 und 4 sind richtig
D) nur 1, 2 und 3 sind richtig
E) nur 2, 3 und 4 sind richtig

Frage 881
Ein Plasmaalbumin-Mangel entsteht nicht aufgrund einer/eines:

A) Proteinmangelernährung
B) Synthesestörungen im lymphoretikulären Gewebe.
C) Schweren Leberschadens
D) Exsudativen Enteropathie.
E) Großflächigen Verbrennung.

Frage 882
Eine Verlängerung der Blutgerinnungszeit kann hervorgerufen werden durch eine:

A) Erkrankung der Leber
B) Splenektomie
C) Thrombozytose
D) Gastritis
E) Thrombopenie

Frage 883
Für die Bestimmung der Blutsenkungsgeschwindigkeit nach WESTERGREN wird benötigt:

1) 1,6 ml Blut aus der A. radialis
2) Ein senkrecht stehendes Glas- oder Kunststoffröhrchen.
3) Eine Zentrifuge
4) 0,4 ml Kochsalzlösung (NaCl)
5) Zwei Stunden Zeit

A) nur 2 ist richtig
B) nur 2 und 5 sind richtig
C) nur 1, 2 und 5 sind richtig
D) nur 2, 3 und 5 sind richtig
E) nur 2, 4 und 5 sind richtig

Frage 884
Was braucht man für die Bestimmung der BSG nach WESTERGREN nicht?

A) 0,4 ml 3,8 % Natriumzitratlösung
B) Ein senkrecht stehendes Glas- oder Kunststoffröhrchen.
C) Ein Mikroskop
D) 1,6 ml Venenblut
E) 2 Stunden Zeit

Frage 885
Wie wirkt sich ein Folsäure- oder Vitamin-B-12 Mangel auf das hämatologische Bild nicht aus?

A) Verminderte Retikulozytenzahl
B) Makrozytäre Anämie
C) Herabgesetzte Hb-Konzentration im Blut
D) Verminderter Hb-Gehalt der einzelnen Erythrozyten.
E) Herabgesetzte Erythrozytenzahl.

Frage 886
Zeichen einer hypochromen Anämie ist:

A) Normaler Hb-Gehalt, jedoch erniedrigte Erythrozytenzahl.
B) Verminderter Hämoglobingehalt, bei erniedrigter bis normaler Erythrozytenzahl.
C) Verminderte Sauerstoffsättigung des Hämoglobins bei normaler Erythrozytenzahl
D) Erhöhter Hämoglobingehalt der einzelnen Erythrozyten bei verminderter Erythrozytenzahl.
E) Verminderte Erythrozytenzahl und verminderter Hämoglobingehalt.

Frage 887
Bei welcher der folgenden pathologischen Veränderungen ist nicht mit einer Leukopenie zu rechnen?

A) Typhusinfektionen
B) Masern
C) Bei toxischer Schädigung des Knochenmarks (z.B. durch Benzol)
D) Bei akutem Blutverlust.
E) Medikamentenallergie (z.B. durch Chloramphenicol)

Frage 888
Eine Leukopenie kann/können hervorrufen:

1) Myokardinfarkt
2) Virusinfektionen
3) Schwere körperliche Arbeit
4) Miliartuberkulose

A) 1-4, alle sind falsch
B) nur 4 ist richtig
C) nur 2 und 4 sind richtig
D) nur 1, 2 und 3 sind richtig
E) 1-4, alle sind richtig

Frage 889
In welcher Form verändern sich Hämoglobin und Erythrozyten bei der Eisenmangelanämie?

A) Erythrozytenzahl und Hämoglobin vermindert.
B) Erythrozytenzahl und Hämoglobin erhöht.
C) Erythrozytenzahl vermindert und Hämoglobin erhöht.
D) Erythrozytenzahl erhöht und Hämoglobin vermindert,
E) Es bilden sich makrozytäre, hyperchrome Erythrozyten.

Frage 890
Eine Erhöhung der Plasmaprotein-konzentration kann hervorgerufen werden durch eine:

1) Dehydratation
2) Glomerulonephritis
3) Monoklonale Gammopathie (z.B. M. Waldenström)

A) 1-3, keine ist richtig
B) nur 1 und 2 sind richtig
C) nur 1 und 3 sind richtig
D) nur 2 und 3 sind richtig
E) 1-3, alle sind richtig

Frage 891
Welche der folgenden Zustände können Ursache einer Eosinophilie sein?

1) Rekonvaleszenzphase nach einer bakteriellen Infektion.
2) Heuschnupfen
3) Wurmbefall
4) Nebennierenrindeninsuffizienz

A) nur 1 und 2 sind richtig
B) nur 2 und 3 sind richtig
C) nur 1, 2 und 3 sind richtig
D) nur 1, 3 und 4 sind richtig
E) 1-4, alle sind richtig

Frage 892
Was führt nicht zu einer Leukozytose?

A) Appendizitis
B) Morbus Cushing
C) Hypersplenismus
D) Lymphatische Leukämie
E) Akute Blutverluste

Frage 893
Die Erhöhung der Kreatinkinase-Aktivität (CK) im Plasma oder Serum,

1) wird aussagekräftiger, wenn zusätzlich das Isoenzym CK-MB (Myokardtyp) bestimmt wird.
2) kommt bei einer Myositis vor.
3) kann bei intensivem Krafttraining auftreten.
4) ist noch eine Woche nach einem Herzinfarkt nachweisbar.

A) nur 1 und 2 sind richtig
B) nur 2 und 4 sind richtig
C) nur 3 und 4 sind richtig
D) nur 1, 2 und 3 sind richtig
E) 1-4, alle sind richtig

Frage 894
Ein Flüssigkeitsvolumen von 1 ml entspricht bei einer wässrigen Lösung:

A) 10-15 Tropfen
B) 20-25 Tropfen
C) 40-45 Tropfen
D) 50-55 Tropfen
E) 60-75 Tropfen

Frage 895
Welche Zuordnung von Stoffwechselvorgang und seinem Abbauprodukt ist richtig?
Purinstoffwechsel und Harnsäure
Muskelstoffwechsel und Kreatinin
Blutfarbstoffabbau und Bilirubin
Kohlenhydratabbau und Ammoniak
Eiweißstoffwechsel und Harnstoff

A) nur 2 und 3 sind richtig
B) nur 3 und 4 sind richtig
C) nur 1, 2, 3 und 5 sind richtig
D) nur 2, 3, 4 und 5 sind richtig
E) 1-5, alle sind richtig

Frage 896
Auf eine Erkrankung der Leber deuten folgende, in der Harnstix-Untersuchung nachweisbare Substanzen hin:

1) Urobilinogen
2) Bilirubin
3) Leukozyten
4) Glukose
5) Erythrozyten

A) nur 1 und 2 sind richtig
B) nur 1, 2 und 3 sind richtig
C) nur 1, 3 und 4 sind richtig
D) nur 1, 2, 3 und 4 sind richtig
E) 1-5. alle sind richtig

Frage 897
Ein 25-jähriger Mann kommt in Ihre Sprechstunde und klagt über Gliederschmerzen, Schmerzen im Oberbauch und Durchfall. Sein Harn ist dunkel und schäumt. Was ist Ihre Diagnose?

A) Virushepatitis
B) Cholera
C) Typhus
D) Gastroenteritis
E) Nephritis

Frage 898
Aus welchem Grund wird der HbA1c Wert im Blut eines Diabetikers bestimmt?

A) Um noch bestehende Insulinreserven des Pankreas zu ermitteln.
B) Um die momentane Höhe des Blutzuckerspiegels zu kontrollieren.
C) Um den Säure-Basen-Haushalt zu kontrollieren.
D) Um den durchschnittlichen Blutzuckerwert der letzten 6 – 8 Wochen zu bestimmen. (Langzeit-Blutzuckerwert)
E) Um eventuelle Insulinresistenzen zu ermitteln.

Frage 899
Die orale Glukose Intoleranz:

1) kann zur Frühdiagnose eines Diabetes mellitus Typ1 herangezogen werden.
2) kann zur Frühdiagnose eines Diabetes mellitus Typ2 herangezogen werden.
3) kann Hinweis auf eine Hauterkrankung mit Pruritus geben.
4) ist verbunden mit Sensibilitätsstörungen der Nerven, Polydipsie und Polyurie.

A) nur 1 ist richtig
B) nur 1 und 2 sind richtig
C) nur 1, 2 und 3 sind richtig
D) nur 2, 3 und 4 sind richtig
E) 1-4, alle sind richtig

Frage 900
Welcher der folgenden hämatologischen Laborparameter ist bei der Gicht erhöht?

A) Harnstoff
B) Harnsäure
C) Albumin
D) Troponin
E) Rheumafaktor

Frage 901
Typische Symptome der akuten Pyelonephritis sind:

1) Klopf- und Druckschmerz im Bereich des Nierenbeckens.
2) Beinödeme
3) Hämaturie
4) Starke Proteinurie
5) Leukozyturie

A) nur 1 und 5 sind richtig
B) nur 1, 3 und 5 sind richtig
C) nur 1, 2, 3 und 4 sind richtig
D) nur 1, 2, 3 und 5 sind richtig
E) 1-5, alle sind richtig

Frage 902
Auf eine Erkrankung der Niere deuten folgende, in der Harnstix-Untersuchung nachweisbare Substanzen hin.

1) Proteine
2) Leukozyten
3) Nitrit
4) Bilirubin
5) Keton

A) nur 1 und 2 sind richtig
B) nur 1, 2 und 3 sind richtig
C) nur 1, 3 und 4 sind richtig
D) nur 1, 2, 3 und 4 sind richtig
E) 1-5, alle sind richtig

Frage 903
Eine Hämaturie ist zu erwarten bei einem/einer:

1) Blasentumor
2) Nierenzellkarzinom
3) Nierenpapillom
4) Hämorrhagischen Diathese
5) Virushepatitis

A) nur 1 und 2 sind richtig
B) nur 2 und 3 sind richtig
C) nur 1, 3 und 4 sind richtig
D) nur 1, 2, 3 und 4 sind richtig
E) 1-5, alle sind richtig

Frage 904
Urinzylinder im Harnsediment sind typisch für eine:

1) Glomerulonephritis
2) Harnröhrenentzündung
3) Pyelonephritis
4) Blasenentzündung
5) Nierenkolik

A) nur 1 und 3 sind richtig
B) nur 2 und 4 sind richtig
C) nur 1, 2 und 3 sind richtig
D) nur 1, 3, 4, und 5 sind richtig
E) 1-5, alle sind richtig

Frage 905
Welche der folgenden Substanzen finden Sie bei der akuten Glomerulonephritis im Harn?

1) Erythrozyten
2) Ketonkörper
3) Bakterien
4) Proteine
5) Leukozyten

A) nur 1 und 4 sind richtig
B) nur 1, 2 und 3 sind richtig
C) nur 1, 4 und 5 sind richtig
D) nur 2, 3 und 5 sind richtig
E) 1-5, alle sind richtig

Frage 906
Bei welcher der folgenden Erkrankungen rechnen Sie mit einer signifikanten Bakteriurie

1) Nierenbeckenentzündung
2) Glomerulonephritis
3) Harnblasenentzündung
4) Leberentzündung

A) nur 1 und 2 sind richtig
B) nur 1 und 3 sind richtig
C) nur 2 und 4 sind richtig
D) nur 1, 2 und 3 sind richtig
E) 1-4, alle sind richtig

Frage 907
Eine Erythrozyturie kann verursacht werden durch:

1) Störungen der Blutgerinnung
2) Nierensteine
3) Wilms-Tumor
4) Polyzystische Nieren
5) Harnwegsinfektionen

A) nur 1, 2 und 5 sind richtig
B) nur 2, 3 und 4 sind richtig
C) nur 2, 3 und 5 sind richtig
D) nur 1, 3, 4 und 5 sind richtig
E) 1-5, alle sind richtig

Frage 908
Ordnen Sie den Erkrankungen aus Liste 1 die entsprechenden charakteristischen Symptome aus Liste 2 zu.

Liste 1

a. Nephrotisches Syndrom
b. Glomerulonephritis
c. Harnblasenentzündung
d. Diabetes insipidus

Liste 2

1. Hämaturie
2. Proteinurie > 3g/d
3. Polyurie
4. Dysurie

A) a1, b2, c3, d4
B) a2, b1, c4, d3
C) a2, b4, c1, d3
D) a3, b2, c1, d4
E) a4, b1, c2, d3

Frage 909
Wie viele Bakterien müssen im Spontanurin einer Frau nachweisbar sein, um von einer Bakteriurie sprechen zu können?

A) 1.000.000./ml
B) 100.000/ml
C) 10.000/ml
D) 1.000/ml
E) 100/ml

Frage 910
Auf welche der folgenden Krankheiten kann das Auftreten von Erythrozyten im Harnsediment hinweisen?

1) Harnwegsinfektion
2) Schrumpfniere
3) Harnblasentumor
4) Nierenentzündung
5) Verletzung der Harnleiter

A) nur 2 ist richtig
B) nur 1 und 2 sind richtig
C) nur 2 und 3 sind richtig
D) nur 1, 2, 3 und 5 sind richtig
E) nur 1, 3, 4 und 5 sind richtig

Frage 911
Ursache einer? Hyperkaliämie

A) Morbus Addison
B) Cushing Syndrom
C) Schleifendiuretika
D) Abführmittelmissbrauch
E) Erbrechen und Durchfall

Frage 912
Welche der folgenden Aussagen ist nicht richtig?

A) Bei einem akuten Gichtanfall ist der Harnstoff im Blut erhöht.
B) Die Bestimmung der Schilddrüsenhormonwerte T3, T4 und TSH im Blut sind bei Verdacht auf Hyperthyreose sinnvoll.
C) Bei Nephropathien mit reduzierter Leistung des Nierenparenchyms steigen Harnstoff und Kreatinin an.
D) Infolge einer Leberzirrhose kommt es zu einer Verminderung der Albumine.
E) Um eine virale- von einer bakteriellen Infektion unterscheiden zu können, ist die Bestimmung der Leukozytenzahl und das Differenzialblutbild hilfreich.

Frage 913
Wodurch wird das spezifische Gewicht des Harns erhöht?

1) Biergenuss
2) Teegenuss
3) Massives Schwitzen
4) Proteine im Harn

A) nur 4 ist richtig
B) nur 1 und 3 sind richtig
C) nur 3 und 4 sind richtig
D) nur 1, 2 und 3 sind richtig
E) 1-4, alle sind richtig

Frage 914
Mit dem Harnstreifen kann nicht ermittelt werden:

A) pH-Wert des Harn
B) Nitrit im Harn
C) Glukose im Harn
D) Erythrozyten im Harn.
E) Leukozytenzylinder im Harn

Frage 915
Normale Laborwerte des Mannes sind:

1) Kalium: 3,6 - 4,8 mmol/l (3,6 - 4,8 mval)
2) Magnesium: 0,73 - 1,06 mmol/l (1,8 - 2,6 mg/dl)
3) Harnsäure: 214 - 488 µmol/l (3,6 - 8,2 mg/dl)
4) Cholesterin: (Risikogrenze: > 5,2 mmol/l (> 200 mg/dl)
5) Gamma-GT: 6 - 28 U/l

A) nur 1 und 2 sind richtig
B) nur 1, 2 und 4 sind richtig
C) nur 2, 3 und 4 sind richtig
D) nur 1, 2, 4 und 5 sind richtig
E) 1-5, alle sind richtig

Frage 916
Die Harnstoffkonzentration im Serum wird beeinflusst durch die:

1) Nierenfunktion
2) Purinzufuhr
3) Proteinzufuhr
4) Kohlenhydratzufuhr

A) nur 1 ist richtig
B) nur 2 ist richtig
C) nur 1 und 3 sind richtig
D) nur 2 und 4 sind richtig
E) 1-4, alle sind richtig

Frage 917
Welche der folgenden Aussagen ist nicht richtig?

A) Eine Eosinophilie findet sich oft bei parasitären Erkrankungen, allergischen Reaktionen (z.B. Urtikaria) und in der Heilphase nach Infekten.
B) Die Polyglobulie und die Polycythaemia vera sind gekennzeichnet durch eine erhöhte BSG.
C) Starke körperliche Belastung und Akromegalie können zu einer Eosinopenie führen.
D) Bei der myeloischen Leukämie und vielen Infektionskrankheiten wie Malaria und Tuberkulose findet sich eine erhöhte Monozytenkonzentration im Blut.
E) Eine Lymphozytose findet sich bei vielen Infektionen (Mumps, Röteln, infektiöse Mononukleose, Malaria, Typhus u. a.) und bei der lymphatischen Leukämie.

Frage 918
Normale Blutwerte sind:

1) Leukozyten 9000/µl
2) Thrombozyten 300 000/µl
3) BSG bis 20 mm/2h (Männer)
4) C-reaktives Protein (CRP) bis 8 mg/l
5) Hämoglobin 11,5 g/dl (Männer)

A) nur 1 und 2 sind richtig
B) nur 4 und 5 sind richtig
C) nur 1, 3 und 4 sind richtig
D) nur 1, 2, 3 und 4 sind richtig
E) 1-5, alle sind richtig

Frage 919
Welche der folgenden Aussagen ist falsch?

A) GOT, GPT und Gamma-GT sind jene Laborwerte, die zur Abklärung einer Pankreatitis herangezogen werden.
B) Die wichtigsten Laborparameter bei Verdacht auf Herzinfarkt sind Laktatdehydrogenase, Kreatinkinase-MB und Troponin.
C) Der Nachweis von Glukose im Harn mittels Urinstixuntersuchung, kann zum Screening eines Diabetes mellitus verwendet werden.

D) Für die Diagnose einer Anämie ist die Bestimmung der Erythrozyten, des Hämatokrits und des Hämoglobins notwendig.
E) Die Blutgerinnung wird mittels Quick-Test und PTT überprüft.

Frage 920
Für die Bestimmung der Blutsenkungsgeschwindigkeit nach WESTERGREN braucht man:

1) 3 Anteile Blut und 1 Anteil Natriumzitrat.
2) 4 Anteile Blut und 1 Anteil Natriumzitrat.
3) 1,6 ml Blut und 0,4 ml Kalziumzitrat.
4) 1 ml Blut und 1 ml Natriumzitrat.

A) 1-4, alle Angaben sind falsch
B) nur 2 ist richtig
C) nur 4 ist richtig
D) nur 1 und 3 sind richtig
E) nur 2 und 3 sind richtig

Frage 921
Glukose ist im Harn nachweisbar bei:

1) Diabetes insipidus
2) Diabetes mellitus
3) Nierenfunktionsstörungen
4) Starkem Schwitzen

A) nur 2 ist richtig
B) nur 1 und 2 sind richtig
C) nur 2 und 3 sind richtig
D) nur 2, 3 und 4 sind richtig
E) 1-4, alle sind richtig

Frage 922
Bilirubin ist im Urin nachweisbar bei einer/einem:

1) Darmerkrankung
2) Hämolytischem Ikterus
3) Intrahepatischen Ikterus
4) Posthepatischen Verschlussikterus

A) nur 4 ist richtig
B) nur 2 und 4 sind richtig
C) nur 3 und 4 sind richtig
D) nur 2, 3 und 4 sind richtig
E) 1-4, alle sind richtig

Frage 923
Eine richtige Aussage zur Blutkörperchensenkungsgeschwindigkeit ist:

A) Zur Bestimmung benötigt man eine Zentrifuge.
B) Die Methode wird mit gerinnbarem Blut durchgeführt.
C) Bei Entzündungen ist die BSG erhöht.
D) Das Ergebnis ist von der Plasmazusammensetzung unabhängig.
E) Normal sind 30 mm Senkung in 2 Stunden.

Frage 924
Die physiologische Erythrozytenkonzentration pro mm^3 Blut beträgt:

A) 1 Mio./mm^3
B) 5 Mio./mm^3
C) 10 Mio./mm^3
D) 15 Mio./mm^3
E) 20 Mio./mm^3

Frage 925
Die physiologische Thrombozytenkonzentration pro mm^3 Blut beträgt:

A) 60.000
B) 100.000
C) 300.000
D) 500.000
E) 800.000

Frage 926
Zur Diagnose einer erhöhten Blutungsbereitschaft können herangezogen werden:

1) Die Prothrombinzeit
2) Die partielle Thromboplastinzeit
3) Die Blutungszeit
4) Die Blutgerinnungszeit
5) Der Rumpel-Leede-Test

A) nur 1 und 5 sind richtig
B) nur 3 und 5 sind richtig
C) nur 1, 3 und 5 sind richtig
D) nur 1, 3, 4 und 5 sind richtig
E) 1-5, alle sind richtig

Frage 927
Welcher der folgenden Blutwerte ist nicht physiologisch?

A) Hämoglobin: 15 g/dl
B) Neutrophile: 60% der Leukozyten
C) Hämatokrit:47%
D) Basophile: 0,5% der Leukozyten
E) Thrombozyten 20 000/mm^3

Frage 928
Bei welcher der folgenden Erkrankungen kann eine Eosinophilie auftreten?

1) Asthma bronchiale
2) Wurmerkrankungen
3) Morbus Hodgkin
4) Scharlach

A) nur 1 und 2 sind richtig
B) nur 2 und 3 sind richtig
C) nur 3 und 4 sind richtig
D) nur 1, 3 und 4 sind richtig
E) 1-4, alle sind richtig

Frage 929
Welche der folgenden Erkrankungen zeigt eine Eosinophilie?

1) Morbus Addison
2) Trichinose
3) Typhus abdominalis
4) Chronisch myeloische Leukämie
5) Masern

A) nur 2 ist richtig
B) nur 1 und 2 sind richtig
C) nur 3 und 5 sind richtig
D) nur 1, 2 und 4 sind richtig
E) nur 1, 2, 4 und 5 sind richtig

Frage 930
Bei welcher Erkrankung findet sich keine Bilirubinurie?

A) Parenchymikterus
B) Gallestau durch Pankreaskopfkarzinom
C) Hämolyse
D) Morbus Meulengracht
E) Verschlussikterus

Frage 931
Ein erhöhtes Gamm-GT ist Folge eines/einer:

1) Leberschadens durch Intoxikation
2) Chronischen Hepatitis
3) Akuten Hepatitis
4) Gallenblasentumors
5) Cholestatischen Ikterus

A) nur 1, 2 und 3 sind richtig
B) nur 1, 3 und 4 sind richtig
C) nur 1, 2, 3 und 4 sind richtig
D) nur 2, 3, 4 und 5 sind richtig
E) 1-5, alle sind richtig

Frage 932
Wo liegt der Normwert des Nüchternblutzuckers?

A) 40-70 mg/dl
B) 70-120 mg/dl
C) 100-160 mg/dl
D) 120-180 mg/dl
E) 160-180 mg/dl

Frage 933
Für die Nierenfunktion signifikante Blutwerte sind:

1) Harnstoff
2) Kreatinin
3) Kalium
4) Hb-Wert
5) pH-Wert

A) nur 1, 3 sind richtig
B) nur 1, 2, 3 sind richtig
C) nur 1, 3, 5 sind richtig
D) nur 1, 2, 3, 4 sind richtig
E) 1-5, alle sind richtig

Frage 934
Welche Erkrankung geht nicht mit einer Erhöhung des Urobilinogen im Harn einher?

A) Pyelonephritis
B) Hämolytischer Anämie
C) Cholezystitis
D) Leberzirrhose
E) Virushepatitis

Frage 935
Über welche Erkrankungen können Harnteststreifen Aufschluss geben?

1) Nierenerkrankungen
2) Myokardinfarkt
3) Diabetes mellitus
4) Lebererkrankungen
5) Bauchspeicheldrüsenerkrankungen

A) nur 1 und 4 sind richtig
B) nur 1, 3 und 4 sind richtig
C) nur 1, 4 und 5 sind richtig
D) nur 1, 2, 3 und 4 sind richtig
E) 1-5, alle sind richtig

Frage 936
Welcher Urin wird zur Messung des spezifischen Gewichtes herangezogen, um eine Aussage bezüglich der Nierenfunktion zu erhalten?

A) Mittelstrahlurin
B) Morgenurin
C) Spontanurin
D) 24-Stunden-Urin
E) Katheterurin

Frage 937
Richtige Aussage(n) zur Farbe des Urins ist/sind:

1) Rotbrauner bis dunkelbrauner Harn enthält Bilirubin.
2) Braunschwarzer Harn entsteht bei massiver Hämolyse.
3) Dunkelgelber Harn entsteht bei Diabetes mellitus.
4) Roter, getrübter Harn entsteht durch Blutbeimischungen.

A) nur 1 ist richtig
B) nur 4 ist richtig
C) nur 1 und 3 sind richtig
D) nur 1, 2 und 4 sind richtig
E) 1-4, alle sind richtig

Frage 938
Wann tritt eine Leukozyturie auf?

Bei Leukämie
Bei akuter Pyelonephritis
Bei Urethritis
Bei Tuberkulose der Nieren

A) nur 2 ist richtig
B) nur 2 und 3 sind richtig
C) nur 1, 2 und 3 sind richtig
D) nur 2, 3 und 4 sind richtig
E) 1-4, alle sind richtig

Frage 939
Ein chronisches Nierenversagen zeigt als Erstes eine Erhöhung von:

A) Natrium
B) Kreatinin
C) Kalium
D) Harnstoff
E) Harnsäure

Frage 940
Was lässt sich mit Harnteststreifen nachweisen?

1) Kalium
2) Nitrat
3) Ketonkörper
4) Bilirubin
5) pH-Wert

A) nur 3 ist richtig
B) nur 2 und 5 sind richtig
C) nur 1, 2 und 5 sind richtig
D) nur 3, 4 und 5 sind richtig
E) 1-5, alle sind richtig

Frage 941
Welche Stoffe sind durch Urinstreifen nachweisbar?

1) Blut (Hämoglobin und Erythrozyten)
2) Eiweiß
3) Spezifisches Gewicht
4) Ketonkörper
5) Bilirubin
6) Urobilinogen
7) Nitrat

A) nur 2, 3 und 7 sind richtig
B) nur 2, 4 und 6 sind richtig
C) nur 2, 3, 4 und 5 sind richtig
D) nur 1, 2, 3, 4, 5 und 6 sind richtig
E) 1-7, alle sind richtig

Frage 942
Welche der folgenden Mikroorganismen, die einen Harnwegsinfekt auslösen können, sind im Lichtmikroskop sichtbar?

1) Bakterien
2) Viren
3) Pilze
4) Trichomonaden

A) nur 4 ist richtig
B) nur 1 und 3 sind richtig
C) nur 1 und 4 sind richtig
D) nur 1, 2 und 3 sind richtig
E) 1-4, alle sind richtig

Frage 943
Welche Erkrankung führt zu einer Hyperkaliämie?

A) Cushing-Syndrom
B) Durchfall
C) Morbus Addison
D) Erbrechen
E) Laxanzien

Frage 944
Welche der folgenden Erkrankungen führt zu einer Erhöhung der Leukozyten?

1) Adnexitis
2) Coma diabeticum
3) Cushing-Syndrom
4) Gravidität
5) Myokardinfarkt

A) nur 2 und 3 sind richtig
B) nur 3 und 4 sind richtig
C) nur 1, 2, 3 und 4 sind richtig
D) nur 2, 3, 4 und 5 sind richtig
E) 1-5, alle sind richtig

Frage 945
Die Blutsenkungsgeschwindigkeit kann normal sein bei:

1) Tuberkulosepatienten
2) Gesunden Menschen
3) Polycythaemia vera
4) Tumorpatienten

A) nur 1 ist richtig
B) nur 1 und 3 sind richtig
C) nur 2 und 3 sind richtig
D) nur 1, 2 und 3 sind richtig
E) 1-4, alle sind richtig

Frage 946
Beim gesunden Erwachsenen ist die physiologische Leukozytenzahl mit:

1) 3500 /µl erniedrigt
2) 4000 /µl erniedrigt
3) 4000 /µl normal
4) 9000 /µl erhöht

A) nur 1 und 3 sind richtig
B) nur 1 und 2 sind richtig
C) nur 2 und 4 sind richtig
D) nur 1, 2 und 4 sind richtig
E) nur 1, 3 und 4 sind richtig

Frage 947
Welcher der angegebenen Blutsenkungswerte gilt/gelten nach zwei Stunden als normal für Frauen?

1) 10 mm
2) 12 mm
3) 20 mm
4) 32 mm

A) nur 1 ist richtig
B) nur 1 und 3 sind richtig
C) nur 2 und 3 sind richtig
D) nur 1, 2 und 3 sind richtig
E) nur 2, 3 und 4 sind richtig

Frage 948
Welche Normwerte gelten im Differenzialblutbild?

1) Eosinophile 2 - 4 %
2) Basophile 0 - 1 %
3) Neutrophile 30 – 40 %
4) Segmentkernige 50 - 70 %
5) Monozyten 2 - 6 %
6) Übersegmentierte 8 – 10 %
7) Lymphozyten 25 - 40 %

A) nur 1, 2, 3, 5 und 6 sind richtig
B) nur 1, 2, 4, 5 und 7 sind richtig
C) nur 2, 3, 5, 6 und 7 sind richtig
D) nur 1, 4, 5 und 7 sind richtig
E) 1-7, alle sind richtig

Frage 949
Bei der sekundären Anämie infolge einer chronischen Erkrankung ist:

1) Das Speichereisen im Knochenmark erhöht.
2) Der Serumeisenspiegel erniedrigt.
3) Das Serumferritin erniedrigt.

A) nur 1 ist richtig
B) nur 1 und 2 sind richtig
C) nur 1 und 3 sind richtig
D) nur 2 und 3 sind richtig
E) 1 - 3 = alle sind richtig

Frage 950
Beim Menschen sind Malariaerreger nachweisbar in/im:

A) Eosinophilen Granulozyten
B) Speichel
C) Erythrozyten
D) Stuhl
E) Harn

Frage 951
Eine Erhöhung des indirekten, unkonjugierten Bilirubin findet sich bei:

A) Hepatitis A
B) Hämolyse
C) Hepatitis B
D) Verschluss im Gallenblasengang
E) Zwölffingerdarm-Karzinom

Frage 952
Für welchen Patienten ist die jährliche Untersuchung auf okkultes Blut im Stuhl nicht ausreichend für das Kolonkarzinomscreening?

A) Einen 40-jährigen mit Reizdarmsyndrom.
B) Einen 48-jährigen nach endoskopischer Entfernung eines Dickdarmpolypen vor 4 Monaten.
C) Eine 50-jährige ohne Symptome, deren Bruder an einem Dickdarm-

karzinom verstarb und deren Schwester an Brustkrebs leidet.
D) Einen 60-jährigen, der vor einem Jahr an einer Antibiotika assoziierten Kolitis erkrankt war.
E) Einen 70-jährigen Beschwerdefreien.

Frage 953
Als Screening-Parameter zur Früherkennung, wie auch zur Verlaufskontrolle des Prostatakarzinoms geeigneter Laborwert:

A) LDH (Laktatdehydrogenase)
B) AFP (Alphafetoprotein)
C) PSA (Prostata-spezifisches Antigen)
D) AP (Alkalische Phosphatase)
E) CEA (Carcinoembryonales Antigen)

Frage 954
Das Feld zum Nachweis von Hämoglobin am Harnteststreifen reagiert auch auf:

A) Haptoglobin
B) Bence-Jones-Protein
C) Erythrozyten
D) Myoglobin
E) Bilirubin

Frage 955
Der Hämatokrit ist nicht erhöht bei:

A) Gravidität
B) Dehydratation durch starkes Schwitzen
C) Massivem, wässrigem Durchfall
D) Polyglobulie
E) Polycythaemia vera

Frage 956
Wann findet sich eine Hyperkaliämie?

A) Bei akuter Azidose
B) Bei Hyperaldosteronismus
C) Bei Laxanzienabusus
D) Bei Durchfall
E) Bei Erbrechen

Frage 957
Eine ausgeprägte hämolytische Anämie erhöht im Blutplasma typischerweise die/das:

A) Glutamatdehydrogenase
B) Hämopexin
C) Haptoglobin
D) unkonjugierte Bilirubin
E) Transferrin

Frage 958
Für welche der angegebenen malignen Erkrankungen ist das AFP (Alphafetoprotein) der typische Tumormarker?

A) Das hepatozelluläre Karzinom
B) Das Dickdarmkarzinom
C) Das follikuläre Schilddrüsenkarzinom
D) Das papilläre Schilddrüsenkarzinom
E) Das Prostatakarzinom

Frage 959
Bei einem 58-jährigen Mann ohne Beschwerden sind zwei von drei Proben des Hämoccult ®-Tests positiv. Welche weiteren Untersuchungen veranlassen Sie?

A) Darmspiegelung
B) Wiederholung des Hämoccult® -Testes
C) Bestimmung des CEA (Carcinoembryonales Antigen)
D) Enddarmspiegelung
E) Ultraschalluntersuchung des Dickdarms

Frage 960
Welche Aussage(n) zum Bilirubin trifft/treffen zu?

1) Indirektes Bilirubin ist im Harn nachweisbar.
2) Bei Hämolyse tritt vermehrt direktes Bilirubin auf.
3) Bilirubin entsteht beim Abbau des Hämoglobins.
4) Bereits geringe Bilirubinerhöhungen zeigen schwere Krankheiten an.
5) Indirektes, unkonjugiertes Bilirubin ist wasserlöslich.

A) nur 2 ist richtig
B) nur 3 ist richtig
C) nur 4 ist richtig
D) nur 1, 2, 3 und 5 sind richtig
E) nur 1, 3, 4 und 5 sind richtig

Frage 961
Für den Kaliumhaushalt gilt:

1) Hypokaliämie tritt häufig bei bestimmten Diuretika auf.
2) Hypokaliämie kann durch Laxanzienabusus hervorgerufen werden.
3) Der extrazelluläre Kaliumspiegel steht in Relation zum pH-Wert des Blutes.
4) Eine unsachgemäße Blutabnahme kann einen falsch erniedrigten Kaliumwert ergeben.

A) nur 1 und 3 sind richtig
B) nur 2 und 4 sind richtig
C) nur 1, 2 und 3 sind richtig
D) nur 2, 3, und 4 sind richtig
E) 1-4, alle sind richtig

Frage 962
Typischer Laborbefund einer Eisenmangelanämie ist:

A) Serumkonzentration des Bilirubins erhöht.
B) Serumkonzentration des Ferritins vermindert.
C) Serumkonzentration des Haptoglobins vermindert.
D) Erhöhtes MCV (mittleres korpuskuläres Volumen)
E) Massive Erhöhung der Retikulozyten im Blut.

Frage 963
Welche Zuordnung von Tumormarker und entsprechendem Tumor ist falsch?

A) Carbohydrat-Antigen 19-9 → (exokrines) Bauchspeicheldrüsenkarzinom
B) Carcinoembryonales Antigen → Mammakarzinom
C) Alphafetoprotein → Leberkarzinom
D) Calcitonin → papilläres Schilddrüsenkarzinom
E) Cancer Antigen 125 →(epitheliales) Ovarialkarzinom

Frage 964
Wann sind die eosinophilen Granulozyten erhöht?

1) Bei allergischen Erkrankungen
2) Bei Wurmbefall
3) Bei einer Lymphogranulomatose
4) Bei Scharlach
5) In der Heilphase nach Infekten.

A) nur 1 ist richtig
B) nur 1 und 2 sind richtig
C) nur 2 und 5 sind richtig
D) nur 1, 2, 3 und 4 sind richtig
E) 1-5, alle sind richtig

Frage 965

Ihr Patient hat eine deutlich erhöhte Leukozytenzahl im Blut.
Welche der folgenden Erkrankungen würde in ihren differenzialdiagnostischen Überlegungen als Ursache dieser Leukozytose die geringste Rolle spielen?

A) akute Leukämie
B) chronische Leukämie
C) Vitamin-B12-Mangel
D) Lymphome
E) Systemische Therapie mit Glukokortikoiden (Kortison)

Frage 966

Sie haben bei einem Ihrer Patienten Bilirubin im Urin nachgewiesen.
Was kommt ursächlich in Frage?
(Wählen Sie zwei Antworten!)

A) Gallengangsstein im Ductus choledochus
B) Hämolytische Anämie
C) Hepatitis
D) entzündliche Darmerkrankung
E) Diabetes mellitus

Frage 967

Eine 23-jährige Patientin, die sich seit einigen Tagen zunehmend müde und schlapp fühlt, kommt zu Ihnen in die Praxis.
Nachdem sie Urin abgegeben hat, wird sie zunehmend somnolent und bricht dann im Wartezimmer bewusstlos zusammen.
Der Urinbefund:
Keton: stark positiv
Bilirubin: negativ
Urobilinogen: schwach positiv
Nitrit: negativ
pH: 6
Glukose: stark positiv
Protein: negativ
Sie denken zuerst an:

A) Alkoholentzugsdelir
B) Nebennierenrindeninsuffizienz
C) diabetisches ketoazidotisches Koma
D) akutes Nierenversagen mit Urämie
E) Leberausfallkoma mit hepatischer Enzephalopathie

Frage 968

Ursachen für eine Hyperkaliämie können sein: (Wählen Sie 2 Antworten!)

A) akute Nebennierenrindeninsuffizienz
B) Hyperaldosteronismus
C) Conn-Syndrom
D) Niereninsuffizienz
E) Cushing-Syndrom

HYGIENE

Frage 969
Wie werden Metallinstrumente sterilisiert?

A) Im Autoklav durch Dampfsterilisation bei 3,04 bar, für 5 min bei 134°C
B) Im Heißluftsterilisator durch trockene Hitze bei 100°C während 5 min.
C) Durch Einlegen in ein Desinfektionsbad für 30 min.
D) Durch Auskochen für 10 min.
E) Durch Waschen in einem Thermodesinfektor für 45 min. bei 93°C.

Frage 970
Unbehandelte Kuhmilch ist gesundheitlich wesentlich wertvoller als pasteurisierte Milch,
weil
jede Pasteurisierung die wertvollen Inhaltsstoffe der Milch zerstört.

A) Aussage 1 richtig, Aussage 2 richtig, Verknüpfung richtig
B) Aussage 1 richtig, Aussage 2 richtig, Verknüpfung falsch
C) Aussage 1 richtig, Aussage 2 falsch
D) Aussage 1 falsch, Aussage 2 richtig
E) Aussage 1 falsch, Aussage 2 falsch

Frage 971
Welche Erkrankung kann durch Desinfektionsmaßnahmen verhindert werden?

1) FSME
2) Malaria
3) Brucellose
4) Lyme-Borreliose

A) Keine der Aussagen 1-4 ist richtig.
B) nur 1 ist richtig
C) nur 2 ist richtig
D) nur 2 und 3 sind richtig
E) nur 3 und 4 sind richtig

Frage 972
Was kann durch unsterile Spritzennadeln übertragen werden?

1) HIV
2) Mycobacterium tuberculosis
3) Hepatitis B
4) Hepatitis A
5) Tetanus

A) nur 1 ist richtig
B) nur 1 und 3 sind richtig
C) nur 1, 3 und 4 sind richtig
D) nur 1, 3, 4 und 5 sind richtig
E) 1-5, alle Aussagen sind richtig

Frage 973
Alkohole werden als Hautdesinfektionsmittel angewendet,
weil
96-100% ige Alkohole Viren und Sporen zuverlässig abtöten.

A) Aussage 1 richtig, Aussage 2 richtig, Verknüpfung richtig
B) Aussage 1 richtig, Aussage 2 richtig, Verknüpfung falsch
C) Aussage 1 richtig, Aussage 2 falsch
D) Aussage 1 falsch, Aussage 2 richtig
E) Aussage 1 falsch, Aussage 2 falsch

Frage 974
Den in Ihrer Praxis anfallenden Müll entsorgen Sie in der Regel:

A) Als Sondermüll
B) Nach thermischer Desinfektion über den Hausmüll
C) Gut verpackt als Hausmüll
D) Durch Verbrennung
E) Durch Abgaben im Krankenhaus oder Apotheken.

Frage 975

Vor einer Blutabnahme müssen Sie eine Flächendesinfektion vornehmen,
weil
vor jedem Eingriff in den menschlichen Körper eine Hautdesinfektion erfolgen muss.

A) Aussage 1 richtig, Aussage 2 richtig, Verknüpfung richtig
B) Aussage 1 richtig, Aussage 2 richtig, Verknüpfung falsch
C) Aussage 1 richtig, Aussage 2 falsch
D) Aussage 1 falsch, Aussage 2 richtig
E) Aussage 1 falsch, Aussage 2 falsch

Frage 976

Die Funktionstüchtigkeit eines Autoklaven wird mittels eines geeichten Thermometers kontrolliert,
weil
die Funktionstüchtigkeit eines Autoklaven mit Sporenpäckchen oder Farbteststreifen nicht zuverlässig beurteilt werden kann.

A) Aussage 1 richtig, Aussage 2 richtig, Verknüpfung richtig
B) Aussage 1 richtig, Aussage 2 richtig, Verknüpfung falsch
C) Aussage 1 richtig, Aussage 2 falsch
D) Aussage 1 falsch, Aussage 2 richtig
E) Aussage 1 falsch, Aussage 2 falsch

Frage 977

Was kann mit einer Hautdesinfektion erreicht werden?

A) Keimfreiheit der Haut
B) Reduktion der Hautkeime.
C) Abtötung aller Sporen bildenden Bakterien
D) Abtötung aller pathogenen Erreger.
E) Abtötung aller Erreger.

Frage 978

Welche Materialien können heißluftsterilisiert werden?

1) Gummi
2) Berufskleidung/Textilien
3) Porzellan/Glas
4) Metall

A) nur 1 ist richtig
B) nur 3 und 4 sind richtig
C) nur 2, 3 und 4 sind richtig
D) nur 1, 3 und 4 sind richtig
E) 1-4, alle sind richtig

Frage 979

1. Dampfsterilisation erfolgt mit niedrigerer Temperatur als Heißluftsterilisation
weil
2. Wasserdampf eine kleinere Wärmeleitfähigkeit hat als Luft.

A) Aussage 1 ist richtig, Aussage 2 ist richtig, die Verknüpfung ist richtig
B) Aussage 1 ist richtig, Aussage 2 ist richtig, die Verknüpfung ist falsch
C) Aussage 1 ist richtig, Aussage 2 ist falsch
D) Aussage 1 ist falsch, Aussage 2 ist richtig
E) Aussage 1 ist falsch, Aussage 2 ist falsch

Frage 980

Hygienische Händedesinfektion; Es gilt:

A) Desinfektion vor Reinigung der Hände ist der richtige Ablauf sowohl der chirurgischen als auch der hygienischen Händedesinfektion.
B) Desinfektion vor Reinigung der Hände ist der richtige Ablauf einer chirurgischen Händedesinfektion.
C) Desinfektion vor Reinigung der Hände ist der richtige Ablauf einer hygienischen Händedesinfektion.

D) Die chirurgische Händedesinfektion erfordert lediglich eine Desinfektion.
E) Nur bei der chirurgischen Händedesinfektion erfolgt die Desinfektion vor der Reinigung der Hände.

Frage 981
Welche der genannten Gegenstände Ihrer Praxis müssen Sie sterilisieren?

1) Berufsbekleidung
2) Uringläser
3) Otoskop
4) Akupunkturnadeln
5) Reflexhammer

A) nur 2 ist richtig
B) nur 2 und 4 sind richtig
C) nur 2 und 5 sind richtig
D) nur 1, 3 und 5 sind richtig
E) 1-5, alle sind richtig

Frage 982
Bei welchem Krankheitserreger führt die Dampfsterilisierung über 30 min. bei 121°C nicht zur sicheren Inaktivierung?

A) Mycobacterium leprae
B) Ebola-Virus
C) Clostridium difficile
D) Creutzfeldt-Jakob-Erreger
E) HI-Virus

Frage 983
Für die Desinfektion gilt nicht:

A) Sie kann mit chemischen und physikalischen Verfahren erreicht werden.
B) Pathogene Erreger werden abgetötet.
C) Ergebnis der Desinfektion ist die Keimfreiheit.
D) Hände werden mit alkoholischen Desinfektionsmitteln desinfiziert.
E) Flächendesinfektion erfolgt nach dem Motto: so viel wie nötig, so sparsam wie möglich.

Frage 984
Sterilisation (Hygiene) wird definiert als:

A) Abtöten oder irreversibles Inaktivieren von Infektionserregern.
B) Abtöten oder irreversibles Entfernen aller lebensfähigen Vegetativ- und Dauerformen von pathogenen und apathogenen Mikroorganismen.
C) Gezielte Entfernung eines speziellen Mikroorganismus um dessen Verbreitung zu verhindern.
D) Gezielte Abtötung einzelner Fortpflanzungsstadien bestimmter Mikroorganismen.
E) Verfahren zur Reduktion der Keimbelastung auf einem kontaminierten Gegenstand.

Frage 985
Welche Aussagen gelten für die Händedesinfektion in einer Praxis?

A) Ein geeignetes Händedesinfektionsmittel ist 90%er Alkohol.
B) Sorgsames Waschen mit Seife und Wasser ist ausreichend.
C) Ziel der Händedesinfektion ist das Abtöten aller Mikroorganismen.
D) Die Händedesinfektion ist im Praxisalltag eines Heilpraktikers nicht nötig.
E) Das Praxispersonal ist der Hauptüberträger von Krankheitskeimen.

Frage 986
Ziel der hygienischen Händedesinfektion ist:

A) Die Vorbereitung auf operative Eingriffe.
B) Die Entfernung aller vegetativen Hautkeime
C) Die Abtötung der residenten Hautflora
D) Die Eliminierung aller Hautkeime.
E) Keine der Aussagen ist richtig

Frage 987
Womit wird die biologische Funktionstüchtigkeit des Dampfsterilisators überprüft?

A) Mit Diplokokken
B) Mit widerstandsfähigen Bakterienstämmen
C) Mit vegetativen Erdsporen
D) Mit Indikatorstreifen
E) Mit einem Thermometer

Frage 988
Wie hat die Reinigung und Desinfektion eines septischen Wundgebietes zu erfolgen?

A) Kreisförmig von innen nach außen.
B) Kreisförmig von außen nach innen.
C) Septische Wunden müssen sterilisiert werden.
D) Septische Wunden werden nur gereinigt, jedoch nicht desinfiziert.
E) Eine Wunddesinfektion ist kontraindiziert.

Frage 989
Häufigste Ursache für unvollständige Sterilisation bei Autoklaven ist:

A) Zu starke Luftumwälzung im Autoklaven.
B) Sterilisation über 10 Minuten bei 200°C.
C) Nichtbeachten der Ausgleichszeit
D) Verschmutztes Material
E) Zu lange Einwirkungszeit

BERUFSKUNDE

Frage 990
Nach dem Infektionsschutzgesetz gilt Meldepflicht bei Erkrankung und Tod an:

1) Tuberkulose
2) Tularämie
3) M. Weil
4) Influenza
5) FSME

A) nur 1 ist richtig
B) nur 1 und 2 sind richtig
C) nur 3 und 5 sind richtig
D) nur 1, 2 und 3 sind richtig
E) 1-5, alle sind richtig

Frage 991
Laut §7 des Infektionsschutzgesetzes besteht Meldepflicht bei Erregernachweis von:

1) Salmonellen
2) Diphtherie
3) FSME
4) Leukämie
5) Mononukleose

A) nur 1 und 2 sind richtig
B) nur 1, 2 und 3 sind richtig
C) nur 2, 3 und 4 sind richtig
D) nur 1, 2, 3 und 5 sind richtig
E) 1-5, alle sind richtig

Frage 992
Meldepflicht im Erkrankungsfall besteht nach §6 des Infektionsschutzgesetzes für:

1) AIDS
2) Jede Durchfallerkrankung, die durch EHEC (enterohämorrhagische Escherichia coli) ausgelöst wird
3) Creutzfeldt-Jakob-Erkrankung
4) Meningokokken-Meningitis
5) Masern

A) nur 1 ist richtig
B) nur 1, 5 sind richtig
C) nur 1, 3, 5 sind richtig
D) nur 3, 4, 5 sind richtig
E) 1-5, alle sind richtig

Frage 993
Für welche Erkrankung besteht nach dem Infektionsschutzgesetz Meldepflicht bereits bei Verdacht?

A) Masern
B) Tuberkulose
C) Legionellose
D) Malaria
E) Influenza

Frage 994
Welche Erkrankung dürfen Sie als Heilpraktiker behandeln?

A) Mononukleose
B) Tripper (Gonorrhö)
C) Weicher Schanker (Ulcus molle)
D) Syphilis (Lues)
E) HIV

Frage 995
Wann darf der Heilpraktiker sexuell übertragbare Krankheiten behandeln?

A) Wenn innerhalb von 24 Stunden kein Arzt. erreichbar ist.
B) Wenn er eingehende Kenntnisse besitzt.
C) Nie. (Generelles Behandlungsverbot)
D) Wenn der Patient mit der Behandlung einverstanden ist.
E) Generell erlaubt.

Frage 996

Wie ist nach dem Infektionsschutzgesetz eine übertragbare Krankheit definiert?

A) Krankheiten, die von Mensch zu Mensch übertragen werden.
B) Krankheiten, die von Mensch zu Tier übertragen werden.
C) Krankheiten, die von Tier zu Mensch übertragen werden.
D) Krankheiten, die von Tier zu Tier übertragen werden.
E) Keine der Aussagen ist richtig.

Frage 997

Nach §7,3 des Infektionsschutzgesetzes ist der direkte oder indirekte Nachweis folgender Erreger nichtnamentlich zu melden:

1) Treponema pallidum
2) HIV
3) Echinococcus sp.
4) Plasmodium sp.

A) nur 1 und 3 sind richtig
B) nur 2 und 4 sind richtig
C) nur 1, 2 und 4 sind richtig
D) nur 1, 3 und 4 sind richtig
E) 1-4, alle sind richtig

Frage 998

Wann besteht bei Tollwut Meldepflicht?

1) Bei Verletzung durch ein tollwutkrankes Tier.
2) Bei Berührung eines tollwutkranken Tieres.
3) Bei Berührung eines tollwutverdächtigen Tieres.
4) Bei Berührung eines toten Tieres mit Tollwutverdacht.
5) Bei Berührung eines 'zahmen' Fuchses beim Waldspaziergang.

A) nur 1, 2 und 3 sind richtig
B) nur 1, 3 und 4 sind richtig
C) nur 1, 2 und 4 sind richtig
D) nur 1, 2, 3 und 5 sind richtig
E) 1-5, alle sind richtig

Frage 999

Welche der folgenden Begriffe sind im §2 des Infektionsschutzgesetzes definiert?

1) Kranker
2) Krankheitsverdächtiger
3) Ansteckungsverdächtiger
4) Infektiöser
5) Ausscheider

A) nur 1 und 5 sind richtig
B) nur 2, 3 und 4 sind richtig
C) nur 1, 3 und 5 sind richtig
D) nur 1, 2, 3 und 5 sind richtig
E) 1-5, alle sind richtig

Frage 1000

Nach §7,3 des Infektionsschutzgesetzes ist der direkte oder indirekte Nachweis welcher Krankheitserreger nur bei konnatalen Infektionen meldepflichtig?

A) HIV
B) Gonorrhö
C) Rubellavirus
D) Lues
E) Borkenflechte

Frage 1001

Tollwut ist meldepflichtig bei:

1) Krankheitsverdacht, Erkrankung und Tod
2) Todesfall
3) Biss/Verletzung
4) Ansteckungsverdacht
5) Berührung eines verdächtigen Tieres.

A) nur 2 und 3 sind richtig
B) nur 3 und 4 sind richtig
C) nur 1, 2, 3 und 4 sind richtig
D) nur 2, 3, 4 und 5 sind richtig
E) 1-5, alle sind richtig

Frage 1002
Was definiert nach §2 des Infektionsschutzgesetzes eine übertragbare Krankheit?

A) Wenn sie durch Erkrankte übertragen werden kann.
B) Wenn sie ansteckungsverdächtig ist.
C) Wenn sie mittelbar oder unmittelbar auf den Menschen übertragen werden kann.
D) Wenn sie unmittelbar auf den Menschen übertragen werden kann.
E) Wenn sie mittelbar auf den Menschen übertragen werden kann.

Frage 1003
Scharlach ist meldepflichtig bei:

A) Es besteht keine Meldepflicht bei Scharlach.
B) Ansteckungsgefahr
C) Direktem oder indirektem Erregernachweis.
D) Erkrankung und Todesfall
E) Krankheitsverdacht, Erkrankung und Todesfall

Frage 1004
Für den Heilpraktiker besteht Meldepflicht und Behandlungsverbot bei:

1) Masern
2) HUS
3) Milzbrand
4) Legionellose

A) nur 2 ist richtig
B) nur 2 und 3 sind richtig
C) nur 1, 2 und 3 sind richtig
D) nur 2, 3 und 4 sind richtig
E) 1-4, alle sind richtig

Frage 1005
Was tun Sie bei einem jungen Mann mit Brennen beim Wasserlassen, eitrigem Ausfluss aus der Harnröhre und damit Verdacht auf Gonorrhö?

A) Patienten mit Kamillebädern behandeln.
B) Patienten auf Gonorrhö untersuchen.
C) Medikamente mitgeben und am nächsten Tag wiederbestellen.
D) Patienten zum Arzt schicken.
E) Patienten zu einem Heilpraktiker MIT längerer Berufserfahrung schicken.

Frage 1006
Was dürfen Sie als Heilpraktiker ohne wesentliche Einschränkungen tun?

1) Einen Diphtherie-Patienten behandeln.
2) Eine Rhinitis behandeln
3) Verschreibungspflichtige Medikamente verordnen.
4) Eine Schwangere hinsichtlich gesunder Ernährung beraten.
5) Einen kariösen Zahn extrahieren.

A) nur 1 und 3 sind richtig
B) nur 2 und 4 sind richtig
C) nur 1, 2 und 4 sind richtig
D) nur 2, 4 und 5 sind richtig
E) nur 1, 2, 4 und 5 sind richtig

Frage 1007

Welche Aussage(n) trifft/treffen zu?

1) Zu den sexuell übertragbaren Erkrankungen zählen u.a. Syphilis, Gonorrhö, Ulcus molle und Lymphogranuloma inguinale.
2) Ein Heilpraktiker darf Geburtshilfe nur unter Mitwirkung einer Hebamme betreiben.
3) Ein Heilpraktiker darf den Bauch einer Schwangeren, die ihn wegen Obstipation um Hilfe bittet, abtasten.
4) Ein Heilpraktiker muss den Abfall, der bei der Blutentnahme in der Praxis entsteht, grundsätzlich als Sondermüll entsorgen.
5) Im Gegensatz zu Erkrankungen der Mundhöhle darf ein Heilpraktiker die Tonsillen behandeln.

A) nur 1 ist richtig
B) nur 3 und 5 sind richtig
C) nur 1, 3 und 5 sind richtig
D) nur 1, 2, 3 und 4 sind richtig
E) 1-5, alle sind richtig

Frage 1008

Welche Tätigkeit darf der Heilpraktiker durchführen?

1) Ausstellen von Attesten und Bescheinigungen.
2) Behandlung von übertragbaren Krankheiten, die in den §§6, 7 und 34 des Infektionsschutzgesetzes genannt sind.
3) Beratung zur Kariesprophylaxe.
4) Untersuchung der Geschlechtsorgane.
5) Durchführung von Injektionen.

A) nur 1 ist richtig
B) nur 2 ist richtig
C) nur 3 und 5 sind richtig
D) nur 1, 3, 4 und 5 sind richtig
E) 1-5, alle sind richtig

Frage 1009

Welche Vorschriften macht die Medizingeräteverordnung zum Betreiben bestimmter medizinischer Geräte?

1) Für jedes derartige Gerät muss ein Gerätebuch geführt werden.
2) Die Geräte dürfen nur von entsprechend geschulten Mitarbeitern betrieben werden.
3) Die Geräte müssen regelmäßig gewartet und kontrolliert werden.
4) Jedes Gerät muss jederzeit für eine Überprüfung zugänglich sein.
5) Derartige Geräte dürfen nur durch approbierte Ärzte und deren Personal bedient werden.

A) nur 1 ist richtig
B) nur 2 und 3 sind richtig
C) nur 1, 2, 3 und 5 sind richtig
D) nur 1, 2, 3 und 4 sind richtig
E) 1-5, alle sind richtig

Frage 1010

Ein Heilpraktiker benutzt zur Abwendung einer lebensbedrohlichen Gefahr für seinen Patienten ein verschreibungspflichtiges Medikament.
Hierfür kann er bestraft werden

A) wegen Verstoß gegen das Arzneimittelgesetz
B) wegen Verstoß gegen die Approbationsverordnung
C) wegen Verstoß gegen die Sorgfaltspflicht aus dem BGB
D) wegen unlauteren Wettbewerbs
E) voraussichtlich überhaupt nicht

Frage 1011
Für wen ist eine Erlaubniserteilung zur Ausübung der Heilkunde ohne Bestallung ausgeschlossen?

1) Der Antragsteller ist jünger als 25 Jahre
2) Der Antragsteller ist drogenabhängig
3) Der Antragsteller ist approbierter Arzt
4) Der Antragsteller hat kein Abitur
5) Der Antragsteller hat die amtsärztliche Überprüfung erst nach dem 3. Versuch bestanden

A) nur 1 ist richtig
B) nur 2 ist richtig
C) nur 1 und 2 sind richtig
D) nur 2, 4 und 5 sind richtig
E) 1-5, alle sind richtig

Frage 1012
Das Ausüben der Heilkunde im Umherziehen:

A) ist dem HP in Begleitung eines Arztes erlaubt.
B) ist rechtswidrig.
C) ist nur Ärzten erlaubt.
D) ist in verschiedenen Bundesländern unterschiedlich geregelt.
E) keine Antwort ist richtig.

Frage 1013
Darf ein Heilpraktiker die Heilkunde im Umherziehen ausüben?

A) Nein, unter keinen Umständen.
B) Ja, als Heilpraktiker unterliegt er hier keinen Einschränkungen.
C) Ja, jedoch nur mit einer Sondererlaubnis der unteren Verwaltungsbehörde.
D) Ja, jedoch nur nach Ablegung einer besonderen Prüfung.
E) Ja, jedoch nur in durch Heilpraktiker unterversorgten Gebieten.

Frage 1014
Darf der HP selbst hergestellte Mittel (Medikamente) verabreichen?

A) Ja
B) Nein
C) Nach Qualitätsprüfung durch das zuständige Gesundheitsamt
D) Nach Absprache mit dem Apotheker
E) Nach Absprache mit dem Robert-Koch-Institut (Berlin)

Frage 1015
Die Berufsordnung der Heilpraktikerverbände

A) ist eine rechtsverbindliche Ordnung aller Heilpraktikerverbände
B) regelt die Zusammenarbeit zwischen Heilpraktikern und Ärzten
C) regelt die Therapieeinschränkungen für Heilpraktiker
D) ist eine rechtsverbindliche Ordnung des Bundes und der Länder
E) ist eine unverbindliche Berufsordnung mehrerer Heilpraktikerverbände

Frage 1016
Unter welchen Voraussetzungen wird die Erlaubnis zur Ausübung des Heilpraktikerberufes nicht erteilt?

1) Einschlägige Vorstrafen
2) Kein Abitur
3) Jünger als 25 Jahre
4) Suchtmittelabhängigkeit
5) Antragsteller ist eine Gefahr für die Volksgesundheit

A) nur 3 und 5 sind richtig
B) nur 1 und 5 sind richtig
C) nur 1, 4 und 5 sind richtig
D) nur 1, 3, 4 und 5 sind richtig
E) 1-5, alle sind richtig

Frage 1017
Welche der folgende/n Bezeichnung/en sind auf dem Praxisschild eines Heilpraktikers zulässig?

1) Heilpraktiker
2) Homöopath
3) Heilpraktiker, Homöopathie
4) Chiropraktiker
5) Psychotherapeut

A) nur 1 und 3 sind richtig
B) nur 1, 3 und 4 sind richtig
C) nur 2, 3 und 4 sind richtig
D) nur 1, 3, 4 und 5 sind richtig
E) 1-5, alle sind richtig

Frage 1018
Die Bestimmung, dass Sie als Heilpraktiker Zähne nicht behandeln dürfen findet sich im/in:

A) Gesetz zur Ausübung der Zahnheilkunde
B) Heilpraktikergesetz
C) der Bestallungsordnung
D) der Approbationsordnung für Ärzte
E) der DVO

Frage 1019
Ein Heilpraktiker darf

1) Geburtshilfe leisten
2) Schnupfen behandeln
3) Infusionen vornehmen
4) die Diagnose Gonorrhö durch einen Abstrich sichern
5) die sog. Leberwerte im Blutserum bestimmen

A) nur 2 ist richtig
B) nur 2 und 5 sind richtig
C) nur 2, 3 und 5 sind richtig
D) nur 1, 2, 3 und 5 sind richtig
E) nur 2, 3, 4 und 5 sind richtig

Frage 1020
Wann dürfen Heilpraktiker Geburtshilfe leisten?

A) Grundsätzlich nie
B) Grundsätzlich immer
C) Nur mit Erlaubnis des zuständigen Amtsarztes nach vorherigem Qualifikationsnachweis
D) Nur mit Einwilligung der Schwangeren
E) Keine der vorstehenden Antworten ist richtig

Frage 1021
Welches ist die grundlegende gesetzliche Bestimmung zur Ausübung der Heilkunde ohne Bestallung?

A) Die Sorgfaltspflicht nach dem Bürgerlichen Gesetzbuch
B) Das Infektionsschutzgesetz
C) Das Heilpraktikergesetz
D) Die Approbationsordnung
E) Das Arzneimittelgesetz

Frage 1022
Dürfen Heilpraktiker Arzneimittel herstellen und an Patienten verkaufen?

A) Nur mit Genehmigung der zuständigen Amtsapothekerin.
B) Nein
C) Nur wenn HP die Rezeptur selbst entwickelt hat und das Medikament nicht verschreibungspflichtig ist.
D) Ja
E) Nur mit Erlaubnis des Gesundheitsamts.

Frage 1023
Welche Erkrankung(en) darf der HP behandeln?

1) Arterielle Hypertonie
2) Krätze
3) Lymphopathia venerea/Lymphogranuloma inguinale
4) Syphilis
5) Eisenmangelanämie

A) nur 1 ist richtig
B) nur 1 und 5 sind richtig
C) nur 2, 3 und 4 sind richtig
D) nur 2, 3 und 5 sind richtig
E) 1-5, alle sind richtig

Frage 1024
Welche gesetzliche Grundlage regelt die Heilpraktiker-Tätigkeit?

1) Infektionsschutzgesetz
2) Berufsordnung für Heilpraktiker
3) 5. Sozialgesetzbuch
4) Heilpraktikergesetz
5) Hebammengesetz

A) nur 4 ist richtig
B) nur 2 und 3 sind richtig
C) nur 2, 3 und 5 sind richtig
D) nur 2, 4 und 5 sind richtig
E) 1-5, alle sind richtig

Frage 1025
Die Medikamentenherstellung bei Mengen unter 1000 Stück ist dem Heilpraktiker

1) erlaubt, nach Anmeldung beim Gesundheitsamt
2) erlaubt nach Anmeldung beim Apotheker
3) erlaubt, nur bei Herstellung für die eigenen Patienten
4) erlaubt nur bei eigenen Rezepten
5) nicht erlaubt

A) nur 3 ist richtig
B) nur 5 ist richtig
C) nur 3 und 4 sind richtig
D) nur 1, 3 und 4 sind richtig
E) nur 2, 3 und 4 sind richtig

Frage 1026
Als Heilpraktiker dürfen Sie

1) keine rezeptpflichtigen Medikamente verschreiben
2) nicht röntgen
3) auch in Notfällen keine Geburtshilfe leisten
4) keine Wiederbelebungsmaßnahmen vornehmen
5) keine Kinder behandeln

A) nur 1 ist richtig
B) nur 1 und 2 sind richtig
C) nur 1, 2 und 3 sind richtig
D) nur 1, 2 und 4 sind richtig
E) 1-5, alle sind richtig

Frage 1027
Darf ein Heilpraktiker, von akuten Notfällen abgesehen, die Behandlung eines Patienten ablehnen?

A) Nein, er ist durch seine Berufsordnung zur Übernahme der Behandlung verpflichtet.
B) Nein, er ist im Rahmen der Sorgfaltspflicht zur Behandlung verpflichtet.
C) Nein, er ist aus dem Behandlungsvertrag zur Behandlung verpflichtet
D) Ja, jedoch nur, wenn seine Kenntnisse nicht ausreichen (Sorgfaltspflicht).
E) Ja, er kann die Behandlung von Patienten (sofern es sich nicht um Notfälle handelt) in jedem Fall ablehnen.

Frage 1028

Wann muss nach §9,3 des Infektionsschutzgesetzes die Meldung einer Infektionskrankheit erfolgen?

A) Am nächsten Tag
B) Unverzüglich, innerhalb 12 Std.
C) Am selben Tag
D) Unverzüglich, innerhalb 32 Std.
E) Unverzüglich, innerhalb 24 Std.

Frage 1029

Der Heilpraktiker darf

A) Poliomyelitis behandeln
B) Geburtshilfe leisten
C) Karies behandeln
D) Geschlechtsorgane untersuchen
E) Leichenscheine ausstellen

Frage 1030

Dürfen Sie als Heilpraktiker Herzglykoside verordnen?

A) Nein, überhaupt nicht
B) Ja, in einer Potenzierung ab D4
C) Ja, in einer Potenzierung ab D6
D) Ja, jedoch nur Digitalisglykoside
E) Ja, jedoch nur in begründeten Ausnahmen

Frage 1031

Dürfen Heilpraktiker eine Röntgenanlage betreiben?

A) Ja
B) Ja, wenn sie bestimmte Voraussetzungen erfüllen
C) Ja, aber nur zur Herstellung von Thorax-Röntgenbildern.
D) Prinzipiell nicht.
E) Ja, aber die Bilder müssen von Ärzten befundet werden.

Frage 1032

Heilpraktiker dürfen

1) Vorträge in der Volkshochschule halten.
2) Zellen mikroskopisch untersuchen.
3) in Zusammenhang mit einer Straftat Blutproben und Untersuchungen vornehmen.
4) als Geburtshelfer arbeiten.

A) nur 1 ist richtig
B) nur 1 und 2 sind richtig
C) nur 2 und 3 sind richtig
D) nur 1, 2 und 3 sind richtig
E) 1-4, alle sind richtig

Frage 1033

Der Heilpraktiker darf:

1) Cervix und Portio zur Krebsvorsorge untersuchen.
2) Die weibliche Brust untersuchen.
3) Die Prostata untersuchen.
4) Das Rektum austasten
5) Eine Pneumonie unabhängig von ihren Erregern behandeln.

A) 1-5, alle sind falsch
B) nur 2 ist richtig
C) nur 2 und 4 sind richtig
D) nur 2, 3 und 5 sind richtig
E) nur 1, 2, 3 und 4 sind richtig

Frage 1034

Welche Voraussetzungen müssen Sie erfüllen, um als Heilpraktiker tätig sein zu können?

1) Mindestalter von 25 Jahren.
2) Abgeschlossene Volksschulbildung
3) Mindestens 1 Jahr Ausbildung an einer Heilpraktikerschule.
4) Völlige geistige und körperliche Gesundheit
5) Sittliche Zuverlässigkeit
6) Deutsche Staatsbürgerschaft

A) nur 1, 2, 3, 4 und 5 sind richtig
B) nur 1, 2, 3 und 5 sind richtig
C) nur 1, 2, 4 und 5 sind richtig
D) nur 2, 4, 5 und 6 sind richtig
E) nur 1, 2, 4, 5 und 6 sind richtig

Frage 1035
Die Berufsordnung für Heilpraktiker schreibt vor, dass der Heilpraktiker:

1) die kostengünstigsten Methoden zur Behandlung seiner Patienten wählt
2) zu ständiger Fortbildung verpflichtet ist.
3) keine Arzneimittel selbst herstellen und verkaufen darf.
4) keine Heilungsversprechen macht
5) der Residenzpflicht unterliegt.

A) nur 3 ist richtig
B) nur 2 und 4 sind richtig
C) nur 1, 2 und 3 sind richtig
D) nur 2, 4 und 5 sind richtig
E) nur 1, 2, 3 und 4 sind richtig

Frage 1036
Zu den Pflichten eines Heilpraktikers gehören

1) Wirtschaftlichkeit
2) Regelmäßige Fortbildung
3) Überprüfung der eigenen Fähigkeiten
4) Residenzpflicht
5) Führen der Berufsbezeichnung Heilpraktiker

A) nur 1 und 2 sind richtig
B) nur 1, 2 und 4 sind richtig
C) nur 2, 3 und 5 sind richtig
D) nur 1, 2, 3 und 5 sind richtig
E) 1-5, alle sind richtig

Frage 1037
Welche der folgenden Krankheiten, die nach §6, 7 und 34 unter das Behandlungsverbot für Heilpraktiker fallen, ist nur in §34 erwähnt?

A) Krätze
B) Ornithose
C) Diphtherie
D) Lues
E) FSME

Frage 1038
Nach dem Infektionsschutzgesetz ist ein Ausscheider eine Person, die

1) während der Inkubationszeit Krankheitserreger ausscheidet.
2) während der Krankheit Erreger ausscheidet.
3) Krankheitserreger ausscheidet, ohne krank zu sein.
4) Krankheitserreger ausscheidet, ohne krankheitsverdächtig zu sein.
5) krank ist, ohne Erreger auszuscheiden

A) nur 1 und 3 sind richtig
B) nur 2 und 3 sind richtig
C) nur 3 und 4 sind richtig
D) nur 1, 3, 4 und 5 sind richtig
E) 1-5, alle sind richtig

Frage 1039
Welche Daten muss die namentliche Meldung von Patienten mit meldepflichtigen Infektionskrankheiten nach §6,1 des Infektionsschutzgesetzes an das Gesundheitsamt enthalten?

1) Name und Vorname des Patienten
2) Geschlecht
3) Tag, Monat und Jahr der Geburt
4) Anschrift der Hauptwohnung und, falls abweichend: Anschrift des derzeitigen Aufenthaltsortes

A) keine der Aussagen 1-4 ist richtig
B) nur 2 ist richtig
C) nur 1 und 2 sind richtig
D) nur 1, 2 und 4 sind richtig
E) 1-4, alle sind richtig

Frage 1040

Indikationen für eine Hautdesinfektion sind:

1) Injektion
2) Punktion
3) Blutabnahmen
4) Akupunktur

A) nur 1 ist richtig
B) nur 1 und 3 sind richtig
C) nur 2 und 3 sind richtig
D) nur 1, 2 und 3 sind richtig
E) 1-4, alle sind richtig

Frage 1041

Zu den sexuell übertragbaren Krankheiten zählen:

1) Weicher Schanker
2) HIV
3) Lymphogranuloma inguinale
4) Hepatitis B
5) Toxoplasmose

A) nur 1 und 3 sind richtig
B) nur 2 und 4 sind richtig
C) nur 1, 3 und 4 sind richtig
D) nur 1, 2, 3 und 4 sind richtig
E) 1-5, alle sind richtig

Frage 1042

Für welche Krankheit(en) besteht/bestehen für den Heilpraktiker zwar ein Behandlungsverbot aber keine Meldepflicht?

1) Pest
2) Tollwut
3) Meningokokken-Meningitis
4) Ornithose

A) nur 4 ist richtig
B) nur 2 und 3 sind richtig
C) nur 1, 2 und 3 sind richtig
D) nur 2, 3 und 4 sind richtig
E) 1-4, alle sind richtig

Frage 1043

Welche der folgenden Krankheiten dürfen Sie als Heilpraktiker nicht behandeln?

1) Botulismus
2) Diphtherie
3) Influenza
4) Rotavirus-Erkrankung
5) Windpocken

A) nur 1 und 2 sind richtig
B) nur 2 und 3 sind richtig
C) nur 2, 3 und 5 sind richtig
D) nur 1, 2, 3 und 4 sind richtig
E) 1-5, alle sind richtig

Frage 1044

Darf ein Schulkind mit Mumps vom Heilpraktiker behandelt werden?

A) Ja, Mumps ist nicht meldepflichtig.
B) Ja, aber Schule verständigen.
C) Nein, gesetzlich verboten.
D) Nein, ihm fehlen die nötigen Arzneimittel.
E) Ja, mit Einverständnis der Eltern.

Frage 1045

Welcher Ausscheider wird in §34,2 des Infektionsschutzgesetzes nicht erwähnt?

A) Choleravibrionen
B) Salmonellen
C) Corynebacterium diphtheriae
D) Shigellen
E) Tetanus-Bakterien

Frage 1046
Welche der folgenden Aussagen ist richtig?

A) Die Ausübung der Heilkunde im Umherziehen ist im Umkreis von 30 km erlaubt.
B) Als Heilpraktiker dürfen Sie Arzneimittel zum Zweck der Anwendung (nicht der Abgabe) herstellen.
C) Über den Antrag zur berufsmäßigen Ausübung der Heilkunde ohne Bestallung entscheidet alleine das Gesundheitsamt.
D) Auch mit Einverständnis des Patienten dürfen Sie als Heilpraktiker keine Untersuchung der Geschlechtsorgane vornehmen.
E) Meldepflichtige Erkrankungen sind spätestens 48 Std. nach erlangter Kenntnis zu melden.

Frage 1047
Sind homöopathische Präparate verschreibungspflichtig?

A) Ja, in genau definierten Einzelfällen.
B) Ja, immer
C) Nein, grundsätzlich nicht
D) Ja, immer wenn sie Giftstoffe in Hochpotenzen enthalten
E) Ja, wenn sie durch Ärzte verordnet werden

Frage 1048
Ab welcher Potenz darf Schlafmohn (Papaver somniferum) vom Heilpraktiker verordnet werden?

A) ab C4
B) ab D4
C) ab D6
D) ab C20
E) ab D12

Frage 1049
Wann darf der Heilpraktiker keine Geburtshilfe durchführen?

1) Gegen Bezahlung
2) Ohne Bezahlung
3) Im Notfall ohne Bezahlung.
4) Im Notfall gegen Bezahlung
5) Gegen Bezahlung unter Aufsicht einer Hebamme.

A) nur 5 ist richtig
B) nur 3 ist richtig
C) nur 2, 3 und 4 sind richtig
D) nur 1, 2, 4 und 5 sind richtig
E) 1-5, alle sind richtig

Frage 1050
Wo bekommen Sie Informationen über verschreibungspflichtige Arzneimittel?

1) Im BTM-Gesetz
2) In der roten Liste
3) Vom Apotheker
4) In der DVO
5) Im Infektionsschutzgesetz

A) nur 1 und 2 sind richtig
B) nur 2 und 4 sind richtig
C) nur 2, 4 und 5 sind richtig
D) nur 1, 2 und 3 sind richtig
E) 1-5, alle sind richtig

Frage 1051
Wo können Sie erfahren, ob ein Medikament rezeptpflichtig ist?

1) In der Apotheke
2) Im Infektionsschutzgesetz
3) In der Scribas Tabelle
4) Im Pharmaindex
5) Im Pschyrembel

A) nur 3 ist richtig
B) nur 2 und 5 sind richtig
C) nur 1, 3 und 4 sind richtig
D) nur 2, 4 und 5 sind richtig
E) 1-5, alle sind richtig

Frage 1052
Bei welcher Behörde hat die Anzeige einer meldepflichtigen Erkrankung zu erfolgen?

A) Gesundheitsamt, das für den Wohnsitz des Betroffenen zuständig ist.
B) Gesundheitsamt, das für den Aufenthaltsort des Betroffenen zuständig ist.
C) Gesundheitsamt, das für den Wohnsitz des behandelnden Heilpraktikers zuständig ist.
D) Gesundheitsamt, das für den Ort der Infektionsquelle zuständig ist.
E) Ortspolizeibehörde

Frage 1053
Welche Ausscheider der genannten Krankheitserreger sind im §34 Absatz 2 des Infektionsschutzgesetzes aufgelistet?

1) Choleravibrionen
2) Variolavirus
3) Francisella tularensis
4) Salmonella paratyphi
5) Shigellen

A) nur 3 ist richtig
B) nur 2 und 5 sind richtig
C) nur 1, 4 und 5 sind richtig
D) nur 2, 4 und 5 sind richtig
E) 1-5, alle sind richtig

Frage 1054
Ausscheider im Sinne des Infektionsschutzgesetzes ist eine Person,

A) bei der Erscheinungen bestehen, welche das Vorliegen einer bestimmten übertragbaren Krankheit vermuten lassen.
B) von der anzunehmen ist, dass sie Krankheitserreger ausscheidet, ohne krank oder krankheitsverdächtig zu sein.
C) die an einer übertragbaren Krankheit erkrankt ist.
D) die Krankheitserreger ausscheidet, ohne krank oder krankheitsverdächtig zu sein.
E) von der anzunehmen ist, dass sie Erreger einer übertragbaren Krankheit (Krankheitserreger) aufgenommen hat, ohne krank, krankheitsverdächtig oder Ausscheider zu sein.

Frage 1055
Ein Kind in einer Familie hat Masern. Die Geschwister des Kindes haben keine Symptome. Wie sind diese Geschwister im Sinne des Infektionsschutzgesetzes zu bezeichnen?

A) Ansteckungsverdächtig
B) Ausscheider
C) Krankheitsverdächtig
D) Krank
E) Ausscheidungsverdächtig

Frage 1056
Was droht dem Heilpraktiker, wenn er gegen das Behandlungsverbot nach §24 des Infektionsschutzgesetzes verstößt?

1) Geldstrafe
2) Freiheitsstrafe
3) Verlust der Erlaubnis
4) Jugendstrafe

A) nur 1 und 2 sind richtig
B) nur 1 und 3 sind richtig
C) nur 1, 2 und 3 sind richtig
D) nur 1, 3 und 4 sind richtig
E) 1-4, alle sind richtig

Frage 1057
Wie hat - nach der Berufsordnung für Heilpraktiker - ein Praxisschild auszusehen?

1) Name und Berufsbezeichnung Heilpraktiker
2) 40 x 75 cm
3) Sprechzeiten
4) Behandlungsarten
5) Telefonnummer

A) nur 1 und 3 sind richtig
B) nur 2 und 5 sind richtig
C) nur 1, 2 und 4 sind richtig
D) nur 1, 3 und 5 sind richtig
E) 1-5, alle sind richtig

Frage 1058
Was dürfen Sie als Heilpraktiker nicht?

1) Geschlechtsorgane untersuchen.
2) Heilbehandlungen nach der Reichsversicherungsordnung durchführen-
3) Mundsoor behandeln
4) Vier Praxen führen
5) Ornithose behandeln
6) Apothekenpflichtige Medikamente verschreiben
7) Uneingeschränkt werben
8) Den Umzug in neue Praxisräume in der Tageszeitung anzeigen
9) Impfen

A) nur 4, 6 und 8 sind richtig
B) nur 4, 6, 7 und 8 sind richtig
C) nur 2, 3, 5, 7 und 9 sind richtig
D) nur 1, 3, 4, 5, 6 und 9 sind richtig
E) 1 - 9, alle sind richtig

Frage 1059
Ein Heilpraktiker macht sich strafbar, wenn

1) er im Verlauf einer allgemeinen Untersuchung des Patienten feststellt, dass dieser an einer Geschlechtskrankheit leidet
2) er die Behandlung eines Patienten nicht ablehnt, von dem er weiß, dass dessen Geschlechtspartner eine Geschlechtskrankheit hatte und behandelt wurde
3) er sich auf Bitten eines Patienten entschließt, eine sexuell übertragbare Krankheit zu behandeln

A) nur 1 ist richtig
B) nur 3 ist richtig
C) nur 1 und 3 sind richtig
D) nur 2 und 3 sind richtig
E) 1- 3, alle sind richtig

Frage 1060
Ab welcher Potenz darf ein Heilpraktiker homöopathische Zubereitungen verordnen?

A) Grundsätzlich immer
B) Ab D2
C) Ab D4
D) Ab D6
E) Ab D8

Frage 1061
Sie werden von einem Patienten aufgesucht, der im Wald ein Reh berührt hat. Was tun Sie?

A) Ich schenke dem Vorgang keine weitere Beachtung.
B) Ich kontrolliere, ob der Patient gegen Tetanus geimpft ist.
C) Ich mache eine Meldung an das Gesundheitsamt.
D) Ich warte ab, ob sich bei dem Patienten eine Tollwut entwickelt.
E) Ich impfe den Patienten vorsorglich gegen Tollwut.

Frage 1062
Darf ein Heilpraktiker werben?

A) Nein, grundsätzlich nicht
B) Ja, uneingeschränkt
C) Ja, mit Einschränkung
D) Nein, außer in Notfällen
E) Ja, gegen Bezahlung einer Gebühr

Frage 1063
Darf der Heilpraktiker seine Praxisräume für andere Zwecke als für seine Praxistätigkeit verwenden?

A) Grundsätzlich ja
B) Ja, wenn die Räume anschließend desinfiziert werden.
C) Ja, jedoch nur für Veranstaltungen im fachlichen Bereich.
D) Ja, für familiäre Zwecke.
E) Nein

Frage 1064
Laut welchem Gesetz müssen Heilpraktiker Ausscheider melden?

A) §7 Infektionsschutzgesetz
B) §3 Heilpraktikergesetz
C) §34 Infektionsschutzgesetz
D) §6 Infektionsschutzgesetz
E) Keine Antwort ist richtig.

Frage 1065
An welche Behörde melden Sie Ihre Praxiseröffnung?

1) Finanzamt
2) untere Verwaltungsbehörde
3) obere Verwaltungsbehörde
4) Gesundheitsamt
5) Wirtschaftskontrolldienst

A) nur 4 ist richtig
B) nur 1 und 4 sind richtig
C) nur 1, 2 und 4 sind richtig
D) nur 2, 4 und 5 sind richtig
E) 1-5, alle sind richtig

Frage 1066
Wo steht geschrieben, wann ein Heilpraktiker Ausscheider behandeln darf?

A) in §24 des Infektionsschutzgesetzes
B) in §7 des Infektionsschutzgesetzes
C) nirgends
D) in §6 des Infektionsschutzgesetzes
E) in der DVO

Frage 1067
Darf der Heilpraktiker Herzglykoside verschreiben?

A) Nein
B) Ja, ab D4
C) Ja, ab D6
D) Ja, nach Rücksprache mit Apotheker.
E) Ja

Frage 1068
Welche Strafe droht einem Heilpraktiker bei Missachtung der Meldepflicht einer meldepflichtigen Erkrankung?

A) Gar nichts, da er nicht zur Meldung verpflichtet ist.
B) Geldbuße
C) Freiheitsstrafe
D) Entzug der Erlaubnis
E) Jugendstrafe

Frage 1069
Welches Gesetz verbietet dem Heilpraktiker, Zahnbehandlungen vorzunehmen?

A) Das Infektionsschutzgesetz
B) Das Arzneimittelgesetz, weil dabei u. U. verschreibungspflichtige Medikamente benötigt werden.
C) Die Berufsordnung der Heilpraktikerverbände.
D) Das Gesetz über die Ausübung der Zahnheilkunde.
E) Zahnbehandlungen sind dem Heilpraktiker nicht verboten

Frage 1070
Welche Gesetze/Verordnungen verbieten dem Heilpraktiker verschreibungspflichtige Medikamente zu verordnen?

1) Infektionsschutzgesetz
2) Verordnung über verschreibungspflichtige Medikamente
3) Betäubungsmittel-Gesetz
4) Heilpraktikergesetz
5) Arzneimittelgesetz

A) nur 3 ist richtig
B) nur 2 und 5 sind richtig
C) nur 1, 2 und 4 sind richtig
D) nur 2, 4 und 5 sind richtig
E) 1-5, alle sind richtig

Frage 1071
Wo ist für den Heilpraktiker das Behandlungsverbot für übertragbare Krankheiten geregelt?

A) §24 Infektionsschutzgesetz
B) §6 Infektionsschutzgesetz
C) §3 Heilpraktikergesetz
D) §4 der Berufsordnung der Heilpraktikerverbände
E) §5 Zahnheilkunde-Gesetz

Frage 1072
Welche der nachfolgend aufgeführten Gesetze beinhalten Berufseinschränkungen für den Heilpraktiker?

1) Strafprozessordnung
2) Gesetz über die Vereinheitlichung des Gesundheitswesens
3) Zahnheilkundegesetz
4) 5. Sozialgesetzbuch
5) Hebammengesetz

A) nur 3 ist richtig
B) nur 2 und 5 sind richtig
C) nur 1, 2 und 4 sind richtig
D) nur 2, 4 und 5 sind richtig
E) 1-5, alle sind richtig

Frage 1073
Welche der nachfolgend genannten Tätigkeiten gehört/gehören zur Ausübung der Heilkunde?

1) Sofortmaßnahmen am Unfallort.
2) Jede berufsmäßige Linderung von Krankheiten beim Menschen.
3) Jede gewerbsmäßige Tätigkeit zur Feststellung, Heilung oder Linderung von Krankheiten, Leiden oder Körperschäden.

A) nur 3 ist richtig
B) nur 1 und 2 sind richtig
C) nur 1 und 3 sind richtig
D) nur 2 und 3 sind richtig
E) 1-3, alle sind richtig

Frage 1074
Wird ein Heilpraktiker bestraft, wenn er im Notfall ein verschreibungspflichtiges Medikament spritzt?

A) Ja
B) Nein
C) Ja, außer wenn er auf telefonische Anordnung eines Arztes spritzt.
D) Nein, er kommt nicht in diese Situation, weil er den Notarzt ruft.
E) Ja, denn er verstößt gegen das Betäubungsmittelgesetz.

Frage 1075
Welche gesetzlichen Vorschriften gelten für die in Ihrer Praxis eingesetzten medizintechnischen Geräte?

1) Es müssen genügend Stromanschlüsse vorhanden sein.
2) Die Medizingeräteverordnung
3) Das Eichgesetz
4) Die Beihilfefähigkeit
5) Die Röntgenverordnung

A) nur 2 und 3 sind richtig
B) nur 2 und 5 sind richtig
C) nur 1, 2 und 4 sind richtig
D) nur 2, 3 und 5 sind richtig
E) 1-5, alle sind richtig

Frage 1076
Wie viele Verfahren soll ein Heilpraktiker höchstens auf seinem Praxisschild angeben?

A) keins
B) eines
C) zwei
D) drei
E) vier

Frage 1077
Über die Zulassung zur berufsmäßigen Ausübung der Heilkunde ohne Bestallung entscheidet:

A) das Gesundheitsamt und der Regierungspräsident
B) die untere Verwaltungsbehörde zusammen mit dem Gesundheitsamt
C) die untere Verwaltungsbehörde oder die allgemeine Landesverwaltung
D) der Regierungspräsident
E) der Amtsarzt

Frage 1078
Ist der Heilpraktiker zur Fortbildung verpflichtet?

A) Ja, alle 5 Jahre
B) Ja, alle 3 Jahre
C) Ja, bei Wissenslücken
D) Ja, laufend
E) Nein

Frage 1079
Meldepflichtig gemäß §6 des Infektionsschutzgesetzes ist bereits der Verdacht auf Erkrankung an:

1) Masern
2) Keuchhusten
3) Salmonellen
4) Tularämie
5) Tetanus

A) nur 1 ist richtig
B) nur 3 und 4 sind richtig
C) nur 1, 2 und 4 sind richtig
D) nur 2, 4 und 5 sind richtig
E) 1-5, alle sind richtig

Frage 1080
Was darf der Heilpraktiker?

1) Atteste und Bescheinigungen ausstellen.
2) Die weibliche Brust untersuchen.
3) Vorträge zur Karies-Prophylaxe halten.
4) Er darf verkehrs- und verschreibungsfähige Betäubungsmittel in der D2 (der homöopathischen Potenz 1:100) verordnen.
5) Intravenöse Injektionen durchführen.

A) nur 1 und 3 sind richtig
B) nur 1, 2 und 3 sind richtig
C) nur 1, 3 und 4 sind richtig
D) nur 1, 2, 3 und 5 sind richtig
E) 1-5, alle sind richtig

Frage 1081

Welche der unten angegebenen Zuordnungen ist falsch?

A) Primäre Prävention - Maßnahmen zur Gesundheitsvorsorge.
B) Primäre Prävention - Maßnahmen zur Vermeidung von Krankheiten durch Änderung der Lebensumstände.
C) Sekundäre Prävention - Maßnahmen zur Vermeidung von Krankheiten durch Änderung des Verhaltens.
D) Sekundäre Prävention - Maßnahmen zur Früherkennung und Behandlung von Krankheiten.
E) Tertiäre Prävention - Vermeidung von Spätfolgen und Rezidivprophylaxe

Frage 1082

1. Ein Heilpraktiker muss nach §6 Infektionsschutzgesetz meldepflichtige Infektionskrankheiten einem Arzt überlassen, der sie melden muss,
weil
2. ein Heilpraktiker nicht meldepflichtig ist.

A) Aussage 1 richtig, Aussage 2 richtig, Verknüpfung richtig
B) Aussage 1 richtig, Aussage 2 richtig, Verknüpfung falsch
C) Aussage 1 richtig, Aussage 2 falsch
D) Aussage 1 falsch, Aussage 2 richtig
E) Aussage 1 falsch, Aussage 2 falsch

Frage 1083

Wer ist nach dem Infektionsschutzgesetz zur Meldung einer übertragbaren Krankheit verpflichtet?

1) Der behandelnde Arzt
2) Der Heilpraktiker
3) Mit der Pflege berufsmäßig beschäftigte Personen.
4) Die Angehörigen des Erkrankten
5) Der Schiffskapitän

A) nur 4 und 5 sind richtig
B) nur 1, 3 und 4 sind richtig
C) nur 3, 4 und 5 sind richtig
D) nur 1, 2, 3 und 5 sind richtig
E) 1-5, alle sind richtig

Frage 1084

Zugelassene Heilpraktiker dürfen im Rahmen ihrer beruflichen Tätigkeit:

A) Geburtshilfe leisten
B) Geschlechtskrankheiten behandeln
C) den Eintritt des Todes bescheinigen (Leichenschau)
D) Medikamente intravenös injizieren
E) Zahnbehandlungen durchführen

Frage 1085

Zwischen dem Heilpraktiker und dem Patienten kommt zivilrechtlich ein Vertrag zustande, meist stillschweigend. Dabei handelt es sich um einen:

A) Arbeitsvertrag, da ein therapeutisches Verhältnis gegründet wird.
B) Dienstvertrag, da der Erfolg geschuldet wird.
C) Dienstvertrag, da der Erfolg nicht geschuldet wird.
D) Werksvertrag, da der Erfolg geschuldet wird.
E) Werksvertrag, da der Erfolg nicht geschuldet wird.

Frage 1086

Folgende Aussagen zur unterlassenen Hilfeleistung trifft/treffen zu:

1) Wenn ein Heilpraktiker bei Unglücks- oder Notfällen keine Hilfe leistet, obwohl diese erforderlich und zumutbar ist, so macht er sich der unterlassenen Hilfeleistung schuldig.
2) Bei Unglücks- und Notfällen ist nur der Arzt verpflichtet zu helfen.
3) Bei Schwerverletzten ist eine Hilfeleistung selbst dann noch erforderlich,

wenn zwar keine Rettung möglich ist, sich aber zumindest eine Schmerzlinderung erreichen lässt.
4) Der Heilpraktiker darf verschreibungspflichtige Schmerzmittel vorrätig halten, um sie in Notfällen zu verabreichen.
5) Hilfe ist vom Heilpraktiker auch bei schweren Krankheiten zu leisten, die sich plötzlich bedrohlich verschlimmern.

A) nur 2 ist richtig
B) nur 1 und 3 sind richtig
C) nur 1, 3 und 5 sind richtig
D) nur 2, 3, 4 und 5 sind richtig
E) 1-5, alle sind richtig

Frage 1087
Richtige Aussage(n) zur Meldepflicht nach dem Seuchenrechtsneuordnungsgesetz (Infektionsschutzgesetz vom 20.07.2000) ist/sind:

1) Namentlich ist in jedem Fall der Krankheitsverdacht, die Erkrankung sowie der Tod an Botulismus zu melden.
2) Namentlich ist in jedem Fall der Krankheitsverdacht, die Erkrankung sowie der Tod an Masern zu melden.
3) Namentlich ist in jedem Fall die Verletzung eines Menschen durch ein tollwutkrankes, - verdächtiges oder ansteckungsverdächtiges Tier sowie die Berührung eines solchen Tieres oder Tierkörpers zu melden.
4) Namentlich ist in jedem Fall der Verdacht auf die Erkrankung an einer mikrobiell bedingten Lebensmittelvergiftung oder an einer akuten infektiösen Gastroenteritis zu melden.
5) Namentlich ist auf jeden Fall der direkte oder indirekte Nachweis von HIV-Krankheitserregern zu melden.

A) nur 1 ist richtig
B) nur 2 und 4 sind richtig
C) nur 1, 2 und 3 sind richtig
D) nur 2, 3, 4 und 5 sind richtig
E) 1-5, alle sind richtig

Frage 1088
Gemäß Infektionsschutzgesetz besteht eine Meldepflicht beim Gesundheitsamt für den Nachweis bestimmter Krankheitserreger, soweit die Nachweise auf eine akute Infektion hinweisen.
Zu diesen Erregern zählt/zählen nicht

A) Choleravibrionen Serovar 01
B) Salmonellen vom Typ der Enteritiserreger
C) Shigellen
D) Amöben
E) Trichinella spiralis

Frage 1089
Für Heilpraktiker besteht ein Behandlungsverbot für:

1) Röteln
2) Karzinome
3) Augenerkrankungen
4) Angeborene Behinderungen

A) nur 1 ist richtig
B) nur 1 und 2 sind richtig
C) nur 2 und 4 sind richtig
D) nur 1, 2 und 3 sind richtig
E) nur 2, 3 und 4 sind richtig

ANTWORTEN

ANTWORTEN

NEUROLOGIE

Antwort 1
Die Antwort C) ist richtig.
Der Nervus vagus ist der Hauptnerv des Parasympathikus. Am Herzen bewirkt die Aktivierung des Parasympathikus eine Verlangsamung der Herzfrequenz.

Antwort 2
Die Antwort C) ist richtig.
Die Wandspannung der Gefäße wird durch Sympathikusinnervation aufrechterhalten.

Antwort 3
Die Antwort B) ist richtig.
Die Nervenzellen, die die Atmung mit Inspiration und Exspiration steuern, liegen im verlängerten Mark (Medulla oblongata).

Antwort 4
Die Antwort B) ist richtig.
Unserer Meinung nach ist die Verknüpfung falsch und damit ist die Antwort B) richtig.
Der Diabetes mellitus hat als eine Komplikation die diabetische Polyneuropathie, die u.a. auch zu Gefühlsstörungen in den Beinen führen kann.

Antwort 5
Die Antwort C) ist richtig.
Das Ventrikelsystem besteht aus 4 Hohlräumen und dient der Produktion sowie der Weiterleitung des Liquors. Es ist mit dem Rückenmarkkanal und somit auch mit dem Subarachnoidalraum verbunden. Hier wird der Liquor wieder resorbiert. Kann der Liquor nicht aus dem Ventrikelsystem in den Subarachnoidalraum abfließen oder kann er dort nicht resorbiert werden, so kommt es zum sog. Wasserkopf (Hydrozephalus).

Antwort 6
Die Antwort A) ist richtig.
Zu B: Die Pyramidenbahn leitet die willkürlichen Bewegungsimpulse von der Großhirnrinde zu den Vorderhornzellen des Rückenmarks (1. motorisches Neuron). Dort werden sie umgeschaltet (2. motorisches Neuron) und gelangen mit den peripheren Nerven zu den motorischen Endplatten der Körpermuskulatur.
Zu C: Der Thalamus ist die größte Kernmasse des Zwischenhirns und dient als Sammel- und Umschaltstelle für alle der Großhirnrinde zufließenden sensibel-sensorischen Reize ('Tor zum Bewusstsein').
Zu D: Das Kleinhirn dient der Koordination und Feinabstimmung der Körperbewegungen und der Regulierung des Muskeltonus.
Zu E: Das Zwischenhirn beherbergt Thalamus, Hypothalamus und Hypophyse. Es koordiniert außerdem Bewegungsabläufe und dient als Schaltstelle für Seh- und Hörbahn.

Antwort 7
Die Antwort E) ist richtig.
Es gibt 12 Hirnnerven, die paarig angelegt sind.

Antwort 8
Die Antwort D) ist richtig.
Zu 2: Die Schwannsche Zelle ist eine Zellform (Gliazelle) des peripheren Nervengewebes. Sie dient als Nähr-, Hüll- und Stützgewebe und umhüllt den Achsenzylinder (Neurit) der peripheren Nerven mit der sog. 'Schwann-Scheide' und erhöht so deren Nervenleitgeschwindigkeit.

Antwort 9

Die Antwort D) ist richtig.

Das Nervensystem lässt sich anhand vieler Kriterien einteilen:

Nach der Funktion (Außen- und Innenaspekt) in animales (zerebrospinales) und vegetatives (autonomes) Nervensystem.

- Nach der Lage in peripheres und zentrales Nervensystem.
- Nach Verlaufsrichtung der Nervenbahnen in sensibles und motorisches System.

Des Weiteren kann man die Motorik in pyramidale (willkürliche Bewegungsimpulse) und extrapyramidale (unwillkürliche Bewegungsimpulse) Motorik einteilen.

Antwort 10

Die Antwort E) ist richtig.

Reflexe sind unwillkürlich und regelhaft ablaufende Vorgänge als physiologische Reaktion eines Erfolgsorgans auf einen adäquaten Reiz. Man unterscheidet Muskeleigenreflexe (monosynaptische Reflexe) und Fremdreflexe (polysynaptische Reflexe).

Bei Muskeleigenreflexen sind Reizort und Erfolgsorgan identisch, der Reiz wird über einen monosynaptischen Reflexbogen vermittelt. Der adäquate Reiz für einen Muskeleigenreflex ist die Dehnung der Muskelspindeln, Reflexantwort ist die Muskelkontraktion. Da die einzige Umschaltstelle von Eigenreflexen im Rückenmark liegt, lassen sich Rückenmarkschädigungen anhand von Reflexprüfungen lokalisieren.

Bei den Fremdreflexen sind Reizort und Erfolgsorgan verschieden, der Reiz wird über einen polysynaptischen Reflexbogen vermittelt.

Antwort 11

Die Antwort E) ist richtig.

Der Cremaster-Reflex ist ein Fremdreflex des Bauches (der M. cremaster ist eine Abspaltung des M. transversus und des M. obliquus internus abdominis zu Samenstrang und Hoden), bei dem ein Bestreichen der Oberschenkelinnenseite zu einem Hochziehen des gleichseitigen (ipsilateralen) Hodens führt.

Antwort 12

Die Antwort E) ist richtig.

Die Neuroglia ist eine eigenständige Gewebeform und dient als Hüll- und Stützgewebe des Nervensystems.

Antwort 13

Die Antwort A) ist richtig.

In den Synapsen erfolgt die Erregungsübertragung von einer Struktur auf die nachfolgende. Synapsen können erregende oder hemmende Wirkung auf die nachgeschalteten Strukturen haben.

Von den bioelektrischen Strömen im Axon wird ein chemischer Überträgerstoff (z.B. Noradrenalin, Acetylcholin) aus kleinen Bläschen (Vesikeln) in den synaptischen Spalt freigesetzt. Dieser diffundiert durch den synaptischen Spalt, bindet sich an einen Rezeptor der postsynaptischen Membran und leitet so die Erregung auf die nachgeschaltete Struktur über. Durch enzymatischen Abbau bzw. durch Wiederaufnahme in die präsynaptischen Vesikel werden die Neurotransmitter wieder aus dem synaptischen Spalt entfernt.

Zu 4: Die motorischen Nervenfasern der peripheren Nerven verzweigen sich am Ende in der motorischen Endplatte, um die Muskelfasern der quer gestreiften Muskulatur zu versorgen. Die motorische Endplatte wird auch als neuromuskuläre Synapse bezeichnet.

Antwort 14

Die Antwort D) ist richtig.

Der Sympathikus rüstet den Körper zu Flucht- oder Kampfreaktionen:

Die Atmung wird schneller, Puls und Blutdruck steigen an, die Pupillen werden weit und ermöglichen verstärkt visuelle Informationen, es wird vermehrt Adrenalin ausgeschüttet und es stellen sich Gefühle wie Furcht oder Ärger ein.

Sein Gegenspieler, der Parasympathikus, ist für Ruhe- und Regenerationsvorgänge zuständig, in denen vor allem Aufbau-, Ernährungs-, Regenerations- und Fortpflanzungsfunktionen im Vordergrund stehen.

Antwort 15

Die Antwort A) ist richtig.

Ursprungsgebiet für die Leitungsbahnen der Willkürmotorik (Pyramidenbahn) ist der Gyrus praecentralis.

Antwort 16

Die Antwort B) ist richtig.

In den Hintersträngen des Rückenmarks verlaufen die Bahnen für Druck-, Berührungs-, Vibrationsempfindung und Tiefensensibilität (Lage-, Bewegungs- und Kraftsinn).

Schmerz-, Wärme- und Kälteempfindung sowie Druck- und Berührungsempfindung werden durch die Vorder- und Seitenstrangbahnen vermittelt.

Antwort 17

Die Antwort B) ist richtig.

Der vierte Ventrikel des Mittelhirns hat Verbindung zum Rückenmarkkanal.

Der Liquor wird hauptsächlich in den Seitenventrikeln produziert, nur zu einem kleinen Teil im vierten Ventrikel.

Antwort 18

Die Antwort E) ist richtig.

Zum ZNS gehören

- Gehirn,
- Rückenmark.

Zum peripheren Nervensystem gehören:

- Spinalnerven,
- Hirnnerven,
- periphere Ganglien,
- periphere Nerven von Rumpf, Kopf und Extremitäten.

Antwort 19

Die Antwort C) ist richtig.

Drei verschiedene Arten von Sensibilität werden unterschieden:

- Oberflächensensibilität,
- Tiefensensibilität,
- viszerale Sensibilität.

Für die Oberflächensensibilität sind Rezeptoren der behaarten und unbehaarten Haut zuständig. Mit ihrer Hilfe kann man Druck, Berührung, Spannung, Dehnung, Temperatur, Vibration, Juckreiz und Schmerz empfinden.

Rezeptoren der Gelenke und Skelettmuskeln vermitteln die Tiefensensibilität, den Sinn für Stellung, Bewegung und Kraft.

Die Rezeptoren der Eingeweide (viszerale Sensibilität) schließlich geben uns Auskunft über Schmerzen innerer Organe (z.B. Gallenkolik).

Antwort 20

Die Antwort B) ist richtig.

Die Reize der Temperaturempfindung werden durch die Vorderseitenstrangbahnen vermittelt, bleiben also bei Schädigung der Hinterstrangbahnen unbeeinträchtigt.

Antwort 21

Die Antwort E) ist richtig.

Das Rückenmark reicht vom Abgang des 1. Halsnerven bis zum Conus medullaris (beim Erwachsenen in Höhe des 1. oder 2.

Lendenwirbels). Nach unten (kaudal) verjüngt sich das Rückenmark zum Conus medullaris und läuft im nervenzellfreien Filum terminale aus, das am 1. Steißwirbel ansetzt.

Antwort 22

Die Antwort D) ist richtig.

Zu 1: Der Bauchdeckenreflex ist ein physiologischer Fremdreflex. Durch bestreichen der Bauchhaut mit einem spitzen Gegenstand kommt es zur Kontraktion der ipsilateralen Bauchmuskulatur.

Zu 2: Der Babinski-Reflex ist ein pathologischer Fremdreflex: Bestreichen des lateralen Fußrandes führt zur Dorsalflexion der Großzehe und zur Plantarflexion und Spreizung der Zehen 2-5

Antwort 23

Die Antwort E) ist richtig.

Antwort 24

Die Antwort A) ist richtig.

Zu A: Der Nervus radialis oder Speichennerv kommt aus dem Plexus brachialis und versorgt die Streckmuskulatur des Ober- und Unterarms motorisch sowie die Haut der Streckseite des Ober- u. Unterarms, des Handrückens und der Rückseite der 2½ radialen Finger der Hand.

Zu B-E: Der N. trigeminus ist der V., der N. facialis der VII, der N. vagus der X. und der N. olfactorius der I. Hirnnerv.

Antwort 25

Die Antwort A) ist richtig.

Der Herzschlag wird durch den Einfluss des Parasympathikus verlangsamt, durch Einfluss des Sympathikus beschleunigt.

Antwort 26

Die Antwort B) ist richtig.

Beim positiven Babinski-Reflex kommt es durch Bestreichen des lateralen Fußrandes zur Dorsalextension der Großzehe ('die Großzehe bewegt sich in Richtung Nase des Untersuchten nach oben').

Der Babinski-Reflex ist ein pathologischer (Fremd-) Reflex, kein physiologischer Eigenreflex. Ein positiver Babinski-Reflex weist auf eine Pyramidenbahnschädigung (Schädigung des ersten motorischen Neurons) hin.

Zu D: Beim Kornealreflex kommt es durch Auftreffen eines Reizes auf die Hornhaut (Kornea) reflektorisch zum Lidschluss des Auges.

Reizaufnahme durch den N. trigeminus, Reizbeantwortung durch den N. facialis.

Antwort 27

Die Antwort C) ist richtig.

Sympathikus und Parasympathikus sind Antagonisten innerhalb des vegetativen (autonomen) Nervensystems. Mit ihrer Hilfe werden die Funktionen der inneren Organe gesteuert und koordiniert.

Antwort 28

Die Antwort A) ist richtig.

Die bewusste Wahrnehmung findet im Großhirn, genauer gesagt, in der Großhirnrinde statt.

Antwort 29

Die Antwort C) ist richtig.

Der Liquor cerebrospinalis befindet sich (außer in den Hirnventrikeln) im sog. Subarachnoidalraum, der zwischen der Spinnwebenhaut (Arachnoidea) und der weichen Hirn- bzw. Rückenmarkshaut (Pia mater bzw. Pia spinalis) liegt.

Antwort 30

Die Antwort E) ist richtig.

Der 3. Hirnnerv (N. oculomotorius) versorgt die äußeren Augenmuskeln, der 4. Hirnnerv (N. trochlearis) den oberen schrägen Augenmuskel und der 6. Hirnnerv (N. abducens) den seitlichen geraden Augenmuskel.

Antwort 31

Die Antwort E) ist richtig.

Der Balken (Corpus callosum) ist einzige, quere Faserverbindung zwischen den beiden Großhirnhemisphären.

Antwort 32

Die Antwort D) ist richtig.

Das Adergeflecht findet sich am Dach des 3. und 4. Hirnventrikels und an einem Teil der medialen Wandung der Seitenventrikel. Das Adergeflecht in diesen Hirnventrikeln bildet den Liquor cerebrospinalis.

Antwort 33

Die Antwort D) ist richtig.

Die Erregung des Sympathikus führt zu Herzfrequenzbeschleunigung, Blutdruckanstieg, Atembeschleunigung, Pupillenerweiterung u.a. Die Tätigkeit der Verdauungsorgane wird durch Erregung des Sympathikus gehemmt.

Antwort 34

Die Antwort C) ist richtig.

Das vegetative Nervensystem verbindet in einem diffusen Nervennetz alle Eingeweide, Blutgefäße und Drüsen und versorgt sie sensibel und motorisch. Die Tätigkeit des vegetativen Nervensystems läuft unbewusst ab. Es ist mit dem Willen nicht beeinflussbar, d. h. unwillkürlich. Es zerfällt in zwei sich antagonistisch (gegensätzlich) verhaltende Anteile:

- Sympathikus,
- Parasympathikus.

Antwort 35

Die Antwort B) ist richtig.

Zu 1: Der N. facialis, der VII. Hirnnerv führt motorische Fasern für die mimische Muskulatur sowie Geschmacksfasern (N. intermedius) und sekretorische Fasern (N. petrosus major: Tränendrüse, Nasendrüsen, Gaumendrüsen).

Zu 2: Der N. glossopharyngeus (IX. Hirnnerv) versorgt u.a. Bezirke der Zunge und des Rachens (und das Mittelohr) sensibel. Motorisch versorgt er Muskeln des Rachens (Pharynx). Außerdem leitet er viszerosensible, viszeromotorische und Geschmacksfasern.

Zu 3: Der N. hypoglossus versorgt die Zungenmuskulatur motorisch.

Zu 4: Der N. trochlearis ist ein motorischer Nerv. Er innerviert einen der sechs Augenmuskeln (M. obliquus superior).

Antwort 36

Die Antwort A) ist richtig.

Der Ausgangspunkt der Pyramidenbahn und somit das Zentrum der Willkürmotorik befindet sich im Gyrus praecentralis.

Der Gyrus postcentralis stellt das Ende der Körperfühlbahn (Sensibilität) dar.

Zu D: Die Henle´Schleife ist ein Teil des Tubulusapparates der Niere und hat mit dem ZNS nichts zu tun.

Antwort 37

Die Antwort C) ist richtig.

Die äußere Hirnhaut ist die Dura mater (harte Hirnhaut). Auf diese folgt die Arachnoidea (Spinnwebenhaut), auf diese die Pia mater (weiche Hirnhaut).

Antwort 38

Die Antwort B) ist richtig.

Zu 2: Die Reize für die Willkürbewegungen der Skelettmuskulatur werden vom Gyrus praecentralis der Großhirnrinde ausgelöst und über die Pyramidenbahn weitergeleitet.

Zu 3: Die Schmerzempfindung findet mittels spezieller Schmerzrezeptoren statt, die Weiterleitung erfolgt in afferenten Nervenbahnen.

Zu 5: Glandotrope Hormone werden vom Hypophysenvorderlappen gebildet und wirken ihrerseits auf Hormondrüsen (z. B. Schilddrüse, Keimdrüsen) ein.

Antwort 39

Die Antwort D) ist richtig

Zu 1: Muskeleigenreflexe verlaufen über einen monosynaptischen Reflexbogen, dessen Umschaltstelle im Rückenmark liegt.

Zu 2: Umschaltstelle der Muskeleigenreflexe ist das Rückenmark.

Zu 5: Bei der einseitigen zentralen Fazialislähmung (Schädigung liegt zwischen Großhirnrinde und dem Fazialiskern im verlängerten Mark) bleiben die Muskeln der Stirn und der Lidspalte intakt, weil das Kerngebiet für diese Muskeln von beiden Großhirnhälften Impulse erhält: Stirnrunzeln ist i. d. R. noch möglich.

Bei der peripheren Lähmung (Schädigung liegt im Fazialiskern oder im Verlauf des Nervs) sind alle mimischen Muskeln der betreffenden Seite gelähmt: Stirnrunzeln ist nicht mehr möglich.

Antwort 40

Die Antwort B) ist richtig.

Ein Reflex ist die stereotype (ständig gleich wiederkehrende) unwillkürliche Reaktion des Nervensystems auf einen Reiz. Zum Reflex gehört ein genau definierter Reflexbogen: Der Rezeptor nimmt den Reiz auf, leitet ihn über die afferente (zuführende) Nervenbahn über eine oder mehrere Schaltstelle(n) = Synapse(n) (monosynaptisch oder polysynaptisch) auf eine efferente (wegführende) Nervenbahn, die zum Erfolgsorgan führt.

Klinisch sind drei Reflextypen von Bedeutung:

- Eigenreflexe,
- Fremdreflexe,
- Pathologische Reflexe.

Antwort 41

Die Antwort C) ist richtig.

Der Trömner-Knipsreflex und der Radius-Periost-Reflex sind Reflexe der oberen Extremität.

(Trömner-Knipsreflex = Fingerbeugereflex: Bei Dorsalflexion der Hand schlagen die Finger des Untersuchers schnell und kräftig auf die Fingerbeeren des Patienten: Dies führt zur Beugung der Finger I-V).

Radius-Periost-Reflex: Schlag mit dem Reflexhammer auf die radiale Kante des Radiusköpfchens führt zur Beugung des Unterarms im Ellbogengelenk).

Antwort 42

Die Antwort B) ist richtig.

Die Verbindung einer Nervenzelle mit einer anderen Nervenzelle oder mit einem Erfolgsorgan wird Synapse genannt.

Antwort 43

Die Antwort B) ist richtig.

Der Nervus vagus (10. Hirnnerv, herumstreifender Nerv) versorgt parasympathisch die inneren Organe in Kopf und Hals sowie im Brust- und Bauchraum.

Antwort 44

Die Antwort C) ist richtig.

Das Ventrikelsystem des Gehirns dient weder dem venösen Abfluss des Blutes noch der Sauerstoffversorgung des Gehirns. In den Ventrikeln wird Liquor cerebrospinalis gebildet und weitergeleitet. Der Liquor cerebrospinalis schützt das ZNS gegen Stoß und Druck von außen.

Antwort 45

Die Antwort C) ist richtig.

Der Hypophysenstiel verbindet Hypothalamus und Hypophyse. Über ihn werden die vom Hypothalamus produzierten Hormone Oxytocin und Adiuretin zur Speicherung an den Hypophysenhinterlappen transportiert.

Antwort 46

Die Antwort C) ist richtig.

Als animalisches oder zerebrospinales Nervensystem wird jenes System bezeichnet, das die Aufgabe hat, die Beziehung des Individuums zur Umwelt zu regeln. Es ist dem Willen unterworfen. Im Gegensatz hierzu steht das vegetative (autonome, viszerale) Nervensystem. Dieses steuert und koordiniert die inneren Organe und ist dem Willen nicht unterworfen.

Antwort 47

Die Antwort D) ist richtig.

Das Nervensystem, das selbständig arbeitet, nicht willentlich beeinflussbar ist und sich hauptsächlich im Eingeweidebereich findet, wird als vegetatives bzw. autonomes Nervensystem bezeichnet.

Antwort 48

Die Antwort E) ist richtig.

Eine Nervenzelle besteht aus einem Zellkörper (Soma, Perikaryon) und zwei Arten von Fortsätzen:

- den Dendriten, die die Erregung empfangen und zum Zellkörper leiten und
- dem Axon (Neurit), welches vom Zellkörper wegführt und die Erregung weiterleitet.

Das Axon ist von einer Hülle, der Markscheide (Myelinscheide) umgeben. Das Axon endet in Verzweigungen mit kolbenförmigen Auftreibungen (Boutons). Sie bildet zusammen mit der nachgeschalteten Struktur (z.B. einem weiteren Neuron, einer Drüsen- oder Muskelzelle) Schaltstellen, die als Synapsen bezeichnet werden.

In den Synapsen erfolgt die Erregungsübertragung von einer Struktur auf die nachfolgende durch biochemische Botenstoffe, die Neurotransmitter.

Antwort 49

Die Antwort D) ist richtig.

Der Circulus arteriosus Willisii (auch: Circulus arteriosus cerebri) ist eine ‘kreisverkehr-ähnliche’ Gefäßverbindung zwischen der A. basilaris (entstanden aus dem Zusammenfluss der beiden Aa. vertebrales) und den beiden Aa. carotes (Halsschlagadern). Er ist die wichtigste intrakranielle Kurzschlussverbindung zwischen allen wichtigen basalen Hirngefäßen und erlaubt einen Übertritt von Blut sowohl von einer Hirnseite auf die andere, als auch von vorne nach hinten. Bei Verschluss eines Hirngefäßes kann so unter Umständen eine ausreichende Ersatzdurchblutung über diese Umgehungskreisläufe (Kollateralen) aufrecht erhalten werden.

Antwort 50

Die Antwort A) ist richtig.

Der Hirnschädel besteht aus Stirnbein (Os frontale), Scheitelbein (Os parietale), Schläfenbein (Os temporale), Hinterhauptsbein (Os occipitale) und Keilbein (Os sphenoidale).

Der Gesichtsschädel besteht aus Oberkieferbein, Stirnbein und Jochbein.

Antwort 51

Die Antwort D) ist richtig.

Das autonome (vegetative) Nervensystem steuert und koordiniert die inneren Organe. Diese Vorgänge laufen unbewusst ab und entziehen sich weitgehend einer willentlichen Kontrolle. Das autonome Nervensystem besteht aus zwei antagonistisch wirkenden Anteilen: dem Sympathikus und dem Parasympathikus.

Antwort 52

Die Antwort A) ist richtig.

Das Nervensystem lässt sich nach verschiedenen Kriterien einteilen:

Anatomisch wird das Nervensystem eingeteilt in:

- Zentralnervensystem:
  (Gehirn und Rückenmark):
  Es gliedert sich in eine graue und eine weiße Hirnsubstanz, wobei die graue die Zellkörper der Nervenzellen, die weiße nur deren Fortsätze (Leitungsbahnen, Axone) enthält. Innerhalb des Schädels bzw. des knöchernen Wirbelkanals ist das Zentralnervensystem vom Hirn- bzw. Rückenmarkwasser, dem Liquor cerebrospinalis, umgeben.
- Peripheres Nervensystem:
  (Alles Nervengewebe außerhalb von Gehirn und Rückenmark: die Nerven von Rumpf, Kopf und Extremitäten; Spinalnerven, Ganglien).

Nach der Funktion unterscheidet man ein animales (zerebrospinales, willkürliches) Nervensystem von einem vegetativen (autonomen, viszeralen) Nervensystem.

Das vegetative Nervensystem hat zwei antagonistisch arbeitende Anteile:

- Sympathikus,
- Parasympathikus.

Antwort 53

Die Antwort D) ist richtig.

Der Thalamus ist die letzte große Umschaltstation sensorischer und sensibler Reize vor der Großhirnrinde und wird deshalb auch 'Tor zum Bewusstsein' genannt.

Antwort 54

Die Antwort C) ist richtig.

Das Kleinhirn hat folgende Aufgaben:

- Gleichgewichtsregulierung
- Regulierung des Muskeltonus über einen Regelkreis durch Bahnen vom Rückenmark zum Kleinhirn und umgekehrt
- zeitliche Koordination der Bewegungen ('Zielmotorik')

Antwort 55

Die Antwort D) ist richtig.

Die Hemisphären des Endhirns werden in Hirnlappen gegliedert:

- Stirnlappen (Lobus frontalis, Frontallappen),
- Scheitellappen (Lobus parietalis, Parietallappen, paarig),
- Schläfenlappen (Lobus temporalis, Temporallappen, paarig),
- Hinterhauptslappen (Lobus occipitalis, Okzipitallappen).

Antwort 56

Die Antwort C) ist richtig.

Das Rückenmark endet auf Höhe der Zwischenwirbelscheibe L1/L2. Unterhalb dieser Stelle findet man nur die zu ihren Austrittstellen absteigenden Wurzeln der Spinalnerven (L2 bis zum letzten Coccygealnervenpaar) Diese absteigenden Wurzeln erinnern optisch an einen Pferdeschwanz (Cauda equina), sie werden jedoch nicht mehr zum eigentlichen Rückenmark gerechnet. Die Pyramidenbahn, das 1. motorische Neuron, läuft von der Großhirnrinde zu den Alphamotoneuronen des Rückenmarks.

Antwort 57

Die Antwort D) ist richtig.

Der N. vagus ist der wichtigste parasympathische Nerv. (Weitere Nerven, die parasympathische Anteile enthalten, sind: N. oculomotorius und N. pelvinus.)

Antwort 58 + E

Die Antwort B) ist richtig.

Der Sympathikus erweitert die Pupillen und die Bronchien.

Antwort 59

Die Antwort C) ist richtig.

Das Längenwachstum des Körpers wird hormonell über Ausschüttung des Hormons STH (oder GH = Growth Hormone) gesteuert.

Antwort 60

Die Antwort E) ist richtig.

Jedes Bewusstsein liegt in der Großhirnrinde. So wird auch das periphere Geschehen im Großhirn, genauer gesagt im Gyrus postcentralis (hintere Zentralwindung), bewusst.

Antwort 61

Die Antwort B) ist richtig.

Kennzeichnend für den Eigenreflex sind seine fehlende Ermüdbarkeit, ein monosynaptischer Reflexbogen, die leichte Auslösbarkeit und das Identischsein von Reizort und Erfolgsorgan.

Antwort 62

Die Antwort B) ist richtig.

Sympathikus und Parasympathikus sind Antagonisten (Gegenspieler) innerhalb des vegetativen Nervensystems. Während der Sympathikus Tätigkeiten wie Angriff oder Flucht regelt, indem er Blutdruckanstieg, Tachykardie, Tachypnoe, Mydriasis usw. fördert und die Darmfunktionen hemmt, ist der Parasympathikus für Tätigkeiten in Ruhe zuständig. Er regt die Verdauungstätigkeit an, verlangsamt den Herzschlag und regelt die Sexualfunktion.

Antwort 63

Die Antwort D) ist richtig.

Durch seinen Einfluss auf das Erregungsleitungssystem des Herzens bewirkt der Sympathikus eine Erhöhung der Schlagfrequenz (positiv-chronotrope Wirkung) sowie eine Beschleunigung der Reizüberleitung im AV-Knoten (positiv-dromotrope Wirkung) des Herzens. Des Weiteren erhöht der Sympathikus durch direktes Einwirken auf das Arbeitsmyokard die Kontraktilität, d. h. die Kraft der Herzmuskelzuckung bei gegebener Vordehnung (positiv-inotrope Wirkung).

Antwort 64

Die Antwort D) ist richtig.

Der Neurit (Nervenfaser, Axon) ist für die Weiterleitung des Reizes vom Zellkörper zur Synapse und somit zur nachgeschalteten Zelle zuständig.

Antwort 65

Die Antwort B) ist richtig.

Zu 1: Der epigastrische Reflex ist ein physiologischer Fremdreflex über die Rückenmarkssegmente Th 5-6. Hierbei kommt es zu einer Bauchwandeinziehung im Epigastrium als Reaktion auf eine senkrechte Strichziehung von der Brustwarze abwärts (Epigastrium = Oberbauch zwischen Rippenbögen und Nabel).

Zu 2: Das Rovsing-Zeichen ist kein Reflex, sondern ein Untersuchungsbefund bei Appendizitis. Es kommt bei Ausstreichen des Dickdarms in Richtung Caecum (auch: Coecum, Zökum, Zäkum) zu vermehrten Schmerzen in der Ileocaecalgegend.

Zu 3: Der Oppenheim-Reflex ist ein pathologischer Reflex der unteren Extremität.

Zu 4: Der Bauchhautreflex ist ein Fremdreflex. Hierbei führt kurzes Bestreichen der Bauchdecke mit einem spitzen Gegenstand zu einer Kontraktion der Bauchmuskulatur.

Zu 5: Ein Druckschmerz am McBurney-Punkt als Untersuchungsbefund weist auf eine Appendizitis hin.

Antwort 66

Die Antwort D) (bzw. A) ist richtig.

Zu A: Die Umschaltstelle zwischen Nerv und Muskel nennt man 'Motorische Endplatte'. (Sie wird jedoch häufig auch als

Synapse bezeichnet, so dass u. E. auch die Antwort A richtig wäre.)
Zu B: Die Ummantelung des Neuriten mit Gliazellen nennt man Markscheide (auch Myelinscheide oder Schwann´ Scheide).
Zu C: Eine 'Umschaltstelle' zwischen Nerven- und Hormonsystem im engeren Sinne gibt es nicht. Der Hypothalamus jedoch stellt eine gewisse Verbindung zwischen beiden Systemen dar, da er als oberstes Regulationszentrum des vegetativen Nervensystems einerseits und des Hormonsystems andererseits gilt.

Antwort 67

Die Antwort A) ist richtig.
Afferente Fasern leiten über die hintere Rückenmarkwurzel sensible Wahrnehmungen von der Peripherie zu Rückenmark und Gehirn.
Efferente Fasern leiten über die vordere Rückenmarkwurzel motorische Impulse von Gehirn und Rückenmark in die Peripherie.

Antwort 68

Die Antwort D) ist richtig.
Die eigentliche Funktionseinheit des Nervensystems ist die Nervenzelle (Neuron). Das menschliche Gehirn besteht aus vielen Milliarden Neuronen.

Antwort 69

Die Antwort D) ist richtig.
Der Babinski-Reflex ist, wenn er jenseits des 1. Lebensjahres auftritt, ein pathologischer Reflex: Bei Bestreichen des lateralen Fußrandes kommt es zur Dorsalflexion der Großzehe und zur Plantarflexion und Spreizung der 2.-5. Zehe. Der Babinski-Reflex ist ein sog. Pyramidenbahnzeichen, ein Hinweis auf die Schädigung des 1. Motoneurons, welches von der Großhirnrinde zu den Alphamotoneuronen im Rückenmark zieht ('Pyramidenbahn').
Im Säuglingsalter ist ein positiver Babinski-Reflex physiologisch.

Antwort 70

Die Antwort D) ist richtig.
Bei Ausfall der Hinterstränge des Rückenmarks fällt die Berührungsempfindung aus. Die Schmerz- und Temperaturempfindungbahnen laufen in den Vorder- und Seitensträngen des Rückenmarks, so dass die Schmerz- und Temperaturempfindung bei isoliertem Ausfall der Hinterstränge nicht beeinträchtigt ist.
Alle afferenten Bahnen, sowohl die Bahnen der Sensibilität, als auch die der Schmerz- und Temperaturempfindung laufen durch die Hinterwurzel in das Rückenmark

Antwort 71

Die Antwort C) ist richtig.
Der wichtigste Atemmuskel ist das Zwerchfell (Diaphragma). Es wird vom N. phrenicus innerviert. Dieser kommt aus dem Halsgeflecht (Plexus cervicalis) welches von C3-C5 reicht. Er kann durch Frakturen des 3. Halswirbels verletzt werden: dann fällt die Zwerchfellatmung aus.

Antwort 72

Die Antwort A) ist richtig.
Die afferente Bahn des Kornealreflexes läuft über den Nervus trigeminus (Sensibilität im Gesicht), die efferente Bahn über den Nervus facialis zur mimischen Muskulatur des Gesichts (Motorik der Gesichtsmuskulatur).

Antwort 73

Die Antwort D) ist richtig.
Zu 1: die quer gestreifte (Skelett-) Muskulatur ist eine willkürliche Muskulatur und wird vom animalischen (auch: zerebrospinalen oder zentralen) Nervensystem gesteuert und nicht vom vegetativen (auch: viszeralen oder autonomen) Nervensystem.

Zu 4: für den Geruchsinn ist der I. Hirnnerv, der N. olfactorius verantwortlich

Antwort 74

Die Antwort A) ist richtig.
Beim Lasègue-Test kommt es bei passivem Anheben des gestreckten Beins des liegenden Patienten durch Dehnung des N. ischiadicus zur Schmerzauslösung in Gesäß und Oberschenkel der erkrankten Seite.
Der Winkelgrad, bei dem der Schmerz bei Anhebung auftritt wird vermerkt (z.B. Lasègue bei 60° positiv).
Vorkommen: z.B. bei Bandscheibenvorfall, Ischiassyndrom und meningealem Reizzustand.

Antwort 75

Die Antwort D) ist richtig.
Zu 1: Er ist ca. 75 cm lang.
Zu 2: Nach 5 Monaten hat ein Säugling sein Geburtsgewicht verdoppelt, nach 10 Monaten verdreifacht. Er wiegt nach 12 Monaten ca. 10 kg.
Zu 3: Ab ca. 7 Monat sitzt ein Säugling ohne Hilfe.
Zu 4: Ab dem ca. 7 Monat kann ein Säugling ungezielt, ab dem ca. 11 Monat gezielt, 'Papa' bzw. 'Mama' sagen.
Zu 5: Ab dem 10. Monat kann ein Kind kurze Zeit alleine stehen.

Antwort 76

Die Antwort D) ist richtig.
Zu D: Zu Beginn des 2. Lebensjahres beginnt das Kind normalerweise gerade mit 2-Wort-Sätzen.
Die kindliche Sprachentwicklung vollzieht sich in Phasen:
Im 1. Lebensjahr beginnt das Sprachverständnis mit Lallen und Imitation gehörter Sprachlaute und mit ersten Wörtern.
Ab dem 2. Lebensjahr: Verständnis kurzer Aufträge, Sprechen von Zwei-Wort-Sätzen, Wortschatzerweiterung.
Ab dem 3. Lebensjahr: Verständnis komplexerer Fragen und Zusammenhänge, Sprechen von Fünf- bis Sechs-Wort-Sätzen.
4. Lebensjahr: schnelle Zunahme des Wortschatzes und weitere Differenzierung der grammatischen Kompetenz.

Antwort 77

Die Antwort C) ist richtig.
Bei Hyperreflexie kann eine plötzliche einmalige Dehnung eines Muskels zu rhythmischen Kontraktionen führen und als erschöpflicher oder unerschöpflicher (kontinuierlicher) Klonus (Plural: Kloni) in Erscheinung treten. Kloni sind Ausdruck einer gesteigerten Eigenreflextätigkeit. Ein unerschöpflicher Klonus gilt als Pyramidenbahnzeichen (Schädigung des 1. motorischen Neurons). Typische Kloni:

- <u>Patellarklonus</u>: zur Reflexauslösung wird am liegenden Patienten die, zwischen Daumen und Zeigefinger gefasste, Kniescheibe (Patella) ruckartig nach distal geschoben. Ein evtl. vorhandener Klonus äußert sich durch selbständiges Hin- und Herbewegen der Patella.
- <u>Fußklonus</u>: zur Reflexauslösung wird bei leicht gebeugtem Knie der Fuß im Sprunggelenk ruckartig passiv dorsalflektiert („Fußspitzen werden Richtung Nase bewegt"). Es kommt zu sich wiederholenden Kontraktionen des Musc. soleus.

Antwort 78

Die Antwort A) ist richtig.
Beim Chvostek-Zeichen (auch: Fazialiszeichen) führt das Beklopfen des N. facialis vor dem Ohr zur Kontraktion der gleichseitigen Gesichtsmuskulatur. Es

findet sich als Zeichen einer neuromuskulären Übererregbarkeit bei Tetanie bzw. Hypokalzämie.

Antwort 79

Die Antwort B) ist richtig.

Als Foramen infraorbitale wird die vordere Mündung des Kanals unterhalb des unteren Augenhöhlenrands für den Durchtritt des N. infraorbitalis, eines Astes des N. maxillaris (dieser wiederum ein Ast des N. trigeminus) bezeichnet.

Antwort 80

Die Antwort C) ist richtig.

Zu A: Die Nervenwurzelbereiche Th7-Th12 lassen sich durch den Bauchhautreflex prüfen (Bestreichen der Bauchhaut von der Seite zur Bauchmitte hin führt zur Kontraktion der Bauchmuskulatur der bestrichenen Seite: oberhalb des Nabels: Th7-Th9; in Höhe des Nabels Th10-Th11; oberhalb des Nabels: Th11-Th12).

Zu B: Die Nervenwurzelbereiche L1-2 lassen sich u. a. durch den Kremasterreflex (N. genitofemoralis) prüfen: Bestreichen der proximalen Innenseite des Oberschenkels führt zur gleichseitigen (ipsilateralen) Kontraktion des M. cremaster. Die Kontraktion führt zur sichtbaren einseitigen Hebung des Hodens.

Zu D: S1/S2 wäre der Nervenwurzelbereich für den Triceps-surae oder Achillessehnenreflex (ASR).

Zu E: Die Nervenwurzelbereiche S3-5 lassen sich u. a. durch den Analreflex (N. pudendus) prüfen: Bestreichen der Perianalregion mit einem Holzwattestäbchen führt zur Kontraktion der Sphinktermuskulatur (pathologisch ist eine Seitendifferenz).

Antwort 81

Die Antwort C) ist richtig.

Die Orientierungsmarke Nabel gilt für das Dermatom Th10.

Antwort 82

Die Antwort C) ist richtig

Die Broca-Sprachregion (Broca-Areal, Broca-Zentrum) ist die motorische Sprachregion im Stirnlappen der dominanten Hemisphäre der Großhirnrinde(Gyrus frontalis inferior).

Die entsprechende sensorische Region der Großhirnrinde ist die Wernicke-Sprachregion im Temporallappen der dominanten Hemisphäre (Gyrus temporalis superior).

Schäden in diesen Großhirnbereichen führen zu zentralen Sprachstörungen.

NEUROLOGIE (PATHOLOGIE)

Antwort 83

Die Antwort B) ist richtig.

Zu B: Die Chorea, der sog. Veitstanz ist ein extrapyramidales Syndrom mit Hyperkinesen und allgemeiner Hypotonie der Muskulatur. Klinisch finden sich regellose, plötzlich einschießende unwillkürliche und häufig asymmetrische Bewegungen, die evtl. im Schlaf verschwinden, v.a. an den distalen Extremitäten auftreten, aber auch auf die Gesichtsmuskulatur beschränkt sein können. Es gibt mehrere Formen. Die zwei wichtigsten sind:

Die Chorea Huntington (Chorea major) ist eine autosomal-dominant erbliche Erkrankung mit einem Defekt auf dem kurzen Arm des Chromosoms 4, die sich meist zwischen dem 30. und 50. Lebensjahr manifestiert und mit progressiver Demenz verbunden ist.

Die Chorea minor (Sydenham) tritt im Rahmen des Rheumatischen Fiebers als Zweiterkrankung nach Streptokokkeninfektionen v.a. zwischen dem 6. und 13. Lebensjahr auf.

Antwort 84

Die Antwort E) ist richtig.

Bei der Arteriitis temporalis (Horton) handelt es sich um eine Gefäßentzündung (Riesenzellvaskulitis) meist mit Befall von Ästen der Arteria carotis, die häufig zusammen mit einer Polymyalgia rheumatica auftritt. Das Krankheitsbild tritt i.d.R. nach dem 50. Lebensjahr und bei Frauen häufig als bei Männern auf. Die Patienten leiden unter Kopfschmerzen, Sehstörungen und Schmerzen beim Kauen (Masseterschmerz). Manchmal läßt sich die Arteria temporalis als druckschmerzhafter, verdickter, pulsloser Strang tasten.

Die Blutsenkungsgeschwindigkeit ist stark erhöht (> 50 mm in der ersten Stunde). Therapeutisch werden Glukokortikoide eingesetzt.

Antwort 85

Die Antwort C) ist richtig.

Merksatz für die wichtigsten Nervenläsionen der oberen Extremität: Ich schwöre beim heiligen Medianus, dass ich der Ulna die Augen auskralle, wenn ich vom Rad falle.

N.-radialis-Lähmung: Fallhand

Merke: bei Schädigung distal (proximaler Unterarm) kommt es zur Lähmung der Fingerextensoren II-V und der Daumenabduktion (keine Fallhand).

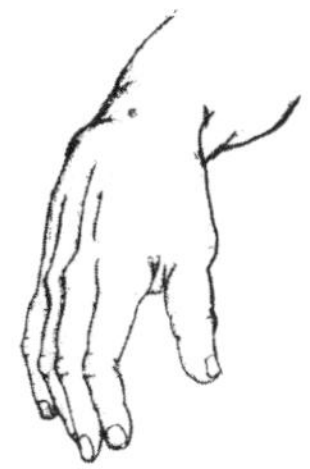

N.-ulnaris-Lähmung: Krallenhand

Überstreckt gehaltene Grundglieder und leicht gebeugte Mittel- und Endglieder der Finger.

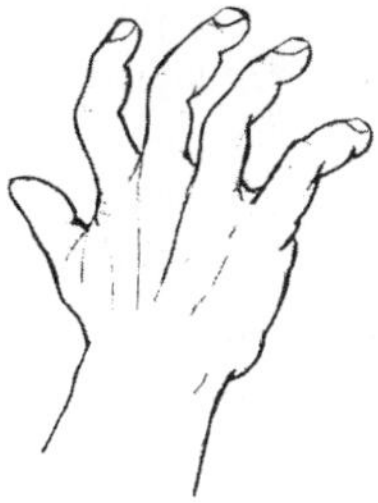

N.-medianus-Lähmung: Schwurhand

Merke: bei Schädigung distal (proximaler Unterarm) kommt es nur zur Lähmung der vom N. medianus versorgten Handmuskulatur, vor allem Opposition und Abduktion des Daumens sind ungenügend (positives Flaschenzeichen: ein rundes Gefäß kann nicht völlig umfasst werden)

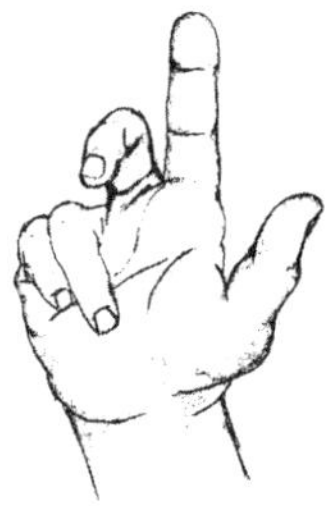

Antwort 86

Die Antwort B) ist richtig.

Die Epiduralblutung ist eine Blutung über der harten Hirnhaut durch Zerreißung eines arteriellen Gefäßes, meist der A. meningea (meningica) media oft im Gefolge einer Schläfenbeinfraktur.

Hierbei wird typischerweise ein „freies Intervall" beobachtet, das zwischen der kurzzeitigen anfänglichen Bewusstlosigkeit und einer erneut eintretenden, fortschreitenden Bewusstseinstrübung und Zustandsverschlechterung liegt.

(Bei schweren Hirntraumen hält die, durch eine Hirnkontusion bedingte, initiale Bewusstlosigkeit kontinuierlich an. Ein „freies Intervall" fehlt dann.)

Antwort 87

Die Antwort C) ist richtig.

Interkostalneuralgien können u. U. (meist) bewegungsabhängige Schmerzen bereiten, die vom typischen Herzinfarkt-Schmerz kaum zu unterscheiden sind.

Auch Schmerzen beim Myokardinfarkt können u. U. eine Abhängigkeit von Bewegungen (bzw. Zunahme bei körperlicher Aktivität) zeigen.

Antwort 88

Die Antwort C) ist richtig.

Bei Mitralklappenstenose und Herzwandaneurysma kommt es durch veränderte Strömungsverhältnisse des Blutes häufig zu Thrombozytenaggregationen und somit zu Embolien. Diese können sich u.a. in den Hirnarterien festsetzen und so zu einem ischämischen Insult (Apoplexie, Hirnschlag) führen.

Zu 2: Beinvenenthrombosen führen selbstverständlich nicht zu Hirnembolien, sondern zu Lungenembolien.

Zu 4: Diabetes mellitus und Hypertonie führen zu generalisierten Gefäßverkalkungen. Unseres Erachtens können sich aus solchen Gefäßverkalkungen (z.B. an der Karotisgabel) auch Thromben lösen und zu Embolien führen. Da diese Antwortmöglichkeit aber nicht vorgegeben ist, ist die Antwort C) richtig.

Antwort 89

Die Antwort B) ist richtig.

Der Teerstuhl deutet eindeutig auf eine gastrointestinale Blutung hin. Bei einem Blutdruck von 60 mmHg und einen Puls von 120/min würde die gastrointestinale Blutung alleine den zerebralen Krampfanfall und die Somnolenz nicht ausreichend erklären. Wir haben deshalb die Antwort B) gewählt.

Eine zerebrale Ischämie bei Herzarrhythmie und arterieller Embolie würden wir auch für gut möglich halten, diese Kombination (1 und 3 ist richtig) kommt aber nicht vor, sie würde auch die multiplen Hämatome und den Teerstuhl nicht erklären.

Antwort 90

Die Antwort C) ist richtig.

Befunde bei (diabetischer) Polyneuropathie:

- Schmerzen und symmetrische Missempfindungen der Füße und Hände,
- Gefühlsstörungen (Parästhesien) distal, symmetrisch als strumpf- und handschuhförmige Sensibilitätsstörungen (meist der unteren Extremität): unangenehme Temperaturempfindungen, 'Ameisenlaufen', quälendes Kribbeln, Brennen der Füße ('Burning feet'),
- vegetativ-trophische Störungen (Hautveränderungen aber auch Blasenfunktionsstörungen),
- evtl. Lähmungen (Lähmungen aller Extremitäten: Tetraparese),
- Eigenreflexe an der unteren Extremität meist herabgesetzt oder erloschen. (Der Achillessehnenreflex fehlt oft schon bevor sensible oder motorische Schäden nachweisbar sind).
- Evtl. Hirnnervenbefall,
- evtl. Schwankschwindel und nächtliche Muskelkrämpfe ('Wadenkrämpfe').

Antwort 91

Die Antwort B) ist richtig.

Zu 4 und 5: Sympathikusaktivität verringert die Motorik des Magen-Darm-Traktes und verursacht eine Mydriasis (Weitstellung der Pupillen).

Antwort 92

Die Antwort E) ist richtig.

Unabhängig von der Art des Erregers beginnen Hirnhautentzündungen meist mit den Kardinalsymptomen:

- Fieber,
- Kopfschmerz,
- Nackensteifigkeit (Meningismus),
- Zeichen nach Brudzinski, Kernig und Lasègue sind positiv.

Es besteht i. d. R. eine deutliche Beeinträchtigung des Allgemeinzustandes, ebenfalls unabhängig vom Erreger treten weitere Symptome auf:

- Schläfrigkeit (Somnolenz), Aktivitätsverlust (Stupor), Erregungszustände (selten),
- Licht- und Geräuschempfindlichkeit, Übelkeit, Erbrechen,
- Überstrecken des Kopfes und Lordose der Wirbelsäule (Opisthotonus),
- evtl. Hirnnervenlähmung, Hirndruck,
- Lähmungen, Krampfanfälle, gesteigerte Reflexe.

Antwort 93

Die Antwort B) ist richtig.

Bei einer offenen Gehirnverletzung besteht eine Verbindung zwischen dem subduralen Raum und der Außenwelt.

Antwort 94

Die Antwort E) ist richtig.

Beim Grand-Mal-Anfall ist der Patient von Beginn an bewusstlos.

Antwort 95

Die Antwort B) ist richtig.

- Apoplexie: Schlaganfall,
- Aphasie: Sprachstörung,
- Ischämischer Insult: Schlaganfall durch Durchblutungsstörung,
- Hirnembolie: Schlaganfall durch Blutpfropf,
- Aneurysma: sackförmige Gefäßerweiterung.

Antwort 96

Die Antwort A) ist richtig.

Unter dem Karpaltunnelsyndrom versteht man eine mechanische Schädigung des N. medianus im verengten Karpaltunnel (infolge Verdickung des Retinaculum flexorum = Lig. carpi transversum). Dies führt zu motorischen und sensiblen Ausfällen im Versorgungsgebiet des N. medianus

(Versorgungsgebiet: Daumenballenmuskulatur, Sensibilität der Hohlhand, der Finger 1-3 und der Radialseite des 4. Fingers). Auftreten vor allem bei Frauen zwischen dem 40. und 50. Lebensjahr.

Antwort 97

Die Antwort E) ist richtig.

Definition des Bandscheibenvorfalls: 'Austritt von Gewebe des inneren Gallertkerns der Bandscheibe durch Risse im äußeren Faserring.'

Klinik (allgemein):

- u. U. starke Schmerzen, Nervendehnungsschmerzen (Lasègue, Brudzinski, Neri, Bragard), Schmerzprovokation beim Husten, Niesen, Pressen,
- Bewegungseinschränkung mit fixierter Schonhaltung,
- segmentale Beschwerden: Schmerzausstrahlung, Sensibilitätsstörungen, Paresen, Parästhesien, Reflexabschwächung.

Antwort 98

Die Antwort B) ist richtig.

Zu 1: Unter Chorea versteht man ein extrapyramidales Syndrom mit Hyperkinesien und allgemeiner Hypotonie der Muskulatur, gekennzeichnet durch regellose, plötzlich einschießende unwillkürliche Bewegungen, die im Schlaf verschwinden.

Zu 2: Eine Athetose ist ein extrapyramidales Syndrom mit langsamen, bizarr geschraubten Bewegungen v.a. an den distalen Extremitäten.

Zu 3: Unter Intentionstremor versteht man ein vor allem bei zielgerichteten Bewegungen auftretendes Zittern (unmittelbar vor dem angestrebten Ziel der Bewegung ist das Zittern am stärksten). Intensionstremor ist typisch für Erkrankungen des Kleinhirns (Zerebellum).

Antwort 99

Die Antwort C) ist richtig.

Eine Hirnerschütterung ist eine, aufgrund einer mechanischen Gewalteinwirkung akut auftretende, voll rückbildungsfähige Hirnfunktionsstörung ohne nachweisbare Substanzschäden am Hirngewebe.

Es kommt zu einer sofort einsetzenden, maximal 1 Stunde andauernden Bewusstseinsstörung, meist einer Bewusstlosigkeit.

Klinik:

- Bewusstlosigkeit (sofort einsetzend, maximal 1 Stunde andauernd),
- Erinnerungslücke für den Zeitraum dieser Bewusstseinsstörung (kongrade Amnesie) bzw. noch für eine bestimmte Zeit nach dem Erwachen: anterograde Amnesie. (Besteht eine Erinnerungslücke für die Zeit vor dem Unfall wird von retrograder Amnesie gesprochen. Sie ist stets verdächtig auf eine Hirnsubstanzschädigung und nicht typisch für eine Commotio cerebri.)
- Zentral-vegetative Störungen: Übelkeit, Erbrechen, Kopfschmerzen, Schwindel
- Merke: neurologische Ausfälle gehören nicht zur Commotio cerebri.

Zu 1: Kann definitionsgemäß keine Commotio cerebri mehr sein, da die Bewusstlosigkeit länger als 1 Stunde anhält (Hinweis auf eine Hirnsubstanzschädigung)

Zu 2: Bewusstlosigkeit nach freiem Intervall wäre typisch für eine epidurale Blutung.

Zu 5: Ein Druckpuls ist ein Hinweis auf eine intrakranielle Drucksteigerung bei Hirnsubstanzschädigung.

Antwort 100

Die Antwort C) ist richtig.

Zu 5: Tiefsitzende nächtliche Kreuzschmerzen sind ein typisches Symptom des M. Bechterew.

Antwort 101

Die Antwort E) ist richtig.

Folgen der Alkoholkrankheit sind u. a: Duodenalgeschwüre, Leberveränderungen (Fettleber, Alkoholhepatitis, Leberzirrhose), Pankreatitis (akute, chronische), Hypogonadismus, Kardiomyopathie, Polyneuropathie, Krampfanfälle, zerebrale Degeneration.

Antwort 102

Die Antwort B) ist richtig.

Die Multiple Sklerose (MS) ist eine chronisch verlaufende, entzündliche Erkrankung mit multiplen, disseminierten Entmarkungsherden im Zentralnervensystem.

Antwort 103

Die Antwort B) ist richtig.

Zu A: Ein weiteres Zeichen für einen Schädelbasisbruch ist das Austreten von Liquor und/oder Blut aus Ohr bzw. Nase.

Antwort 104

Die Antwort E) ist richtig.

Zur typischen Klinik eines epileptischen Grand-mal-Anfalls gehören:

- eine dem Anfall vorausgehende, subjektiv schwer beschreibbare Empfindung, die sog. 'Aura',
- eventuell ein 'Initialschrei' zusammen mit Hinstürzen und Bewusstlosigkeit,
- tonisch-generalisierter Krampf mit Atemstillstand,
- nach ca. 10 sec oder mehr dann klonisch generalisierte Zuckungen bis zu einer Minute,
- Schaum vor dem Mund,
- Einnässen und evtl. Einkoten,
- Zungenbiss,
- Amnesie (= keine Erinnerung) für den Anfall und die Zeit danach (die sog. 'postikterische Phase').

Zu 5 und 6: Lähmungen (Paresen) und Gefühlsstörungen (Parästhesien) gehören nicht zur klassischen Klinik des Grand Mal Anfalls.

Antwort 105

Die Antwort D) ist richtig.

Zu 1: Die Klinik des Bandscheibenvorfalls wird vor allem durch Kompression von Wurzeln der Rückenmarksnerven ('Wurzelkompressionssyndrom') verursacht.

zu 2-4: Allgemeine Symptome des Bandscheibenvorfalls sind Parästhesien, Schmerzen und Sensibilitätsstörungen in den betroffenen Hautgebieten (Dermatomen), Abschwächung der Kennmuskeln, evtl. Lähmungen und Muskelatrophie, sowie schmerzbedingte Schonhaltung der Wirbelsäule und Bewegungseinschränkungen.

Je nach Lokalisation auch andere typische Erscheinungen, z.B:

- <u>Ischiassyndrom</u> (Kompressionssyndrom L4/L5/S1): Schmerzen in der Lendengegend ('Hexenschuss', Lumbago), die in das betroffene Bein bis zum Fußaußenrand ausstrahlen, evtl. mit Verstärkung beim Niesen, Husten und Pressen.
- <u>Konussyndrom</u>: nach Läsion des Conus medullaris (unteres Ende des Rückenmarks in Höhe des 1. oder 2. Lendenwirbels) auftretend: Blasenlähmung, Lähmung des äußeren Analschließmuskels, Impotenz, Lähmung der Glutealmuskeln, evtl. Sensibilitätsstörung an den Innenseiten der Oberschenkel (S1-S5), sog. 'Reithosenanästhesie'.
- <u>Kaudasyndrom:</u> schlaffe Lähmung nach Läsion der Cauda equina (Nervenfaserbündel welches vom Ende des

Rückenmarks nach distal zieht) mit Schmerzen und Sensibilitätsstörungen an den unteren Extremitäten, oft Blasen- und Mastdarmstörungen. Das klinische Bild ist von der Höhe der Schädigung abhängig.

Antwort 106

Die Antwort B) ist richtig.

Eine retrograde Amnesie ist eine Erinnerungslücke für die Zeit vor einem Unfall. Sie weist auf eine Hirnsubstanzschädigung hin.

Zu 1: Wenn Eindrücke aus der kurz zurückliegenden Vergangenheit in zunehmendem Maße vergessen werden, so liegt eine Störung der Erinnerungsfähigkeit, eine Gedächtnisstörung (z.B. eine Demenz) vor.

Zu 3: Hat ein Patient eine Gedächtnislücke für die Zeit nach einer Bewusstlosigkeit, wird von einer anterograden Amnesie gesprochen.

Antwort 107

Die Antwort E) ist richtig.

Die Multiple Sklerose (Encephalitis disseminata) ist eine chronisch verlaufende, entzündliche Erkrankung mit multiplen disseminierten Entmarkungsherden im Zentralnervensystem.

Antwort 108

Die Antwort D) ist richtig.

Die Subduralblutung ist eine zwischen der Dura mater und den weichen Hirnhäuten lokalisierte, venöse Sickerblutung. Sie entwickelt sich langsam und resultiert meist aus einem 'Bagatelltrauma'. Als Raumforderung kann sie zur Hirnstammeinklemmung ins Hinterhauptsloch (Foramen magnum) führen.

Zu 4: Ein Hygrom ist eigentlich eine chronische Schleimbeutelentzündung (Bursitis). Bei einer subduralen Blutung kann es durch Resorption des Blutes zu einem sog. Hygroma durae matris, einer chronischen Entzündung der harten Hirnhaut, kommen.

Antwort 109

Die Antwort B) ist richtig.

Subarachnoidalblutungen sowie neurologische Ausfälle treten bei einer Commotio cerebri (Gehirnerschütterung) nicht auf. Eine Gehirnerschütterung ist eine voll rückbildungsfähige Hirnfunktionsstörung ohne nachweisbare Substanzschädigung am Hirngewebe.

Antwort 110

Die Antwort A) ist richtig.

Infektionen des Gehirns und der Hirnhäute entstehen bei offenen Gehirnverletzungen, wenn durch die direkte Verbindung zwischen Gehirn und Außenwelt Erreger eindringen können.

Antwort 111

Die Antwort A) ist richtig.

Lagophthalmus (sog. Hasenauge): Erweiterung der Lidspalte, so dass der Patient das Auge nicht vollständig schließen kann.

Bei der peripheren Fazialisparese sind alle vom N. facialis innervierten Muskeln auf der betroffenen Seite gelähmt, also auch der Lidschließer. Im Gegensatz hierzu finden wir bei der zentralen Fazialisparese die Muskeln von Lidspalte und Stirn intakt, weil diese von beiden Großhirnhälften Impulse bekommen.

Da die Augenmuskeln nicht vom N. facialis (sondern vom N. oculomotorius, N. trochlearis und N. abducens) versorgt werden, finden sich bei der Fazialisparese weder Doppelbilder noch Mydriasis (weite Pupillen).

Antwort 112

Die Antwort A) ist richtig.

Periphere Lähmungen sind charakterisiert durch:

- Hypotonus der Muskulatur,
- abgeschwächte oder erloschene Eigenreflexe,
- keine Pyramidenbahnzeichen.

Hinzu kommen:

- Muskelatrophie,
- Entartungsreaktionen (Veränderung der normalen elektrischen Erregbarkeit von Nerven und Muskeln als Zeichen einer Schädigung des zweiten motorischen Neurons).

Antwort 113

Die Antwort E) ist richtig.

- Brudzinski-Zeichen: reflektorische Beugung der Beine in den Kniegelenken bei Anheben des Kopfes (passive Beugung im Nacken).
- Lasègue-Zeichen: durch Dehnung des N. ischiadicus (passives Anheben des gestreckten Beines in Rückenlage) ausgelöster Schmerz in Gesäß und Oberschenkel.
- Kernig-Zeichen: Unmöglichkeit der aktiven Streckung des Beins im Kniegelenk, bei im Hüftgelenk gebeugt sitzendem (oder liegendem) Patient.

Antwort 114

Die Antwort D) ist richtig.

Beim Morbus Parkinson besteht ein Dopaminmangel bei Acetylcholinüberschuss im Mittelhirn. Hierbei kommt es zu degenerativen Veränderungen der Substantia nigra mit nachfolgendem Untergang dopaminerger Mittelhirnbahnen. Es entsteht ein Übergewicht erregender cholinerger Bahnen, und die Feinsteuerung im extrapyramidalmotorischen System geht verloren.

Antwort 115

Die Antwort A) ist richtig.

Subdurale Blutungen sind venöse Sickerblutungen, die spontan oder im Rahmen von (Bagatell)traumata entstehen.

Eine Blutung der A. meningea media führt zu einem Epiduralhämatom. Charakteristisch hierfür wäre das sog. 'freie Intervall': die erneute Eintrübung des Bewusstseins nach einer symptomlosen („freien“) Periode.

Antwort 116

Die Antwort C) ist richtig.

Der positive Babinski-Reflex ist beim Neugeborenen physiologisch. Er gilt erst ab dem 2. Lebensjahr als pathologisch.

Antwort 117

Die Antwort C) ist richtig.

Die wahrscheinlichste Ursache für eine isolierte Fazialislähmung eines Kindes, welches sich im August in der Sprechstunde vorstellt, ist die durch Zecken übertragene bakterielle Borreliose (Erreger: Borrelia burgdorferi).

Antwort 118

Die Antwort B) ist richtig.

Die herdförmigen Entmarkungsherde bei MS treten meist zwischen dem 20. und 40. (selten nach dem 50.) Lebensjahr auf. Frauen sind ca. 1,5 bis 2x häufiger erkrankt als Männer.

Antwort 119

Die Antwort A) ist richtig.

Die Rechtsherzinsuffizienz spielt in der Pathogenese der Hirnmassenblutung keine Rolle.

Wichtige Ursachen sind z.B. arterielle Hypertonie oder Gefäßschädigungen.

Antwort 120

Die Antwort A) ist richtig.

Für M. Parkinson ist ein grobschlägiger Ruhetremor charakteristisch, der eine Frequenz von 4-6 Schlägen pro Sekunde hat und in seiner Intensität wechselt.

Ein Intentionstremor ist charakteristisch für Erkrankungen des Kleinhirns.

Antwort 121

Die Antwort C) ist richtig.

Zu A: Unter 'Aura' versteht man die Gesamtheit aller sensorischen Trugwahrnehmungen unmittelbar vor einem epileptischen Anfall.

Zu B: Die charakteristischen Krampfanfälle bei der Epilepsie zeigen zwei Phasen: zuerst kommt die tonische Phase mit einem Strecktonus der Arme und Beine sowie einem Überstrecken des Kopfes; darauf folgt die klonische Phase mit rhythmischen Zuckungen, die bis zu 2 Minuten andauern.

Zu C: Halluzinationen (Trugwahrnehmungen, Sinnestäuschungen) treten u.a. bei endogener Depression, Psychose, Delir und in der Aura eines epileptischen Anfalls auf.

Zu D: Gedankenentzug ist ein psychiatrisches Symptom. Er ist eine Form der Ich-Störungen, bei der die Betroffen darüber klagen, dass sie das Gefühl hätten, ihre Gedanken würden ihnen weggenommen.

Zu E: Der Terminalschlaf ist ein bis zu Stunden dauernder Schlaf im Anschluss an einen epileptischen Anfall.

Antwort 122

Die Antwort E) ist richtig.

Zu 1: Unter Kernig-Zeichen versteht man die Unmöglichkeit der aktiven Streckung des Beins im Kniegelenk bei sitzendem oder, mit im Hüftgelenk gebeugtem Bein liegendem, Patienten.

Zu 2: Opisthotonus ist eine Rückwärtsbeugung des Kopfs mit Überstreckung von Rumpf und Extremitäten, die u.a. bei Hirnblutung, Meningitis und Tetanus vorkommt.

Zu 3: Unter dem Begriff 'Brudzinski-(Nacken-)zeichen' versteht man eine reflektorische Beugung der Beine in den Kniegelenken bei passiver Beugung im Nacken. Dieses Zeichen weist ebenfalls auf eine Meningitis hin.

Antwort 123

Die Antwort C) ist richtig.

Eine Hirnerschütterung ist eine, aufgrund einer mechanischen Gewalteinwirkung akut auftretende, voll rückbildungsfähige Hirnfunktionsstörung ohne nachweisbare Substanzschäden am Hirngewebe.

Es kommt zu einer sofort einsetzenden, maximal 1 Stunde andauernden Bewusstseinsstörung, meist einer Bewusstlosigkeit. Übelkeit, Erbrechen und Amnesie sind typische Begleitsymptome (ganz typisch wäre allerdings eine anterograde Amnesie, eine retrograde Amnesie ist verdächtig auf eine Hirnsubstanzschädigung).

Antwort 124

Die Antwort A) ist richtig.

Unter Spastik versteht man die Vermehrung des Muskeltonus. Sie tritt z.B. bei spastischen Lähmungen infolge der Schädigung des 1. motorischen Neurons (Pyramidenbahn) auf. Spastik ist kein typisches Symptom des M. Parkinson.

Das Krankheitsbild des M. Parkinson wird ausgelöst durch ein Missverhältnis zwischen Dopamin und Acetylcholin (Überträgersubstanzen im Hirn= Neurotransmitter). Ein typisches Symptom des M. Parkinson ist der Rigor: auch hierbei handelt es sich um eine Erhöhung des Muskeltonus, der aber im Unterschied zur Spastik während des gesamten Bewegungsablaufs bestehen bleibt. Bei passiver Durchbewegung (Beugung) in Gelenken kommt es zu dabei oft zu ruckartigem Nachlassen des Widerstandes: sog. Zahnradphänomen.

Zu B: Akinesie: Bewegungslosigkeit, Bewegungsstarre. Hypokinesie: verminderte Bewegungen. Mangel an Willkür- und Mitbewegungen (z.B. der Arme beim Gehen, kleinschrittiger Gang).

Zu C: Tremor ('Zittern'). Unwillkürliche rhythmische Kontraktionen gegensätzlich (antagonistisch) arbeitender Muskeln. Mit unterschiedlicher Frequenz: grob-, mittel-, feinschlägig z.B. als Ruhe- oder Intentionstremor.

Zu D: Salivation (Speichelfluss). Hypersalivation (erhöhter Speichelfluss) und vermehrte Talgsekretion ('Salbengesicht') sind typische Symptome des M. Parkinson.

Zu E: Akute M. Parkinson-Krisen können z.B. mit hohem Fieber einhergehen.

Antwort 125

Die Antwort C) ist richtig.

Zu A: Der N. peroneus versorgt den M. tibialis anterior, die Mm. extensores digitorum et hallucis motorisch und die Haut der einander zugekehrten Ränder der 1. und 2. Zehe sensibel.

Beim Ausfall des Nerven kann der Fuß im Sprunggelenk nicht mehr nach oben gezogen (extendiert) werden. Es kommt zum Fallfuß und Steppergang.

Zu B: Der N. peroneus verläuft im Gebiet des Fibulaköpfchens nahe an der Hautoberfläche. Bei schlechter Polsterung der Gipsschiene kann er hier geschädigt werden.

Zu C: Der N. facialis, der bei Schädigung zur Fazialislähmung führt, ist der VII. Hirnnerv. Der V. Hirnnerv ist der N. trigeminus, der hauptsächlich die sensible Innervation des Gesichts und die motorische Innervation der Kaumuskulatur übernimmt.

Zu E: N. oculomotorius, III. Hirnnerv; N. trochlearis, IV. Hirnnerv; N. abducens, V. Hirnnerv.

Antwort 126

Die Antwort E) ist richtig.

- Koma: Bewusstlosigkeit,
- Apathie: Teilnahmslosigkeit,
- Sopor: schwere Bewusstseinstrübung,
- Somnolenz: Schläfrigkeit.

Antwort 127

Die Antwort B) ist richtig.

Prinzipiell unterscheidet man eine periphere (schlaffe) von einer zentralen (spastischen) Lähmung. Bei der peripheren Lähmung ist das 2. Motoneuron (von den Vorderhornzellen des Rückenmarks über die peripheren Nerven zu den Erfolgsorganen) geschädigt. Der Ruhetonus der Muskulatur ist erniedrigt (hypoton), die Muskeleigenreflexe sind abgeschwächt oder erloschen, die Pyramidenbahnzeichen sind nicht auslösbar, es findet sich eine Muskelatrophie.

Antwort 128

Die Antwort C) ist richtig.

Zu C: Die klinische Schilderung entspricht einem Konussyndrom: Bei Schädigung des Conus medullaris (Rückenmarkschädigung) kommt es zur Blasen- und Mastdarmlähmung, Lähmung der Mm. glutei und einer Sensibilitätsstörung S1-S5 an der Oberschenkelinnenseite (sog. 'Reithosenanästhesie). Schnelle operative Entlastung ist indiziert. Es handelt sich also um einen neurologischen Notfall.

Antwort 129

Die Antwort E) ist richtig.

- Ataxie: Störung der Koordination von Bewegungsabläufen.
- Intentionstremor: 'Zittern', welches vor allem bei Bewegungen auf ein Ziel zu auftritt und unmittelbar vor dem Ziel am stärksten ist.
- Dysmetrie: falsche Abmessung von Zielbewegungen (überschießende oder zu kurze Bewegungen),
- Dysarthrie: Sprechstörungen infolge zentral bedingter Störung der an der Sprachmotorik beteiligter Strukturen,
- Asynergie: Störung oder Ausfall der Koordination von Einzelmuskelbewegungen (können Lähmungen vortäuschen).

Antwort 130

Die Antwort D) ist richtig.

Zu A: Typisch für eine Commotio cerebri sind Bewusstlosigkeit, anterograde Amnesie, und zentral-vegetative Störungen.

Zu B: Bei der Contusio cerebri kommt es zu einer länger andauernden Bewusstlosigkeit, Amnesie, neurologischen Ausfällen und gelegentlich auch zu einer Kontusionspsychose.

Zu C: Beim epiduralen Hämatom entsteht eine Blutung über der harten Hirnhaut, meist durch Zerreißung der A. meningea media. Im Rahmen von leichten Hirntraumen ist hierbei ein sog. symptomfreies Intervall typisch.

Antwort 131

Die Antwort E) ist richtig.

Klinik des M. Parkinson:

- Akinese oder Hypokinesie: Bewegungsarmut sowohl der Willkürmotorik als auch der Ausdrucksbewegungen (Mimik) und Mitbewegungen,
- Ruhetremor (Zittern von Händen, Beinen, evtl. Kopf mit einer Frequenz von 4-7/s.) Unter Tremor versteht man die rhythmische Bewegung von Fingern, Händen, Füßen oder Kopf.
- Rigor: als Ausdruck einer extrapyramidalmotorischen Erkrankung kommt es zu einem wechselnden Dehnungswiderstand der Muskulatur bei passiver Dehnung. Der Dehnungswiderstand kann während der Prüfung (z.B. Beugen des Unterarmes im Ellenbogengelenk) immer wieder ruckartig etwas nachlassen: 'Zahnradphänomen'.
- Bradyphrenie (Verlangsamung aller seelischen Abläufe),
- psychische Störungen: depressive Verstimmungen, symptomatische Psychosen (selten: organische Wesensänderung).

Antwort 132

Die Antwort E) ist richtig.

Zu 1-5: Die genannten Symptome treten typischerweise bei Hirndrucksteigerung (infolge Blutung, Hirnödem oder Infektion) auf. Es kommt zu Störungen in der zentralnervösen Steuerung (Herzrhythmus, Fieber, Hypertonie, Bradykardie).

Zu 3: Der Parasympathikus läuft mit dem N. oculomotorius entlang der Schädelbasis. Durch den Hirndruck werden die parasympathischen Fasern gegen die Schädelbasis gedrückt und verlieren ihre Funktion. Es resultiert ein Übergewicht des Sympathikus, welches zur Erweiterung der Pupille (Mydriasis) führt.

Zu 5: 'Druckpuls': Pulsverlangsamung infolge Vagusreizung bei Hirndrucksteigerung.

Antwort 133

Die Antwort B) ist richtig.

Die klassische Symptomentrias bei M. Parkinson besteht aus:

- Rigor (wechselnder Dehnungswiderstand der Muskulatur bei passiver Bewegung),
- Akinesie oder Hypokinesie: Bewegungsarmut (tippelnder Gang, starrer Gesichtsausdruck, monotone Sprache),
- Ruhetremor.

Antwort 134

Die Antwort E) ist richtig.

Antwort 135

Die Antwort E) ist richtig.

Zu 3: Während der epileptischen Dämmerzustände führen die Patienten - scheinbar geordnet und bei klarem Bewusstsein - komplexe Handlungen aus. Der Zustand kann relativ kurz sein (Sekunden bis Minuten) oder aber auch während Stunden oder gar Tagen andauern. Für die Zeit besteht eine Amnesie.

Antwort 136

Die Antwort D) ist richtig.

Antwort 137

Die Antwort D) ist richtig.

Zu 5: Es gibt zwar auch beidseitige Fazialislähmungen, i. d. Mehrzahl der Fälle ist die Lähmung allerdings einseitig.

Antwort 138

Die Antwort D) ist richtig.

Typisch für das Krankheitsbild des M. Parkinson ist die Bewegungslosigkeit, Bewegungsstarre (Akinesie, Hypokinesie) die sich in den Bewegungen, der Gestik und den mimischen Äußerungen zeigt. Die Mimik des Parkinsonkranken ist starr, ausdruckslos, sein Gang kleinschrittig, die Arme werden nicht mitbewegt usw.

Antwort 139

Die Antwort E) ist richtig.

Ursachen der Parkinson-Erkrankung:

- Hereditär (erbliche Form), echte Parkinson-Krankheit oder Paralysis agitans, autosomal-dominant (seltener rezessiv) vererbt, nur 60% der Anlageträger weisen Symptome auf (die Existenz eines erblichen Parkinson-Syndroms wird von einigen Autoren bestritten).
- Postenzephalitisch (nach Hirnentzündungen),
- vaskulär (atherosklerotischer Parkinson) bzw. hypoxisch bei akuter Hirnmangeldurchblutung (Herzstillstand, Strangulation, Narkosezwischenfall).
- Seltenere Ursachen:
  - traumatisch (Boxer),
  - CO-, Mangan-, Quecksilber-, Methanol- und andere Vergiftungen
  - medikamentös (Neuroleptika, Flunarizin, Lithium),
  - Tumor,
  - Polycythaemia vera.
- Idiopathisch (Ursache unbekannt, weitaus häufigste Form, ca. 85%)

Antwort 140

Die Antwort C) ist richtig.

Die angegebenen Symptome weisen am ehesten auf eine Meningitis hin.

Differentialdiagnostisch wäre noch an Tetanus oder eine Hirnblutung zu denken.

- Opisthotonus: Rückwärtsbeugung des Kopfes und Überstreckung von Rumpf und Extremitäten.
- Brudzinski-Zeichen: reflektorische Beugung der Beine in den Kniegelenken bei Anheben des Kopfes (passive Beugung).

Antwort 141

Die Antwort E) ist richtig.

Bei einem Fremdreflex sind Reizort und Erfolgsorgan verschieden. Der Reiz wird über einen polysynaptischen Reflexbogen vermittelt.

Zu 1: Beim Kornealreflex kommt es beim Betupfen der Kornea mit Wattebausch physiologischerweise zum Lidschluss. Der Kornealreflex gibt Aufschluss über die Funktion des N. trigeminus und des N. facialis.

Zu 2: Beim Kremasterreflex führt das Bestreichen der Oberschenkelinnenseite zum Hochziehen des gleichseitigen (ipsilateralen) Hodens. Hiermit wird die Funktion der Spinalnerven L2 - L3 überprüft.

Zu 3: Der Hustenreflex ist ein durch Reizung von sog. Hustenpunkten in den oberen Luftwegen ausgelöster Reflex.

Zu 4: Der Plantarhautreflex ist ein frühkindlicher Greifreflex. Hierbei führt ein Bestreichen der Fußinnenflächen zur Zehenbeugung.

Antwort 142

Die Antwort B) ist richtig.

Zu B: Rigor ist eine Erhöhung des Muskeltonus, die während des gesamten Bewegungsablaufs bestehen bleibt. Oft kommt es dabei zu einem ruckartigen Nachlassen des Widerstandes (Zahnrad-Phänomen).

Das Vorkommen eines Rigor weist nicht auf eine Kleinhirnschädigung sondern auf extrapyramidale Syndrome (v. a. Parkinson-Syndrom) hin.

Antwort 143

Die Antwort D) ist richtig.

Zu A: Das sog. Alkoholdelir oder Delirium tremens tritt bei chronischem Alkoholismus meist innerhalb von Tagen nach einem Alkoholexzess bzw. nach Alkoholentzug auf: Zunächst treten Unruhe, Gereiztheit, Schwindel und Schlafstörungen auf. Dann kommt es zum Delir: optische und akustische Halluzinationen, Illusionen, Denkstörungen, Orientierungsstörungen, Bewusstseinsstörungen, Tremor, schneller Puls und Temperaturanstieg. In ca. 10% zusätzlich epileptische Anfälle. Ein Alkoholdelir ist ein lebensgefährliches Krankheitsbild und bedarf intensivmedizinischer Überwachung (Notarzt!).

Zu B: Das Korsakow-Syndrom ist gekennzeichnet durch Desorientiertheit, Gedächtnisstörungen, sinnlose Erzählungen (Konfabulationen) u. Ä. Es tritt bei der Alkoholkrankheit auf, aber auch bei Schädel-Hirntraumen, Vergiftungen, Hirnatrophie u. Ä.

Zu C: Alkohol ist Gift für die Leber. Ca. 60 g Alkohol beim Mann und ca. 20 g Alkohol bei der Frau pro Tag können über eine Fettleber zur Alkoholhepatitis und zuletzt zur Leberzirrhose führen. Alkohol kann eine akute (30-40% d. Fälle) und eine chronische (90% der Fälle) Bauchspeicheldrüsenentzündung auslösen.

Antwort 144

Die Antwort C) ist richtig.

Zu A: Der Kopfschmerz bei einer Einblutung in den Subarachnoidalraum (SAB = Subarachnoidalblutung) hat 'eine völlig neue Dimension': extremste Schmerzen, die vom Hinterkopf nach vorne ziehen.

Zu B: Das Hirngewebe selbst trägt keine Schmerzfasern. Durch Beteiligung von Gefäßen, Hirnhäuten usw. und durch Hirndruck kann es jedoch beim Hirntumor zu Kopfschmerzen kommen.

Zu C: Kopfschmerz gehört nicht zu den typischen Erscheinungen des Diabetes mellitus.

Zu D: Die Hirnhäute tragen Schmerzfasern. Eine Entzündung der Hirnhäute

(Meningitis) geht meist mit starken Kopfschmerzen einher.
Zu E: Die Migräne ist charakterisiert durch einen bohrenden Halbseitenkopfschmerz.

Antwort 145
Die Antwort E) ist richtig.
Kopfschmerz gehört nicht zur typischen Symptomatik der Multiplen Sklerose.
Zu A: Beim Bauchhautreflex (auch: Bauchdeckenreflex) führt kurzes Bestreichen der Bauchdecke mit einem spitzen Gegenstand zur Kontraktion der Bauchmuskulatur auf dieser Seite.
Zu B: Augenmuskellähmungen und die Neuritis nervi optici = Entzündung des Sehnerven (Klinik: 'Arzt und Patient sieht nichts'), sind typische Frühsymptome der Multiplen Sklerose (MS).
Zu C: Sensible (und auch motorische) Ausfälle an Rumpf und Extremitäten sind typisch für MS.
Zu D: Die Blasenfunktionsstörungen führen häufig zu rezidivierenden Harnblasen- und Nierenentzündungen. Im Spätstadium benötigen die Patienten häufig einen Dauerkatheter.

Antwort 146
Die Antwort C) ist richtig.
Doppelbilder und Sehnervenentzündung (Neuritis nervi optici) sind typische Symptome einer Multiplen Sklerose.

Antwort 147
Die Antwort C) ist richtig.
Zu 2: Meningismus (Nackensteife; positives Brudzinski-Zeichen) ist zwar in der Regel anzutreffen, kann aber bei chronischem Verlauf und bei bestimmten Erregern im Einzelfall auch fehlen.

Antwort 148
Die Antwort B) ist richtig.
Der Achillessehnenreflex läuft nicht über den N. peroneus (N. fibularis communis) sondern über den N. tibialis, gibt also Aufschluss über dessen Funktion.
Der gemeinsame Stamm von N. peroneus und N. tibialis ist der N. ischiadicus, der sich wiederum aus Nerven zusammensetzt, die das Rückenmark von der Höhe L4 bis S2 verlassen. Ein fehlender Achillessehnenreflex kann also auch auf eine Schädigung des N. ischiadicus hinweisen. Ebenso auf einen Bandscheibenvorfall im entsprechenden Gebiet oder auf einen Tumor.

Antwort 149
Die Antwort B) ist richtig.
Die Subarachnoidalblutung ist ein hochakutes Ereignis. Sie wird meist durch den Riss eines angeborenen Aneurysmas hervorgerufen.

Klinik der Subarachnoidalblutung:

- Stärkster, schlagartig einsetzender Kopfschmerz, vorwiegend in der Nacken-, aber auch in der Stirnregion. (Die Patienten machen bei der Schilderung der Kopfschmerzen in etwa die Handbewegung des 'Abstreifens eines Motorradhelms'.)
- Manchmal Vorboten: Kopfschmerzen und Augenmuskellähmungen,
- Übelkeit, Erbrechen,
- Bewusstseinstörungen unterschiedlicher Ausprägung (Verwirrtheit bis Koma),
- evtl. Krampfanfälle,
- Meningismus (Nackensteifigkeit, positives Lasègue-, Kernig- und Brudzinski-Zeichen),
- evtl. zentral-vegetative Regulationsstörungen wie Temperatur- und Blutdruckanstieg,
- neurologische Ausfälle (Hemiparesen, Hirnnervenausfälle u. a.),

- Komplikationen: Blutungsrezidiv, Hirninfarkt, Entwicklung eines Hydrozephalus ('Wasserkopf').

Antwort 150

Die Antwort C) ist richtig.

Die Stauungspapille ist ein typisches Hirndruckzeichen und setzt eine Hirnsubstanzschädigung voraus (die es bei der Gehirnerschütterung definitionsgemäß nicht geben darf).

Antwort 151

Die Antwort E) ist richtig.

Zu 1: Unter Druckpuls versteht man eine Pulsverlangsamung maximal bis zu 20 Schlägen pro Minute. Dieses Symptom tritt vor allem bei Vagusreizung infolge einer Hirndrucksteigerung auf.

Antwort 152

Die Antwort C) ist richtig.

Prinzipiell unterscheidet man eine periphere (schlaffe) von einer zentralen (spastischen) Lähmung. Bei der spastischen Lähmung ist das 1. Motoneuron (von der Hirnrinde über die Pyramidenbahn bis zu den Vorderhörnern des Rückenmarks) geschädigt. Der Muskeltonus der Muskulatur ist erhöht (hyperton), die Muskeleigenreflexe sind gesteigert, die Pyramidenbahnzeichen sind positiv, es findet sich keine Muskelatrophie.

Antwort 153

Die Antwort C) ist richtig.

Eine Schädigung des ersten motorischen Neurons hat eine spastische Lähmung zur Folge (mit krankhaft erhöhtem Muskeltonus, gesteigerten Reflexen, Pyramidenbahnzeichen) während bei einer Schädigung des 2. motorischen Neurons eine schlaffe Lähmung (mit erniedrigtem Muskeltonus, abgeschwächten oder fehlenden Reflexen, ohne Pyramidenbahnzeichen) entsteht.

Antwort 154

Die Antwort C) ist richtig.

Zu 1: Der Rigor ist eine rigide Erhöhung des Muskeltonus (z.B. in der Nackenmuskulatur ‘psychisches Kopfkissen’), die bei passiver Bewegung während des gesamten Bewegungsablaufs bestehen bleibt; dabei oft ruckartiges Nachlassen des Widerstandes (sog. Zahnrad-Phänomen).

Zu 2: grobschlägiger Ruhetremor mit einer Frequenz von 4-6 Schlägen pro Sekunde mit wechselnder Intensität

Zu 3: Nystagmus (‘Augenzittern’) ist kein Symptom des M. Parkinson sondern, vor allem im Zusammenhang mit Intentionstremor und skandierender Sprache (Charcot-Trias) ein Symptom der Multiplen Sklerose, kann jedoch auch bei anderen neurologischen Erkrankungen (z.B. Hirnstammsyndromen) auftreten.

Zu 4: Der vermehrte Speichelfluss (Hypersalivation) wird häufig bei M. Parkinson beobachtet.

Zu 5: Der M. Parkinson geht auch mit Sprachstörungen (Dysarthrie) einher. Die skandierende’ (abgehackte) Sprache wird normalerweise jedoch der sog. Charcot-Trias (zusammen mit Nystagmus und Intentionstremor) zugeordnet und gilt als charakteristisch für die Multiple Sklerose.

Antwort 155

Die Antwort B) ist richtig.

Zu A und B: Das Karpaltunnelsyndrom wird durch eine Kompression des N. medianus im Karpaltunnel hervorgerufen. Es kann also nicht durch eine Umlagerung des N. ulnaris gebessert werden.

Zu C: Eine Akromegalie ist eine Erkrankung die durch vermehrte Sekretion von Wachstumshormon (HGH = human growth hormone; früher STH = somatotropes Hormon) hervorgerufen wird. Es kommt zu einer Verbreiterung aller Knochen und zu einer Vergrößerung der inneren Organe.

Antwort 156

Die Antwort A) ist richtig.

Das sog. Trendelenburg-Hinken oder Trendelenburg-Zeichen kommt vor bei Lähmung der Mm. glutei und bei angeborener Hüftgelenksluxation.

Hierbei kommt es beim Stehen auf dem kranken Bein und Anheben des in Hüfte und Knie gebeugten gesunden Beines zum Absinken der gesunden Beckenseite. Beim Stehen auf dem gesunden Bein kann das Becken horizontal gehalten werden.

Zu D: Eine typische Augenhintergrundveränderung bei Multipler Sklerose wäre die Neuritis nervi optici (Optikusneuritis, Retrobulbärneuritis): meist einseitiges Schleiersehen, schmerzhafte Augenbewegung, zentraler Gesichtsfeldausfall.

Antwort 157

Die Antwort E) ist richtig.

Alle der angegebenen Erkrankungen können zu Schlafstörungen führen.

Antwort 158

Die Antwort E) ist richtig.

Beim beschriebenen Krankheitsbild handelt es sich um eine Polymyalgia rheumatica.

Die Polymyalgia rheumatica ist eine entzündliche Multiorganerkrankung unklarer Genese, die meist bei älteren Menschen auftritt.

Der Schläfenkopfschmerz deutet auf eine zusätzliche Arteriitis temporalis Horton hin, die häufig zusammen mit einer Polymyalgia rheumatica auftritt: Dieses autoimmun ausgelöste Krankheitsbild kann zu beidseitiger Erblindung innerhalb von 24 Stunden führen.

Therapie für beide Krankheitsbilder: Kortison schnellstmöglich, Therapiedauer mindestens 12 Monate, oft länger.

Antwort 159

Die Antwort E) ist richtig.

Unter Diadochokinese versteht man die Fähigkeit, antagonistische Bewegungen (z.B. Pronation - Supination) in schneller Folge auszuführen.

Um die Diadochokinese zu prüfen, eignen sich alle in der Frage genannten Methoden.

Bei Lähmungen oder Störungen der Koordination ist der Patient nicht in der Lage, diese Aufgaben auszuführen (Adiadochokinese).

Antwort 160

Die Antwort E) ist richtig.

Zu 1: Beim Gehversuch beobachtet man den üblichen Gang des Patienten im Hinblick auf eine Gangataxie. Erschwert wird der Versuch durch den Seiltänzergang bzw. durch das Gehen mit geschlossenen Augen.

Zu 2: Mit dem Knie-Hacken-Versuch überprüft man die Gliedataxie. Der liegende Patient muss mit der Ferse des einen Beins das Knie des anderen Beines treffen und dann den Fuß auf der Tibiakante nach unten gleiten lassen.

Zu 3: Unter Diadochokinese versteht man den rhythmischen Ablauf rascher Wechselbewegungen, zum Beispiel bei Schraubbewegungen durch abwechselnde Pronation und Supination des Unterarmes.

Antwort 161

Die Antwort B) ist richtig.

Das Taschenmesserphänomen tritt bei pathologisch erhöhtem Muskeltonus, einer Spastik, auf. Hierbei bemerkt man bei den Bewegungen einen federnden Dehnungswiderstand, dessen Intensitätsablauf mit dem Auf- bzw. Zuklappen eines Taschenmessers zu vergleichen ist.

Antwort 162

Die Antwort B) ist richtig.

Über den Brachioradialis-Reflex erhält man Informationen über die Funktion des N. radialis.

Den N. medianus kann man über den so genannten Pronatoren-Reflex überprüfen. Hierzu schlägt man bei angewinkeltem Unterarm auf die Beugeseite des Radiusköpfchens. Dies führt dann zu einer Pronation der Hand und des Unterarms.

Antwort 163

Die Antwort D) ist richtig.

Der N. radialis versorgt die Extensoren (Strecker) am Arm. Bei einem Ausfall des N. radialis ist also die aktive Streckung der Arm- und Handgelenke ('Fallhand') gestört.

Antwort 164

Die Antwort A) ist richtig.

Der Masseterreflex überprüft die Kiefermuskulatur. Diese wird nicht vom N. facialis, sondern vom N. trigeminus versorgt.

Masseterreflex: Bei leicht geöffnetem Mund und entspannten Unterkiefer wird der Zeigefinger des Untersuchers quer unterhalb der Lippen auf den Unterkiefer gelegt. Es folgt ein Schlag auf den Zeigefinger (also indirekt auf den Unterkiefer). Als Reflexantwort erfolgt der Mundschluss.

Antwort 165

Die Antwort E) ist richtig.

Anisokorie: seitendifferente Weite der Pupillen.

Zu 3: mit dem N. oculomotorius (III. Hirnnerv) ziehen parasympathische Fasern zum Auge. Diese sind für die Engstellung der Iris verantwortlich. Ihre Schädigung führt zu einer Weitstellung der Pupille.

Zu 4: Das Ganglion stellatum (Ganglion cervicothoracicum) liegt im Grenzstrang im Thorax/Hals-Gebiet und versorgt Hals, Arm, Herz und Lunge mit sympathischen Fasern. Von ihm gehen Fasern zum Ganglion cervicale superior, welches u.a. das Auge und die Tränen- und Speicheldrüse versorgt.

Antwort 166

Die Antwort A) ist richtig.

Das Lasègue-Zeichen weist, wie das Kernig- und das Brudzinski-Zeichen sowie die Nackensteife auf Dehnungsschmerz hin, d. h. auf eine schmerzhafte Dehnung von Rückenmark, Meningen und Nervenwurzeln.

Zur Prüfung des Lasègue-Zeichens wird am flach liegenden Patienten das gestreckte Bein langsam im Hüftgelenk gebeugt. Wenn Schmerzen im Bein, Gesäß oder Kreuz eine Beugung bis 90 Grad unmöglich machen, ist das Lasègue-Zeichen positiv (pathologisch). Der Beugewinkel für den Schmerzeintritt soll aufgeschrieben werden.

Antwort 167

Die Antwort C) ist richtig.

Zu 2: Myoklonien sind kurze ruckartige klonische Zuckungen einzelner Muskeln ohne - oder mit nur geringem - Bewegungseffekt. Sie treten bei bestimmten spinalen, extrapyramidalen, zerebellaren und kortikalen Läsionen auf.

Langsam-schraubende Bewegungsabläufe der Extremitäten werden Athetose genannt.

Antwort 168

Die Antwort C) ist richtig.

Die Kussmaul-Atmung kommt häufig beim diabetischen Koma vor. Unter Kussmaul-Atmung versteht man eine rhythmische, abnorm tiefe Atmung mit normaler oder erniedrigter Frequenz zur respiratorischen Kompensation einer ausgeprägten metabolischen Azidose.

Zur Prüfung auf meningitische Reizung kommen folgende Zeichen zum Einsatz:

- Brudzinski-Zeichen: passive Kopfbeugung am Liegenden führt zur reflektorischen Beugung der Beine in den Kniegelenken (positiv bei Meningitis, Subarachnoidalblutung, evtl. bei Enzephalitis)
- Kernig-Zeichen: Unmöglichkeit der aktiven Streckung des Beins im Kniegelenk, wenn der Patient sitzt oder das Bein in der Hüfte gebeugt ist (positiv bei meningealem Syndrom, Ischiassyndrom, Bandscheibenschaden).
- Lasègue-Zeichen: bei Anheben des gestreckten Patientenbeines (dadurch Dehnung des N. ischiadicus) ausgelöster Schmerz in Gesäß und Oberschenkel der erkrankten Seite (positiv bei Bandscheibenvorfall, Ischiassyndrom und meningealem Syndrom).

Zu E: Opisthotonus: Überstrecken des Kopfes und Lordose der Wirbelsäule (reflektorische Schonhaltung bei ausgeprägter Meningitis).

Antwort 169

Die Antwort C) ist richtig.

Der Jendrassik-Handgriff ist eine Methode der Reflexbahnung bei der Prüfung der Muskeleigenreflexe an den Beinen:

Während der Reflexprüfung an den unteren Extremitäten hakt der Patient seine Finger ineinander und zieht dann die Arme aktiv nach außen. (Wahrscheinlich führen die aus den oberen Extremitäten stammenden afferenten Impulse zu einer Steigerung der Impulsfrequenz am gammamotorischen System der Beinmuskulatur.)

Antwort 170

Die Antwort A) ist richtig.

Zu A: Die Kiefermuskulatur wird nicht vom N. facialis, sondern vom N. trigeminus versorgt. Ein Patient mit einer Fazialislähmung ist also fähig, Kaubewegungen mit dem Unterkiefer durchzuführen.

Zu C: Lagophthalmus: Erweiterung der Lidspalte, so dass der Patient das Auge nicht vollständig schließen kann.

Zu D: Unter dem Bell-Phänomen versteht man das Offenbleiben der Lidspalte der gelähmten Gesichtsseite beim Versuch, das Auge zu schließen. Hierbei wird die physiologische Rotation des Bulbus oculi nach oben sichtbar. Das Bell-Phänomen tritt bei Fazialislähmung auf.

Antwort 171

Die Antwort A) ist richtig.

Unter Rigor versteht man eine rigide Erhöhung des Muskeltonus bei passiver Bewegung, der während des gesamten Bewegungsablaufes bestehen bleibt und an den beim Biegen einer Wachskerze auftretenden Widerstand erinnert.

Häufig (jedoch nicht immer) kommt es dabei zu einem ruckartigen Nachlassen des Widerstandes (Zahnrad-Phänomen). Der Rigor kommt bei extrapyramidalen Störungen, v. a. beim M. Parkinson, vor.

Antwort 172

Die Antwort D) ist richtig.

Zu 1: Das Säuglingsalter geht bis zum Ende des ersten Lebensjahres. Die große Fontanelle (Fonticulus anterior) schließt sich im 2. bis 3. Lebensjahr (Kleinkindalter).

Zu 3: Bei Meningitis ist die Fontanelle gespannt und vorgewölbt, bei Dehydratation ist sie eingezogen.

Antwort 173

Die Antwort C) ist richtig.

Bei intrazerebralen Prozessen findet man die neurologischen Ausfälle am Kopf auf der Herdseite (ipsilateral), am übrigen Körper auf der Gegenseite (kontralateral).

Antwort 174

Die Antwort A) ist richtig.

Zu A: Die segmentale Zuordnung des Bizepssehnenreflex (BSR) ist C5/C6.

Name des Eigenreflexes
S: Segmentale Zuordnung
P: peripherer Nerv
A: Auslösung
E: Effekt

S: C_5/C_6
P: N. musculocutaneus
A: Schlag auf die Sehne des M. biceps brachii
E: Beugung des Unterarms im Ellbogengelenk

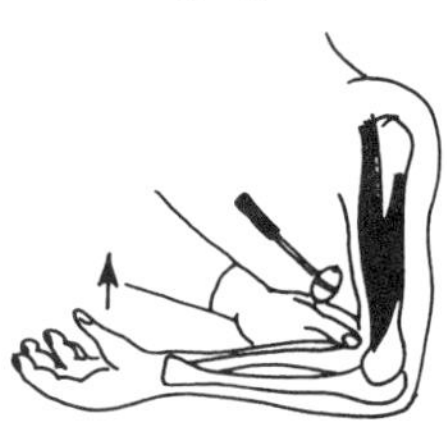

Zu B: Triceps-brachii-Reflex

S: $C_6/C_7/$ (C_8)
P: N. radialis
A: Schlag auf Trizepssehne nahe des Olekranons
E: Streckung des Unterarms

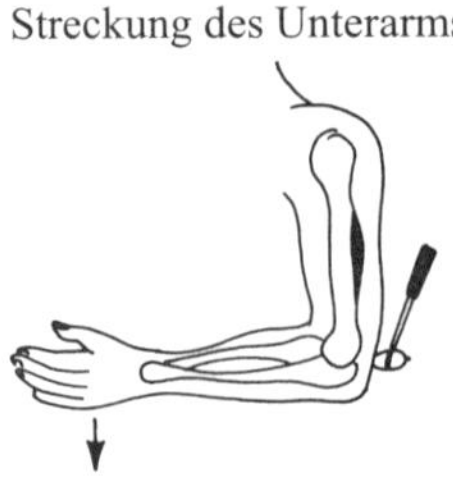

Zu C: Radiusperiostreflex (RPR) (Brachioradialreflex)

S: C_5/C_6
P: N. radialis (innerviert kleinen Anteil des M. brachialis) (N. musculocutaneus)
A: Schlag auf das distale Radiusende
E: leichte Unterarmbeugung im Ellbogengelenk

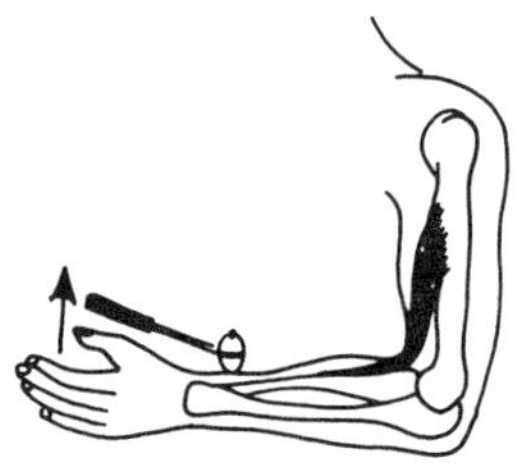

Zu D: Quadriceps-Reflex Patellarsehnenreflex (PSR)

S: (L_2)/L_3/L_4
P: N. femoralis
A: Schlag auf die Sehne des M. quadriceps femoris unterhalb d. Kniescheibe
E: Streckung des Beines im Kniegelenk

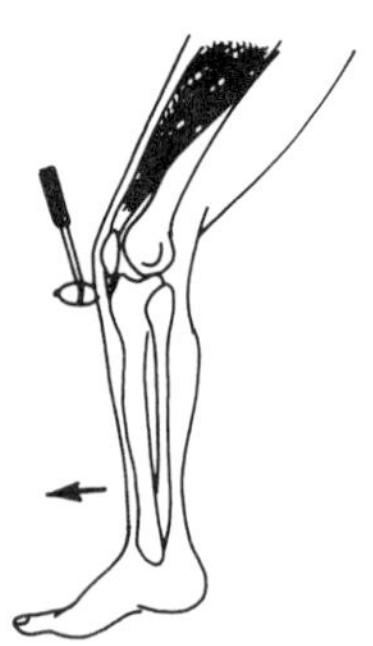

Zu E: Triceps-surae-Reflex
Achillessehnenreflex (ASR)

S: $L_5/S_1/S_2$
P: N. tibialis
A: Schlag auf Achillessehne
E: Plantarflexion des Fußes

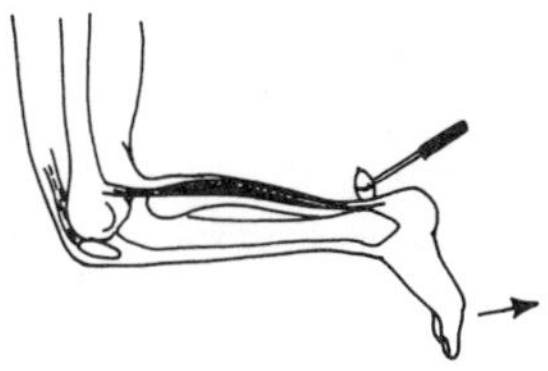

Antwort 175

Die Antwort E) ist richtig.

Eine Hirndrucksteigerung geht mit Kopfschmerzen, motorischer Unruhe, Stauungspapille und einer einseitigen Pupillenerweiterung einher, nicht jedoch mit einem heißen, hochroten Kopf. Dieser deutet eher auf einen Hitzschlag hin.

Antwort 176

Die Antwort C) ist richtig.

Unter Contusio cerebri versteht man eine Hirnprellung oder Hirnquetschung, eine gedeckte oder offene Hirnverletzung, die zu einer Hirnsubstanzverletzung führt

Antwort 177

Die Antwort D) ist richtig.

Zu 4: Für die Zeit des epileptischen Anfalles besteht eine Erinnerungslücke (Amnesie).

Antwort 178

Die Antwort D) ist richtig.

Vor dem Grand-mal-Anfall sind häufig Prodromi in Form von Reizbarkeit, Schwindel, Kopfschmerzen, motorischer Unruhe oder depressiver Verstimmung zu beobachten.

Bei ca. 10 % der Patienten beginnt das Anfallsgeschehen mit einer bewusst erlebten Aura.

Bei Anfallsbeginn stürzt der Patient (häufig mit Ausstoßen des 'Initialschreis') bewusstlos zu Boden.

Daraufhin beginnt die erste Phase mit einem Strecktonus der Arme und Beine sowie einem Überstrecken des Kopfes, gefolgt von der zweiten, klonischen Phase, die sich durch rhythmische Zuckungen auszeichnet und nach etwa 2 Minuten mit einer allgemeinen Muskelerschlaffung endet.

Häufige Erscheinungen beim Grand-mal-Anfall sind Zungenbiss, Einnässen und Einkoten sowie vermehrter Speichelfluss. Hyperventilation kommt jedoch beim epileptischen Anfall nicht vor (während der tonischen Phase besteht ein Atemstillstand).

Antwort 179

Die Antwort B) ist richtig.

Zu 3: Vertigo (Schwindel) und Vomitus (Erbrechen) sind bei Commotio cerebri die Regel.

Zu 4: 'psychogen' heißt 'seelisch bedingt: Diese Art der Amnesie wird durch (meist) unbewusste Verdrängung unangenehmer Erinnerungen bei abnormen Erlebnisreaktionen ausgelöst. Bei Commotio cerebri ist jedoch die Amnesie durch ein Trauma - also nicht seelisch - bedingt.

Antwort 180

Die Antwort C) ist richtig.

Bei einer Steigerung des intrakraniellen Drucks kommt es zu folgenden Symptomen: Bewusstseinsstörungen, Hirnnervenausfälle, Erbrechen, Atemstörungen, Bradykardie, Streckkrämpfe.

Antwort 181

Die Antwort B) ist richtig.

Auf einen gesteigerten Hirndruck weisen die einseitig erweiterte lichtstarre Pupille sowie die Seitendifferenz der Reflexe hin.

Zu 2: Ein positives Chvostek-Zeichen erscheint bei Übererregbarkeit des N. facialis im Rahmen einer Tetanie: Beim Beklopfen der Wange zwischen Mundwinkel und Ohr treten Zuckungen im Fazialisgebiet auf.

Zu 5: Eine Liquorrhö (Ausfließen von Liquor durch Ohr oder Nase) deutet auf einen Schädelbasisbruch hin.

Antwort 182

Die Antwort C) ist richtig.

Zu 5: Der genaue Ablauf des Krampfanfalles und die Dauer lassen differentialdiagnostische Rückschlüsse (Seitenlokalisation, Ursachen) und evtl. Rückschlüsse auf die Schwere des epileptischen Anfalles zu.

Antwort 183

Die Antwort D) ist richtig.

Die Unterzuckerung (Hypoglykämie) und die Multiple Sklerose gehen meist nicht mit Kopfschmerzen einher.

Antwort 184

Die Antwort C) ist richtig.

Geschildert wird hier die typische Symptomatik des CTS = Carpaltunnelsyndroms.

Bei diesem Syndrom wird der N. medianus im sog. Karpaltunnel mechanisch komprimiert. Therapie: Operative Dekompression.

Zu A: Beim Raynaud-Syndrom kommt es durch zentralnervöse Fehlsteuerung zu Gefäßkrämpfen (Vasokonstriktion).

Diese äußern sich durch anfallsweise auftretende Ischämiezustände meist an den Arterien der Finger (2-5): Ischämie (Blutunterversorgung), Zyanose (Blaufärbung) und schmerzhafte reaktive Hyperämie (Mehrdurchblutung).

Zu B: Polyarthrose: meist schmerzhafte, gleichzeitig in mehreren Gelenken auftretende Arthrose (degenerative Gelenkerkrankung).

- Heberden-Arthrose:
  An den Fingerendgelenken,
- Bouchard-Arthrose:
  An den Fingermittelgelenken.

Zu D: Halswirbelsäulen-Syndrom (synonym: Zervikobrachialsyndrom): Sammelbegriff für sensible, motorische und vegetativ-tropische Störungen im Bereich des Halses, des Schultergürtels und der oberen Extremitäten.

Zu E: Das Sudeck-Syndrom ist eine sekundäre, schmerzhafte Erkrankung des Extremitätenknochens mit lokalen Durchblutungs- und Stoffwechselstörungen aller Gewebsschichten, der Weichteile und der Knochen der betreffenden Extremitätenregion (oft nach Trauma und Ruhigstellung im Gips).

Antwort 185

Die Antwort C) ist richtig.

Es handelt sich beim geschilderten Fall am ehesten um eine bakterielle Sinusvenenthrombose: also die bakterielle Thrombose eines venösen Hirnsinus. Der venöse Abfluss oberhalb der Oberlippe geht ins Schädelinnere in die venösen Hirnsinus. Deshalb: größte Vorsicht bei eitrigen Prozessen oberhalb der Oberlippe! Keine Manipulationen, evtl. stationäre Behandlung oder HNO-Arzt.

Antwort 186

Die Antwort A) ist richtig.

Ein Grand-mal-Anfall ist in der Regel nicht lebensbedrohlich, wenn man von möglichen Sekundärschäden (z.B. Ersticken bei Verlegen der Atemwege) absieht.

Eine ganze Serie dieser Anfälle (Status epilepticus) hingegen kann lebensgefährliche Formen annehmen.

Antwort 187

Die Antwort D) ist richtig.

Zu 1: Hyperkinesen: pathologisch gesteigerte Motorik mit z. T. unwillkürlich ablaufenden Bewegungen. Sie kommen bei extrapyramidalen Syndromen und Störungen der Psychomotorik vor.

Zu 2: Tremor (Zittern): unwillkürlich auftretende, weitgehend rhythmisch aufeinander folgende Kontraktionen antagonistisch wirkender Muskeln. Man unterscheidet einen physiologischen, normalerweise nicht sichtbaren Tremor, der jede Willkürbewegung begleitet, von einem pathologischen Tremor, der in verschiedenen Formen (u.a. als Ruhe-, Aktions- oder Intentionstremor) bei unterschiedlichen Krankheiten auftritt.

Zu 3: Die langsam-schraubenden Bewegungen der Athetosen weisen auf Störungen im extrapyramidalen System hin.

Zu 4: Choreatische Muskelzuckungen lassen ebenfalls auf extrapyramidale Syndrome schließen. die Chorea äußert sich durch regellose, plötzlich einschießende unwillkürliche und häufig asymmetrische Bewegungen.

Zu 5: Ataxie: Störung der Koordination von Bewegungsabläufen. Ein ataktisches Gangbild kann entweder auf eine Kleinhirnschädigung (vorwiegend Rumpfataxie und Gleichgewichtsstörungen) oder auf eine Rückenmarkschädigung (Störungen von Sensibilität und Zielmotorik), z.B. bei Multipler Sklerose oder Polyneuropathie, hinweisen.

Antwort 188

Die Antwort D) ist richtig.

Die Klinik der zerebrovaskulären Insuffizienz wird in Abhängigkeit des Schweregrades in 4 Stadien eingeteilt:

- Stadium 1: TIA (Amaurosis fugax, Aphasie, Hemiparese, die sich innerhalb von 24 h vollständig zurückbilden),
- Stadium 2: PRIND (neurologische Symptome wie bei der TIA, die länger als 24 h andauern, sich aber wieder vollständig zurückbilden),
- Stadium 3: PS ('progressive stroke': innerhalb 4 Wochen allmählich progrediente neurologische Symptomatik oder ischämischer Insult; teilweise reversible Symptome),
- Stadium 4: CS ('complete stroke': Apoplexie mit chronischen neurologischen Defiziten).

Antwort 189

Die Antwort A) ist richtig.

Erbrechen und Hypersalivation sind keine Symptome der Encephalitis disseminata (Multiple Sklerose). Hypersalivation ist ein typisches Symptom des M. Parkinson. Auch epileptische Anfälle gehören nicht zum typischen Bild der Multiplen Sklerose (obwohl es schwere Verlaufsformen gibt - ca. 2 % - die mit epileptischen Anfällen einhergehen können).

Antwort 190

Die Antwort A) ist richtig

Zu 4: Zum einen trägt man kaum bei jeder Gelegenheit einen Gummikeil mit sich herum, zum anderen ist es nach dem Sturz schon zu spät. Der Mund ist dann nicht mehr zu öffnen, der Zungenbiss hat schon stattgefunden, die Antwortmöglichkcit 4) ist also falsch.

Antwort 191

Die Antwort E) ist richtig.

Die wichtigsten Symptome der Meningitis sind Fieber, Kopfschmerzen, Meningismus (Opisthotonus: Rückwärtsbeugung des Kopfes und Überstreckung von Rumpf und Extremitäten), Lichtempfindlichkeit, evtl. Bewusstseinsstörungen, vegetative Störungen, positives Lasègue-Zeichen, Nackenzeichen und Kernig-Zeichen.

Antwort 192

Die Antwort B) ist richtig.

Zu B: Geringe Mengen Alkohol (C_2H_5OH) sollen gefäßprotektiv wirken und somit vor einer Apoplexie schützen. Alkoholabusus (Missbrauch) geht mit einer Vielzahl von schweren Krankheitsbildern einher, ein höheres Apoplexie-Risiko ist jedoch nicht gegeben.

Antwort 193

Die Antwort A) ist richtig.

Intentionstremor ist ein Symptom aus der sog. Charcot-Trias bei Multipler Sklerose (Nystagmus, Intentionstremor und skandierende Sprache) und kommt auch bei Kleinhirnschädigungen vor.

Zu C: Beim Morbus Parkinson findet sich ein Ruhetremor.

Antwort 194

Die Antwort C) ist richtig.

Zu 1: Das sog. Bell-Phänomen: Das Weiße des Auges bleibt sichtbar, weil beim Versuch, das Lid zu schließen, das Auge nach oben gedreht wird.

Zu 3: Die Schmerzattacken treten bei Trigeminusneuralgie (Schädigung des V. Hirnnervs) auf. Die Fazialislähmung ist schmerzlos.

Zu 4: Bei Schädigung des VII. Hirnnervs ist die Nasolabialfalte (von der Nase zum Mundwinkel) verstrichen.

Zu 5: Da die Hälfte des Gesichtes gelähmt ist, kann der Patient u.a. die Lippen nicht mehr vollständig schließen, den Mund nicht spitzen und auch nicht mehr pfeifen.

Antwort 195

Die Antwort B) ist richtig.

Zu 1: Die Lähmung des VII. Hirnnerven (Fazialislähmung) geht nicht mit Schmerzen einher. Dieses Phänomen entsteht bei Schädigung des V. Hirnnervs (Trigeminusneuralgie).

Zu 3: Der M. levator palpebrae, der das Oberlid hebt, wird vom N. oculomotorius (III. Hirnnerv) innerviert, nicht vom N. facialis. Die Weite der Lidspalte ist eine Funktion der glatten Mm. tarsales superior und inferior, die vom Sympathikus innerviert werden.

Zu 5: bei Läsionen oberhalb des Abgangs des M. stapedius (Steigbügelmuskel), der durch Zug am Steigbügel starke Geräusche dämpft, kommt es zu Hörstörungen im Sinne einer Hyperakusis (Geräusche werden störend laut empfunden).

Antwort 196

Die Antwort C) ist richtig.

Die Veränderung der Sekretschicht der Riechschleimhaut, die mit einem Schnupfen (Rhinitis) einhergeht, hat zur Folge, dass nicht mehr alle Geruchsstoffe zur Riechschleimhaut vordringen können. Der Geschmackssinn ist mit beeinträchtigt, da nun nur noch die basalen Geschmacksqualitäten, nicht jedoch die Aromen wahrgenommen werden können.

Antwort 197

Die Antwort A) ist richtig.

Nicht seitengleiche Reflexe können Ausdruck einer Schädigung des Zentralnervensystems sein.

Antwort 198
Die Antwort A) ist richtig.

Antwort 199
Die Antwort C) ist richtig.
Bei Peroneuslähmung kann im Sprunggelenk keine Dorsalextension durchgeführt werden (der Fuß kann nicht nach oben gezogen werden, hängt schlaff nach unten). Auf Zehenspitzen kann der Patient jedoch gehen, da der Zehenspitzengang eine Funktion des N. tibialis ist.
Zehenspitzengang wäre also bei einer Lähmung des N. tibialis nicht möglich.

Antwort 200
Die Antwort B) ist richtig.
Hyperreflexie (Reflexsteigerung) und positives Babinski-Zeichen sind typische Zeichen einer Schädigung der 1. motorischen Bahn (Pyramidenbahn).
Das Babinski-Phänomen ist ein pathologischer (Fremd)reflex, kein Eigenreflex. Deshalb ist die Verknüpfung falsch.

Antwort 201
Die Antwort E) ist richtig.
Zu 1: Masern-Virus: Masernenzephalitis, ca. jedes 2000. Kind mit Masern, 20% tödlich, 30% bleibende neurologische Schäden
Zu 2: Mumps-Virus: Hirnhautentzündung (ca. 25%, gute Prognose), Hirnentzündung (Enzephalitis, selten, mit ernster Prognose)
Zu 3: Herpes-simplex-Virus: Meningoencephalitis herpetica (gefürchtet)
Zu 4: Varicella-Zoster-Virus: Meningoenzephalitis (selten, gute Prognose)
Zu 5: Coxsackie-Viren: Meningitis, Enzephalitis mit Lähmungen, Poliomyelitis-ähnliches Krankheitsbild (Pseudopolio).

Antwort 202
Die Antwort E) ist richtig.
Zu 1: Die Tollwutviren wandern ins Gehirn und lösen dort eine tödliche Gehirnentzündung (Enzephalitis) aus.
Zu 2: Herpes-simplex-Virus: Meningoencephalitis herpetica (gefürchtet)
Zu 3: Bei der Poliomyelitis kommt es zur Zerstörung der motorischen Ganglienzellen im Vorderhorn des Rückenmarks mit den typischen schlaffen Lähmungen der entsprechenden Muskelgruppen.
Zu 4: Masern-Virus: Masernenzephalitis, ca. jedes 2000. Kind mit Masern, 20% tödlich, 30% bleibende neurologische Schäden)
Zu 5: Mumps-Virus: Hirnhautentzündung (25%; gute Prognose), Hirnentzündung (Enzephalitis, selten, mit ernster Prognose)

Antwort 203
Die Antwort B) ist richtig.
Bei der spinalen Kinderlähmung (Poliomyelitis) kommt es zur Zerstörung der motorischen Ganglienzellen im Vorderhorn des Rückenmarks mit typischen schlaffen Lähmungen der entsprechenden Muskelgruppen, ohne sensible Ausfälle.

Antwort 204
Die Antwort B) ist richtig.
Beim Heilfasten können bei einzelnen Patienten depressive Verstimmungen auftreten.
Beim Fasten kommt es durch vermehrte Bildung von Ketonkörpern (Ketoazidose durch verstärkte Lipolyse) zu einer metabolischen Azidose. Diese vermindert die renale Harnsäureausscheidung und kann dadurch einen Gichtanfall auslösen.

Antwort 205
Die Antwort E) ist richtig.
Zeichen einer Hirndrucksteigerung (pathologisch erhöhter intrakranieller Druck):

Kopfschmerz, Hirnnervenstörungen, erweiterte Pupillen (Mydriasis), Stauungspapille, Nüchternerbrechen, Bradykardie, Atemstörungen, motorische Unruhe, Bewusstseinsstörung, später. Zeichen der Einklemmung bzw. Ausfall der Großhirnfunktionen (Dezerebration).

Antwort 206

Die Antwort C) ist richtig.

(Vgl. Antwort auf Frage **127**).

Antwort 207

Die Antwort D) ist richtig.

Unter hyperkinetischem Syndrom versteht man eine pathologisch gesteigerte Motorik vor allem der Skelettmuskulatur mit z.T. unwillkürlich ablaufenden Bewegungen ('Zappelphilipp'). Hyperkinetisches Syndrom ist ein Synonym zu Aufmerksamkeitsdefizit-Hyperaktivitätsstörung (ADS, ADHS).

Das Krankheitsbild ist durch seit eine - seit den ersten Lebensjahren bestehende - erhebliche Störungen der Konzentration und Daueraufmerksamkeit, durch erhebliche Störungen der Impulskontrolle und Verhaltenssteuerung und der emotionalen Regulation sowie fakultativ durch motorische Hyperaktivität bzw. Unruhe gekennzeichnet.

Diese Störungen führen zu Problemen bei der Entwicklung der sozialen, schulischen und beruflichen Anpassung und sind mit einem großen persönlichen Leidensdruck verbunden.

Antwort 208

Die Antwort A) ist richtig.

Die Trigeminusneuralgie zeigt sich klinisch durch spontan auftretende sekundenlang anhaltende Schmerzattacken.

Die Schmerzattacken können auch durch verschiedene Reize (Berührung bestimmter Hautareale, Kälte, Sprechen usw.) ausgelöst werden.

Antwort 209

Die Antwort B) ist richtig.

Der Achillessehnenreflex ist ein Eigenreflex.

Antwort 210

Die Antwort A) ist richtig.

Der Nervus accessorius ist der 11. Hirnnerv. Er versorgt motorisch den M. sternocleidomastoideus und den M. trapezius. Diese beiden Muskeln haben vielfältige Aufgaben.

Der M. trapezius bewegt den Schultergürtel nach medial (pars transversa), aufwärts (pars descendens) und abwärts (pars ascendens). Bei Ausfall des N. accessorius ist deshalb eine aktive Schulterhebung gegen Widerstand nicht mehr möglich.

Der M. sternocleidomastoideus dreht bei einseitiger Kontraktion den Kopf zur Gegenseite und neigt in zur gleichen Seite hin. Beidseitige Kontraktion führt zur Rückwärtsbewegung (Blickhebung) und zum Vorschieben des Kopfes. Bei fixiertem Kopf kann der Muskel den Thorax heben (Atemhilfsmuskulatur).

Zu B: Kulissenphänomen: Bei einseitiger Lähmung des N. glossopharyngeus (IX. Hirnnerv) kommt es - z. B. beim Sprechen des Vokals A - zu einer Abweichung von Zäpfchen, weichem Gaumen und Rachenhinterwand zur gesunden Seite.

Zu C: Beim Chvostek-Zeichen (auch: Fazialiszeichen) führt das Beklopfen des N. facialis vor dem Ohr zur Kontraktion der gleichseitigen Gesichtsmuskulatur. Es findet sich als Zeichen einer neuromuskulären Übererregbarkeit bei Tetanie bzw. Hypokalzämie.

Zu D: (Trömner-Knipsreflex = Fingerbeugereflex: Bei Dorsalflexion der Hand schlagen die Finger des Untersuchers schnell und kräftig auf die Fingerbeeren des Patienten: Dies führt zur Beugung der Finger I-V).

Zu E: Der Würgereflex wird durch Berührung der Rachenhinterwand mit dem Spatel ausgelöst. Er dient zur Überprüfung des IX. Hirnnervs, des N. glossopharyngeus.

Antwort 211

Die Antwort E) ist richtig.

Vgl. zum Hyperkinetischen Syndrom die Antwort auf Frage **206**.

Zu E: Zwangsaffekte sind Störungen der Mimik und des Ausdrucks, bei der scheinbar Gefühlsäußerungen ohne zugrunde liegenden Gefühlsregung (Affekt) auftreten. So kann z. B. Zwangslachen bzw. Zwangsweinen bei organischen Hirnerkrankungen auftreten.

Antwort 212

Die Antwort B) ist richtig.

Bei der Arteriitis temporalis (Horton) handelt es sich um eine Gefäßentzündung (Riesenzellvaskulitis) meist mit Befall von Ästen der Arteria carotis, die häufig zusammen mit einer Polymyalgia rheumatica auftritt. Das Krankheitsbild tritt i.d.R. nach dem 50. Lebensjahr und bei Frauen häufiger als bei Männern auf. Die Patienten leiden unter Kopfschmerzen, Sehstörungen und Schmerzen beim Kauen (Masseterschmerz). Manchmal lässt sich die Arteria temporalis als druckschmerzhafter, verdickter, pulsloser Strang tasten.

Die Blutsenkungsgeschwindigkeit ist stark erhöht (> 50 mm in der ersten Stunde). Therapeutisch werden Glukokortikoide eingesetzt.

Zu C: Vgl. zur Subarachnoidalblutung die Antwort zu Frage **148**.

Zu D: Die Sinusthrombose ist eine Thrombose eines venösen Hirnsinus. Sie kann als aseptische Thrombose bei Gerinnungsstörungen oder septisch infolge fortgeleiteter Infektionen (Furunkel im Gesichtsbereich, Osteomyelitis usw.) auftreten. Symptome: Kopfschmerz, Bewusstseinsstörung, epileptische Anfälle, Stauungspapille, Fieber u. a.

Antwort 213

Die Antwort E) ist richtig.

Das Erythema migrans ist ein Symptom der ebenfalls durch Zecken übertragenen Erkrankung der Lyme-Borreliose.

Klinik der FSME:

Das in verschiedenen Endemiegebieten (z. B. Österreich, CSSR, schwäbische Alb) von Zecken übertragene FSME-Virus ist der Erreger der Frühsommer-Meningoenzephalitis (FSME; auch CEE: Central European Encephalitis). In Deutschland ca. 150-300 Fälle pro Jahr.

Erreger:

FSME-Virus (Flavivirus der Togavirenfamilie),

Reservoir:

wildlebende kleine Nagetiere, Rehe, Igel, Schafe u. ä.

Übertragungsweg:

verschiedene Zeckenarten (meistens Ixodes ricinus = gemeiner Holzbock),

Inkubationszeit:

7-14 Tage,

Klinik:

- 70% der Infektionen verlaufen symptomlos,
- biphasischer Verlauf: nach grippeähnlichen Symptomen (2-4 Tage) zunächst fieberfreies Intervall (4-5 Tage), dann erneuter Fieberanstieg mit ZNS-Beteiligung: Meningitis (Fieber, Kopfschmerz), Meningoenzephalitis (Hyperkinesen, Bewusstseinstrübung, Sprachstörungen, Lähmungen; günsti-

ge Prognose) bzw. Myelomeningitis (bleibende Lähmungen, Letalität 1%).

Diagnose:

Anamnese, Klinik, Serologie (Antikörperanstieg),

Therapie:

symptomatisch (Virus)

Prophylaxe:

Kleidung, Mittel zur Zeckenabwehr, Absuchen des Körpers (Zecken) nach Aufenthalt im Freien. Seit 1976 ist ein wirksamer Impfschutz verfügbar. Die Impfung ist nur bei Aufenthalt in Endemiegebieten bzw. bei Risikogruppen (Waldarbeiter, Förster u. Ä.) anzuraten. Bei Zeckenstichen in Endemiegebieten ist bei Ungeimpften unter 14 Jahren eine passive Immunprophylaxe nicht ratsam (der Verlauf soll dann schwerer sein).

Antwort 214

Die Antwort B) ist richtig.

Beim Morbus Parkinson findet sich ein Ruhetremor (ein Intentionstremor wäre z. B. typisch für das Krankheitsbild der Multiplen Sklerose und für Kleinhirnschädigungen).

Zu E: Der sog. Pillendreh- oder auch Münzzähltremor kommt durch Zittern der Beuge- und Streckmuskeln von Daumen und Zeigefinger zustande).

Antwort 215

Die Antwort D) ist richtig.

Durch die extreme Muskelanspannung während des Anfalls kommt es zwar zu Muskelschmerzen ("Muskelkater"), Lähmungen der Extremitätenmuskulatur sind für einen epileptischen Anfall aber untypisch.

Antwort 216

Die Antwort D) ist richtig.

Bei ca. 10% der Patienten beginnt das Anfallsgeschehen mit einer bewusst erlebten Aura von wenigen Sekunden Dauer. Unter dem Begriff Aura werden sensible (z. B. Taubheitsgefühl, Kribbeln), sensorische (z. B. Geruchs- oder Geschmacksaura), vegetative (epigastrische Aura) oder psychische (Glücks-, Angstgefühl, Déjà-vu-Erlebnis) Wahrnehmungen unmittelbar vor einem epileptischen Anfall verstanden.

Antwort 217

Die Antwort A) ist richtig.

Fußklonus: zur Reflexauslösung wird bei leicht gebeugtem Knie der Fuß im Sprunggelenk ruckartig passiv dorsalflektiert („Fußspitzen werden Richtung Nase bewegt") und dort festgehalten. Es kommt zu sich wiederholenden Kontraktionen des M. soleus.

Kloni sind Ausdruck einer gesteigerten Eigenreflextätigkeit. Ein unerschöpflicher Klonus gilt als Pyramidenbahnzeichen (Schädigung des 1. motorischen Neurons).

Antwort 218

Die Antwort E) ist richtig.

Antwort 219

Die Antwort B) ist richtig.

Als Rigor wird die Steifigkeit der Muskulatur infolge eines erhöhten Muskeltonus verstanden. Im Gegensatz zur Spastik bleibt der erhöhte Muskeltonus während des gesamten Bewegungsablaufs erhalten ("Biegen eines Bleirohres"), kann aber auch ruckartig nachlassen (sog. Zahnradphänomen oder Negro-Zeichen).

Zu A: Als Spastik wird ein krampfartig erhöhter Muskeltonus bezeichnet, der im Gegensatz zum Rigor proportional zur Geschwindigkeit einer passiven Dehnung des Muskels zunimmt oder bei fortgesetzter Dehnung auch plötzlich nachlassen kann (sog. Taschenmesserphänomen).

Zu C: Athetose: Erkrankung des extrapyramidalmotorischen Systems mit langsamen, bizarr geschraubten willkürlichen und unwillkürlichen Bewegungen v. a. an den distalen Extremitäten.

Zu D: Myoklonus: Als Myoklonus wird eine kurze ruckartige Zuckung einzelner Muskeln ohne oder mit nur geringem Bewegungseffekt verstanden.

Zu E: Ballismus: pathologisch gesteigerte Motorik v. a. der proximalen Extremitätenmuskulatur mit unwillkürlich ablaufenden Bewegungen (z. B. Schleuderbewegungen der Arme und Beine).

Antwort 220

Die Antwort B) ist richtig.

Der Knie-Hackenversuch (KHV) dient der Überprüfung der Koordination. Der liegende Patient setzt bei geschlossenen Augen die Ferse des einen Beins auf die Kniescheibe des anderen Beins. Mit der Ferse fährt er entlang der Schienbeinkante nach unten. (Wackelbewegungen und Unsicherheiten treten z. B. bei Kleinhirnschäden auf).

Antwort 221

Die Antwort B) ist richtig.

Das Krankheitsbild beginnt normalerweise vor dem 7. Lebensjahr (3-5% der Schulkinder sind betroffen).

(Vgl. zum Hyperkinetischen Syndrom die Antwort auf Frage **206**).

Antwort 222

Die Antwort A) ist richtig.

Unter Diadochokinese versteht man die Fähigkeit, antagonistische Bewegungen (z.B. Pronation - Supination) in schneller Folge ausführen zu können.

Zu B: Taschenmesserphänomen: vgl. Antwort auf Frage **160**.

Zu C: Halteversuche (Vorhalteversuche; VHV) dienen dem Nachweis einer Ataxie oder einer Lähmung. Ein Hin- und Herschwanken oder ein Zittern der Extremitäten bei den Halteversuchen findet sich außerdem häufig bei Kleinhirnschäden.

Zu D: Der Finger-Nase-Versuch (FNV) ist ein Test zur Prüfung der Koordination. Der Patient muss zuerst mit offenen, dann mit geschlossenen Augen nach einer weiten Ausholbewegung zügig den Zeigefinger an die Nasenspitze führen.

Zu E: Gehversuche (wie der Seiltänzergang oder das Gehen mit geschlossenen Augen) dienen der Feststellung einer Gangataxie. Beim Seiltänzer- oder Strichgang geht der Patient auf einem imaginären Strich und soll dabei einen Fuß eng vor den anderen setzen.

Antwort 223

Die Antwort A) ist richtig.

Das hier geschilderte sog. "Taschenmesserphänomen" (Dehnungsswiderstand, der zunächst zu-, dann plötzlich abnimmt) ist typisch für eine Spastik.

Antwort 224

Die Antwort D) ist richtig.

Die vorderen 2/3 der Zunge werden vom Nervus facialis sensorisch/geschmacklich versorgt. Das hintere Drittel der Zunge wird geschmacklich vom N. glossopharyngeus (und N. vagus) versorgt. (Die sensible Versorgung der Zunge übernimmt in den vorderen 2/3 der N. trigeminus.)

Antwort 225

Die Antwort B) ist richtig.

Die Kaumuskeln werden großteils vom Mandibularis-Ast des N. trigeminus versorgt.

Die anderen genannten Tests dienen der Prüfung des VII. Hirnnervs, des Nervus facialis.

Antwort 226

Die Antwort A) ist richtig.

Entmarkung und Degeneration der Hinterstränge des Rückenmarks finden sich als

Tabes dorsalis ("Rückenmarkschwindsucht") - einer Form der Neurosyphilis - im Spätstadium der Syphilis.
Etwa 2-3% der Syphilis-Kranken entwickelt nach ca. 8-20 Jahren dieses Krankheitsbild.
Klinik: lanzinierende („wie Lanzenstiche“) Schmerzen, häufig im Gebiet des N. ischiadicus, ataktische Gangstörung, Sehstörungen mit Gesichtsfelddefekten, Sehverlust bis zur Erblindung durch Atrophie des N. opticus, Miktionsstörungen, schmerzlose Gelenkdeformitäten der Knie- und Sprunggelenke (tabische Arthropathie) u. a.

Antwort 227
Die Antwort A) ist richtig.
Als Zwei-Punkte-Diskrimination wird die Fähigkeit bezeichnet, gleichzeitig an zwei verschiedenen Punkten (z. B. der Haut) gesetzte Reize noch unterscheiden zu können. Der Abstand, bei dem der Patient die beiden Nadelspitzen gerade noch als zwei unterschiedliche Reize wahrnimmt, wird in mm angegeben (Normwerte: z. B. Fingerkuppe < 5 mm, Fußrücken < 30 mm).
Zu B: Die Stimmgabel dient zur Überprüfung des Vibrationsempfindens.
Zu C: Der Finger-Nase-Versuch dient der Überprüfung der Koordination.
Zu D: Das Nadelrad dient zur Sensibilitätsprüfung.
Zu E: Unterschiedlich temperierte Reagenzgläser dienen zur Prüfung der Temperaturempfindung (gleiche neurologische Bahn wie Schmerzempfindung).

Antwort 228
Die Antwort D) ist richtig.
Zu A: Die Kombination Miosis, Ptosis, Enophthalmus bezeichnet man als Horner-Syndrom.
Zu B: Akinese, Rigor und Tremor sind die Kardinalsymptome des M. Parkinson.
Zu C: Innenohrschwerhörigkeit, Keratitis (Hornhautentzündung) und Zahnveränderungen (sog. Hutchinson-Zähne) charakterisieren die sog. Hutchinson-Trias bei angeborener Syphilis (Syphilis connata).
Zu E: Schlafanfälle, Wachanfälle und Kataplexie ist die Symptomentrias bei Narkolepsie.

Antwort 229
Die Antwort E) ist richtig.
Bei Schädigung des N. glossopharyngeus und des N. vagus kommt es zu einer Lähmung des Gaumensegels. Aufgrund fehlender Muskelspannung kommt es – besonders deutlich beim Sprechen des Vokals A – zu einer Abweichung von Zäpfchen, weichem Gaumen und Rachenhinterwand zur gesunden Seite. In Ruhe hängt das Gaumensegel auf der gelähmten Seite tiefer.
Das klinische Bild bei der Inspektion des Rachens erinnert an eine Schauspielbühne, bei der gerade von einer Seite der Vorhang fällt: „Kulissenphänomen“.

Antwort 230
Die Antwort C) ist richtig.
Der Finger-Nase-Versuch ist ein Test zur Überprüfung der Koordination.
Der Untersuchte muss zunächst mit offenen, dann mit geschlossenen Augen, nach einer weiten Ausholbewegung mit dem Arm, zügig den Zeigefinger zur Nasenspitze führen.
(Beim ähnlichen Fingerversuch führt der Untersuchte nach einer weiten Ausholbewegung beider Arme die Fingerspitzen der Zeigefinger zusammen).

Antwort 231

Die Antworten A) und B) sind richtig.

Der Kornealreflex ist ein typischer Fremdreflex: Durch Auftreffen eines Reizes auf die Hornhaut (Kornea) kommt es reflektorisch zum Lidschluss des Auges.

Reizort sind sensible Fasern in der Hornhaut. Über den N. trigeminus (V. Hirnnerv; afferenter Nerv) geht der Reflexbogen zum Stammhirn, wird dort mehrfach (polysynaptisch) auf den N. facialis (VII. Hirnnerv; efferenter Nerv) umgeschaltet und führt zum Lidschluss über dem betroffenen Auge.

Pupillen(licht)reflex: Die afferente und die efferente Bahn des Pupillenreflexes sind polysynaptisch verschaltet, Reizort (Photosensoren der Netzhaut) und Erfolgsorgan (M. dilatator pupillae bzw. M. sphincter pupillae) des Reflexes sind verschieden.

Mit dem Pupillenreflex wird die Öffnung der Regenbogenhaut (Iris) verändert, um den Lichtdurchtritt durch die Pupille zur Netzhaut den wechselnden Lichtverhältnissen anzupassen: Physiologische Veränderung der Pupillenweite (Pupillomotorik).

Der Musculus dilatator pupillae wird sympathisch über Nervenfasern aus dem Ganglion ciliare innerviert. Die Erweiterung der Pupille wird als Mydriasis bezeichnet.

Der Musculus sphincter pupillae (Pupillenverenger) wird von parasympathischen Fasern des Nervus oculomotorius (3. Hirnnerv) innerviert. Eine Verengung der Pupille (bei starkem Lichteinfall) wird als Miosis bezeichnet.

Zu C und D: Achillessehnenreflex (Triceps-surae-Reflex) und Patellarsehnenreflex (PSR; Quadriceps-femoris-Reflex) sind typische Eigenreflexe.

Zu E: Fremdreflexe werden auf Rückenmark- oder Stammhirnhöhe mehrmals umgeschaltet (= polysynaptischer Reflexbogen) und umgreift mehrere Rückenmark- oder Stammhirnsegmente. Fremdreflexe zeigen eine deutliche Ermüdbarkeit.

Antwort 232

Die Antwort A) ist richtig.

Borrelieninfektionen führen häufig zu Hirnnervenlähmungen. Der für die Innervation der mimischen Muskulatur – und damit auch für den Lidschluss – verantwortliche 7. Hirnnerv (Nervus facialis) ist häufig betroffen.

Der rechte N. facialis ist für den Lidschluss des rechten, der linke N. facialis für den Lidschluss des linken Auges verantwortlich.

Antwort 233

Die Antworten A) und B) sind richtig.

Der N. hypoglossus ist der 12 Hirnnerv.

Er ist für die motorische Innervation der Zunge zuständig. Wird der Nerv einseitig geschädigt, kommt es zur halbseitigen Lähmung und Atrophie der Zunge.

Beim Herausstrecken der Zunge weicht diese zur geschädigten Seite – also zur Seite der Hypoglossuslähmung hin – ab.

Zu C und E: Ein hängender Mundwinkel und die Unfähigkeit zu Pfeifen oder die Backen aufzublasen sind Symptome einer Lähmung des N. facialis.

Zu D: Anfallsweise stärkste kurz andauernde Schmerzen im Versorgungsbereich des N. maxillaris oder N. mandibularis im Gebiet des Ober- oder Unterkiefers sind typische Symptome einer Trigeminusneuralgie.

Antwort 234 A, D, E

Die Antwort A) ist richtig.

Vgl. Antwort zu Frage 161.

Antwort 235

Die Antworten A), B) und C) sind richtig.

Das Kleinhirn (Zerebellum) ist ein allgemeines motorisches Koordinationszentrum.

Es betreibt die Planung, Koordination und Feinregulierung von Bewegungen, dient damit der Koordination und Feinabstimmung der Körperbewegungen und des Muskeltonus. Ferner ist es ein wichtiger Ort motorischen Lernens.

Bei Kleinhirnschäden kommt es zur Ataxie. Unter diesem Begriff werden verschiedene Störungen der Gleichgewichtsregulation und der Bewegungskoordination zusammengefasst. Im Einzelnen können z.B. vorliegen:

- Dysdiadochokinese: Darunter wird die Unfähigkeit verstanden, schnell hintereinander gegenläufige (antagonistische) Bewegungen durchzuführen. Beispiel: Schnelles abwechselndes Ein- und Auswärtsdrehen der Hand („wie beim Zu- bzw. Aufdrehen eines Tankverschlusses“).
- Intensionstremor: Ein Zittern der Hand, das umso stärker wird, je näher man mit der Hand zum angestrebten Ziel kommt.
- Störungen der Zielmotorik: Nicht korrigierte, überschießende Bewegungen (Testverfahren: z.B. mit Fingerversuch und Finger-Nase-Versuch).
- Stand- und Gangataxie: wankender Stand und Gang („wie bei einem Betrunkenen“).
- Nystagmus: „Augenzittern“ durch Störung der Koordination der Okulomotorik.
- Zerebellare Dysarthrie: Sprechstörung durch Störung der Koordination der Sprechmotorik (verwaschene undeutliche Sprache, „skandierende Sprache“.

Antwort 236

Die Antwort A) ist richtig.

Der N. radialis zieht in der Mitte der Hinterseite des Oberarms (Humerus) – und diesem direkt aufliegend – zwischen den beiden Köpfen des M. triceps brachii im sog. Radialiskanal (Sulcus nervi radialis) in Richtung Ellenbeuge.

Bei einem Oberarmbruch in Schaftmitte wird der Nervus radialis deshalb häufig in Mitleidenschaft gezogen.

Antwort 237

Die Antworten B) und C) sind richtig.

Das Zwerchfell (Diaphragma) wird innerviert vom N. phrenicus der seinen Ausgangspunkt im Rückenmarksegment C4 (C3-C5) nimmt.

Antwort 238

Die Antworten A) und C) sind richtig.

Anatomische Strukturen von außen nach innen:

- Haare und Kopfschwarte,
- Schädelknochen,
- Harte Hirnhaut (Dura mater),
- Spinnwebenhaut (Arachnoidea),
- Subarachnoidalraum (Liqourraum zwischen Arachnoidea und Pia mater),
- Weiche Hirnhaut (Pia mater),
- Gehirn.

Die epidurale Blutung liegt auf (oder über) der Dura mater, also zwischen Schädelknochen und Dura mater.

Antwort 239

Die Antworten C) und D) sind richtig.

Bei einer subduralen Blutung liegt das Hämatom zwischen der Harten Hirnhaut (Dura mater) und der Spinnwebenhaut (Arachnoidea)

Vgl. zum anatomischen Aufbau Antwort zu Frage **238**.

Antwort 240

Die Antworten A), C) und D sind richtig.

Schon Neugeborene können in Bauchlage den Kopf leicht anheben und zur Seite drehen, sie sitzen frei mit etwa 8 Monaten und können mit 4 ½ Jahren auf einem Bein hüpfen.

Zu B: Kinder können im Alter von 12-16 Monaten laufen.

Zu E: Kinder können im Alter von etwa 4 Jahren für ca. 5 Sekunden auf einem Bein stehen.

Antwort 241

Die Antwort A) ist richtig.

Ein Ophisthotonus (griech: „Rückwärtsspannung") ist eine krampfartige extreme Rückwärtsneigung des Kopfes und Überstreckung von Rumpf und Extremitäten.

Das Symptom findet sich vor allem bei eitrigen Meningitiden (Extremform des Meningismus), bei Tetanus, bei Mittelhirnverletzungen und als sog. Arc de cercle („Kreisbogen": Aufstützen des Hinterkopfs und der Fersen, bei gleichzeitigem Aufbäumen der Körpermitte) bei psychogenen Anfällen.

Zu B: Meningismus: Reflektorische Verspannung der Nackenmuskulatur mit Nackensteifigkeit bei Reizungen und Erkrankungen der Hirnhäute (z.B. im Rahmen einer Meningitis).

Zu C: Rigor: Wechselnder Dehnungswiderstand der Muskulatur bei passiver Dehnung als klinisches Zeichen bei extrapyramidalmotorischen Störungen (z.B. M. Parkinson). Das ruckartige Nachlassen des Dehnungswiderstand während der Rigor-Prüfung (z.B. Beugen des Unterarmes im Ellenbogengelenk) wird als „Zahnradphänomen" bezeichnet.

Zu D: Spastik: Unter Spastik versteht man die Vermehrung des Muskeltonus. Sie tritt z.B. bei spastischen Lähmungen infolge der Schädigung des 1. motorischen Neurons (Pyramidenbahn) – z.B. bei Multipler Sklerose und Apoplexie – auf.

Zu E: Ballismus: Meist einseitig auftretende Hyperkinesie (pathologisch gesteigerte Motorik), die sich durch plötzliche unkontrollierbare heftige Schleuderbewegungen von Armen und Beinen äußert.

Antwort 242

Die Antwort C) ist richtig.

Vgl. zum Krankheitsbild des M. Parkinson Antwort zu Frage **131**.

Antwort 243

Die Antwort B) ist richtig.

Die geschilderte Klinik passt zu einer perniziösen Anämie.

Ursache einer perniziösen Anämie ist eine Autoantikörperbildung gegen die den „Intrinsic-Faktor" bildenden Belegzellen des Magens und gegen den eigentlichen „Intrinsic-Faktor". Es kommt zur atrophischen Immungastritis (Magenschleimhautentzündung) Typ A. Der Mangel an Intrinsic-Faktor führt zur verminderten Aufnahme von Vitamin B12 im terminalen Ileum und zur Vitamin-B12-Mangelanämie.

Klinik der perniziösen Anämie:

Schleichender Krankheitsbeginn mit der klinischen Trias (drei Symptome, die für eine bestimmte Krankheit charakteristisch sind):

- Anämiesymptome: strohgelbe Blässe (Anämie und diskreter Ikterus: Kombination aus einer Blutbildungsstörung und einem verstärkten Abbau der Erythrozyten), allgemeine Anämiesymptome,
- gastrointestinale Symptome: atrophische Magenschleimhautentzündung (Typ A), Entzündung der Zunge (Hunter-Glossitis) mit Zungenbrennen und

Lackzunge (glatte, tiefrote Zunge), Schleimhautveränderungen,

- neurologische und psychiatrische Symptome: Gangunsicherheit, spastische Lähmungen, schmerzhafte Empfindungsstörungen (Parästhesien) an Händen und Füßen, evtl. Fehlen der Eigenreflexe, Störung der Tiefensensibilität bzw. des Vibrationsempfindens (Stimmgabelversuch), organisches Psychosyndrom,
- Symptome der ursächlichen Erkrankung (z. B. Dünndarmentzündung im terminalen Ileum)

Merke: Es gibt einen Vitamin-B12-Mangel mit neurologischen Störungen ohne gleichzeitige Anämie! Bei unklaren neurologischen Symptomen deshalb immer an Vitamin-B12-Mangel denken.

Antwort 244

Die Antwort C) ist richtig.

Vgl. Antwort zu Frage **85** und Frage **236**.

Zu A: Die Krallenhand ist das typische Symptom der Lähmung des N. ulnaris.

Zu B: Die Schwurhand ist das typische Symptom der Lähmung des N. medianus.

Zu D und E: Das Karpaltunnelsyndrom ist eine Druckschädigung des N. medianus im Bereich der Handwurzelknochen. Die Medianuslähmung führt u.a. zur Daumenballenatrophie. Vgl. Antwort zu Frage **96**.

Antwort 245

Die Antwort A) ist richtig.

Punktförmige Hautblutungen, sog. Petechien, können, speziell bei Kindern, Vorboten eines perakuten Waterhouse-Friderichsen-Syndroms (= Nebenniereninsuffizienz mit Blutungen und Schock bei Meningokokkensepsis) sein.

Zu B: Ein Schmetterlingserythem über der Nase findet sich beim Lupus erythematodes.

Zu C: Die Wanderröte, das Erythema migrans, ist ein Symptom bei Lyme-Borreliose.

Zu D: Roseolen der Bauchhaut finden sich beim Typhus abdominalis.

Antwort 246

Die Antwort A) ist richtig.

Als Migräne wird ein anfallsartiger Kopfschmerz bezeichnet, der wiederholt und meist streng halbseitig auftritt. Ca. 2% der Bevölkerung leiden unter Migräne. Betroffen sind meist Patienten in jungen oder mittleren Jahren, Frauen häufiger als Männer.

Klinik der Migräne:

Im Ablauf eines Migräneanfalls sind oft vier Phasen zu erkennen:

- Prodromi (Früh- oder Warnsymptome): Hyper- oder Hypoaktivität, depressive Verstimmung, Heißhungergefühl
- Aura: komplexe neurologische Symptome können einem Anfall vorausgehen bzw. diesen begleiten z.B. Sehstörungen (Flimmerskotome), motorische oder sensible Störungen, Sprechstörungen u.a. Geht eine Migräne mit solchen Erscheinungen einher, so spricht man von Migraine accompagnée.
- Kopfschmerzattacke: einseitig pulsierender Kopfschmerz, der sich bei körperlicher Aktivität verstärkt. Häufig mit Übelkeit, Erbrechen, Durchfall, Geräuschempfindlichkeit, Lichtempfindlichkeit und Herzfrequenzsteigerungen (Tachykardie).
- Anfallsende: nach einigen Stunden (bis max. 1-2 Tage) klingt der Anfall in einer allgemeinen Erschöpfung ab. Diese Phase zeichnet sich durch Schlafbedürfnis, verstärktes Durstgefühl und gesteigerten Harnfluss (Polyurie) aus.

Komplikationen und Sonderformen:

- Status migraenosus: eine Kopfschmerzattacke geht unmittelbar in eine andere über.
  Es resultiert eine Kopfschmerzphase, die länger als 72 Stunden andauert.
- Komplizierte Migräne: Bei dieser Migräneform kommt es zu Kopfschmerzanfällen mit anhaltenden neurologischen Störungen. Die neurologischen Störungen können das Kopfschmerzstadium um Stunden und Tage überdauern.
- Ophthalmische Migräne: akute Sehstörungen, u. U. auch ohne Kopfschmerzen.

Antwort 247

Die Antworten B) und C) sind richtig.
Vgl. Antwort zu Frage **245**.

Antwort 248

Die Antwort C) ist richtig.

Im Gebiet des vorderen Stirnlappens befindet sich das präfrontale Rindengebiet. Dieses Hirngebiet wird als oberstes Kontrollzentrum für eine situationsangemessene Handlungssteuerung angesehen und ist gleichzeitig intensiv an der Regulation emotionaler Prozesse (z.B. „Gefühlskontrolle“) beteiligt.

Verletzungen im Bereich des vorderen Stirnlappens führend zu gravierenden Persönlichkeitsveränderungen wie: Missachtung sozialer Normen, emotionale Verflachung, Triebenthemmung, unangemessene Euphorie u.a.

Zu A: Die Rindenblindheit ist eine besondere Form der Erblindung, die durch beidseitige Zerstörung der primären Sehrinde im Hinterhauptlappen des Gehirns hervorgerufen wird.

Zu B: Die sensorische Sprachregion liegt im Wernicke-Zentrum im oberen Schläfenlappen des Gehirns. Bei Schädigungen in diesem Hirnbereich kann Sprache und Sprechen nicht mehr richtig wahrgenommen werden und es kommt zu einer zentralen Sprachstörung.

Antwort 249

Die Antworten B) und C) sind richtig.

Die Multiple Sklerose (MS, Encephalomyelitis disseminata) ist eine chronisch verlaufende, entzündliche Erkrankung mit multiplen, disseminierten Entmarkungsherden im Zentralnervensystem

Klinik:

Die MS kann nahezu jede zentralnervöse Erkrankung vortäuschen. Das disseminierte (über einen großen Bereich verstreute) neurologische Symptomenbild und der Verlauf in Schüben und Remissionen gelten letztlich als kennzeichnende Kriterien der Multiplen Sklerose.

Häufige Frühsymptome

- Neuritis nervi optici (Optikusneuritis, Retrobulbärneuritis): meist einseitiges Schleiersehen, schmerzhafte Augenbewegung, zentraler Gesichtsfeldausfall,
- Doppelbilder durch Augenmuskellähmungen,
- Lähmungen oder Ataxien (Störung der Koordination von Bewegungsabläufen),
- Sensibilitätsstörungen (Hinterstrangschädigung).

Weitere Symptome

- Lähmung und Spastik durch Schädigung der Pyramidenbahn,
- Blasenentleerungsstörungen (Harndrang, Inkontinenz, Restharn),
- Kleinhirnstörungen, Intentionstremor
- Nystagmus („Augenzittern“),
- vegetative Störungen (Blasen-, Darm- und Sexualfunktion),

- Lähmungen des N. facialis, Trigeminusneuralgie (1,5%),
- Sprach- und Sprechstörungen, z.B. skandierende („abgehackte") Sprache,
- selten: zerebrale Anfälle (2%),
- psychische Störungen: Euphorie, Dysphorie, Depression.

Früher wurde die sog. Charcot-Trias als typisch für MS angesehen (wird ab und zu noch gefragt): Intentionstremor, Nystagmus, skandierende Sprache.

Komplikationen:

- Harnwegsinfekte, Pyelonephritiden, Urosepsis durch Blasenentleerungsstörungen.

Zu A: Patienten mit Multipler Sklerose haben einen Intensionstremor.
Zu D: Bei Multipler Sklerose ist das 1. Motoneuron, die Pyramidenbahn, geschädigt. Die Patienten entwickeln eine schlaffe Lähmung.
Zu E: Die Bauchhautreflexe fehlen bei MS oder sind abgeschwächt.

Antwort 250
Die Antwort D) ist richtig.
Die Klink spricht für eine Subarachnoidalblutung (SAB).
Vgl. zur SAB Antwort zu Frage **149**.

Antwort 251
Die Antwort D) ist richtig.
Die chronische Einnahme von (Kopf-) Schmerzmitteln kann Kopfschmerzen auslösen und unterhalten: Medikamenten- oder Entzugskopfschmerz. Besonders häufig soll der Medikamentenkopfschmerz durch Schmerzmittel ausgelöst werden, in denen mehrere Wirkstoffe miteinander kombiniert sind.

Antwort 252
Die Antworten A) und D) sind richtig.
Vgl. zum Krankheitsbild der Migräne Antwort zu Frage **249**.

Antwort 253
Die Antworten B) und C) sind richtig.
Vgl. zum Krankheitsbild der Arteriitis temporalis Antwort zu Frage **84**.

Antwort 254
Die Antwort B) ist richtig.
Es handelt sich beim geschilderten Krankheitsbild um ein Schlafapnoesyndrom.
Dabei handelt es sich um mindestens 10-mal pro Stunde anfallsweise auftretende Atemstillstände (≥ 10 Sekunden Dauer) während des Schlafes;
Ätiologie:

- SAS mit Obstruktion („Verstopfung") der oberen Atemwege = obstruktives Schlafapnoesyndrom = OSAS (> 90%): verminderter Tonus und Kollaps der Schlundmuskulatur im Schlaf. Atembewegungen bleiben jedoch erhalten. Begünstigend: Tonsillenhyperplasie, Nasenpolypen, Abweichungen der Nasenscheidewand (= Nasenseptumdeviation), Zungenvergrößerung (Makroglossie), Kieferfehlstellungen.
- SAS ohne Obstruktion der oberen Atemwege (< 10%):
  - Zentrale Schlafapnoe und primäre alveoläre Hypoventilation (selten): zeitweilig aussetzende Innervation der Atemmuskulatur aufgrund verminderter Erregbarkeit der Chemorezeptoren führt zu vollständigem Ausfall der Atembewegungen.
  - Sekundäre alveoläre Hypoventilation (Lungen-, Skelett- und neuromuskuläre Krankheiten).

Klinik:

- Leitsymptom 1: lautes, unregelmäßiges Schnarchen mit Atemstillständen (Fremdanamnese),
- Leitsymptom 2: gesteigerte Tagesmüdigkeit mit Einschlafneigung bei

monotonen Tätigkeiten (7fach erhöhtes Unfallrisiko).
- Weitere Symptome: intellektuelle Leistungsminderung (z. B. Konzentrations- und Gedächtnisstörungen), depressive Verstimmung, morgendliche Kopfschmerzen, morgendliche Mundtrockenheit, Potenzstörungen.
- Komplikationen: nächtliche Herzrhythmusstörungen, Auftreten bzw. Verschlechterung einer arteriellen Hypertonie, Verschlechterung einer vorbestehenden Herzinsuffizienz, Ateminsuffizienz, pulmonale Hypertonie, Cor pulmonale, Polyglobulie, erhöhtes Risiko für Herzinfarkt –und Schlaganfall (Apoplexie).

Diagnose:
(Fremd-)Anamnese (Schnarchen mit Atemstillständen), Klinik (mit HNO-ärztlicher Untersuchung); Schlaflabor (oder ambulant): Überwachung und Registrierung von Atemfluss, Atemgeräusch, Pulsfrequenz, Sauerstoffsättigung des Blutes usw.

Therapie:
- Behandlung von Risikofaktoren: Übergewicht (80% der SAS-Patienten sind adipös), Nasenseptumdeviation, Tonsillenhypertrophie u. Ä. Schlafhygiene: keine schweren Mahlzeiten oder anstrengende Tätigkeiten vor der Nachtruhe, regelmäßiger Schlafrhythmus, ausreichende Schlafphasen, Seitenlage im Schlaf, Verzicht auf Alkohol, Nikotin und Apnoe verstärkende Medikamente (Schlafmittel, Beruhigungsmittel, Betarezeptorenblocker),
- medikamentös: Theophyllin (wirkt nur bei leichter SAS),
- kontinuierliche nächtliche Überdruckbeatmung mittels Atemmaske,
- chirurgisch (selten indiziert).

Prognose:
Schlafapnoeindex < 20 /h: keine erhöhte Sterblichkeit, Schlafapnoeindex > 20 /h: 8-Jahres-Sterblichkeit 40% (unbehandelt).

Antwort 255
Die Antworten B) und C) sind richtig.
Vgl. zum Krankheitsbild der Commotio cerebri Antwort zu Frage **99**.

Antwort 256
Die Antworten B) und E) sind richtig.
Vgl. zur Klinik der Polyneuropathie Antwort zu Frage **90**.

Antwort 257
Die Antwort A) ist richtig.
Klinik der endogenen Depression:
- „Werdenshemmung“: subjektives Zeiterleben steht still, die Zukunft ist für den Depressiven „versperrt“, ohne Antizipation (gedankliche Vorwegnahme) der Zukunft kein Antrieb und keine Hoffnung ⇒ Angst vor allem ist die Folge; ohne Aussicht, Versäumtes oder Verschuldetes in Zukunft auszugleichen ⇒ Erleben der Schuld übermächtig; Zukunft unerreichbar, Vergangenheit bindend und überwältigend, Leben bedeutet nur noch Vergehen statt Entfaltung; aus der Werdenshemmung lassen sich somit Hoffnungslosigkeit, Angst, Schulderleben und Suizidalität ableiten.
- Unmotivierte depressive Verstimmung: der Melancholische ist eigentlich nicht verstimmt sondern herab gestimmt (nicht Traurigkeit; es ist eine andere Dimension, die eher mit Leere, Versteinerung, Gleichgültigkeit, Nichtfühlenkönnen und Tod umschrieben werden kann):
  - Ernster, leidender, erstarrter oder verarmter Gesichtsausdruck, schlaffe Haltung,

  - wenig modulierte, eintönige, oft leise und verlangsamte Sprache,
  - Insuffizienzgefühle und Selbstentwertungstendenzen,
  - Unfähigkeit, sich freuen zu können („Anhedonie“),
  - Abschwächung der Sympathiegefühle nahen Bezugspersonen gegenüber bei gleichzeitigem Kummer darüber,
  - Nichtfühlenkönnen und Nichttraurigseinkönnen („Gefühl der Gefühllosigkeit“)!
- Affekt der grundlosen, elementaren, vitalen Angst. Angst ist häufig mit depressiver Herabgestimmtheit verbunden. Doch sind beide nicht identisch und auch nicht auseinander ableitbar. Melancholische haben mehr Alltagsängste und Unwirklichkeitsängste, während neurotisch-depressive Menschen eher situationsbezogene Ängste und Bindungs-Trennungsängste haben.)
- Denkhemmung:
  - Verlangsamtes und einfallsarmes Denken,
  - Gedankensperrung,
  - Neigung zum Grübeln,
  - Beeinträchtigung der Konzentrations- und Aufnahmefähigkeit.
- Psychomotorische Hemmung (sog. Willenshemmung):
  - Verlangsamung der Bewegungsabläufe,
  - Minderung der Entschluss- und Handlungsfähigkeit,
  - depressiver Stupor (seltene Extremform, bei der der Patient fast bewegungslos verharrt und auf Aufforderungen und Fragen kaum mehr reagiert).
- Innere Unruhe und Getriebenheit: tritt die Unruhe mit hektischem Bewegungsdrang und aufdringlich-stereotypem Lamentieren in den Vordergrund, so spricht man von „agitierter Depression“.
- Tagesschwankungen mit Morgentief: 40 bis 70% d. F. Hemmung und Verstimmung morgens stärker ausgeprägt (Pat. können abends gesund und unauffällig erscheinen), selten Abendtief (typisch für neurotische Depressionen).
- Suizidgedanken und –absichten: ca. 10-15% der Depressiven sterben an Suizid

MERKE: Die Suizidgefahr ist zu Beginn und am Ende einer Phase bzw. zu Beginn der Medikation besonders groß!

- Melancholisches Wahnerleben (Wahn nur bei max. 20%, Vorstufen bei fast 50%):
  - Schulderleben und Schuldwahn,
  - Verarmungsvorstellungen und Armutswahn,
  - Hypochondrische Befürchtungen und Krankheitswahn,
  - Nihilistischer Wahn.
- Leibliche Missempfindungen (Vitalstörungen):
  - Störung der Leibgefühle in Form von mehr lokalisierten Druck-, Schwere- und Schmerzempfindungen in der Herz-, Brust-, Oberbauch- und Kopfregion oder Taubheits-, Steifigkeits-, Schwere- und Fremdheitsempfindungen oder rasch wechselnde, brennende, kribbelnde Leibsensationen (Zönästhesie).
  - Entfremdungserleben („Ich habe keinen Magen mehr, bin innen ganz leer.“)
- Vegetative Symptome:
  - Schlafstörungen mit gestörtem 24-Stunden-Rhythmus (Einschlaf- und Durchschlafstörungen),

- Appetit- und Verdauungsstörungen (Übelkeit, Erbrechen, Meteorismus, Gewichtsverlust, Obstipation),
- Störung der Geschlechtsfunktion (Libido- und Potenzverlust, Amenorrhoe),
- Störung der Tränen-, Speichel- und Schweißdrüsenfunktion (Mundtrockenheit!),
- Störung der Herz- und Kreislauffunktion (Herzrhythmusstörungen in Form von paroxysmaler Tachykardie oder Extrasystolen),
- Schmerzsyndrome,
- Haarausfall,
- verminderter Hautturgor, mit schlaffem, welkem, gealtertem Aussehen.

Wenn die Vitalstörungen und vegetativen Störungen das Erscheinungsbild bestimmen und die eigentliche (zyklothyme) Depression hinter der „Maske" körperlicher Symptome verborgen bleibt, so spricht man von der „larvierten (maskierten) Depression".

Zu B: Vgl. zur posttraumatischen Belastungsstörung Antwort zu Frage **346**.

Zu D: Vgl. zur Soziophobie Antwort auf Frage **355**.

Zu E: Vgl. zum Krankheitsbild der Zwangsneurose Antwort zu Frage 340.

Antwort 258

Die Antworten A) und B) (und unseres Erachtens übrigens auch D) sind richtig.

Der epileptische Anfall ist eine vorübergehende, totale oder teilweise Funktionsstörung des Gehirns, hervorgerufen durch plötzlich auftretende, gleichzeitige (= synchronisierte) Entladung vieler Neurone.

Klinik der Epilepsie:

Aus der Vielzahl sich oft völlig unterschiedlich manifestierender Anfallstypen sei der „klassische" Grand-mal-Anfall beschrieben:

- Prodromalerscheinungen: vermehrte Reizbarkeit, Schwindel, Kopfschmerzen, motorische Unruhe, depressive Verstimmung
- Aura: bei 10% der Patienten beginnt das Anfallsgeschehen mit einer bewusst erlebten Aura von wenigen Sekunden Dauer z.B. in Form von Sprachstörungen, Lichtblitzen, Blickwendungen, epigastrischem Unbehagen o.Ä.
- Initialschrei: der Patient stürzt bei Anfallsbeginn abrupt, häufig mit Ausstoßen eines Schreies („Initialschrei" durch tonische Kontraktion der Atemmuskulatur), bewusstlos zu Boden. Hierbei zieht er sich häufig Verletzungen zu.
- tonisch-klonische Zuckungen: die erste, tonische Phase des Anfalls ist geprägt durch einen Strecktonus der Arme und Beine, durch ein Überstrecken des Kopfes („Opisthotonus"), durch Atemstillstand mit Zyanose und lichtstarre, weite Pupillen. Nach ca. 30 Sekunden folgt dieser tonischen Phase dann eine klonische Phase: rhythmische, klonischen Zuckungen, die etwa ½ bis 2 Minuten andauern und in allgemeiner Muskelerschlaffung enden.
- häufig (nicht obligatorisch): Zungenbiss, Einnässen, Einkoten (selten), vermehrter Speichelfluss mit Schaum vor dem Mund, Verletzungen (durch den Sturz).
- Terminalschlaf: nach dem Anfall folgt ein bis zu Stunden dauernder sog. Terminalschlaf, aus dem der Kranke mit einem Muskelkater (starke Muskelbeanspruchung während des Krampfes) erwacht. Häufig befindet sich der Kranke nach dem Anfall in einem Dämmerzustand mit Verwirrtheit,

motorischer Unruhe, Ratlosigkeit, Sprech- und Wahrnehmungsstörungen. Für den gesamten Anfall und für diesen evtl. Dämmerzustand besteht eine Erinnerungslücke (Amnesie).

- besondere Verläufe:
  - Bindung der Grand-mal-Anfälle an den Schlaf-Wach-Rhythmus: bei manchen Patienten treten die Krämpfe vorwiegend im Schlaf auf („Schlafepilepsie"), bei anderen unmittelbar nach dem Erwachen („Aufwachepilepsie"). Epilepsien, bei denen eine solche zeitliche Bindung an den Schlaf-Wach-Rhythmus nicht vorliegt, bezeichnet man als diffuse Epilepsien.
  - Grand-mal-Serie: mehrere große Anfälle innerhalb weniger Stunden, wobei der Kranke in den Anfallspausen stets wieder bewusstseinsklar wird.
  - Grand-mal-Status oder Status epilepticus: schnell aufeinander folgende Grand-mal-Anfälle, bei denen der Patient zwischen den Anfällen nicht zu Bewusstsein kommt.

Zu C: Bei den Denkstörungen werden formale Denkstörungen und inhaltliche Denkstörungen unterschieden.

- Formale Denkstörungen sind Störungen des Denkablaufs (Sperrung des Denkens/ Gedankenabreißen, Vorbeireden, zerfahrenes Denken).
- Bei inhaltlichen Denkstörungen ist der Denkinhalt unrichtig und nicht realitätsbezogen („Wahn").

Zu D: Eine Halluzination ist ein Wahrnehmungserlebnis ohne entsprechenden Außenreiz. Der Wahrnehmung liegt also kein reales Objekt zugrunde und ein adäquater Sinnesreiz fehlt. Vorkommen: Delir („weiße Mäuse"), organische Psychose, Schizophrenie u. a.

Antwort 259

Die Antwort A) ist richtig.

Bei der chronischen Polyarthritis findet sich ein Karpaltunnel- oder Medianuskompressionssyndrom überdurchschnittlich häufig. (Vgl. zu diesem Krankheitsbild Antwort zu Frage **96**.)

Durch die Nervenschädigung kommt es zu einer Schwäche der Daumenabduktion. Eine Flasche kann deshalb nicht mehr fest (ohne Zwischenraum zwischen Daumen-Zeigefinger- Hautfalte der Hand und Flasche) umschlossen werden: „Flaschenzeichen".

Zu E: Vgl. zum Krankheitsbild der Dupuytren-Kontraktur Antwort auf Frage **628**.

Antwort 260

Die Antwort B) ist richtig.

Ein wesentliches Kennzeichen pathologisch gesteigerter Eigenreflexe ist die Verbreiterung der sog. reflexogenen Zone.

Ist die Körperregion, in der ein Reflex auslösbar ist, verbreitert, (wird z.B. der Quadriceps-femoris-Reflex schon beim Schlag auf den proximalen Unterschenkel oder den distalen Oberschenkel ausgelöst), so spricht dies für eine Hyperreflexie.

Die einseitige Reflexsteigerung mit Verbreiterung der reflexogenen Zone, ist u.a. Zeichen einer Pyramidenbahnläsion bzw. einer zentralen (‚spastischen') Lähmung. Die Reflexsteigerung der Eigenreflexe zeigt also i. d. R. eine Schädigung des 1. motorischen Neurons an (Schädigung zwischen Hirnrinde zu den Vorderhörnern des Rückenmarks).

Klinik: zentrale („spastische") Lähmung.

Zu C: Bei Hyperthyreose findet man eine Hyperreflexie mit Verbreiterung der reflexogenen Zone – allerdings nicht einseitig, sondern auf beiden Seiten.

Antwort 261

Die Antwort A) ist richtig.

Bei der Akromegalie drückt der Hypophysentumor auf die Sehnervenkreuzung, das Chiasma opticum.

Im Chiasma opticum kreuzen die Sehnervenanteile der beiden inneren Netzhautregionen auf die gegenüberliegenden Hirnhälfte. Die inneren Netzhautregionen des Auges sind für das Sehen der äußeren (lateralen) Gesichtsfelder zuständig.

Werden die kreuzenden Sehnervenanteile durch Druck des Hypophysentumors auf das Chiasma opticum geschädigt, so fallen die beiden äußeren (lateralen) Gesichtfelder aus. Es kommt zu einer bitemporalen Hemianopsie („beidseitige Halbseitenblindheit"), zum Ausfall der beiden äußeren Gesichtsfeldanteile, zur „Scheuklappenblindheit".

Zu D: Makuladegeneration: Die Macula lutea, der gelben Fleck der Netzhaut, enthält die Fovea centralis, den Ort des schärfsten Sehens.

Bei der (meist altersbedingten) Makuladegeneration (AMD) kommt es zu einem schnell fortschreitenden Sehverlust bei Erhalt des peripheren Gesichtsfeldes.

Antwort 262

Die Antwort B) ist richtig.

Die transitorische ischämische Attacke (TIA) ist eine plötzlich einsetzende, voll reversible, flüchtige (höchstens 24 Stunden anhaltende) neurologische Störung.

Ursächlich sind Embolien aus arteriosklerotisch veränderten extrakraniellen Gefäßen (z.B. A. carotis) oder aus dem linken Herzen.

Klinik der TIA:

Kurze, nicht länger als 24 Stunden andauernd neurologische Ausfälle:

- Erblindung (Amaurosis fugax),
- Gesichtsfeldausfälle,
- Augenmuskellähmungen,
- Halbseitenlähmungen,
- Sprachstörungen,
- Synkopen („drop attacks"), Erinnerungslücken,
- Schwindel, Nystagmus, Gangunsicherheit,
- Hörminderung, Ohrgeräusche.

Zu A: Vagovasale (auch: neurokardiogene) Synkope (kurz dauernde Bewusstlosigkeit): Plötzlicher Blutdruck und Herzfrequenzabfall durch vegetativ oder reflektorisch ausgelöste Gefäßerweiterung in der Peripherie.

Zu C und D: Vgl. Antwort auf Frage **188**.

Antwort 263

Die Antwort C) ist richtig.

Der Nervus peroneus superficialis (auch: Nervus fibularis superficialis) innerviert motorisch den Musculus peroneus (fibularis) longus und den Musculus (fibularis) peroneus brevis, sensibel die Haut des Unterschenkels und des Fußrückens. Der Fuß ist nach innen gedreht (Supination). Eine Hebung des Fußrandes nach außen (Pronation) ist nicht möglich.

• Nervus peroneus superficialis	
• Motorischer Ausfall	• Sensibler Ausfall
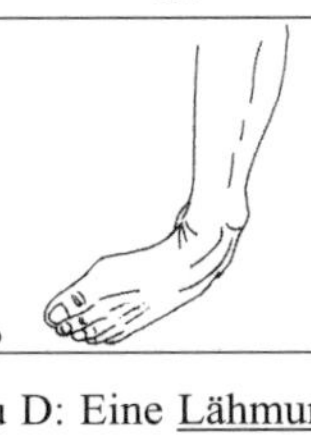 •	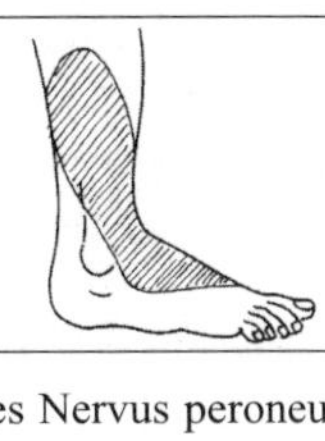 •

Zu D: Eine <u>Lähmung</u> des Nervus peroneus profundus führt zu einer Streckstellung im

Sprunggelenk, die Fußspitze und der äußere Fußrand sind gesenkt, die Sensibilität zwischen der 1. und 2. Zehe ist gestört.

• Nervus peroneus profundus	
• Motorischer Ausfall	• Sensibler Ausfall
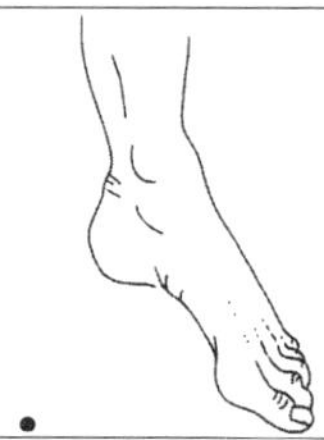	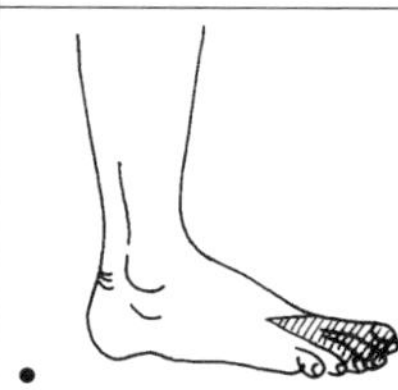

Zu E: Bei einer Lähmung des N. tibialis ist der Zehengang nicht möglich, der Fuß wird beim Gehen nicht abgerollt, der Fußrand ist nach außen angehoben (Pronationsstellung). Es bilden sich Hohlfuß und Krallenzehen: „Bügeleisengang".
Die sensible Versorgung von Kniegelenk, Sprung- und Fußgelenken, Haut der Wade, Ferse, Fußsohle und Zehen (von unten) ist gestört.

• Nervus tibialis	
• Motorischer Ausfall	• Sensibler Ausfall
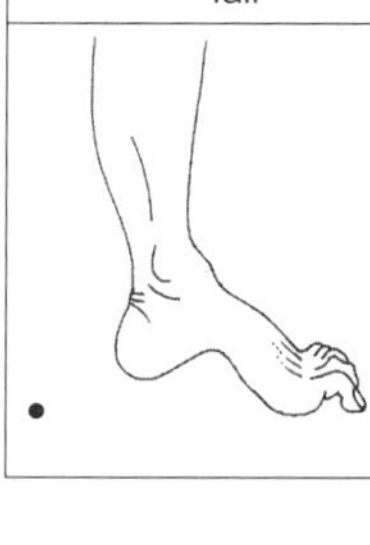	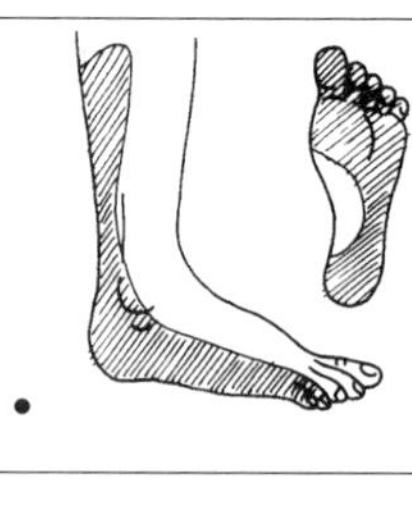

Antwort 264
Die Antwort E) ist richtig.
Das Chvostek-Zeichen ist ein klinisches Zeichen für eine bestehende Hypokalzämie (Kalziummangel) oder neuromuskulärer Übererregbarkeit bei Tetanus (Wundstarrkrampf).
Um das Zeichen auszulösen beklopft man den Nervus facialis im Gebiet vor dem Ohr. Bei neuromuskulärer Übererregbarkeit kommt es zu Kontraktionen der gleichseitigen Gesichtsmuskulatur.
Zu A-C: Vgl. Antwort zu Frage **113**.
Zu D: Aufgrund des meningitischen Reizzustandes (Meningismus) ist es Kindern (und Erwachsenen) nicht möglich bei angewinkelten Beinen das Knie mit dem Mund zu berühren.

Antwort 265
Die Antwort A), B) und E) sind richtig.
Das Kaudasyndrom („Reithosensyndrom") wird ausgelöst, wenn im untersten Bereich der Wirbelsäule das Nervenfaserbündel geschädigt wird (z.B. durch einen Bandscheibenvorfall), welches am Ende des Rückenmarks nach distal zieht.
Klinik: schlaffe Lähmung mit Schmerzen und Sensibilitätsstörungen („Reithosenanästhesie") an den unteren Extremitäten, oft Blasen- und Mastdarmstörungen, Ausfall des Analreflexes (S3-4), Ausfall des Achillessehnenreflexes (S1).
Das klinische Bild ist von der Höhe der Schädigung abhängig.

Antwort 266
Die Antwort E) ist richtig.
Als Lumbago („Hexenschuss") wird der plötzlich einsetzende intensive stechende Schmerz in Rücken und Lenden bezeichnet.
Er geht einher mit Schonhaltung, schmerzbedingter Bewegungseinschränkung, musklärem Hartspann der Rückenmuskulatur und Klopf- und Druckschmerzhaftigkeit der Dornfortsätze der Wirbelsäule.
Im Allgemeinen wird von Lumbago gesprochen, wenn der Schmerz nur unspe-

zifisch im Bereich der Lendenwirbelsäule sitzt, von Lumboischialgie, wenn die Schmerzen entlang der Nervenwurzel (radikulär) vom Rücken ins Bein ausstrahlen.

Antwort 267

Die Antworten C), D) und E) sind richtig.

Das in verschiedenen Endemiegebieten (z. B. Österreich, Tschechien, Slowakei, schwäbische Alb) von Zecken übertragene FSME-Virus ist der Erreger der Frühsommer-Meningoenzephalitis (FSME; auch CEE: Central European Encephalitis).

Klinik:

- 70% der Infektionen verlaufen symptomlos.
- Biphasischer Verlauf: nach grippeähnlichen Symptomen (2-4 Tage) zunächst fieberfreies Intervall (4-5 Tage), dann erneuter Fieberanstieg mit ZNS-Beteiligung: Meningitis (Fieber, Kopfschmerz), Meningoenzephalitis (Hyperkinesen, Bewusstseinstrübung, Sprachstörungen, Lähmungen; günstige Prognose) bzw. Myelomeningitis (bleibende Lähmungen, Letalität 1%).

Prophylaxe: Es ist ein wirksamer Impfschutz gegen FSME vorhanden.

Antwort 268

Die Antwort A) ist richtig.

Die inneren Kehlkopfmuskeln werden durch den Nervus laryngeus recurrens („rückläufiger Kehlkopfnerv, Stimmnerv) innerviert (Ausnahme: Musculus cricothyroideus).

Der Nervus laryngeus recurrens trennt sich in Herzhöhe vom N. vagus, läuft links um den Aortenbogen, rechts um die Arteria subclavia herum und zieht zurück („recurrens") zum Kehlkopf.

Schädigungen des Nervus laryngeus recurrens - z. B. durch mechanische Schädigung bei Schilddrüsenoperationen, führen zu einer Lähmung der Stimmbänder und zur Heiserkeit.

Antwort 269

Die Antwort A) ist richtig.

Der Nervus peroneus communis („gemeinsamer Wadenbeinnerv") zieht seitlich lateral des Knies am Wadenbeinkopf vorbei zur vorderen seitlichen Unterschenkelmuskulatur. Dort teilt er sich in seine Hauptäste

- Nervus peroneus superficialis: Der Nervus peroneus superficialis (auch: Nervus fibularis superficialis) innerviert motorisch den Musculus peroneus (fibularis) longus und den Musculus (fibularis) peroneus brevis, sensibel die Haut des Unterschenkels und des Fußrückens.
- Nervus peroneus profundus: versorgt die Beuger des Sprunggelenks und die Strecker der Zehengelenke motorisch und die Haut zwischen erster und zweiter Zehe sensibel.

Durch falsch angelegte bzw. gepolsterte Unterschenkelgipse, durch hockende Tätigkeit, Fibulafrakturen, Überanstrengung beim Sport u.a., kann es zur Drucklähmung des Nervs im Bereich des Fibulaköpfchens kommen. Klinisch zeigen sich eine Spitzfußstellung und ein Steppergang durch Lähmung der Dorsalextensoren von Fuß und Zehen. Der Gang ist dadurch gekennzeichnet, das der Patient das Knie abnorm anheben muss, um ein Schleifen der Zehen des hängenden Fußes auf dem Boden zu verhindern.

Vgl. Antwort zu Frage **263**.

Antwort 270

Die Antwort C) ist richtig.

Beim Morbus Parkinson kommt es durch degenerative Veränderungen melaninhaltiger Zellen des Mittelhirns (Substantia

nigra) zu einem Dopaminmangel bei Acetylcholinüberschuss.
Im Laufe der Erkrankung werden hemmende, dopaminerge (Überträgerstoff: Dopamin) Mittelhirnbahnen zerstört. Durch den Dopaminmangel kommt es zu einem Übergewicht erregender, cholinerger Bahnen (Überträgerstoff: Acetylcholin) und die Feinsteuerung im extrapyramidalmotorischen System geht verloren. Dieses System steuert normalerweise die unwillkürlichen Muskelbewegungen und den Muskeltonus und es modifiziert die Willkürmotorik (Pyramidenbahn). Störungen im Extrapyramidalmotorischen System führen zu Störungen der normalen Bewegungsabläufe.

Antwort 271
Die Antwort C) ist richtig.
Vgl. Antwort zu Frage **78**.

Antwort 272
Die Antwort B) ist richtig.
Klinik der Subduralblutung:

- Meist venöse Sickerblutung, die sich über Tage, Wochen, ja Monate entwickelt.
- Oft ist das auslösende Trauma minimal („Bagatelltrauma"), so dass sich die Patienten nicht daran erinnern.
- Vorwiegend betroffen sind: Säuglinge, Kleinkinder, ältere Patienten (6.-7. Lebensjahrzehnt) und Alkoholkranke.
- Wenig dramatischer Beginn,
- langsam fortschreitendes organisches Psychosyndrom,
- Halbseitenlähmung auf der kontralateralen Seite. (Chronische subdurale Einblutungen können selten auch zu einer akuten Halbseitensymptomatik führen und werden dann häufig als „Schlaganfall" verkannt.)
- Gelegentlich epileptische Anfälle.

Antwort 273
Die Antwort A) ist richtig.
Anisokorie: Eine Seitendifferenz im Durchmesser der Pupillen wird als Anisokorie bezeichnet.
Eine Anisokorie tritt z.B. auf, wenn die parasympathischen – die Pupillen verengenden – Anteile des N. oculomotorius durch Zunahme des Hirndrucks (Blutung, Tumor) geschädigt werden.
Vgl. Antwort zu Frage **86**.

Antwort 274
Die Antwort E) ist richtig.
Vgl. Antwort zu Frage **99**.

Antwort 275
Die Antworten A), C) und D) sind richtig.
Neurologische Komplikationen der Masern:

- Gehirnentzündung (Enzephalitis) (gefürchtet! 20% tödlich, bei weiteren 30% bleibende neurologische Schäden),
- SSPE (subakute, sklerosierende Panenzephalitis: sehr selten: ca. 7 Fälle auf eine Million an Masern erkrankter Patienten, immer tödlich!).

Antwort 276
Die Antwort A), B) und D) sind richtig.
Der Bauchhautreflex ist ein physiologischer Fremdreflex.
Zur Prüfung liegt der Patient entspannt in Rückenlage. Von außen nach innen wird seitenvergleichend durch zügiges Bestreichen der Bauchhaut mit einem spitzen Gegenstand (Spitze des Reflexhammergriffs, Stäbchen) geprüft, ob sich eine Kontraktion der Bauchdeckenmuskulatur auslösen lässt.
Man prüft die Bauchdeckenreflexe in drei Höhen: unterhalb des Rippenbogens, auf der Höhe des Nabels und oberhalb der Leiste.

Wenn die Bauchhautreflexe fehlen, insbesondere einseitig, kann dies ein Zeichen einer Pyramidenbahnläsion sein. So fehlen z.B. bei Multipler Sklerose häufig die Bauchhautreflexe.
Adipöse oder erschlaffte Bauchdecken erschweren oder verhindern bisweilen die Untersuchung, ohne dass dann ein seitengleicher Ausfall sicher pathologisch wäre.

PSYCHIATRIE

Antwort 277

Die Antwort C) ist richtig.

Unter einer Illusion (lat. illusio Verspottung, Täuschung) versteht man eine Sinnestäuschung mit gestörter Wahrnehmung realer Objekte, die umgedeutet oder verkannt werden, wobei die Beziehung zu den Objekten aber erhalten bleibt (im Ggs. zur Halluzination).

Antwort 278

Die Antwort D) ist richtig.

Zu A: Ein Wahnidee ist eine inhaltliche Denkstörung mit Verlust des Bezugs zur allgemein akzeptierten Realität bei subjektiver Gewissheit und Unkorrigierbarkeit des Denkinhalts. I.d.R. kann die Wahnidee von anderen nicht geteilt werden, der Wahninhalt kann durch sog. Wahnarbeit (subjektive Beweisführung) u.U. bis zum in sich selbst logischen Wahnsystem ausgestaltet werden. Formen: z.B. Beziehungswahn, Dermatozoenwahn, Eifersuchtswahn, Größenwahn, Verfolgungswahn, Versündigungswahn u.a.

Zu B: Eine Amnesie ist eine Form der Gedächtnisstörung mit zeitlicher oder inhaltlicher Erinnerungsbeeinträchtigung. Sie kommt nach Bewusstseinsstörungen und symptomatischen Psychose, auch infolge von Hirntraumen, epileptischen Anfällen, Intoxikationen oder bei Demenz vor.

Zu C: Eine Halluzination (lat. alucinatio Verwirrung) ist eine Trugwahrnehmung. Darunter wird eine Sinnestäuschung verstanden, bei der die Wahrnehmung kein reales Objekt hat und. ein adäquater Sinnesreiz fehlt.

Antwort 279

Die Antwort C) ist richtig.

Wahnwahrnehmung ist die Bezeichnung für eine als tatsächlich erlebte Wahrnehmung, die von allgemein akzeptierten Wahrnehmungen abweicht und der durch eine eigene Logik eine bestimmte Bedeutung beigemessen wird. Wahnwahrnehmung kommt z.B. bei Schizophrenie vor.

Antwort 280

Die Antwort E) ist richtig.

Ich-Störungen: nach SCHARFETTER lassen sich fünf basale Dimensionen des Ichbewusstseins unterscheiden, die bei der Schizophrenie gestört sein können:

- Ich-Vitalität: Gewissheit der eigenen Lebendigkeit, z.B. im katatonen Stupor oder Erregungszustand,
- Ich-Aktivität: Gewissheit der Eigenbestimmung, des Erlebens, Denkens und Handelns, z.B. in wahnhaften Fremdbeeinflussungserlebnissen,
- Ich-Konsistenz: Gewissheit eines zusammengehörigen Lebensverbandes, vor allem im Erleben der inneren Zerrissenheit, der Auflösung des Selbst und des Selbstuntergangs,
- Ich-Demarkation: Abgrenzung des Eigenbereichs, z.B. im Erleben von Derealisation, Isolierung und Autismus (Ich-Versunkenheit und Verlust der Realitätsbeziehungen); die Grenzen von Ich und Umwelt sind verwischt und durchlässig geworden; „Das Ich löst sich im All auf.“
- Ich-Identität: Gewissheit des eigenen Selbst, z.B. in katatonen Symptomen.

Antwort 281

Die Antwort C) ist richtig.

Ideenflucht ist eine formale Denkstörung mit Beschleunigung und Zusammenhanglosigkeit des Denkablaufs, starker Ablenkbarkeit und ständig wechselnden Assoziationen bei fehlender Fähigkeit, seine Aufmerksamkeit kontinuierlich auf einen Gegenstand zu richten. Ideenflucht ist typisch für das Krankheitsbild der Manie und beim Delir.

Zu A: Als Größenwahn oder Megalomanie wird ein Wahn bezeichnet, der mit mit pathologischer Ich-Überschätzung einhergeht und oft als Überkompensation eigenen Selbstwertmangels zu verstehen ist. Größenwahn findet sich im Rahmen einer Schizophrenie, bei wahnhaften Störungen, auch bei Manie oder organischen Psychosen.

Zu B: Vgl. Antwort zu Frage **228**.

Zu D: Sperrung des Denkens bzw. Gedankenabreißen ist eine typische formale Denkstörung bei Schizophrenie. Man versteht darunter den plötzlichen Abbruch eines sonst flüssigen Gedankenganges ohne erkennbaren Grund.

Zu E: Denkzerfahrenheit (Denkdissoziation) ist ebenfalls eine typische formale Denkstörung bei Schizophrenie.

Ein Gedanke steht beziehungslos neben dem anderen, es resultiert ein sprunghafter, dissoziierter Gedankengang.

Antwort 282

Die Antwort C) ist richtig.

Bei Bulimie-Patienten fehlt i. d. R. der Wunsch nach extremer Magerkeit. Sie haben meist ein in etwa normales Körpergewicht, also einen nach außen hin normal erscheinenden Ernährungszustand.

Bei Anorexie-Patientinnen herrscht der Wunsch nach extremer Magerkeit (Anorexie) vor, sie sind extrem untergewichtig.

Die Bulimie ist durch häufiges Auftreten von 'Fressanfällen' (unwiderstehlicher Impuls, große Mengen Nahrung in kurzer Zeit zu verzehren) und aktive Gewichtskontrolle durch selbst provoziertes Erbrechen (und/oder die Verwendung von Abführmitteln (auch von 'Wassertabletten' = Diuretika und Appetitzüglern) definiert.

Ob die Bulimie als eigenständige neurotische Störung von der Anorexia nervosa (Pubertätsmagersucht) abgegrenzt werden kann, ist umstritten. Auf jeden Fall gibt es zwischen diesen Krankheitsbildern fließende Übergänge.

Es gibt also auch eine 'bulimische' Anorexia nervosa, bei der die extreme Magerkeit durch Erbrechen der zu sich genommenen Nahrungsmittel herbeigeführt wird.

Antwort 283

Die Antwort C) ist richtig.

Da beim übergewichtigen Patienten meist ein gestörtes Essverhalten vorliegt, kann es beim Wegfall der 'Ersatzbefriedigung' Essen durchaus zu depressiven Verstimmungen kommen.

Antwort 284

Die Antwort B) ist richtig.

Antwort 285

Die Antwort D) ist richtig.

Die Anorexia nervosa (auch: Magersucht, Pubertätsmagersucht) gehört zu den psychiatrischen Erkrankungen aus dem Bereich der Essstörungen.

Definition:

Die meist in der Pubertät oder Adoleszenz beginnenden Essstörungen sind durch eine intensive Furcht vor dem Dickwerden, ein verändertes Essverhalten sowie eine Störung der Körperwahrnehmung charakterisiert. Essstörungen sind potentiell chronische Erkrankungen, insbesondere die Anorexie ist mit einer hohen Mortalitätsrate belastet.

Durch die Nahrungsverweigerung und durch die ihr folgende Amenorrhö (Ausbleiben der Menstruation) wird im übertragenen Sinne eine Verweigerung der Übernahme der weiblichen Rolle erzielt. Aner-

kennung wir durch ein hohes Leistungs- und Aktivitätsniveau gesucht. Sowohl bei der Anorexie als auch bei der Bulimie scheinen genetische Faktoren von Bedeutung zu sein. Beginn ist meist zwischen dem 12. und 23. Lebensjahr. Mädchen sind achtmal so häufig betroffen wie Jungen.
Klinik:

- Ablehnung der Nahrungsaufnahme,
- deutliche bis extreme Abmagerung (bis zu 30 kg, mindestens 20% unterhalb der Norm),
- Amenorrhö,
- Hypotonie, Bradykardie und niedriger Grundumsatz,
- Obstipation,
- heimliche Provokation von Erbrechen,
- Phasen von Heißhunger,
- Übertriebener Ehrgeiz, der - wie die ganze Krankheit - etwas selbstzerstörerisches hat,
- übertriebene körperliche Aktivität,
- Gebrauch von Appetitzüglern und Diuretika.

Antwort 286
Die Antwort B) ist richtig.
Zu 2: Anorexia-nervosa-Patientinnen haben normalerweise keine Krankheitseinsicht und leiden nicht unter ihrer oft extremen Abmagerung.
Zu 3: Es handelt sich um ein neurotische Störung, nicht um eine hormonelle Resorptionsstörung: Durch die Nahrungsverweigerung und durch die ihr folgende Amenorrhö (Ausbleiben der Regelblutung) wird im übertragenen Sinne eine Verweigerung der Übernahme der weiblichen Rolle erzielt.
Zu 5: Die Mutter-Tochter-Beziehung ist bei diesen Patienten häufig problembeladen. Eine positive Identifizierung mit der Mutter ist deshalb therapeutisch nicht sinnvoll.

Antwort 287
Die Antwort E) ist richtig.
Zu 1: alkoholische Polyneuropathie
Zu 4: Vor allem bei übermäßigem Konsum hochprozentigen Alkohols steigt das Krebsrisiko im HNO-Bereich und im Ösophagus an.
Zu 5: alkoholische Kardiomyopathie.

Antwort 288
Die Antwort D) ist richtig.
Alkoholmissbrauch kann zu einer Vielzahl von Organschäden führen:
Zu A: Leber: Fettleber- Alkoholhepatitis-Leberzirrhose.
Zu B: Bauchspeicheldrüse: akute und chronische Pankreatitis.
Zu C: Nervensystem: Akute Alkoholvergiftung; Krampfanfälle, Kleinhirnrindenatrophie, Großhirnrindenatrophie, Alkohol-Polyneuropathie. Delirium tremens, Korsakow-Syndrom.
Zu D: Weitere Erkrankungen: alkoholtoxische Kardiomyopathie; alkoholtoxische Embryopathie u.a.

Antwort 289
Die Antwort D) ist richtig.
Das präsuizidale Syndrom bezeichnet die Symptome, die einem Selbstmord vorausgehen. Dazu gehören: die Einengung des Denkens auf Selbstmordgedanken, Aggressionshemmung und Autoaggression, Ankündigung des Selbstmordes, konkrete Selbstmordphantasien und vorangegangener Selbstmordversuch.

Antwort 290
Die Antwort B) ist richtig.

Antwort 291
Die Antwort E) ist richtig.
Zu 1: Auch der Maniker ist suizidgefährdet. 10 % der Maniker erleben am Ende ihrer manischen Phase eine subdepressive

Nachschwankung, in der auch sie suizidgefährdet sind.
Wir sind uns jedoch bei dieser Frage nicht ganz sicher, ob das Gesundheitsamt nicht doch A) als richtige Antwort haben wollte.

Antwort 292
Die Antwort E) ist richtig.
Psychisch abhängig können alle diese Drogen machen.
Rauschgiftsucht ist charakterisiert durch psychische Abhängigkeit: das unbezwingbare Verlangen, die Einnahme einer Droge fortzusetzen und sie sich mit allen Mitteln zu beschaffen.
Außerdem zeigen Süchtige eine physische Abhängigkeit mit Toleranzsteigerung, Zwang zur Dosiserhöhung und Abstinenz- ('Entzugs-') erscheinungen beim Absetzen oder der Reduktion der Droge.
Abstinenzerscheinungen können von Droge zu Droge verschieden sein, umfassen jedoch meistens: Unruhe, Schwitzen, Übelkeit, Leibschmerzen, Muskelkrämpfe, Gereiztheit, Blutdruck- und Temperaturanstieg u.a.
Das entscheidende Merkmal für Sucht ist die psychische Abhängigkeit.

Antwort 293
Die Antwort B) ist richtig.
Schlaflosigkeit, vermindertes Interesse und herabgesetzte Aufmerksamkeit sind Symptome der Depression (Melancholie).
Halluzinationen und Gedankenlautwerden finden sich bei der Schizophrenie.

Antwort 294
Die Antwort D) ist richtig.
Zu 1: Den Begriff 'schizophrene Depression' kennen wir nicht.
Zu 2: Bei den endogenen Psychosen können sowohl manische als auch depressive Phasen auftreten.
Zu 3: Halluzinationen treten bei Schizophrenien auf, die eine Unterform der endogenen Psychosen sind.
Zu 4: Diese Form der Halluzination tritt bei der Schizophrenie auf, die eine Unterform der endogenen Psychose ist.
Zu 5: Suizidgedanken findet man häufig bei Patienten, die an endogenen Psychosen leiden. Suizidalität ist natürlich nicht auf dieses Krankheitsbild beschränkt, sondern findet sich auch bei anderen Personenkreisen (z.B. Süchtige, Verfolgte, Kontaktgestörte).

Antwort 295
Die Antwort E) ist richtig.
Im Sinne des triadischen Systems gehören die Schizophrenien zu den 'endogenen' Psychosen. Im Vordergrund der Symptomatik stehen so genannte abnorme Erlebnisweisen, d. h. Störungen, die das Empfinden und Wahrnehmen, Vorstellen und Denken, Fühlen und Werten, Streben und Wollen sowie das Ich-Erlebnis betreffen.

- Formale Denkstörungen:
  - Sperrung des Denkens/ Gedankenabreißen,
  - Vorbeireden,
  - zerfahrenes Denken.
- Wahn:
  - Beziehungswahn,
  - Verfolgungs- und Beeinträchtigungswahn,
  - Liebeswahn,
  - religiöser Wahn,
  - Größenwahn.
- Halluzinationen:
  - Stimmen, die kommentieren, dialogisieren, schimpfen, drohen oder befehlen,
  - akustische Geräusche,
  - Leibhalluzinationen,
  - Zoenästhesien,

  - optische Halluzinationen,
  - Geruchs- und Geschmackshalluzinationen.

Die Diagnose Schizophrenie beinhaltet nicht zwangsläufig Wahn und Halluzinationen (produktive Symptome). Andererseits entwickeln 80% der schizophrenen Patienten wenigstens einmal im Verlauf ihrer Erkrankung Wahnsymptome.

- Ich-Störungen:
  - Ich-Vitalität: Gewissheit der eigenen Lebendigkeit, z.B. im katatonen Stupor oder Erregungszustand,
  - Ich-Aktivität: Gewissheit der Eigenbestimmung, des Erlebens, Denkens und Handelns, z.B. in wahnhaften Fremdbeeinflussungserlebnissen,
  - Ich-Konsistenz: Gewissheit eines zusammengehörigen Lebensverbandes, vor allem im Erleben der inneren Zerrissenheit, der Auflösung des Selbst und des Selbstuntergangs,
  - Ich-Demarkation: Abgrenzung des Eigenbereichs, z.B. im Erleben von Derealisation, Isolierung und Autismus,
  - Ich-Identität: Gewissheit des eigenen Selbst, z.B. in katatonen Symptomen.
- Störungen der Affektivität:
  - Gefühlsarmut,
  - Parathymie (der Affektausdruck passt nicht zur gegenwärtigen Situation),
  - läppisches Verhalten (flapsiges Auftreten mit leerer Heiterkeit oder Albernheit),
  - psychotische Ambivalenz (unvereinbare Erlebnisqualitäten bestehen beziehungslos nebeneinander, z.B. nennt sich eine schizophrene Frau im gleichen Satz eine Hure und eine Heilige),
  - aggressive Gespanntheit,
  - Misstrauen,
  - Dysphorie/Gereiztheit,
  - Angst/Panik,
  - depressive Stimmung (oft ratlos, hilflos, anlehnungsbedürftig),
  - euphorische Stimmung.
- Störungen des Willens und der Psychomotorik:
  - Apathie,
  - Katatone Symptome: Störung der Motorik und des Antriebes im Sinne einer katatonen Erregung (mit stereotypen Bewegungsabläufen, Schreien, Grimassieren bis hin zum ungeordneten Bewegungssturm mit Sichherumwälzen, Um-sich-Schlagen und zielloser Aggressivität) oder eines katatonen Stupors; im Stupor ist der Patient bewegungslos, wie erstarrt und spricht nicht (Mutismus) bei voll erhaltenem Bewusstsein, er wirkt verängstigt und innerlich gespannt; man kann dem Kranken in diesem Zustand wie eine Gliederpuppe bestimmte Haltungen oder Stellungen der Gliedmaßen geben, die er dann scheinbar mühelos beibehält (Katalepsie).
  - Manierismus,
  - Negativismus,
  - Agitiertheit.
- Störungen des Trieb- und Sozialverhaltens:
  - Kontaktmangel,
  - Aggressionstendenz,
  - gesteigerte Erschöpfbarkeit,
  - Verwahrlosungstendenz (Vernachlässigung der Körperpflege, evtl. ausgeprägt absonderliches Verhalten wie Sammeln von Abfällen o. Ä).

Antwort 296
Die Antwort E) ist richtig.
Unter der Bezeichnung 'organisches Psychosyndrom' fasst man psychische Störungen zusammen, die infolge einer umschriebenen oder diffusen Schädigung des Gehirns auftreten. Das organische Psychosyndrom kann u.a. mit Kopfschmerzen, psychotischen Erscheinungen, Bewegungsunsicherheit und Intelligenzdefekten einhergehen.

Antwort 297
Die Antwort B) ist richtig.
Die grundlose Heiterkeit wird zusammen mit Antriebssteigerung, beschleunigtem Denken und Selbstüberschätzung beim Krankheitsbild der Manie beobachtet.

Antwort 298
Die Antwort B) ist richtig.
Ca. 80 % der schizophrenen Patienten entwickeln wenigstens einmal im Verlauf ihrer Erkrankung Wahnsymptome.
Zu A: Die Schizophrenie ist eine Form der endogenen Psychose.
Zu C: Das so genannte Abendtief tritt nicht bei der Schizophrenie, sondern bei der depressiven Neurose auf.
Zu D: Depressive Verstimmung und Antriebsmangel treten bei der Melancholie auf.
Zu E: Halbseitenkopfschmerz ist typisch für das Krankheitsbild der Migräne.

Antwort 299
Die Antwort E) ist richtig.
Zu 1: Anorexie-Patienten suchen oft Anerkennung durch ein sehr hohes Leistungs- und Aktivitätsniveau. Sie zeigen häufig übertriebene körperliche Aktivität. Dazu sollten Sie nicht noch ermuntert werden.
Zu 3: Anorexie-Patienten haben eine oft als schwierig erlebte Beziehung zu ihrer Mutter. Oft verschärft das häusliche Umfeld die Problematik eher als sie zu verbessern.

Antwort 300
Die Antwort E) ist richtig.
Bei 30-60 % der Patienten mit chronischem Alkoholkonsum kommt es zur chronisch rezidivierenden Pankreatitis.
Die Kardiomyopathie entsteht aufgrund der direkten Wirkung des Alkohols am Myokard, kommt jedoch nur bei ca. 1 % der Alkoholkranken vor.
Des Weiteren nimmt der chronische Alkoholismus Einfluss auf die Produktion der Geschlechtshormone.
Das Bild der megaloblastären Anämie, die durch Störung der Erythropoese entsteht, wird beim chronisch Alkoholkranken häufig überlagert durch eine Eisenmangelanämie (mikrozytär) aufgrund häufiger Blutungen.

Antwort 301
Die Antwort D) ist richtig.
Zu 1: Pyromanie (Brandstiftungstrieb): krankhafter, unwiderstehlicher Drang zur Brandstiftung oder Entzündung von Feuer.
Zu 2: Kleptomanie („Stehlsucht"): krankhafter Trieb, ohne Bereicherungsabsicht oder wirtschaftliche Notwendigkeit wahllos bestimmte Dinge zu stehlen, zu horten und oft zu verschenken.
Zu 3: Poriomanie („Wanderdrang"): krankhafter Trieb zum sinnlosen Davonlaufen oder ziellosen Herumreisen.

Antwort 302
Die Antwort E) ist richtig.
Der Schizophrenie-Patient zeichnet sich eher durch fortlaufende Anspannung aus als durch Müdigkeit.

Antwort 303
Die Antwort D) ist richtig.
Manische Patienten haben typischerweise ein vermindertes Schlafbedürfnis.

Antwort 304

Die Antwort D) ist richtig.

Zu 5 und 6: Gedanken laut werden lassen und das Gefühl, von außen gelenkt zu werden sind Halluzinationen. Diese sind typisch für das Krankheitsbild der Schizophrenie.

Einige typische Halluzinationen bei schizophrenen Patienten:

- Stimmen, die kommentieren, dialogisieren, schimpfen, drohen oder befehlen (meist mit Angst verbunden, die Stimmen sind selten freundlich),
- akustische Geräusche verschiedener Art (Summen, Pfeifen, Klopfen, Schritte),
- Leibhalluzinationen (‚Ich wurde bestrahlt'),
- Zoenästhesien (‚Ich laufe mit Blei voll'),
- optische Halluzinationen (‚Ich sehe Hände aus der Wand kommen'),
- Geruchs- und Geschmackshalluzinationen.

Antwort 305

Die Antwort B) ist richtig.

Die manisch-depressive Erkrankung verläuft in zeitlich abgegrenzten und gewöhnlich restlos ausheilenden, doch meist wiederholt während des Lebens auftretenden Phasen von Traurigkeit und Hemmung (Depression) oder (seltener) Heiterkeit und Erregung (Manie).

Dabei sind rein depressive (monopolare) Formen weit häufiger als manisch-depressive (bipolare) oder vollends rein manische (gleichfalls monopolare) Verlaufsformen.

Antwort 306

Die Antwort D) ist richtig.

Die Schizophrenien gehören im Rahmen des triadischen Systems zu den "endogenen" Psychosen. Im Gegensatz zu den Zyklothymien stehen hier sog. 'abnorme Erlebnisweisen' im Vordergrund, das heißt Störungen, die das Empfinden und Wahrnehmen, Vorstellen und Denken, Fühlen und Werten, Streben und Wollen sowie das Ich-Erleben betreffen.

Antwort 307

Die Antwort C) ist richtig.

Zu 3: Unter Autismus versteht man eine krankhafte Kontaktstörung mit Rückzug auf die eigene Vorstellungs- und Gedankenwelt und Isolation von der Umwelt. (Neurosen und Schizophrenien können mit Autismus einhergehen.)

Unter frühkindlichem Autismus versteht man eine Form des Autismus, die sich meist vor dem 3. Lebensjahr entwickelt und u.a. mit Entwicklungsrückstand, Stereotypien, Kontaktstörungen und verzögerter Sprachentwicklung zeigt und mit einem Intelligenzdefekt einhergehen kann.

Antwort 308

Die Antwort D) ist richtig.

Ermahnungen ‘sich zusammenzureißen’ oder ‘alle Kräfte zusammenzunehmen’ gelten in der psychotherapeutischen Mitbetreuung von depressiven Patienten als falsch.

Als richtig gelten:

- betonen, dass es sich um eine behandlungsbedürftige und behandlungsfähige Erkrankung handelt,
- über Art, Entstehungsbedingungen und grundsätzlich gute Prognose informieren,
- über suizidale Gedanken und Impulse offen sprechen,
- Behandlungsplan und mögliche Nebenwirkungen der Antidepressiva darlegen,

- auf zeitweise Schwankungen von Befinden und Stimmung während der Behandlung hinweisen,
- auch geringfügige, vom Patienten berichtete Besserungen betonen,
- nahe Bezugspersonen unterrichten und in die Behandlung einbeziehen.

Antwort 309

Die Antwort A) ist richtig.

Neurose:

Eine Neurose ist eine psychogene Störung, deren Symptome symbolischer Ausdruck eines psychischen Konflikts sind, der seine Wurzeln in der Kindheitsgeschichte des Patienten hat. Die psychotraumatische Situation wird dabei ins Unterbewusste verdrängt. Die jeweilige Symptomatik, die Folge und symbolischer Ausdruck des (unbewussten) Konfliktes ist, resultiert aus einem Kompromiss zwischen Triebwunsch und einer seine Realisierung verhindernden Abwehr.

(Der Neurosebegriff war und ist vor allem wegen seiner auf Sigmund Freud zurückgehenden Bestimmung über psychodynamische Inhalte ein umstrittener Krankheitsbegriff.)

Zu 3: Psychosen sind: '... solche krankhaften Zustände, in denen die Beeinträchtigung der psychischen Funktionen ein so großes Ausmaß erreicht, dass dadurch Einsicht und Fähigkeit, einigen der üblichen Lebensanforderungen zu entsprechen, oder der Realitätsbezug erheblich gestört ist.' 'Endogen' bedeutet, dass sich bei Patienten mit diesen Psychosen -nach heutigem Wissensstand - keine somatischen Befunde (z.B. hirnbeteiligende Erkrankungen u. Ä.) nachweisen lassen.

Zu 4: Wahnideen gehören nicht zur Symptomatik der Neurosen. Sie finden sich bei vielen anderen psychiatrischen Erkrankungen: Schizophrenie, endogene Depression, Manie, Psychose, Paranoia, organisches Psychosyndrom u.a.

Antwort 310

Die Antwort E) ist richtig.

Der Schizophrenie-Patient hat im Allgemeinen keine Einsicht in sein krankhaftes Erleben. Höchstens zu Beginn der Schizophrenie und in der Remission kann das Krankheitsbewusstsein auftreten. Diese Patienten sind dann besonders suizidgefährdet.

Antwort 311

Die Antwort B) ist richtig.

Zwangshandlungen finden sich bei der Zwangsneurose, nicht aber bei der Manie.

Antwort 312

Die Antwort C) ist richtig.

Bei einer larvierten ('maskierten') Depression bleibt die eigentliche Depression hinter der 'Maske' körperlicher Symptome verborgen.

Eine gesteigerte Unternehmungslust weist nicht auf eine larvierte Depression hin.

Antwort 313

Die Antwort E) ist richtig.

Eine Phobie ist eine an bestimmte Situationen, Räume, Gegenstände, Tiere oder Menschen geknüpfte, lokalisierte exzessive, inadäquate Angstreaktion, die gleichzeitig mit Einsicht in die Unbegründbarkeit verbunden ist. Vorkommen: bei neurotischen Persönlichkeitsentwicklungen, Depression oder Erschöpfung.

Angst vor Trennung von der Bezugsperson Mutter (Eltern) ist die häufigste Ursache von Schulphobien.

Antwort 314

Die Antwort E) ist richtig.

Der Verlauf von phobischen Neurosen ist häufig chronisch-wellenförmig mit längeren symptomfreien Intervallen. Spontanheilungen sind selten und können insbesondere nicht durch Meiden der angstauslösenden Situation herbeigeführt werden.

Antwort 315

Die Antwort D) ist richtig.

Zu 1: ‘Fremdbeeinflussung’ wäre typisch für Ich-Störungen bei schizophrenen Patienten.

Zu 2: Angst vor geschlossenen, engen oder überfüllten Räumen bezeichnet man als Klaustrophobie.

Zu 3: Zwanghafte Ängste vor Spinnen bezeichnet man als Arachnophobie.

Antwort 316

Die Antwort D) soll hier richtig gewesen sein. Wir würden uns jedoch für B) entscheiden.

Zu 1: Anorexie-Patientinnen haben meist hypotone Blutdruckwerte.

Zu 2: Anorexie-Patientinnen haben einen verminderten Grundumsatz. Eine erniedrigte Körpertemperatur wird unseres Wissens i. d. R. jedoch nicht gemessen.

Zu 3: Die Anorexie geht typischerweise mit Obstipation, nicht mit rezidivierenden Durchfällen einher. Rezidivierende Durchfälle können evtl. am Anfang der Erkrankung durch Missbrauch von Abführmitteln hervorgerufen werden. Die Hypokaliämie ist häufig eine Folge des Abführmittelmissbrauchs und/oder eines Gebrauchs von Diuretika (‘Wassertabletten’).

Antwort 317

Die Antwort B) ist richtig.

Zu 1: Wäre eher dem Formenkreis der Hypochondrie zuzuordnen.

Zu 2: Hier handelt es sich um eine Zwangsneurose.

Antwort 318

Die Antwort A) ist richtig.

Zu C: Körperliche Symptome bei Angstneurotikern:

- Tachykardie, Palpitationen, Brustschmerzen,
- Tremor,
- Harndrang, Durchfall, abdominelle Beschwerden,
- kalter Schweiß,
- Dyspnoe, Erstickungsgefühle, Hyperventilation,
- Parästhesien (Kribbeln),
- weiche Knie.

Zu E: <u>Neurosen</u> sind psychogene Störungen, deren Symptome symbolischer Ausdruck eines psychischen Konflikts sind, der seine Wurzeln in der Kindheitsgeschichte des Patienten hat. Die psychotraumatische Situation wird dabei ins Unterbewusste verdrängt.

Antwort 319

Die Antwort C) ist richtig.

Zu 3: Gedankeneingebung gehört zu den sog. Ich-Störungen bei schizophrenen Patienten: Der Betroffene erlebt seine eigenen Gedanken als von außen eingegeben, manipuliert und kontrolliert. Die Gedanken werden als selbstfremd - nicht zu ihm selbst gehörig - wahrgenommen. Andere wissen und steuern die Gedanken.

Antwort 320

Die Antwort A) ist richtig.

Beim beschriebenen Krankheitsbild handelt es sich um eine Zwangsneurose.

Darunter versteht man Störungen, bei denen Zwangsgedanken und/oder Zwangshandlungen im Vordergrund stehen.

Antwort 321

Die Antwort B) ist richtig.

Unterdrückt oder unterbricht ein Patient mit einer Zwangsneurose seine Zwangshandlung, so entsteht extreme Angst bzw. es tauchen anstelle der Zwangsgedanken plötzlich Wünsche auf, die für seine zwischenmenschlichen Beziehungen gefährlich werden können.

Antwort 322

Die Antwort C) ist richtig.

Zu A: Absencen zählen zu den kleinen epileptischen Anfällen: kurze (sekundenlange) Bewusstseinstrübung mit nachträglicher Amnesie.

Zu B: Die Schizophrenie ist eine Form der endogenen Psychose, die durch ein Nebeneinander von gesunden und veränderten Empfindungen und Verhaltensweisen gekennzeichnet ist.

Zu C: Debilität = leichter Schweregrad des Schwachsinns (Oligophrenie).

Schwachsinn wird nach dem Intelligenzquotient (IQ) eingeteilt in:

- Minderbegabung (IQ: 90-80),
- Debilität (IQ: 79-60),
- Imbezillität (IQ: 59-40),
- Idiotie (IQ: < 40)

Zu D: Agoraphobie = Platzangst: Angst, freie Plätze zu überqueren oder auf freien Straßen zu gehen, allein das Haus zu verlassen. Der Patient fürchtet dabei, das Bewusstsein zu verlieren und den anderen hilflos ausgeliefert zu sein.

Antwort 323

Die Antwort D) ist richtig.

Es ist in der Literatur umstritten, ob Haschisch neben einer psychischen Abhängigkeit auch eine physische Abhängigkeit hervorruft. In der Regel ist dies jedoch wohl nicht der Fall. Alle anderen aufgeführten Drogen machen sowohl eine physische als auch eine psychische Abhängigkeit.

Antwort 324

Die Antwort E) ist richtig.

Leibliche Missempfindungen (Vitalstörungen) sind typische für das Krankheitsbild endogener Depressionen: Hierzu zählen z.B.

- Störung der Leibgefühle in Form von mehr lokalisierten Druck-, Schwere- und Schmerzempfindungen in der Herz-, Brust-, Oberbauch- und Kopfregion oder Taubheits-, Steifigkeits-, Schwere- und Fremdheitsempfindungen oder rasch wechselnde, brennende, kribbelnde Leibsensationen (Zönästhesie).
- Entfremdungserleben („Ich habe keinen Magen mehr, bin innen ganz leer.“)

Antwort 325

Die Antwort C) ist richtig.

Antwort 326

Die Antwort B) ist richtig.

Bei einem Patienten mit Kardiophobie (Herzneurotiker) kommt es plötzlich zur elementaren Angst, die Herztätigkeit könne aussetzen. Ohne dass eine organische Störung der Herzfunktion vorliegt, kommt es während des Angstanfalles zu starkem Herzklopfen, Druck- und Beklemmungsgefühl in der Herzgegend, subjektivem Gefühl der Atemnot mit tiefer und forcierter Atmung, Schweißausbruch, Schwindel und Ohnmachtsgefühl (keine Bewusstseinstrübung oder gar Bewusstlosigkeit). Während der Herzangstsymptomatik kommt es außerdem zu Zittern am ganzen Körper, Rötung der Gesichtshaut und zur Blutdruckerhöhung.

Antwort 327

Die Antwort D) ist richtig.

Beim Herzneurotiker besteht kein organisches, sondern ein funktionelles Herzleiden. Digitalis ist deshalb auf jeden Fall kontraindiziert.

Antwort 328

Die Antwort C) ist richtig.

Zu 1: Das Leiden beginnt in der Regel zwischen dem 18. und 40. Lebensjahr

Antwort 329

Die Antwort A) ist richtig.

Antwort 330

Die Antwort E) ist richtig.

Bei der Anorexia nervosa ist nicht mit Spontanremissionen zu rechnen. Lediglich bei ca. 40% der Patienten lässt sich innerhalb von 5 Jahren ein zufrieden stellender Therapieerfolg erzielen. Häufig findet ein Symptomwandel zu einer anderen neurotischen Symptomatik statt oder das Leiden chronifiziert.

Antwort 331

Die Antwort E) ist richtig.

Anorexia-nervosa-Patienten neigen nicht zu Apathie und Schläfrigkeit sondern fallen eher durch übertriebene körperliche Aktivität sowie durch übertriebenen Ehrgeiz auf.

Antwort 332

Die Antwort D) ist richtig

Die Anorexia nervosa hat keine somatischen Ursachen, sie ist eine psychische (psychosomatische) Erkrankung.

Antwort 333

Die Antwort E) ist richtig.

Antwort 334

Die Antwort B) ist richtig.

Bei Anorexia nervosa werden Amenorrhö und Gewichtsverlust durch psychische Faktoren (Verweigerung der Übernahme der weiblichen Rolle) verursacht. Eine Gabe von Sexualhormonen wäre deshalb nicht sinnvoll.

Antwort 335

Die Antwort C) ist richtig.

Die wahrscheinlichste Diagnose ist eine Anorexia nervosa (‘Pubertätsmagersucht'). Die Patienten sind normalerweise überaktiv (also nicht apathisch). Vermehrtes, häufiges Wasserlassen (Polyurie) und starker Durst (Polydipsie) wären Symptome des Diabetes mellitus, des Diabetes insipidus und des polyurischen Nierenversagens.

Antwort 336

Die Antwort E) ist richtig.

Grundsätzlich lässt jede der oben genannten Informationen auf Alkoholismus schließen. Da viele Patienten Alkoholprobleme vertuschen, klagen sie eher über unspezifische Beschwerden wie Schlafstörungen, Gedächtnisausfälle und Leistungsminderung, während sie diejenigen Symptome, sie sie selbst in Zusammenhang mit Alkoholkonsum setzen (morgendlicher Tremor und Übelkeit etc.) eher verschweigen. Es ist also nicht immer leicht, die nötigen Informationen zu bekommen. Es wird ein gewisses Vertrauensverhältnis zwischen Behandler und Patient benötigt, damit dieser seine ‘Verleugnungstendenzen’ abbauen und sein Alkoholproblem angehen kann.

Antwort 337

Die Antwort C) ist richtig.

Antwort 338

Die Antwort B) ist richtig.

Antwort 339

Die Antwort D) ist richtig.

Die ausgeprägte Selbstbeobachtung des eigenen Körpers ist charakteristisch für die Hypochondrie.

Antwort 340

Die Antwort E) ist richtig.

Zwangsneurosen sind Störungen, bei denen Zwangsgedanken und/oder Zwangshandlungen im Vordergrund stehen. Unter Zwang werden Vorstellungen, Handlungsimpulse und Handlungen zusammengefasst, die sich einem Menschen aufdrängen und gegen deren Auftreten er sich vergeblich wehrt. Die Besonderheit pathologischer Zwangsphänomene besteht darin, dass bestimmte Gedankeninhalte oder Handlungen

- sich stereotyp wiederholen,
- sich aufdrängen,
- als sinnlos oder unsinnig erlebt werden,
- nicht durch Ablenken oder ähnliche Strategien vermieden werden können.

Der Mensch kann die Handlungen nicht lassen, da die Folge des Unterbrechens von Zwangshandlungen extreme Angst ist oder weil anstelle der Zwangsgedanken plötzlich Wünsche auftauchen, die für seine zwischenmenschliche Beziehung gefährlich werden können.

Antwort 341

Die Antwort B) ist richtig.

Die Phobie ist eine an bestimmte Situationen, Räume, Gegenstände, Tiere oder Menschen geknüpfte, lokalisierte Angst.

Antwort 342

Die Antwort D) ist richtig.

Die Psychoanalyse nach Sigmund Freund ist eine wissenschaftliche Methode zur Untersuchung seelischer Vorgänge und Therapie psychischer Störungen. Als Form der Psychotherapie werden in der Psychoanalyse psychische Vorgänge anhand der freien Assoziation des Patienten oder durch Traumdeutung analysiert.

Antwort 343

Die Antwort A) ist richtig.

Die Herzneurose ist eine Form der psychogenen Organneurose, die mit innerer Unruhe, gedrückter Stimmung, Selbstunsicherheit und Ängstlichkeit bis hin zur Vernichtungsangst, Herzschmerz und der Furcht, herzkrank zu sein, einhergeht. Sie kommt vor allem zwischen dem 18. und 40. Lebensjahr vor, auslösende Faktoren sind oft Trennungssituationen (z.B. Todesfall, Scheidung).

Erhöhtes Infarktrisiko, Ohnmachtsanfälle, Alkohol- bzw. Medikamentensucht gehören nicht zum typischen Bild einer Herzneurose.

Antwort 344

Die Antwort D) ist richtig.

Antwort 345

Die Antwort D) ist richtig.

Zu A: Gedankeneingebung ist eine bei Schizophrenie vorkommende Ich-Störung, bei der der Betroffene eigene Gedanken als fremd und von außen eingegeben empfindet.

Zu B: Als Zönästhesie wird eine qualitativ abnorme, diffuse Leibempfindung bezeichnet, bei der der Körper als fremd und anders wahrgenommen wird (bei Schizophrenie).

Zu C: Als Ideenflucht wird eine formale Denkstörung bezeichnet, die durch ständig wechselnde Assoziationen, Beschleunigung des Denkablaufs und starker Ablenkbarkeit gekennzeichnet ist (z. B. bei Manie und Delir)

Zu E: Gedankenausbreitung ist eine bei Schizophrenie vorkommende Ich-Störung, bei der der Betroffene überzeugt ist, dass andere Anteil an den eigenen Gedanken haben und diese kennen.

Antwort 346

Die Antwort B) ist richtig.

Die posttraumatische Belastungsstörung ist ein psychisches Anpassungssyndrom, das sich mit einer zeitlichen Verzögerung, jedoch i.d.R. innerhalb von 6 Monaten nach dem Erleben extrem belastender Situationen (z. B. Folterhaft, Terrorakte, Vergewaltigung, Katastrophen) entwickelt. Symptome (mindestens 1 Monat anhaltend):

Andauerndes Wiedererleben des Traumas (drängende Erinnerungen "flashbacks", Albträume, phobische Ängste), depressives Syndrom (insbesondere Teilnahms- und Freudlosigkeit, Gleichgültigkeit, emotionale Stumpfheit), Vermeidung von Erinnerungsstimuli, vegetative Übererregbarkeit (mit Schlafstörungen, Schreckhaftigkeit, Reizbarkeit, Vigilanzsteigerung) und Suizidalität.

Antwort 347

Die Antwort C) ist richtig

Klinik der Manie:

- Manische Verstimmung: (eine grundlose Heiterkeit, eine pathologisch gehobene, übermütig, strahlend und optimistisch anmutende und dabei oft natürlich und ansteckend wirkende Stimmungslage mit Selbstüberschätzung und Fehlen jeder Lebensangst,
- Größenideen („Megalomanie"),
- Ideenflucht und Ablenkbarkeit,
- Psychomotorische Erregung (gesteigerter Rededrang = Logorrhö, Bewegungs- und Betätigungsdrang; Erleichterung von Entschlüssen und Handlungen; es kann zu unsinnigem Geldausgeben, gewagten Spekulationen, unerfüllbaren Verpflichtungen, sexuellen und alkoholischen Exzessen und Entgleisungen kommen),
- Gehobenheit der Vitalgefühle (Gefühl von ungewöhnlicher Gesundheit und Leistungsfähigkeit),
- körperlich-vegetative Symptome:
  - gestörter Schlaf (wird jedoch nicht beklagt; das Schlafdefizit nicht als negativ empfunden),
  - sensorische Störungen (Veränderungen der optischen und akustischen Wahrnehmung),
  - gesteigerte Libido,
- paranoide, halluzinatorische und katatone Symptome (Katatonie = Störung der Willkürmotorik).

Zu C: Leibliche Beeinflussungserlebnisse zeigen sich z. B. bei Schizophrenie:

- Leibhalluzinationen („Ich wurde bestrahlt."),
- Zönästhesien („Ich laufe mit Blei voll").

Antwort 348

Die Antwort D) ist richtig.

(Vgl. Antwort auf Frage **264**).

Antwort 349

Die Antwort C) ist richtig.

Hauptsymptome einer Depression sind gedrückte Stimmung, Interessen- und Freudlosigkeit und Antriebsstörung. Als weitere Symptome finden sich Denk- und Konzentrations- und Aufmerksamkeitsstörung, vermindertes Selbstwertgefühl, Schuldgefühl, motorische Hemmung oder Unruhe, Suizididee oder suizidales Verhalten, Schlafstörung, Appetitminderung oder -steigerung.

Zu 2 und 5: Das Gefühl, von außen gelenkt zu werden (wahnhafte Fremdbeeinflussungserlebnisse) und Gedankenlautwerden sind typische Symptome der Schizophrenie.

Antwort 350

Die Antwort B) ist richtig.

Als Angststörungen wird eine ein Gruppe psychischer Störungen bezeichnet, die ihre Gemeinsamkeit in einem über die Norm gesteigerten, der Situation nicht angemessenem Angstempfinden haben.

Erkrankte erleben ausgeprägte Angst und körperliche Angstsymptome, die i.d.R. so stark sind, dass sie das alltägliche Leben beeinträchtigen.

Einteilung der Angststörungen:

- Phobische Störungen:
  - Agoraphobie: Furcht vor oder Vermeidung von Menschenmengen, öffentlichen Plätzen, Reisen allein oder Reisen weg von Zuhause.
  - Soziale Phobie: Furcht vor oder Vermeidung von sozialen Situationen, bei denen die Gefahr besteht, im Zentrum der Aufmerksamkeit zu stehen, Furcht, sich peinlich oder beschämend zu verhalten.
  - Spezifische Phobien und sonstige phobische Störungen.
- Generalisierte Angststörungen: Eine diffuse Angst mit Anspannung, Besorgnis und Befürchtungen über alltägliche Ereignisse und Probleme über einen Zeitraum von mindestens sechs Monaten, begleitet von weiteren psychischen und körperlichen Symptomen.
- Panikstörung: Spontan auftretende Angstattacken, die nicht auf ein spezifisches Objekt oder eine spezifische Situation bezogen sind. Sie beginnen abrupt, erreichen innerhalb weniger Minuten einen Höhepunkt und dauern mindestens einige Minuten an.

Zu B: Angststörungen führen i.d.R. eher zur Gewichtsabnahme.

Zu den vielfältigen somatischen Beschwerden bei Angststörungen gehören: Herzklopfen, Zittern, Pulsbeschleunigung, Schweißausbruch, Hitzewallungen, Mundtrockenheit, Atembeschwerden, Beklemmungsgefühl, Brustschmerzen, Übelkeit, Erbrechen, Durchfall, Benommenheit, Schwindel, Angst zu sterben, allgemeines Vernichtungsgefühl, chronische Schmerzen (jeder 4. Patient) u.v.m.

Antwort 351

Die Antwort C) ist richtig.

Antwort 352

Die Antworten A), B) und C) sind richtig.

Verminderte Aktivität (Adyamie) oder verminderte Intelligenz gehören nicht zu den Charakteristika der Bulimie. Die Patienten sind eher hyperaktiv und solleinigen Studien zufolge überdurchschnittlich intelligent sein.

Klinik der Bulimie:

- Krankhafte Furcht davor, dick zu werden,
- Patientin setzt sich Gewichtsgrenze weit unter dem „Normalgewicht“,
- Symptome der Mangelernährung bei einigermaßen normalem Körpergewicht:
  - Vegetative Störungen,
  - gastrointestinale Beschwerden,
  - Elektrolytverschiebungen.
- Heißhungeranfälle mit selbstinduziertem Erbrechen (durchschnittlich mindestens zwei „Fressanfälle“ pro Monat über einen Mindestzeitraum von drei Monaten),
- Angst vor Kontrollverlust,
- häufig Übergänge in affektive Störungen (depressive Symptomatik) oder in Zwangsstörungen.

Prognose:

In einer Studie über zwei Jahre wurde bei 40% der Patientinnen nach diesem Zeitraum noch eine bulimische Symptomatik gefunden.

Antwort 353

Die Antwort B) ist richtig.

Eine Alkoholhalluzinose ist eine, meist nach einem Alkoholexzess im Rahmen einer Alkoholkrankheit auftretende, symptomatische Psychose.

Die Psychose ist gekennzeichnet durch Angst mit lebhaften akustischen (beschimpfenden, drohenden) selten auch optischen oder taktilen Halluzinationen bei ungestörtem Bewusstsein.

Zu D: Das Zieve-Syndrom ist die Folge eines langjährigen Alkoholabusus und geht einher mit

- hämolytischer Anämie,
- Hyperlipoproteinämie,
- alkoholtoxischer Fettleberhepatitis mit Ikterus.

Zu E: Vgl. zum Alkoholdelir Antwort auf Frage **143**.

Antwort 354

Die Antwort B) ist richtig.

Der Bauarbeiter leidet unter einer spezifischen phobischen Angststörung („Höhenangst“).

Bei spezifischen Phobien sind verhaltenstherapeutische Reizkonfrontationsverfahren („Expositionstherapie“) sehr wirksam. Medikamente sind meist nicht notwendig.

Antwort 355

Die Antwort B) ist richtig.

Die Schilderungen der Patientin weisen zeigen wahnhafte inhaltliche Denkstörungen. Reale Sinneswahrnehmungen erhalten eine abnorme Bedeutung (Wahnwahrnehmung), es liegt ein Verfolgungswahn vor.

Das sind klassische Krankheitszeichen einer Schizophrenie.

Zu A: Soziophobie (soziale Phobie): Die Soziophobie ist die dauerhafte Angst vor sozialen Begegnungen mit anderen Menschen und vor allem vor der Bewertung durch andere.

Menschen mit Soziophobie meiden das Zusammentreffen mit Menschen, da sie fürchten auf Ablehnung zu stoßen und ihnen ihre Nervosität oder Angst angesehen werden könnte.

Begleitet wird die Angst oft von körperliche Symptomen wie Erröten (Erythrophobie), Zittern, Herzrasen, Schwitzen, Atemnot, Sprechhemmung, Kopf- und Magenschmerzen oder Panikgefühlen.

Zu E: Vgl. zur Definition der Illusion Antwort auf Frage **Antwort 277**.

Antwort 356

Die Antwort A) ist richtig.

Vgl. zur endogenen Depression Antwort zu Frage **257**.

Antwort 357

Die Antwort B) ist richtig.

Die Zönästhesie ist eine im Rahmen einer Schizophrenie vorkommende, qualitativ abnorme Leibempfindung, eine Sinnestäuschung, bei der der Körper als fremd und anders wahrgenommen wird: „Ich laufe mit Blei voll“

Zu C: Der Wahn ist eine inhaltliche Denkstörung mit Verlust des Bezugs zur allgemein akzeptierten Realität bei subjektiver Gewissheit und Unkorrigierbarkeit des Denkinhalts. Die anhaltende und unkorrigierbare Überzeugung von Parasiten befallen zu sein wird als Dermatozoenwahn bezeichnet. Dermatozoenwahn kommt als organische Psychose vor allem im höheren Lebensalter vor.

Zu D: Als Wahneinfall oder Wahnidee wird das plötzliche Aufkommen wahnhafter Überzeugungen bezeichnet.

Zu E: Denkzerfahrenheit (Denkdissoziation) ist eine typische formale Denkstörung bei Schizophrenie.
Ein Gedanke steht beziehungslos neben dem anderen, es resultiert ein sprunghafter, dissoziierter Gedankengang.

Antwort 358
Die Antwort C) ist richtig.
Zu A: Illusion: Unter einer Illusion (lat. illusio Verspottung, Täuschung) versteht man eine Sinnestäuschung mit gestörter Wahrnehmung realer Objekte, die umgedeutet oder verkannt werden, wobei die Beziehung zu den Objekten aber erhalten bleibt (im Ggs. zur Halluzination). Beispiel einer Illusion aus Goethes Erlkönig: „Mein Vater, mein Vater und siehst du nicht dort Erlkönigs Töchter am düsteren Ort? Mein Sohn, mein Sohn, ich seh´ es genau: Es scheinen die alten Weiden so grau.")
Zu B: Halluzination: Eine Halluzination ist ein Wahrnehmungserlebnis ohne entsprechenden Außenreiz. Der Wahrnehmung liegt also kein reales Objekt zugrunde und ein adäquater Sinnesreiz fehlt. Vorkommen: Delir („sieht weiße Mäuse, hört Stimmen oder liest Texte von einem leeren Blatt Papier"), organische Psychose, Schizophrenie u. a
Zu C: Wahnwahrnehmung ist die Bezeichnung für eine als tatsächlich erlebte Wahrnehmung, die von allgemein akzeptierten Wahrnehmungen abweicht und der durch eine eigene Logik eine bestimmte Bedeutung beigemessen wird („das Skelett bedeutet, dass ich bald sterben muss"). Wahnwahrnehmung kommt z.B. bei Schizophrenie vor.
Zu D: Das Déjà-vu-Erlebnis bezeichnet eine Erinnerungsverfälschung bei der der Patient glaubt, etwas gerade erlebte neue Situation schon früher gesehen oder erlebt zu haben. Déjà-vu-Erlebnisse finden sich als Frühsymptome bei bestimmten Psychosen, bei epileptischer Aura oder auch bei starker Müdigkeit oder bei Vergiftungen (Alkohol, Drogen).

Antwort 359
Die Antwort B) ist richtig.
Es handelt sich um eine Wahnwahrnehmung.
Zu E: Als Folie à deux (franz. „Irresein zu zweit; induzierter Wahn) wird die Übertragung und kritiklose Übernahme einer Wahnsymptomatik (Halluzinationen, Wahnideen) eines Patienten mit Psychose durch eine ihm nahestehende Person bezeichnet.

Antwort 360
Die Antwort C) ist richtig.
Vgl. zur posttraumatischen Belastungsstörung Antwort zu Frage **346**.

Antwort 361
Die Antwort E) ist richtig.
Die Panikstörung ist eine Sonderform der Angststörungen (vgl. Antwort zu Frage **350**). Sie ist durch spontan auftretende Angstattacken gekennzeichnet, die nicht auf ein spezifisches Objekt oder eine spezifische Situation bezogen sind (im Gegensatz zu Phobien).
Sie beginnen plötzlich, erreichen innerhalb einen Höhepunkt und sind von wenigen Minuten Dauer.
Zu A: Herzneurose: Vgl. Antwort zu Frage **343**.
Zu B: Die Hypochondric bczcichnet eine psychische Störung, bei der die Betroffenen unter ausgeprägten Ängsten leiden, eine ernsthafte Erkrankung zu haben, ohne dass sich dafür ein objektiver Befund finden lässt.
Typisch für einen Hypochonder ist die ausgeprägte Selbstbeobachtung des eige-

nen Körpers. Dabei werden alltägliche körperliche Wahrnehmungen überbewertet und als Krankheitszeichen fehlgedeutet.
Oft sind auch definierte Krankheiten Gegenstand der Angst. Organ- oder Krankheitsbezogene Hypochondrie wird auch als Phobie bezeichnet: Angst vor Krebs (Karzinophobie), vor AIDS (AIDS-Phobie) oder eine Angst, überhaupt zu erkranken (Nosophobie).

Antwort 362

Die Antwort A) ist richtig.
Vgl. zur Panikstörung Antwort zu Frage **361**.

Antwort 363

Die Antwort A) ist richtig.
Als Zwangsgedanken werden quälenden und als sinnlos erlebte Gedanken,Gefühle oder Impulse bezeichnet, die sich zwanghaft, also gegen den Willen des Betroffenen, immer wieder aufdrängen. Inhalte der Zwangsgedanken sind meist aggressive, sexuelle oder blasphemische („gotteslästerliche“) Themen.
Zwangsgedanken kommen im Rahmen von Zwangsstörungen, Depressionen und bei Schizophrenie vor.
Im Gegensatz zur Gedankeneingebung bei der Schizophrenie werden die Zwangsgedanken nicht als von außen verursacht sondern stets als eigene Gedanken empfunden.
Zu D: Das Symptom des Gedankenlautwerdens bezeichnet ein Phänomen, bei dem ein an Schizophrenie erkrankter Patient seine Gedanken vermeintlich laut ausgesprochen hört (und deshalb denkt, dass andere seine Gedanken auch hören). Die Gedanken werden vom Erkrankten also im Moment des Denkens in Form einer Stimme wahrgenommen.

Antwort 364

Die Antwort B) ist richtig.
Der Terminus Stupor (lat. „Erstarrung“) bezeichnet einen pathologischen Zustand der Regungslosigkeit ohne erkennbare psychische oder körperliche Aktivität bei wachem Bewusstsein und oft extremer innerer Anspannung. Die Betroffenen wirken wie versteinert (keine Mimik, keine Reaktion auf Ansprache). Begleitend können einer erhöhter Muskeltonus (Rigor), Fieber und vegetative Störungen vorkommen.
Ursachen: Schizophrenie (Katatonie), Depression, Morbus Parkinson, Enzephalitis u.a.
Zu A: Das Koma ist der schwerste Grad einer quantitativen Bewusstseinsstörung oder Bewusstlosigkeit. Patienten im Koma sind durch Schmerzreize nicht erweckbar (können allerdings noch mehr oder weniger ausgeprägte Abwehrreaktionen zeigen). Stadien quantitativer Bewusstseinsstörungen:

- Benommenheit: Orientierung eingeschränkt, Denken und Handeln verlangsamt,
- Somnolenz (Schläfrigkeit): Patient durch äußere Reize erweckbar,
- Sopor: Patient bewusstlos, kann auch durch Schmerzreize nicht mehr voll erweckt werden, nur starke Schmerzreize lösen Abwehrbewegungen aus.
- Koma (siehe oben):
    1. Grades: noch gezielte Schmerzabwehr,
    2. Grades: ungerichtete Schmerzabwehr,
    3. Grades: keine gerichtete Schmerz abwehr, nur ungerichtete Fluchtreaktion,
    4. Grades: keine Schmerzreaktion.

Zu E: Delir vgl. Antwort zu Frage **143**.

Antwort 365
Die Antwort C) ist richtig.
Vgl. zur Zönästhesie Antwort zu Frage **357**.
Zu A und B: Vgl. Antwort zu Frage **358**.
Zu D: Vgl. Antwort zu Frage **363**.

Antwort 366
Die Antwort B) ist richtig.
Gedankeneingebung: Vgl. Antwort zu Frage **319**.
Zu D: Die Denkzerfahrenheit (Denkdissoziation) ist eine typische formale Denkstörung bei Schizophrenie.
Ein Gedanke steht beziehungslos neben dem anderen, es resultiert ein sprunghafter, dissoziierter Gedankengang.
Zu E: Gedankenlautwerden vgl. Antwort zu Frage **363**.

Antwort 367
Die Antworten A), D) und E) sind richtig.
Vgl. zur endogenen Depression Antwort zu Frage **257**.
Zu A: Patienten mit Depressionen kommen häufig mit vegetativen Symptomen wie Schlafstörungen, Appetit- und Verdauungsstörungen, Störungen der Geschlechtsfunktion, Herz-Kreislauf-Problemen o.Ä. zum Arzt oder Heilpraktiker. Oft wird das Grundproblem dadurch verschleiert, Fehldiagnosen und Fehlbehandlungen sind deshalb häufig.

Antwort 368
Die Antwort D) ist richtig.
Es handelt sich um eine Zwangsstörung.
Zwangsstörungen sind psychische Störungen, bei denen sich den Patienten meist immer gleiche Gedanken und Handlungen aufdrängen, die sie als quälend, sinnlos und zweckentfremdet empfinden, über die sie sich aber nicht hinwegsetzen können ohne Angst- oder Schuldgefühle zu entwickeln.
Die Zwangshandlungen werden meist stereotyp (immer gleich) und nach rituell feststehenden Regeln ausgeführt, meist in der – als abwegig empfundenen Absicht - Unannehmlichkeiten oder Katastropen zu verhindern: „Ich muss mir häufig die Hände waschen, damit ich kein AIDS bekomme“ ... „Ich muss ständig kontrollieren, ob die Haustüre geschlossen ist, damit meinen Kindern auf dem Schulweg nichts passiert“.
Handlungszwänge können von Denkzwängen unterschieden werden:

Typische Handlungszwänge:
- Waschzwang,
- Kontrollzwang,
- Ordnungszwang,
- Sammelzwang,
- Selbstzüchtigungszwang,
- Wiederholungszwang.

Typische Denkzwänge:
- Verschmutzung,
- Krankheiten,
- Infektion und Ansteckung,
- Sexuelle Inhalte,
- Religiöse Inhalte,
- Aggressivität.

Zwangsstörungen greifen häufig sehr stark ins Leben des betroffen ein. Durch einen hohen Zeitaufwand behindern sie das Leben der Betroffenen oft erheblich.
Zu B: Der sensitive Beziehungswahn ist eine bei sensitiven (nicht selbstsicheren, leicht kränkbaren, schüchtern, anerkennungsbedürftigen, gehemmten) Patienten nach Fehlleistungen, moralischen Fehlleistung oder Kritik auftretende Wahnentwicklung. Der sensitive Mensch bezieht nun alle Gedanken (die er anderen Personen unterstelllt) und Äußerungen auf sich selbst und setzt sie in Beziehung zu sich und der Fehlleistung, indem er überall eine

Anspielung auf das ihn kränkende Erlebnis vermutet. „Alle wissen von meiner Verfehlung, alle sprechen darüber, alle machen sich darüber lustig. Auch die Spuren im Staub des Treppenhauses sind ein Hinweis auf meine Verfehlungen".
Zur Entstehung eines sensitiven Beziehungswahns bedarf es also des Zusammentreffens einer sensitiven Persönlichkeitsstruktur mit einem beschämenden, demütigenden oder kränkenden Erlebnis, welches dann wahnhaft verarbeitet wird.
Zu E: Gedankeneingebung: Vgl. Antwort zu Frage **319**.

Antwort 369
Die Antworten A), D) und E) sind richtig.
Epidemiologische Daten zur Suizidaliät:

- Suizid: Jährlich weltweit 0,5 Millionen Menschen,
- Deutschland: 12 500 pro Jahr (1996) ⇒ dritthäufigste Todesursache!
- Suizidversuche: 5 bis 10-mal häufiger als Suizide (hohe Dunkelziffer!),
- Suizidraten seit Anfang der 80er-Jahre nicht mehr angestiegen (bei Zunahme der Suizidversuche),
- über 50% aller Suizide: Menschen mit psychischen Störungen und Leidenszuständen (Melancholie, Alkoholismus, Suchterkrankungen, Schizophrenie),
- Suizidversuche: w > m (2 : 1) (aktuelle Anlasssituation häufig Liebeskonflikt),
- Suizide: m > w (2 : 1) (aktuelle Anlasssituation häufig Berufskonflikt),
- Prädilektionsalter: 15-45. Lebensjahr. und > 70 Lebensjahr.
- Allgemein gilt, dass die Ernsthaftigkeit der suizidalen Intention mit dem Alter zunimmt und dass die Durchführung umso radikaler ist, je länger die suizidalen Gedanken und Impulse bestanden.

Antwort 370
Die Antworten A) B) und D) sind richtig.
Bei den Denkstörungen werden formale Denkstörungen und inhaltliche Denkstörungen unterschieden.

- Formale Denkstörungen sind Störungen des Denkablaufs in Bezug auf Geschwindigkeit (beschleunigt, langsam, gehemmt gesperrt), Ablauf (umständlich, eingeengt) oder logische Struktur. Unterschieden werden z.B.
  - Gedankenabreißen: Gedanke bricht mitten im Satz ab und wird nicht zu Ende gedacht.
  - Sperrung des Denkens,
  - Perseveration: Der immer gleiche Gedanke wird immer wieder gedacht.
  - Denkhemmung: Das Denken ist verlangsamt und stockend; ein Gedanke kann nicht oder nicht sofort zu Ende gedacht werden.
  - Ideenflucht, Gedankenflucht, zerfahrenes Denken: Das Denktempo ist erhöht, viele Gedanken in sehr kurzer Zeit, manchmal auch mehrere Gedanken gleichzeitig. Die Assoziationen sind gelockert, die Gedanken dadurch sprunghaft. Die Themen wechseln ständig, der Betroffene kann nicht bei einem Gedankengang bleiben.
  - Inkohärentes Denken: Die einzelnen Gedanken bleiben ohne Zusammenhang, sie sind unlogisch, bruchstückhaft und zerfahren. Teilweise bestehen die Gedanken nur noch aus einzelnen Wörtern oder Wortfetzen.
  - Neologismen: Wortneubildungen
  - Gedankenarmut: Die Gedanken kreisen um nur wenige Themen, der Wortschatz ist eingeschränkt, teil-

weise sind Gedächtnisinhalte verlorengegangen.
  - Vorbeireden: Auf den Gesprächspartner wird nicht eingegangen.
- Bei inhaltlichen Denkstörungen ist der Denkinhalt unrichtig und nicht realitätsbezogen („Wahn“).

Antwort 371
Die Antwort B), D) und E) sind richtig.
Vgl. zum ADHS Antwort zu Frage **207**.

Antwort 372
Die Antwort C) ist richtig.
Bei der Agoraphobie, der Platzangst haben die betroffenen Patienten Angst, freie Plätze zu überqueren oder sich dort aufzuhalten, auf freien Straßen zu gehen, öffentliche Verkehrmittel zu benutzen bzw. das (schützende) Haus oder die Wohnung zu verlassen.
Zu A: Die Klaustrophobie ist die Angst vor dem Aufenthalt in engen geschlossenen Räumen, besonders, wenn keine Fluchtmöglichkeiten bestehen (Aufzug) oder in dicht gedrängten Menschenmassen (Kaufhaus, Stadion, Kino). Die Frage kann in die Irre führen: Die Angst besteht allerdings nicht vor dem Aufzugfahren, sondern vor dem „das Haus verlassen“. Deshalb handelt es sich hier um eine Agoraphobie und nicht um eine Klaustrophie.
Zu B: Soziale Phobie: Vgl. Antwort zu Frage **355**
Zu E: Arachnophobie: Zwanghafte Angst vor Spinnen.

AUGE (A/P, PATHOLOGIE)

Antwort 373

Die Antwort B) ist richtig.

Zu A: Das Chalazion (sog. Hagelkorn) ist eine chronische Entzündung einer oder mehrerer Meibom-Drüsen, meist hervorgerufen durch Verstopfung des Drüsen-Ausführungsgangs, Klinisch zeigt sich ein traubenkern- bis haselnusskerngroßer, unverschieblicher Knoten knapp innerhalb der Lidkante. Der Knoten ist derb, schmerzlos und druckunempfindlich.

Zu C: Molluscum contagiosum (sog. Dellwarze) ist eine weltweit verbreitete Infektion der Haut mit Molluscum-contagiosum-Virus. Die Krankheit wird durch Schmierinfektion übertragen. Die Inkubationszeit beträgt 2-8 Wochen, die Erkrankung findet sich häufig bei Kindern (gelegentlich Epidemien). Klinisch zeigt sich eine derbe, bis zu erbsgroße Papel mit zentraler Eindellung, besonders im Gesicht (Lider), an Hals, Achseln, am seitlichen Brustkorb und an den Genitalien. Auf Druck entleert sich eine krümelige Masse. Die Krankheit bildet sich oft spontan zurück.

Zu D: Als Xanthelasmen werden hellgelbe Platten im Bereich der Augenlider durch Cholesterinablagerungen bezeichnet. Xanthelasmen sind in jungem Alter praktisch immer Folge einer Hyperlipoproteinämie vom Typ II, in höherem Alter häufig unabhängig von einer Fettstoffwechselstörung (harmlos).

Zu E: Als Skotom wird ein umschriebener Gesichtsfeldausfall bezeichnet.

Antwort 374

Die Antwort A) ist richtig.

Eine Embryopathie ist eine Erkrankung vor der Geburt ('pränatal'), während der Organbildungsphase in der Embryonalperiode (1-3. Monat).

Zu 3 und 4: Die Mukoviszidose ist keine Embryopathie sondern eine erbliche Stoffwechselstörung mit einem genetischen Defekt am Chromosom 7. Die Trisomie 21 (Down-Syndrom, Mongolismus) ist eine Erkrankung die durch ein überzähliges, drittes Chromosom 21 verursacht wird.

Antwort 375

Die Antwort E) ist richtig.

Zu 1: Die diabetische Retinopathie ist eine Form der Mikroangiopathie. Zunächst kommt es zu Mikroaneurysmen, die zu Blutungen, Narbenbildungen und Kapillareinsprossungen ins Bindegewebe führen.

Bei arterieller Hypertonie, Gehirntumoren und der Neuritis nervi optici (z.B. bei Multipler Sklerose) ist am Augenhintergrund oft eine Stauungspapille (knopfförmige Vorwölbung der Sehnervenpapille) sichtbar.

Antwort 376

Die Antwort D) ist richtig.

Vier der sechs Augenmuskeln je Auge werden vom N. oculomotorius (III) innerviert. Es sind dies:

- M. rectus superior,
- M. rectus inferior,
- M. rectus medialis,
- M. obliquus inferior.

Außerdem innerviert der N. oculomotorius den M. levator palpebrae superioris, der das Oberlid hebt.

Der M. obliquus superior wird vom N. trochlearis (IV), der M. rectus lateralis vom N. abducens (VI) innerviert.

Antwort 377
Die Antwort B) ist richtig.
Zu 1: Das Sehen von Doppelbildern spricht für eine Augenmuskellähmung.
Zu 3: Auch bei Netzhautablösungen kann es zur - meist einseitigen - Farbfehlsichtigkeit kommen. Die eigentliche Rot-Grün-Schwäche ist aber eine rezessiv-geschlechtsgebundene, vererbte Fehlsichtigkeit.

Antwort 378
Die Antwort A) ist richtig.
Der Gelbe Fleck (Makula lutea) ist die Stelle des schärfsten Sehens (genauer: die fovea centralis, die vertiefte zentrale Stelle des gelben Flecks). Die Dichte der Zapfen auf der Netzhaut ist hier besonders hoch. Der Gelbe Fleck liegt genau auf der Sehachse, wenn man also einen Gegenstand 'fixiert', wird er von den Sinneszellen des Gelben Fleckes abgebildet. Was tagsüber zum Vorteil ist, wird nachts dann zum Problem. Da die Sicht im Halbdunkel nur durch die Stäbchen möglich ist und diese im Gelben Fleck unterrepräsentiert sind, fällt es nun schwer, kleine Objekte (z.B. das 'Reiterlein' im Sternbild 'Großer Wagen') auszumachen. Leichter fällt dies, wenn man einen Punkt neben dem gesuchten Objekt fixiert, so dass der gewünschte Lichteinfall neben dem Gelben Fleck stattfindet, wo er aufgrund der höheren Stäbchendichte registriert werden kann.
Die Austrittstelle des Sehnerven und der Blutgefäße aus dem Augapfel wird Blinder Fleck oder Sehnervpapille genannt. In der Augenhintergrundsaufnahme ist sie in Form einer hellen Scheibe sichtbar, in der die größeren Blutgefäße zusammenlaufen. An dieser Stelle befinden sich keine Sinneszellen.

Antwort 379
Die Antwort A) ist richtig.
Zu B: hängendes Augenlid: Ptosis.
Zu C: rotes Auge: z.B. Konjunktivitis.
Zu D: erhöhter Augendruck: Glaukom.
Zu E: Umstülpung des Lides nach außen: Ektropium.

Antwort 380
Die Antwort D) ist richtig.
Der Glaskörper besteht zu fast 99 % aus Wasser und enthält ansonsten vorwiegend Mukopolysaccharide. Er hat eine gallertartige Konsistenz.

Antwort 381
Die Antwort D) ist richtig.
Symptome des akuten Glaukomanfalls:

- Schmerzen: heftige Schmerzen im betroffenen Auge und um das Auge herum. Ausstrahlung in die Zähne, in den ganzen Kopf, evtl. sogar ins Abdomen!
- tastbare Härte des Augapfels: beim akuten Glaukomanfall fühlt sich der Augenbulbus steinhart an (= wichtigstes Symptom, Augeninnendruck 60-80 mmHg).
- Nebelsehen und Farbringe: bei Dunkelheit werden Farbringe um Lichtquellen gesehen (Folge des Hornhautödems).

Weitere Symptome:

- Bindehaut gerötet,
- episklerale Gefäße erweitert (gemischte Injektion),
- Hornhaut-Ödem mit matt-hauchiger Trübung,
- Vorderkammer flach oder völlig aufgehoben,
- Iris verwaschen, Pupille erweitert und unregelmäßig entrundet.

Zu 2: Nystagmus = 'Augenzittern': unwillkürliche horizontale, vertikale oder rotatorische Augenbewegungen (gehört nicht zu den typischen Symptomen des Glaukomanfalls.

Antwort 382
Die Antwort B) ist richtig.
Symptome für eine Netzhautablösung sind:
- Lichtblitze,
- Sehen von Schleiern (wird oft auch als 'Schwarm schwarzer Mücken' bezeichnet),
- später kommt es zu Gesichtsfeldausfällen, meist von unten aufsteigend.

Antwort 383
Die Antwort B) ist richtig.
Das Farbensehen ist beim Glaukom i. d. R. nicht beeinträchtigt (es gibt Ausnahmen!).

Antwort 384
Die Antwort C) ist richtig.
Folgende Entsprechungen sind möglich:
Linse - Linse,
Blende - Iris,
Film - Netzhaut,
Verschluss - Lid.

Antwort 385
Die Antwort E) ist richtig.
Glaukom ('grüner Star') ist der Sammelbegriff für alle Krankheiten, die mit erhöhtem Augeninnendruck einhergehen. Man unterscheidet ein chronisches von einem akuten Glaukom, wobei oben genannte Symptome typisch für einen akuten Glaukomanfall (nur 5% der Glaukomfälle) sind. Dieser stellt einen Notfall dar!

Antwort 386
Die Antwort C) ist richtig.

Antwort 387
Die Antwort C) ist richtig.
Zu 1: Die Gesichtsfeldausfälle sind meist von unten aufsteigend ('Mauer').
Zu 2: Der Schleier vor den Augen wird oft mit einem 'Schwarm schwarzer Mücken' verglichen.
Zu 5: Auch Störungen des Farbensehens sind beschrieben. Sie sind allerdings selten und treten nicht isoliert sondern mit anderen Symptomen der Netzhautablösung zusammen auf.

Antwort 388
Die Antwort A) ist richtig.
Das Gerstenkorn (oder Hordeolum) ist eine akute Staphylokokken-Infektion der Lidrand-Drüsen, meist der Meibom-Drüse (Hordeolum internum), seltener der Zeis- oder Moll´schen Drüsen (Hordeolum externum). Therapie:
- Wärme (Rotlicht) im akuten Zustand, um den Eiterherd schneller zur Abkapselung und zum Durchbruch zu bringen,
- antibiotische Salben (zur Eindämmung),
- Inzision, nur wenn der spontane Abfluss des Eiters ausbleibt.

Antwort 389
Die Antwort D) ist richtig.
Zu 1: Die überschüssige Tränenflüssigkeit wird über den Tränen-Nasen-Gang in die Nasenhöhle abgeleitet, wo sie noch dem Anfeuchten der Atemluft dient.
Die Tränenflüssigkeit hat folgende Aufgaben:
- Reinigen der Hornhaut und des Bindehautsacks von kleinen Fremdkörpern,
- Ausgleich kleiner Unebenheiten der Hornhaut, damit auf der Netzhaut ein unverzerrtes Bild entsteht,
- Befeuchten der Hornhaut, damit diese in einem gleichmäßigen Quellungszustand bleibt.

Antwort 390
Die Antwort E) ist richtig.
Katarakt: Eintrübung der Linse (meist beidseitig) mit Beeinträchtigung des Sehens (bis zur Blindheit).

Antwort 391
Die Antwort E) ist richtig.
Die hintere Augenkammer wird von Iris, Linse, Glaskörper und Ziliarkörper begrenzt, die vordere Augenkammer von Iris, Linse und Hornhaut. Beide Augenkammern sind mit Kammerwasser gefüllt. Sie sind durch die Pupille miteinander verbunden.

Antwort 392
Die Antwort E) ist richtig.
Die Erblindung bei Glaukom hat als Ursache die Augeninnendruckerhöhung und eine Durchblutungsstörung im Bereich des Sehnervs. (Die Rolle des Augeninnendrucks als alleinige Ursache des Glaukoms hat sich relativiert: Studien zeigen, dass ca. 60% der Patienten mit glaukomatösen Gesichtsfelddefekten normale Augendruckwerte, < 21 mm Hg, aufweisen. Durchblutungsstörungen im Bereich des Sehnerven gelten als weitere wesentliche Ursache der Erkrankung.)
Der Tränen(nasen)kanal beginnt am medialen Lidrand und endet unter der unteren Nasenmuschel. Über ihn fließt die Tränenflüssigkeit ab. Er hat keine Beziehung zur Augenkammer.

Antwort 393
Die Antwort B) ist richtig.
Die Augenmuskeln sind:
- oberer gerader Augenmuskel,
- (M. rectus superior),
- unterer gerader Augenmuskel
- (M. rectus inferior),
- innerer gerader Augenmuskel
- (M. rectus medialis),
- äußerer gerader Augenmuskel
- (M. rectus lateralis).

Außerdem:
- oberer schräger Augenmuskel (M. obliquus superior),
- unterer schräger Augenmuskel (M. obliquus inferior).

Antwort 394
Die Antwort B) ist richtig.
Zu A: Die unregelmäßige Krümmung der Hornhaut führt zum Krankheitsbild des Astigmatismus.
Zu B: Synonyme zum Begriff 'Grauer Star' sind: Linsentrübung und Katarakt.
Zu C: Das Phänomen des erhöhten Augeninnendruckes findet man beim Grünen Star (Glaukom).
Zu D: Der Fachbegriff für Altersweitsichtigkeit ist Presbyopie. Sie entsteht durch Elastizitätsverlust der Linse.

Antwort 395
Die Antwort B) ist richtig.
Zu A: Erhöhter Augeninnendruck: Glaukom.
Zu D: Entzündung der Regenbogenhaut: Iritis.
Zu E: Netzhautveränderung bei Diabetes mellitus: Diabetische Retinopathie.

Antwort 396
Die Antwort B) ist richtig.
Durch die unregelmäßige Krümmung der Hornhaut werden Objekte auf der Netzhaut nicht mehr im Brennpunkt abgebildet, so dass das Bild, das der Betroffene sieht, unscharf wird (Astigmatismus heißt wörtlich 'Brennpunktlosigkeit').

Antwort 397
Die Antwort B) ist richtig.
Das Kammerwasser wird in der hinteren Augenkammer gebildet und zwar vom Ziliarkörper (und evtl. auch von der Regenbogenhaut).

Antwort 398
Die Antwort B) ist richtig.
Symptome einer Netzhautablösung:
- Lichtblitze,
- Schwarm schwarzer Mücken (Einblutungen),
- später erscheint eine 'Mauer' (meistens von unten aufsteigend; Netzhautablösung oben).

Antwort 399
Die Antwort B) ist richtig.
Zu C: Erhöhung des Augeninnendrucks: Glaukom.
Zu D: Fehlerhafte Hornhautkrümmung: Astigmatismus.
Zu E: Altersweitsichtigkeit: Presbyopie.

Antwort 400
Die Antwort B) ist richtig.
Den größten Anteil an der Lichtbrechung im Auge haben Hornhaut und Linse. Von den ca. 60 Dioptrien Gesamtbrechkraft des Auges entfallen etwa 3/4 auf die Hornhaut.

Antwort 401
Die Antwort E) ist richtig.
Zu A: Hornhaut: Stelle der stärksten Lichtbrechung am Auge.
Zu B: Zapfenzellen: Dienen dem Farbensehen am Auge
Zu C: gelber Fleck: Stelle des schärfsten Sehens am Auge
Zu D: Stäbchenzellen: Stelle des Schwarz-Weiß-Sehens am Auge

Antwort 402
Die Antwort E) ist richtig.
Strabismus heißt Schielen, also die Fehlstellung eines Auges.
Der Fachterminus für eine Netzhautablösung wäre Ablatio retinae.

Antwort 403
Die Antwort D) ist richtig.
An Aderhaut und Netzhaut findet keine Lichtbrechung statt.
Die mittlere Augenhaut (Aderhaut, Uvea) versorgt mit ihrem reichen Gefäßnetz sowohl die Netzhaut, als auch die vorderen Augenabschnitte. Im vorderen Teil bildet sie den Ziliarkörper (Strahlenkörper) und die Regenbogenhaut (Iris) aus. Der Ziliarkörper dient als Aufhängeapparat für die Linse und besitzt einen Ringmuskel (Ziliarmuskel) für die Linseneinstellung.
In der Netzhaut finden sich die lichtempfindlichen Zellen: Zapfen und Stäbchen (Sinnesepithel).

Antwort 404
Die Antwort D) ist richtig.
Die Weitsichtigkeit ist eine Form der Fehlsichtigkeit, bei der die parallel ins Auge einfallenden Strahlen erst hinter der Netzhaut vereinigt werden. Sie tritt häufig erst im Alter auf.

Antwort 405
Die Antwort C) ist richtig.
Das Gerstenkorn (Hordeolum) ist eine akute Staphylokokkenentzündung der Lidranddrüsen, die häufig die Meibom-Drüsen, seltener die Zeis- oder Moll-Drüsen betrifft und mit starken Schmerzen einhergeht. Nur wenn sich der Eiter nicht spontan entleert muss manchmal chirurgisch eingeschnitten werden.

Antwort 406
Die Antwort B) ist richtig.
Die sechs Augenmuskeln werden vom III., IV. und VI. Hirnnerv versorgt.

Antwort 407
Die Antwort A) ist richtig.
Der gelbe Fleck (Macula lutea) ist die Stelle des schärften Sehens. Hier sind die für

das Farbensehen zuständigen Zapfen am stärksten repräsentiert.

Antwort 408

Die Antwort A) ist richtig.

Unter Akkomodation versteht man die Fähigkeit des Auges zur Scharfeinstellung bzw. -abbildung beobachteter (fixierter) Gegenstände auf der Netzhautebene in Relation zur jeweiligen Beobachtungsentfernung. Sie beruht auf der Umwandlungsfähigkeit der elastischen Linse von der Kugelform (hohe Brechkraft, Naheinstellung) zur Ellipsenform (geringe Brechkraft, Ferneinstellung). Über die Iris (-blende) wird - wie beim Fotoapparat - die Tiefenschärfe beeinflusst.

Antwort 409

Die Antwort C) ist richtig.

Zu 2: Lichtblitze sind typisch für Netzhautablösung.

Antwort 410

Die Antwort E) ist richtig.

Konjunktivitis ist der Sammelbegriff für entzündliche Erkrankungen der Augen-Bindehaut. Bindehautentzündungen sind die häufigsten Augenkrankheiten.

- Leitsymptom: rotes Auge,
- Sekretion (wässrig, schleimig, eitrig),
- morgendliche Verklebung der Lidränder durch eingetrocknetes Sekret ,
- Fremdkörpergefühl im Auge,
- Brennen und Jucken im Auge,
- Lichtscheu,
- Schwellung der Bindehaut,
- bei viralen Entzündungen: Follikel auf der Innenseite der Lider (Lymphozytenansammlungen),
- bei allergischen Entzündungen: Papillen (Vorwölbungen an der Innenseite der Lider, die ein feines Blutgefäßbäumchen zeigen),
- bei Beteiligung des Hornhautepithels (Keratokonjunktivitis): krampfhafter Lidschluss.

Antwort 411

Die Antwort B) ist richtig.

Beim Glaukom entsteht durch eine Abflussstörung des Kammerwassers ein erhöhter Augeninnendruck.

Antwort 412

Die Antwort C) ist richtig.

Zu A: Unter Blickfeld versteht man den bei unbewegtem Kopf durch Blickbewegungen optisch (maximal) erfassbaren Teil des Raums.

Zu D: Unter Visus versteht man Sehen, bzw. Gesichtssinn, Sehschärfe.

Zu E: Ein Hordeolum (Gerstenkorn) ist eine akute Staphylokokken-Infektion der Lidrand-Drüsen.

Antwort 413

Die Antwort A) ist richtig.

Die Zapfen sind für das Farbensehen, die Stäbchen für das Hell-Dunkel-Sehen wichtig.

Antwort 414

Die Antwort B) ist richtig.

Bei Nahakkommodation vergrößert die Linse ihren Krümmungsradius (und damit ihre Brechkraft) und die Pupille wird enger.

Antwort 415

Die Antwort A) ist richtig.

Zu E: Ein zu kurzer Augapfel ist Ursache der Hyperopie (Weitsichtigkeit).

Antwort 416

Die Antwort C) ist richtig.

Die vordere Augenkammer wird von Hornhaut, Linse und Iris begrenzt, die hintere Augenkammer von Iris, Linse, Glaskörper und Ziliarkörper.

Antwort 417
Die Antwort B) ist richtig.
Die Stelle des schärfsten Sehens nennt man Macula lutea (gelber Fleck).
Zu 2 und 4: Die Sehnervenpapille ist der Ort, an dem der Sehnerv das Auge verlässt. Hier finden sich keine Sinneszellen, deshalb wird diese Stelle auch 'blinder Fleck' genannt.
Zu 5: Macula densa-Zellen sind Zellen des juxtaglomerulären Apparates der Niere. Sie registrieren die Natriumionenkonzentration im distalen Tubulus und sind so für die Blutdruckregulation mitverantwortlich.

Antwort 418
Die Antwort D) ist richtig.
Die mittlere Augenhaut (Uvea) besteht aus Aderhaut, Ziliarkörper und Iris. Die Aderhaut liegt der Sklera innen an und versorgt mit ihrem reichen Gefäßnetz sowohl die Netzhaut, als auch die vorderen Augenabschnitte. Im vorderen Teil bildet sie den Ziliarkörper (Strahlenkörper) und die Regenbogenhaut (Iris) aus. Der Ziliarkörper dient als Aufhängeapparat für die Linse und besitzt einen Ringmuskel (Ziliarmuskel) für die Linseneinstellung.

Antwort 419
Die Antwort C) ist richtig.
Die Fovea centralis ist die vertiefte zentrale Stelle des gelben Flecks (Macula lutea): sie ist der Ort des schärfsten Sehens und enthält nur Zapfen, keine Stäbchen.

Antwort 420
Die Antwort D) ist richtig.
Die Gonoblennorrhö (auch: Blennorrhoea neonatorum, Ophthalmia neonatorum) ist eine Konjunktivitis der Neugeborenen durch okulo-genitale Infektion mit Neisseria gonorrhoeae (Gonokokken) während der Geburt.
Klinik: Bindehautentzündung mit hochgradiger Gefährdung der Hornhaut (Einschmelzung und Perforation innerhalb weniger Stunden)
Therapie: Durch die Credé-Prophylaxe (Einbringen von 1%iger Silbernitratlösung in die Bindehaut sofort nach der Geburt) ist die Gonokokken-Konjunktivitis in Europa fast verschwunden.
Zu 3: Weltweit kommt die Gonoblennorrhö noch vor, in Europa ist sie nahezu verschwunden.

Antwort 421
Die Antwort E) ist richtig.
Zu 1: Das Lidödem bei der Konjunktivitis entsteht dadurch, dass aufgrund der Entzündungsvorgänge Histamin ausgeschüttet wird, welches die Gefäßpermeabilität erhöht, so dass Abwehrzellen, großmolekulare Stoffe und auch Flüssigkeit aus den Gefäßen in den Interzellularraum gelangen können.
Zu 2: Das Myxödem wird durch Mukopolysaccharidablagerungen hervorgerufen.
Zu 3: Bei der Anaphylaxie kommt es durch Freisetzung gefäßreaktiver Faktoren aus Mastzellen nach Antigenkontakt zu Ödembildung.

Antwort 422
Die Antwort E) ist richtig.
Alle aufgeführten Zustände können zu einer Pupillenerweiterung führen.
(Terminologie bei Pupillenveränderungen:
- weite Pupillen: Mydriasis,
- enge Pupillen: Miosis,
- gleich weite Pupillen: Isokorie,
- ungleich weite Pupillen: Anisokorie).

Antwort 423
Die Antwort C) ist richtig.
Als dringlichste Maßnahme bei Augenverätzungen gilt das sofortige Ausspülen mit Wasser, Mineralwasser, physiologischer

Kochsalzlösung o. Ä. Milch ist ungeeignet. Der Notarzt ist zu verständigen.

Antwort 424

Die Antwort B) ist richtig.

Die Osteogenesis imperfecta (Glasknochenkrankheit), eine angeborene Störung der Osteoblastentätigkeit, geht oft mit bläulicher Verfärbung der Skleren einher.

Antwort 425

Die Antwort D) ist richtig.

Der Horner-Symptomenkomplex entsteht durch Läsion des N. sympathicus und zentraler Sympathikusbahnen. Klinische Trias:

- Miosis (Pupillenverengung),
- Ptosis (Herabhängen des Oberlids,
- Enophthalmus (Zurücksinken des Augapfels in die Orbita).

Antwort 426

Die Antwort A) ist richtig.

Die Tränen werden von den Tränendrüsen produziert, die seitlich über dem Oberlid liegen und deren Ausführungsgänge in die Umschlagfalte der Augenlider münden. Der Abfluss der Tränen findet über die Tränenpünktchen statt, die sich am oberen und unteren Lidrand im inneren Augenwinkel befinden und sich zu den Tränenkanälchen öffnen, die schließlich in den Tränensack münden. Dieser geht unmittelbar in den Tränennasenkanal über, der in der Nasenhöhle endet.

Die Innenlidranddrüsen sind Talg- bzw. Schweißdrüsen.

Antwort 427

Die Antwort D) ist richtig.

Die Linse bricht die einfallenden Lichtstrahlen, so dass sie punktförmig im sog. Brennpunkt auf der Netzhaut abgebildet werden. Die Scharfeinstellung (Akkommodation) beobachteter Gegenstände in Relation zur Beobachtungsentfernung obliegt ebenfalls der Linse, die zu diesem Zweck von kugelig (hohe Brechkraft, Naheinstellung) zu ellipsenförmig (niedrige Brechkraft, Ferneinstellung) verformbar ist.

Die Adaption hingegen ist die Anpassung des Auges an unterschiedliche Lichtverhältnisse. Dies ist ein komplexer Vorgang, der u.a. durch Änderung der Pupillenweite, Übergang vom Zapfen- auf Stäbchensehen und Empfindlichkeitsänderung der Netzhaut vollzogen wird.

Antwort 428

Die Antwort A) ist richtig.

Bei Weitsichtigkeit ist der Augapfel im Verhältnis zur Brechkraft zu kurz, so dass der Brennpunkt sich hinter der Netzhaut befindet. Ursache ist meistens ein zu kurz gebauter Augapfel, seltener eine zu schwache Brechung. Durch Vorschalten einer konvexen Linse wird die Brechung der einfallenden Lichtstrahlen verstärkt und der Brennpunkt vor verlagert, so dass er sich wieder auf der Netzhaut befindet.

Antwort 429

Die Antwort B) ist richtig.

Die Iris ist, wie der Ziliarkörper, ein Teil der mittleren Augenhaut (Aderhaut, Uvea).

Antwort 430

Die Antwort A) ist richtig.

Vor jeglicher Behandlung ist eine Anamneseerhebung und eine klinische Untersuchung notwendig, die nach einem klar definierten und jederzeit reproduzierbaren Schema vor sich geht!

Antwort 431

Die Antwort D) ist richtig.

Die Netzhaut liegt zwischen dem Glaskörper, zu dem sie mit der inneren Grenzmembran abgegrenzt ist, und der Aderhaut, der sie mit der äußeren Grenzmembran, in der sich auch die Stäbchen und Zapfen befinden, aufliegt.

Antwort 432

Die Antwort D) ist richtig.

Die Vertreter der Augen- oder Irisdiagnose gehen von der Annahme aus, dass sich der Körper und die inneren Organe auf der Iris abbilden. Sie beanspruchen, anhand von Veränderungen in der Iris Erkrankungen des Gesamtorganismus oder Dispositionen für solche erkennen zu können. Diese Vorstellungen widersprechen den Erkenntnissen der modernen Anatomie.

Antwort 433

Die Antwort B) ist richtig.

Im Chiasma opticum (Sehnervenkreuzung) kreuzen die von den nasalen Netzhauthälften kommenden Axone des Sehnervs, während die von den temporalen ungekreuzt weiterziehen. Da auf den nasalen Netzhauthälften die lateralen Gesichtsfeldanteile abgebildet werden, kommt es bei Zerstörung der Sehnervenkreuzung (z.B. durch Hypophysentumoren) zur so genannten 'Scheuklappenblindheit' (bitemporale Hemianopsie).

Antwort 434

Die Antwort D) ist richtig.

Xanthelasmen sind durch Cholesterinablagerungen bedingte hellgelbe Platten im Bereich der Augenlider. In jungen Jahren immer ein Hinweis auf eine Fettstoffwechselstörung, im Alter auch häufig unabhängig davon.

Antwort 435

Die Antwort E) ist richtig.

Weite, reaktionslose Pupillen gehören zu den unsicheren Todeszeichen. Durch geeignete Reanimationsmaßnahmen können klinisch tote Patienten mit unsicheren Todeszeichen wieder ins Leben zurückgeholt werden.

Antwort 436

Die Antwort E) ist richtig.

Zu 1: Bei akuter Methylalkoholvergiftung (Methanolvergiftung) kommt es nach oraler Aufnahme von Methanol zu Schwindel, Kopfschmerz, Erbrechen, Sehstörungen bis zur Erblindung und Krämpfen. Bei chronischer Methylalkoholvergiftung kommt es durch Resorption über die Haut und Einatmung zur Reizung der Augenbindehäute und des Atemtrakts, Kopfschmerz, Ohrensausen, Sehstörungen, zentralem Skotom, Neuritiden und Leberschäden.

Zu 2: Doppelbildersehen und Neuritis nervi optici sind häufige Symptome der Multiplen Sklerose.

Zu 3: Sehstörungen sind typisch für eine Digitalisvergiftung, z.B. eine Veränderung des Farbensehens im Grün-Gelb-Bereich.

Zu 4: Muskelrelaxanzien wie z.B. Curare wirken an der Synapse und hemmen dort die Wirkung von Acetylcholin. Auch andere Substanzen, wie z.B. Tranquilizer (Diazepam = Valium) haben eine muskelrelaxierende Wirkung. Sie wirken auf spinal fördernde Interneurone (zentrale Muskelrelaxanzien). Als Nebenwirkung dieser Präparate kann es zu Sehstörungen kommen.

Zu 5: Die Iritis (Regenbogenhautentzündung) kann über Verklebungen der Iris und Ausfällungen auf der Hornhaut zu Sehstörungen führen.

Antwort 437

Die Antwort B) ist richtig.

Doppelbilder durch Augenmuskellähmung ist ein typisches Symptom bei Intoxikation mit dem Gift des Bakteriums Clostridium botulinum, dem Botulismus.

Antwort 438

Die Antwort A) ist richtig.

Antwort 439

Die Antwort A) ist richtig.

Der Kayser-Fleischer-Kornealring ist eines der Symptome bei der Kupferstoffwechselstörung des Morbus Wilson (hepatolentikuläre Degeneration). Es findet sich ein dünner olivgrüner oder bräunlicher Ring in der Kornea.

Zu B: Das Hervorquellen des Augapfels wird auch als Protrusio bulbis bezeichnet.

Zu C: Graefe-Zeichen: Zurückbleiben des Oberlids bei Blicksenkung, so dass die Sklera sichtbar bleibt.

Zu E: Der seltene Lidschlag bei M. Basedow wird auch Stellwag-Zeichen genannt.

Antwort 440

Die Antwort B) ist richtig.

(Vgl. zur Klinik des Glaukomanfalls die Antwort auf Frage **309**).

Antwort 441

Die Antwort D) ist richtig.

Als Kammerwasser wird der Inhalt der vorderen und hinteren Augenkammer bezeichnet. Das Kammerwasser entsteht durch aktive Sekretion einer klaren, farblosen Flüssigkeit (2-3 mm^3/min) durch das Ziliarkörperepithel. Der Abfluss erfolgt in den Kammerwinkel (Schlemm-Kanal und Kammerwasservenen). Störungen des Abflusses können zu Augeninnendruckerhöhung und Glaukom führen.

Antwort 442

Die Antwort C) ist richtig.

Zu 3: Die vordere Augenkammer wird vorne von der Hornhaut, hinten von Regenbogenhaut und Linse begrenzt. Die hintere Augenkammer liegt zwischen Iris, Ziliarkörper, Linse und Glaskörper.

Zu 5: Der Parasympathikus verengt die Pupille, der Sympathikus erweitert die Pupille.

Antwort 443

Die Antworten D) und E) richtig.

Zu B: Glaukom ist der Sammelbegriff für Krankheiten des Auges, die mit einem erhöhten Augeninnendruck (intraokularer Druck) einhergehen.

Der normale Augeninnendruck ist in der Regel seitengleich etwa 15 mmHg mit einer oberen Grenze von 21 mmHg. Beim akuten Glaukomanfall treten Drucke zwischen 50 und 80 mmHg auf, beim chronischen Glaukom solche zwischen 25 und 45.

Mit der orientierenden Methode der Fingerpalpation kann das chronische Glaukom normalerweise nicht diagnostiziert werden. Nur bei den sehr hohen Drucken des akuten Glaukomanfalls kann die Fingerpalpation entscheidende Hinweise für eine schnelle Diagnose geben.

Antwort 444

Die Antworten A), B) und D) sind richtig.

Antwort 445

Die Antwort D) ist richtig.

Das Horner-Syndrom (Horner-Trias) ist gekennzeichnet durch Miosis, Ptosis und Enophthalmus (also Zurücktreten des Augapfels in die Orbita).

Zu 3: Sinus cavernosus oder Sinus durae matris ist die Bezeichnung für die klappenlosen venösen Blutleiter der harten Hirnhaut.

Bei der Sinusthrombose (Kavernosusthrombose, Sinusvenenthrombose) kommt es – meist fortgeleitet von einer Entzündung im Gesicht (z.B. Nasenfurunkel) – zu einer septischen Venenentzündung (Thrombophlebitis) des Sinus cavernosus mit Fieber, Bewusstseinsstörungen, Exophthalmus (auch: Protrusio bulbi), epileptischen Anfällen, Hirnnervenlähmungen.

Zu 5: Das Retinoblastom ist ein im Kindesalter (meist Kinder 0-5 Jahre), seltener im Jugendalter auftretender, bösartiger Netzhauttumor.

Antwort 446

Die Antwort A) ist richtig.

Zu einer Ptosis, dem Herabhängen des Oberlids, kommt es bei einer Schädigung oder Lähmung des Musculus levator palpebrae (innerviert vom Nervus oculomotorius) oder (geringgradiger) durch den Ausfall des Musculus tarsalis, der vom Kopfsympathikus innerviert wird.

Antwort 447

Die Antwort B) ist richtig.

Vgl. zur Klinik des akuten Glaukomanfalls Antwort zu Frage **381**.

Zu C: Als Arcus lipoides corneae wird eine ringförmige, weißliche Trübung der Hornhautperipherie bezeichnet. Ursächlich ist eine Lipid- und Kalkeinlagerung. Tritt dieses Phänomen in jugendlichem Alter (Arcus lipoides juvenilis, Embryotoxon) auf, so steht es meist in Zusammenhang mit einer Hyperlipoproteinämie vom Typ II. Tritt es im höheren Alter so ist es häufig unabhängig von erhöhten Serumlipiden (Arcus lipoides senilis, Gerontoxon) und hat keinen Krankheitswert.

Antwort 448

Die Antwort D) ist richtig.

Ein Skotom ist ein umschriebener Gesichtsfeldausfall. Beim zentralen Skotom kommt es zu einem Gesichtsfeldausfall im Bereich der Netzhautmitte (z.B. bei einer Entzündung oder Atrophie des Sehnervs und bei einer Makuladegeneration).

Zu A: Vgl. Antwort zu Frage **261**.

Zu B: Anisokorie: Anisokorie: Eine Seitendifferenz im Durchmesser der Pupillen wird als Anisokorie bezeichnet (vgl. Antwort **273**.

Zu C: Mydriasis: Pupillenerweiterung durch Sympathikusreizung oder Okulomotoriuslähmung. Ursachen: Erregungszustände (Schreck, Schmerz, Angst): herdgleichseitig bei intrakraniellen Blutungen, Koma, Hypothyreose, Medikamente (Mydriatika), Toxine.

Antwort 449

Die Antwort C) ist richtig.

Die Myopie (Kurzsichtigkeit) ist eine Form der Fehlsichtigkeit (Ametropie), bei der die parallel einfallenden Strahlen schon vor der Netzhaut vereinigt werden.

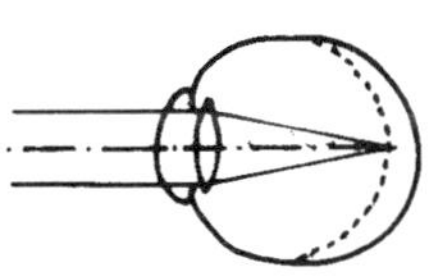

Die Linse ist funktionsfähig der Augapfel aber zu lang. Das scharfe Bild liegt vor der Netzhautebene.

Ursache:

- Zu langer Augapfel (Achsenmyopie),
- zu starke Brechung des optischen Systems Refraktions- oder Brechungsmyopie: z.B. durch Keratokonus, Kugellinse, Katarakt, Linsenverlagerung).

Normalerweise sehen wir in der Ferne (∞) ohne Akkomodation scharf. Beim Myopen liegt der Fernpunkt (den er gerade noch scharf sieht) nicht im Unendlichen, sondern im endlichen Abstand. Alles was hinter diesem Punkt liegt, sieht er unscharf; Akkomodation (Naheinstellung der Linse) würde die Unschärfe nur verstärken: die Strahlen würden noch stärker gebrochen, also noch weiter vor der Retina den Brennpunkt bilden.

Therapie:
Durch eine Brille oder Kontaktlinse (Zerstreuungslinse, konkave Linse) wird die Brechkraft so vermindert, dass sich parallele (= aus dem Unendlichen einfallende) Strahlen nicht mehr vor, sondern auf der Netzhaut vereinigen.

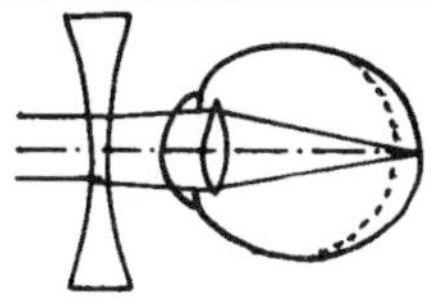

Durch eine Zerstreuungslinse wird das Bild auf die Netzhaut verlegt.

Zu A: Presbyopie: Altersweitsichtigkeit, verursacht durch Elastizitätsverlust der Linse.

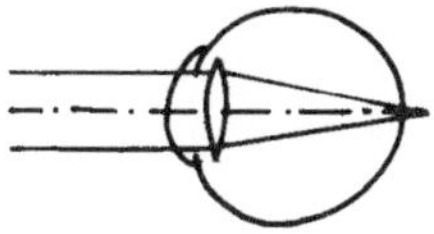

Die Linse hat altersbedingt einen Teil ihrer Elastizität verloren und kann sich deshalb nicht genügend krümmen. Das scharfe Bild liegt hinter der Netzhautebene

Zu D: Makuladegeneration: Makuladegeneration: Die Makula lutea, der gelben Fleck der Netzhaut enthält die Fovea centralis, den Ort des schärfsten Sehens.
Bei der (meist altersbedingten) Makuladegeneration (AMD) kommt es zu einem schnell fortschreitenden Sehverlust bei Erhalt des peripheren Gesichtsfeldes.
Zu E: Hypermetrophie (Weitsichtigkeit): Form der Fehlsichtigkeit, bei der die parallel einfallenden Strahlen im nicht akkommodierten Auge erst hinter der Netzhaut vereinigt werden
Ätiologie:
- Zu kurzer Augapfel (Achsenhypermetropie),
- zu geringe Brechung des optischen Systems (Refraktions- oder Brechungshypermetropie).

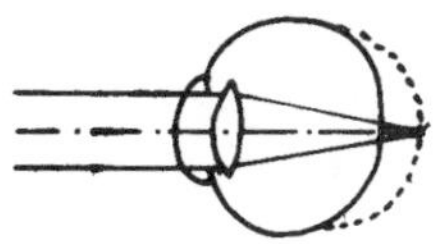

Die Linse ist funktionsfähig, der Augapfel aber zu kurz. Das scharfe Bild liegt hinter der Netzhautebene.

Klinik:
Der Sehfehler fällt häufig nicht auf, weil er durch verstärkte Akkomodation ausgeglichen werden kann (umso besser, je elastischer die Linse noch ist). Durch die dauernd verstärkte Akkomodation kann es zur Ermüdung der Ziliarmuskulatur kommen (Asthenopie).
Komplikation:
Mit der Hypermetropie (zu kurz gebauter Augenbulbus) geht häufig ein enger Kammerwinkel einher. Eine typische Komplikation bei hypermetropen Erwachsenen ist deshalb ein Winkelblock-Glaukom.
Therapie:
Anpassung einer Sammellinse.

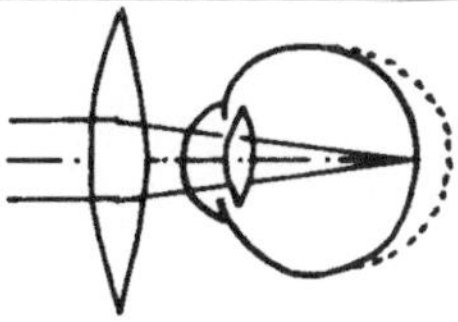

Durch eine Sammellinse wird das Bild auf die Netzhaut gelegt.

Antwort 450

Die Antwort C) ist richtig.

Iritis: Entzündung der Iris.

Zyklitis: Entzündung des Ziliarkörpers.

Meist sind die beiden Augenanteile gemeinsam entzündet: Iridozyklitis.

Die Iridozyklitis findet sich u.a. häufig bei Erkrankungen des rheumatischen Formenkreises (M. Bechterew, juvenile rheumatoide Arthritis).

Zu D: Die Neuritis nervi optici ist die Entzündung des Sehnerven (1. Hirnnerv, Nervus opticus). Vorkommen: Multiple Sklerose, Infektionskrankheiten, Sarkoidose, Kollagenosen (z.B. Lupus erythematodes), Panarteriitis nodosa, nach Impfungen.

Klinik: Sehminderung innerhalb von Stunden bis Tagen, Bewegungsschmerz des Auges.

Zu E: Chalazion (Hagelkorn) vgl. Antwort zu Frage **373**.

Antwort 451

Die Antwort A) ist richtig.

Den Hauptanteil der Lichtbrechung am Auge hat die Hornhaut (Kornea). Die Gesamtbrechkraft des Auges beträgt etwa 60 Dioptrien (dpt), davon entfallen auf die Kornea etwa 43 Dioptrien, auf die Linse etwa 19-33 Dioptrien.

HNO (A/P)

Antwort 452

Die Antwort D) ist richtig.

Antwort 453

Die Antwort D) ist richtig.

Unverhorntes, mehrschichtiges Plattenepithel findet sich in:

- Mundhöhle,
- Speiseröhre,
- Stimmbändern,
- Bindehaut des Auges,
- Schleimhäuten der Geschlechtsorgane.

Antwort 454

Die Antwort C) ist richtig.

Die Fettverdauung erfolgt, nach Emulgierung der Fette durch Gallensäuren (Mizellenbildung), durch Verdauungsenzyme aus dem Pankreas (z.B. Lipase).

Antwort 455

Die Antwort D) ist richtig.

Zu A: Gastrin wird als Gewebshormon in der Antrumschleimhaut des Magens gebildet. Es wird bei Vagusreiz, Dehnung im Bereich des Antrum (durch Nahrungsbrei), pH-Anstieg, Alkohol und Kaffee ins Blut abgegeben. Es regt im Magenfundus und -korpus die Salzsäureproduktion in den Belegzellen an.

Zu B: Insulin wird in der Bauchspeicheldrüse gebildet. Das lebensnotwendige Insulin hat die Aufgabe, die Verwertung der Glukose in den Geweben des Körpers zu verbessern.

Zu C: Trypsin: Die Bauchspeicheldrüse stellt u.a. mehrere Enzyme her, die für die Eiweißspaltung notwendig sind. Hierzu gehören Trypsin (und Chymotrypsin).

Antwort 456

Die Antwort A) ist richtig.

Im Mittelohr befinden sich der M. stapedius und der M. tensor tympani.

Der M. stapedius ist für die Feineinstellung der Gehörknöchelchen zuständig, der M. tensor tympani für die Straffung der Gehörknöchelchenkette und für das Spannen des Trommelfells.

M. masseter, M. temporalis und M. pterygoideus medialis sind Kaumuskeln.

Antwort 457

Die Antwort C) ist richtig.

Das Innenohr (Labyrinth) enthält zwei Sinnesorgane, die verschiedene Funktionen haben, aber morphologisch einen Komplex bilden:

- Die Cochlea (Schnecke) ist das eigentliche Hörorgan.
- Der Vestibularapparat (bestehend aus Sacculus, Utriculus und den Bogengängen) bildet das Gleichgewichtsorgan.

Das Hör- und Gleichgewichtsorgan liegt in einer detailliert vorgeformten knöchernen Höhle des Felsenbeins.

Antwort 458

Die Antwort E) ist richtig.

(Vgl. Antwort zu Frage **378**).

Antwort 459

Die Antwort C) ist richtig.

Die Stirnhöhle mündet in den mittleren Nasengang.

- In den oberen Nasengang münden:
  - hintere Siebbeinzellen,
  - Keilbeinhöhle.
- In den mittleren Nasengang münden:
  - Stirnhöhle,
  - vordere Siebbeinzellen,
  - Kieferhöhle.
- In den unteren Nasengang mündet:
  - Ductus nasolacrimalis (Tränen-Nasen-Gang).

Antwort 460

Die Antwort C) ist richtig.

Blickt man in den weit geöffneten Mund und drückt mit einem Spatel die Zunge herab, so sieht man auf beiden Seiten von der Basis des Gaumenzäpfchens je zwei Schleimhautfalten bogenartig nach unten verlaufen (vorderer und hinterer Gaumenbogen), zwischen denen je eine Grube einsinkt (Mandelgruben). In diesen liegen die paarigen Gaumenmandeln.

Antwort 461

Die Antwort C) ist richtig.

Der Mensch hat drei Gehörknöchelchen: Hammer, Amboss und Steigbügel. Sie übertragen und verstärken die Schallwellen vom Trommelfell auf den Endolymphraum des Innenohrs.

Antwort 462

Die Antwort B) ist richtig.

Die Zunge besteht aus quer gestreifter Muskulatur, deren Fasern dreidimensional angeordnet sind. Hierdurch erhält die Zunge eine ungewöhnliche Beweglichkeit: Sie ist der einzige quer gestreifte Muskel, der sich aktiv verlängern kann.

Antwort 463

Die Antwort E) ist richtig.

Der größte Teil der Geschmacksrezeptoren findet sich auf der Zungenoberfläche. Wir sind deshalb eigentlich der Meinung, dass A) die realitätsnahe richtige Antwort wäre. Gelegentlich sind Geschmacksknospen jedoch auch in anderen Bereichen der Mundhöhle und des Rachens zu finden (Papillae fungiformes, Gaumen, Kehldeckel, Pharynxschleimhaut). Aufgrund der allgemein gehaltenen Frage mussten wir uns deshalb doch für die Antwort E) entschließen.

Antwort 464

Die Antwort D) ist richtig.

Der Kehlkopf wird von folgenden Knorpeln gebildet: Schildknorpel, Ringknorpel, Kehldeckel und Stellknorpel, wobei Letzterer paarig angeordnet ist.

Antwort 465

Die Antwort B) ist richtig.

Das Trommelfell trennt das äußere Ohr vom Mittelohr.

Antwort 466

Die Antwort D) ist richtig.

Das Registrieren von Beschleunigungen obliegt dem Gleichgewichtsorgan. Dieses besteht aus folgenden Anteilen:

- Dem Sinnesepithel in den beiden Vorhofsäckchen (Utriculus und Sacculus) zum Registrieren geradliniger Beschleunigungen,
- drei senkrecht zueinander stehenden Bogengängen zum Registrieren von Winkelbeschleunigungen.

Antwort 467

Die Antwort C) ist richtig.

Das Kehlkopfgerüst besteht hauptsächlich aus Schild-, Ring- und Aryknorpel (hyaline Knorpel) sowie Epiglottis (elastischer Knorpel).

Die äußere Form wird durch den Schildknorpel bestimmt (z.B. 'Adamsapfel': Vorwölbung des Schildknorpels beim Mann).

Antwort 468

Die Antwort B) ist richtig.

Die Schnecke (Cochlea) ist das Hörorgan.

(Das ebenfalls im Innenohr gelegene Gleichgewichtsorgan besteht aus Utriculus, Sacculus und drei senkrecht zueinander stehenden Bogengängen).

Antwort 469

Die Antwort E) ist richtig.

Der Tränennasengang verbindet Augapfel und Nasenhöhle und mündet in den unteren Nasengang. In den mittleren Nasengang münden die Ausführungsgänge von Kiefer- und Stirnhöhle sowie der vorderen Siebbeinzellen. Die hinteren Siebbeinzellen münden im oberen Nasengang und die Keilbeinhöhle ist über den Recessus spheno-ethmoidalis mit der Nasenhöhle verbunden.

Antwort 470

Die Antwort E) ist richtig.

Die Stimmbänder bestehen aus mehrschichtigem unverhorntem Plattenepithel.

Antwort 471

Die Antwort B) ist richtig.

Die Ohrspeicheldrüse (Glandula parotis) hat ihren Ausführungsgang im Oberkiefer, gegenüber dem 2. Molaren. Die Ausführungsgänge von Unterzungendrüse (Glandula sublingualis) und Unterkieferdrüse (Glandula submandibularis) münden gemeinsam auf der Unterzungenkarunkel (Caruncula sublingualis).

Antwort 472

Die Antwort C) ist richtig.

Der Ausführungsgang der Unterkieferspeicheldrüse (Glandula submandibularis) mündet gemeinsam mit dem Ausführungsgang der Unterzungenspeicheldrüse (Glandula sublingualis) auf der Unterzungenkarunkel (Caruncula sublingualis).

Der Ausführungsgang der Ohrspeicheldrüse (Glandula parotis) hingegen mündet gegenüber dem 2. oberen Molaren.

Antwort 473

Die Antwort D) ist richtig.

Die Ohrspiegelung (Otoskopie) gibt zunächst Einblick in den äußeren Gehörgang und auf das Trommelfell. Aber es gibt auch Mittelohrbefunde, die man mit der Otoskopie erheben kann, z.B. Paukenerguss und Hämatotympanon. Bei defektem Trommelfell kann man die Paukenhöhle auch direkt einsehen.

Antwort 474

Die Antwort D) ist richtig.

Luft- und Speiseweg überkreuzen sich im unteren Schlund (Hypopharynx).

Antwort 475

Die Antwort C) ist richtig.

Auf der Zunge sitzen die Geschmacksrezeptoren, weshalb sie für die Geschmacksempfindung eine wichtige Rolle spielt. Des Weiteren hilft sie auch beim Kauvorgang: Sie vermischt den Speisebrei mit dem Speichel und schiebt ihn zum gleichmäßigen Kauen im Mund umher. Im Zungengrund liegt die Zungenmandel (Tonsilla lingualis). Sie ist Teil des lymphatischen Rachenrings und erfüllt Abwehraufgaben.

Antwort 476

Die Antwort C) ist richtig.

Das Trommelfell grenzt Außen- und Mittelohr voneinander ab.

Antwort 477

Die Antwort B) ist richtig.

Die Ohrtrompete ist die Verbindung zwischen Mittelohr und Nasenrachenraum. Sie dient dem Druckausgleich zwischen Mittelohr und Außenwelt sowie der Belüftung des Mittelohres.

Antwort 478

Die Antwort D) ist richtig.

Die drei Gehörknöchelchen sind: Hammer, Amboss und Steigbügel. Sie sind von Schleimhaut überzogen und übertragen die Trommelfellschwingungen auf das Innenohr.

Antwort 479

Die Antwort D) ist richtig.

Mit Hilfe der Ohrspiegelung (Otoskopie) inspiziert man den Gehörgang auf Rötung, Schwellung und Bläschenbildung sowie das Trommelfell auf Farbveränderungen, Vor- bzw. Zurückwölbung, Perforationen und dahinterliegende Flüssigkeit. Indirekt können auch Befunde hinter dem Trommelfell, also im Mittelohr, beurteilt werden.

Antwort 480

Die Antwort C) ist richtig.

Die Ohrtrompete (Tuba auditiva, Tuba Eustachii) ist die teils knöcherne, teils knorpelige Verbindung zwischen Mittelohr und Nasenrachenraum. Normalerweise ist sie verschlossen, sie öffnet sich jedoch beim Schluckakt und ermöglicht dann den Luftaustausch und Druckausgleich.

Antwort 481

Die Antwort A) ist richtig.

Das Gleichgewicht wird mit Hilfe des Romberg-Stehversuchs untersucht. Hierbei wird der Patient aufgefordert, mit geschlossenen Augen und geschlossenen Füßen stehen zu bleiben. Ist er hierzu nicht fähig (Romberg positiv), so deutet das (bei normaler Bewegungsempfindung) auf eine Störung des vestibulären Systems hin.

Zu B und C: Die Tests nach Weber und Rinne dienen der Untersuchung des Gehörs.

Zu D: Der Schellong-Test ist ein Kreislauffunktionstest.

Zu E: Das Schober-Zeichen dient der palpatorischen Bestimmung des physiologischen Auseinandertretens der Wirbel beim Vornüberbeugen des Patienten.

Antwort 482

Die Antwort A) ist richtig.

Das eigentliche Hörorgan ist die Schnecke (Cochlea), die sich zusammen mit dem Gleichgewichtsorgan (Vestibularapparat) im Innenohr (Labyrinth) befindet.

Antwort 483

Die Antwort D) ist richtig.

Zu 2 und 4: Der Weber-Test dient zur Prüfung der Knochenleitung. Hierbei wird eine angeschlagene Stimmgabel auf die Kopfmitte aufgesetzt. Der Normalhörende hört den Ton in der Kopfmitte.

Ist die Schallempfindung asymmetrisch (der Ton wird lateralisiert), so weist das auf eine Störung der Schallleitung (Lateralisation auf die kranke Seite) oder der Schallempfindung (Lateralisation zur gesunden Seite) hin.

Der Rinne-Versuch dient dem Vergleich zwischen Luft- und Knochenleitung. Hierbei wird die angeschlagene Stimmgabel zunächst auf den Warzenfortsatz gesetzt (Knochenleitung). Sobald der Ton nicht mehr wahrgenommen wird, hält man die Stimmgabel vor das Ohr (Luftleitung). Der Normalhörende sowie der Schallempfindungsschwerhörige hört dann immer noch einen Ton. Der Schallleitungsschwerhörige hört den Ton über Knochenleitung länger.

Zu 5: Unter Audiometrie versteht man Hörprüfungen mit Hilfe von elektroakustischen Tongeneratoren. Mit ihnen wird das genaue Ausmaß und die Tonfrequenzen des Hörverlusts bestimmt.

Zu 1: Sorry, aber der Römer-Test ist uns nicht geläufig (er kann also nicht sehr wichtig sein ...)

Zu 3: Der Romberg-Test dient der Prüfung des Gleichgewichts und der Koordination: Stehen mit geschlossenen Augen und Fußschluss: starkes Schwanken und Fallneigung bei peripheren vestibulären Störungen oder Koordinationsproblemen.

Antwort 484

Die Antwort C) ist richtig,

Die Tuba auditiva (Ohrtrompete, Tuba Eustachii) verbindet das Mittelohr mit dem Nasenrachenraum. Durch Öffnen der Ohrtrompete beim Gähnen oder Schlucken finden über sie ein Luftaustausch sowie ein Druckausgleich statt (spürbar beim Überwinden großer Höhenunterschiede).

Antwort 485

Die Antwort C) ist richtig.

Die Schallenergieübertragung läuft vom Trommelfell (Membrana tympanica) über Hammer (Malleus), Amboss (Incus) und Steigbügel (Stapes) zum ovalen Fenster des Labyrinths (Fenestra vestibuli).

Antwort 486

Die Antwort B) ist richtig.

Der Ausführgang der Glandula parotidea (Ohrspeicheldrüse) mündet gegenüber dem 2. oberen Molaren in den Mundvorhof.

Antwort 487

Die Antworten C) und D) sind richtig.

Das Trommelfell (Membrana tympani) des menschlichen Ohres befindet sich am inneren Ende des äußeren Gehörgangs und schließt diesen zum Mittelohr ab.

Das Trommelfell ist etwa 0,1mm dick. Es hat eine glänzende Oberfläche und weist bei Beleuchtung mit dem Ohrspiegel einen charakteristischen Lichtreflex auf. Dieser Lichtreflex geht vom unteren Ende des sich hinter dem Trommelfell abzeichnenden Hammergriffs, dem Umbo (Nabel), nach vorne unten (in den vorderen unteren Quadranten des Trommelfells).

HNO (PATHOLOGIE)

Antwort 488
Die Antwort A) ist richtig

Antwort 489
Die Antwort D) ist richtig.
Die Bogengänge tragen das Stütz- und Sinnesepithel des Gleichgewichtsorgans.

Antwort 490
Die Antwort D) ist richtig.
Zu A: Otitis media: Mittelohrentzündung.
Zu B: Die Menière-Krankheit wird verursacht durch eine vermehrte Flüssigkeitsansammlung im Labyrinth des Innenohrs mit Störung der Produktion und Resorption der Endolymphe. Dies löst einen Minuten bis Stunden dauernden Anfall mit der Symptomentrias:

- Anfallsweiser Drehschwindel mit Spontannystagmus, Übelkeit und Erbrechen,
- einseitige Ohrgeräusche,
- einseitige Schwerhörigkeit aus.

Zu C: Zerumen (lat. cera Wachs), sog. Ohrenschmalz ist ein gelblich-bräunliches Sekret der Talg- und Schweißdrüsen des äußeren Gehörgangs mit der Aufgabe, abgeschilferte Epithelien, Haare und Schmutzpartikel einzuhüllen und nach außen zu transportieren.

Antwort 491
Die Antwort D) ist richtig.
Klinik der akuten Kieferhöhlen-Entzündung:

- Heftige, pochende Kopfschmerzen, schlimmer tagsüber und beim Bücken oder Pressen, (Schmerzen über der Stirnhöhle, hinter den Augen auch dann, wenn nur Kieferhöhlen und Siebbeinzellen betroffen sind),
- Druckschmerzhaftigkeit der Nervenaustrittspunkte (NAP) der Nn. infra- und supraorbitales,
- Druck- und Klopfschmerz im Bereich der betroffenen Nebenhöhlen,
- behinderte Nasenatmung, Schnupfen mit reichlicher Absonderung von Schleim und Eiter, oft einseitig.

Antwort 492
Die Antwort E) ist richtig.
Zu A, C und D: Diese Angaben schildern Symptome des Pseudokrupp. Der Pseudokrupp geht ebenfalls mit Atemnot einher, ist aber viel häufiger und weniger gefährlich als die Epiglottitis.

Antwort 493
Die Antwort C) ist richtig.
Eine Mandelentzündung wird in der medizinischen Fachsprache Tonsillitis, eine Kehlkopfentzündung Laryngitis, eine Nasennebenhöhlenentzündung Sinusitis und eine Entzündung des äußeren Gehörgangs Otitis externa genannt.

Antwort 494
Die Antwort E) ist richtig.
Bei der Schädelbasisfraktur kann es zur Liquorrhö kommen, d. h. zum Ausfließen von Liquor aus Nase oder Pharynx.

Antwort 495
Die Antwort A) ist richtig.
Ohrschmalz (Zerumen) ist gelblich-bräunliches Sekret der Talg- und Schweißdrüsen des vorderen (knorpeligen) Teils des äußeren Gehörgangs mit abgeschilferten Epithelien, Haaren und Schmutzpartikeln.

Antwort 496
Die Antwort E) ist richtig.
Zu 2: Eine Septumdeviation ist das Abweichen der Nasenscheidewand von der Medianebene. Sie ist meist traumatisch bedingt, kann aber auch als Entwicklungsstörung auftreten.

Antwort 497

Die Antwort E) ist richtig.

Heiserkeit (Dysphonie) kann vielfältige Ursachen haben: Erkrankungen des Kehlkopfs und der Stimmbänder, Gewalteinwirkung, endokrine Ursachen sowie angeborene Formanomalien des Kehlkopfes.

Antwort 498

Die Antwort A) ist richtig.

(Vgl. Antwort zu Frage **422**).

Antwort 499

Die Antwort C) ist richtig.

Beim Hörsturz ist das Problem im Innenohr lokalisiert. Es kann unterschiedliche Ursachen haben: Durchblutungsstörungen verschiedenster Genese, Virusinfektionen, Autoimmunprozesse, Ruptur des runden Fensters oder Stoffwechselstörungen.

Antwort 500

Die Antwort B) ist richtig.

Die Laryngitis ist eine Kehlkopfentzündung. Sie tritt als Teilerscheinung eines absteigenden Katarrhs der Nasen- oder Rachenschleimhaut auf oder nicht-infektiös nach stimmlicher Überlastung bzw. Aufenthalt in trockenen, rauchigen Räumen.

Antwort 501

Die Antwort C) ist richtig.

Eine Rechtsherzinsuffizienz verursacht keine Heiserkeit.

Eine kardial verursachte Störung des Atemtraktes wäre Husten/Lungenödem infolge einer Linksherzinsuffizienz.

Antwort 502

Die Antwort B) ist richtig.

Eine Schallempfindungsschwerhörigkeit entsteht entweder im Innenohr (z.B. bei Durchblutungsschwerhörigkeit des Innenohrs) oder im Hörnerven oder im Gehirn selbst.

Eine Schallleitungsschwerhörigkeit entsteht entweder im äußeren Ohr (Verlegung des Gehörgangs durch Fremdkörper oder Zerumen) oder im Mittelohr (z.B. Trommelfellentzündung, Luxation der Gehörknöchelchenkette).

Antwort 503

Die Antwort B) ist richtig.

Beim Weber-Versuch wird die sog. ‘Knochenleitung’ geprüft. Der Ton einer auf die Kopfmitte aufgesetzten Stimmgabel wird von einem Normalhörenden in Kopfmitte gehört. Bei einer Mittelohrerkrankung (Störung der Schallleitung) wird der Ton im kranken Ohr besser gehört (‘auf die kranke Seite projiziert'). Bei einer Innenohrschädigung (Störung der Schallempfindung) wird der Ton im gesunden Ohr besser wahrgenommen.

Antwort 504

Die Antwort E) ist richtig.

Durch die anatomisch enge räumliche Beziehung des Mittelohres zu Hirnhäuten, Gehirn, Mastoid, Innenohr und dem in der Wand des Mittelohres entlanglaufenden N. facialis, kann es zum Fortschreiten der Entzündung und zu den angegebenen Komplikationen kommen.

Antwort 505

Die Antwort D) ist richtig.

Frühstadium der Karies ist die teilweise Entkalkung des kristallinen Zahnschmelzes durch Säuren, die aus Zuckern im bakteriellen Zahnbelag gebildet werden. Eine Einschränkung der Zuckerzufuhr vermindert das Entkalkungsrisiko.

Bienenhonig, Apfelsaft und raffinierter Zucker tragen deshalb zur Entstehung von Karies bei.

Antwort 506

Die Antwort E) ist richtig.

Durch das induzierte Erbrechen kommt es bei Bulimie-Patienten infolge der dauernden Einwirkung von Magensäure auf den Zahnschmelz zu Karies.

Antwort 507

Die Antwort C) ist richtig.

Grau-gelbe, nicht abwischbare Beläge sind typisch für die Diphtherie (Pseudomembranen).

Antwort 508

Die Antwort E) ist richtig.

Zu 1: Eine Vorwölbung des Trommelfells deutet auf eine akute Otitis media hin.

Zu 2: Eine Retraktion (Zurückziehen des Trommelfells) kommt bei akutem und chronischem Tubenmittelohrkatarrh vor.

Zu 3: Jede Änderung der Lichtreflexe des Trommelfells deutet auf eine Veränderung durch eine Vorwölbung oder Retraktion hin.

Des Weiteren achte man bei der Otoskopie auf folgende Befunde:

- Zerumen (Ohrschmalz),
- zentraler Defekt (Schleimhauteiterung),
- randständiger Defekt (Knocheneiterung).

Antwort 509

Die Antwort D) ist richtig.

Zu 2: Der Virchow-Lymphknoten findet sich an der linken Halsseite.

Antwort 510

Die Antwort D) ist richtig.

Die Koplik-Flecken der Mundschleimhaut sind ein typisches Enanthem bei Masern.

Antwort 511

Die Antwort A) ist richtig.

Aphthen sind von einem roten Rand umgebene, schmerzhafte Erosionen der Mundschleimhaut mit weißem Fibrinbelag.

Antwort 512

Die Antwort B) ist richtig.

Die Prüfung der Nervenaustrittspunkte betrifft die sensiblen Versorgungsgebiete des N. trigeminus, lässt also keinen Aufschluss über eventuelle Schädigungen des N. facialis zu.

Antwort 513

Die Antwort D) ist richtig.

Der Nervus laryngeus recurrens ist ein Teil des Nervus vagus und versorgt Trachea, Ösophagus und Kehlkopfmuskeln sowie die Schleimhaut des Kehlkopfes unterhalb der Stimmritze. Ein einseitiger Ausfall des Nervus laryngeus recurrens führt nicht zu einer Dyspnoe. Bei einer beidseitigen Rekurrensparese kommt es jedoch zum Ausfall sämtlicher Kehlkopfmuskeln mit ausgeprägtem inspiratorischem Stridor und Atemnot.

Antwort 514

Die Antwort A) ist richtig.

Ein Brillenhämatom ist ein Hämatom im Bereich der Ober- und Unterlider. Es kommt vor allem bei Schädelbasisfrakturen vor, oft auch einseitig (Monokelhämatom).

Antwort 515

Die Antwort C) ist richtig

Grundsätzlich werden verschiedene Formen der Schädelbasisfraktur unterschieden:

Klinik einer Fraktur im Bereich der Nasennebenhöhlen nach frontaler Gewalteinwirkung:

- nasaler und pharyngealer Verlust von Liquor (= Liquorrhö),
- Brillen- oder Monokelhämatom,
- Hämatom am Rachendach bei Keilbeinhöhlenfraktur.

Klinik einer Felsenbeinlängsfraktur:

- Blutungen aus dem Ohr,
- Verlust von Liquor bei Duraverletzung,
- Blutungen in den Nasen-Rachen-Raum durch die Ohrtrompete,
- Mittelohrschwerhörigkeit, Trommelfellruptur, Hämatotympanon (= Blutansammlung in der Paukenhöhle),
- Fazialislähmung.

Klinik einer Felsenbeinquerfraktur:

- Meist totaler Labyrinthausfall mit Taubheit, Schwindel und Spontannystagmus zur Gegenseite,
- Fazialislähmung,
- Hämatotympanon.

Antwort 516

Die Antwort D) ist richtig.

Unter Adenoid (oder adenoide Vegetation) versteht man eine Hyperplasie der Rachenmandel. Dadurch kommt es zu einer Behinderung der Nasenatmung und in deren Folge zu chronischem Schnupfen, Kehlkopf- und Luftröhrenentzündungen, evtl. auch Bronchitis, Nebenhöhlenentzündungen und Mittelohrentzündungen. Die Verlegung der Atemwege führt zu einer auffälligen Sprache und zum nächtlichen Schnarchen.

Zu 1: 'Nasenflügeln' ist eine heftige Bewegung der Nasenflügel ('Atemhilfsmuskulatur') bei Atemnot, meist im Verlauf einer bakteriellen Pneumonie bei Kindern.

Zu 3: Ein Stridor ist ein pfeifendes Atemgeräusch bei Verengung oder Verlegung der oberen Luftwege. Ein Stridor bei Ausatmung (exspiratorischer Stridor) ist typisch für das Krankheitsbild des Asthma bronchiale.

Antwort 517

Die Antwort A) ist richtig.

Spitzwegerich und Isländisches Moos gehören in der Phytotherapie zu den klassischen Antitussiva. Die in ihnen enthaltenen Schleimstoffe legen sich als feine Schicht um die Schleimhäute und wirken so reizmildernd.

Weitere Antitussiva sind:

- Huflattich
- Ysop
- Königskerze
- Stiefmütterchen

Antwort 518

Die Antwort C) ist richtig.

Da im Säuglings- und Kleinkindesalter die Otitis media eine sehr häufige Erkrankung ist, über deren Vorhandensein man überdies recht schnell Aufschluss gewinnt, gilt die Ohrspiegelung als vordringliche Maßnahme.

Antwort 519

Die Antwort C) ist richtig.

Die akute Otitis media ist gekennzeichnet durch Fieber, stechende Schmerzen und Klopfen im Ohr, Schalleitungs-Schwerhörigkeit, Ohrgeräusche und herabgesetztes Allgemeinbefinden. Da das Innenohr nicht mitbetroffen ist, hat der Patient weder Schwindel noch eine Innenohr-Schwerhörigkeit.

Antwort 520

Die Antwort E) ist richtig.

Die Otitis media ist eine Entzündung des Mittelohrs durch bakterielle oder virale Infektion. Die häufigste Ursache ist die Verlegung der Ohrtrompete (Tubenkatarrh). Die Erreger dringen vom Nasenrachenraum aus über die Tuba auditiva ins nicht mehr richtig belüftete Mittelohr vor.

Seltener kommt eine Infektion von außen über einen Trommelfelldefekt bzw. durch hämatogene Streuung zustande. Entzündungen in der Nachbarschaft des Ohres bzw. Entzündungen im Hirnbasisbereich, die zu Mittelohrentzündungen führen, sind Raritäten, jedoch möglich.

Antwort 521

Die Antwort B) ist richtig.

Eine Schallleitungsschwerhörigkeit entsteht im Außen- oder im Mittelohr (z.B. durch Cerumen obturans oder Luxation der Gehörknöchelchenkette). Wenn der Hörnerv oder das Innenohr erkranken, so kommt es zur Schallempfindungsschwerhörigkeit. Ist diese mit anfallsweisem Drehschwindel und einseitigem Tinnitus (Ohrgeräusch) kombiniert, so kann ein Morbus Menière vorliegen.

Antwort 522

Die Antwort C) ist richtig.

In den Bogengängen des Innenohres werden Drehbewegungen wahrgenommen.

Antwort 523

Die Antwort E) ist richtig.

Die See- bzw. Reisekrankheit wird durch Irritation des Gleichgewichtsorgans hervorgerufen, welches im Innenohr sitzt. Auge und Gleichgewichtsorgan sind eng koordiniert. Im Bauch eines Schiffes ist die Umgebung für das Auge scheinbar unbewegt, während das Gleichgewichtsorgan die Schwankungen durch den Seegang wahrnimmt. Das Gehirn quittiert diesen Widerspruch gelegentlich mit vegetativen Reaktionen, z.B. Brechreiz. Der Steward ist dankbar, wenn der Betroffene in diesem Zustand an Deck geht, aber es hilft ihm auch selbst: Sieht das Auge z.B. die Wasserlinie am Horizont, so schwankt diese im selben Rhythmus wie das Schiff – Auge und Gleichgewichtsorgan vertragen sich wieder.

Antwort 524

Die Antwort D) ist richtig.

Ein Hörsturz ist eine plötzlich auftretende, meist einseitige Innenohrschwerhörigkeit. Sie kann folgende Ursachen haben: Durchblutungsstörung im Innenohr, Virusinfektion, Autoimmunprozesse, Ruptur des runden Fensters, Stoffwechselstörungen.

Antwort 525

Die Antwort B) ist richtig.

Die Gaumensegellähmung ist eine Komplikation bei Diphtherie.

Antwort 526

Die Antwort E) ist richtig.

Asthma bronchiale, atopisches Ekzem (Neurodermitis) und Heuschnupfen (Rhinitis allergica) sind klinische Manifestationen der Überempfindlichkeitsreaktion vom Soforttyp (Typ I der Allergie). Die Disposition zu diesen Erkrankungen kann ererbt sein, so dass sich die Erkrankungen in der Familienanamnese gehäuft finden ('Atopikerfamilien').

Antwort 527

Die Antwort E) ist richtig

Rote Striae am Abdomen finden sich beim Krankheitsbild des M. Cushing.

Antwort 528

Die Antwort E) ist richtig.

Als vorbeugende Maßnahmen zur Verhütung oder Verminderung der Zahnkaries gelten:

- Verminderung der unvermeidlichen täglichen Mikroentkalkungen infolge Säurebildung der Bakterien im Zahnbelag (Plaque) durch regelmäßige Mundhygiene: Plaqueentfernung,
- Beschränkung der Häufigkeit der Zuckeraufnahme,

- Unterstützung der Wiederverkalkung durch Einnahme von Flour. (Die Fluoridanwendung erfolgt nach dem Zahndurchbruch lokal durch Fluorzahnpasten, Pinseln der Zähne mit fluoridhaltigen Lösungen oder Gelen, evtl. orale Fluoridzufuhr (im 1. Lj. kombiniert mit Calciferolen). Die Entstehung behandlungsbedürftiger kariöser Defekte kann dadurch vermindert werden. (In einigen Ländern erfolgt eine Trinkwasserfluoridierung.)

Antwort 529

Die Antwort D) ist richtig.

Um eine bedrohliche Kreislaufsituation (Blutverlust; Schockgefahr) zu erkennen, muss Blutdruck und Puls gemessen und überwacht werden. Als Sofortmaßnahmen empfehlen sich: sitzend lagern, Kopf nach vorne (damit Blut nach außen abfließt), Eisbeutel oder kalte Umschläge auf Nacken und/oder Stirn (führt zur reflektorischen Kontraktion der Gefäße), Nasenflügel der blutenden Seite fest andrücken.

Falls möglich: feste Watteeinlage bzw. feste Tamponade mit Gazestreifen.

Antwort 530

Die Antwort C) ist richtig.

Die geschilderte Symptomatik ist typisch für eine meist im Kindesalter auftretende Hyperplasie der Rachenmandel (adenoide Vegetation, "Polypen"). Es kommt zu einer Behinderung der Nasenatmung, Schnarchen und in deren Folge zu chronischem Schnupfen (Rhinitis), Kehlkopfentzündung (Laryngitis), Entzündung der Luftröhre (Tracheitis), evtl. auch Bronchitis mit Nasennebenhöhlen- und Mittelohrentzündung.

Antwort 531

Die Antwort C) ist richtig.

Der dauerhafte Gebrauch von Nasentropfen oder- sprays kann zu einer Abhängigkeit von diesen Medikamenten führen. Durch das wiederholte Anwenden der abschwellenden Medikamente (sympathomimetische, also Sympathikus-Wirkung imitierende Wirkstoffe) trocknet die Schleimhaut aus. Als Gegenreaktion schwillt die Nasenschleimhaut an und versucht die Durchblutung zu steigern. Dadurch wird die Nasenatmung erneut behindert, man greift wieder zum Nasenspray. Das Ergebnis ist eine "trockene Nase", in der sich Borken bilden und die Schleimhaut geschädigt ist und eine Abhängigkeit von Nasentropfen.

Antwort 532

Die Antwort B) ist richtig.

Klinik der Epiglottitis:

- inspiratorischer Stridor,
- raue Stimme, kloßige Sprache (′hot-potato-voice′),
- starke Schluckschmerzen,
- Speichelfluss,
- Fieber (schneller Temperaturanstieg),
- rasch zunehmende Atemnot,
- ödematöse, glasige Schwellung der Epiglottis; bei Abszess: starke Rötung, gelblich durchscheinende Kuppe.

Zu 1: Die Epiglottitis kommt vor allem bei Kindern vor dem 5. Lebensjahr vor.

Zu 2: Bei Epiglottitis sollte ausgiebige Racheninspektion vermieden werden. Sie beschleunigt die lebensbedrohliche Schwellung der Epiglottis, die zu einer rasch zunehmenden Atemnot führt und oft eine Intubation (schwierig!) erforderlich macht.

Antwort 533

Die Antwort C) ist richtig.

Der Morbus Menière ist eine einseitige Erkrankung des Innenohrs mit anfallsartig auftretenden Beschwerden durch Hydrops (Wassersucht, vermehrte Flüssigkeitsansammlung) des häutigen Labyrinths.

Symptome-Trias:

- Drehschwindelanfälle oder Schwankschwindel mit Übelkeit und Erbrechen,
- einseitiges Ohrgeräusch (Sausen), Druck und Völlegefühl im Ohr,
- einseitige Schwerhörigkeit, häufig mit Diplakusis (= im kranken Ohr werden die Töne höher empfunden).

Die Schwindelanfälle dauern Minuten bis Stunden an und kehren nach Tagen oder Wochen unregelmäßig wieder.

Antwort 534

Die Antwort D) ist richtig.

Beim Pneumothorax handelt es sich um eine Einsammlung von Luft im Pleuraraum mit Aufhebung des normalerweise negativen intrapleuralen Drucks. Dies führt zum teilweisen oder kompletten Kollaps der betroffenen Lunge.

Der idiopathische Spontanpneumothorax ist die häufigste Form. Betroffen sind v. a. junge Männer zwischen dem 15. und 35. Lebensjahr.

Blutiges Sputum bzw. Bluthusten ist kein charakteristisches Symptom dieses Krankheitsbildes.

Antwort 535

Die Antwort E) ist richtig.

Halsschmerzen ohne Tonsillenbeläge mit kleinen multiplen Ulzerationen im Gaumen sprechen am ehesten für eine Herpangina.

Die Herpangina (Zahorsky-Krankheit) wird durch Coxsackie-Viren verursacht und betrifft meist Kinder und Jugendliche. Die Krankheitssymptome beschränken sich auf die Schleimhaut des Gaumens, des Zungenbändchens und der Mandeln. Die Inkubationszeit beträgt zwischen 2 und 9 Tagen.

Die Krankheit beginnt mit rasch ansteigendem Fieber, Bläschen und Geschwüren (von rotem Randsaum umgeben) am Gaumen mit Halsschmerzen und Schluckbeschwerden. Innerhalb von 14 Tagen heilt die Krankheit normalerweise komplikationslos ab.

Antwort 536

Die Antwort A), B) und C) sind richtig.

Vgl. Antwort zu Frage **490**.

Zu C: Ohrgeräusch (Tinnitus aurium): Ein Ohrgeräusch ist eine <u>akustische</u> Wahrnehmung, die zusätzlich zum Schall, der auf das <u>Ohr</u> wirkt, wahrgenommen wird. Diese Wahrnehmung beruht auf einer Störung der Hörfunktion.

Einteilung:

1. Objektive Ohrgeräusche (können auch vom Untersucher wahrgenommen werden)
2. Subjektive Ohrgeräusche

- <u>Objektive Ohrgeräusche</u>:
  Kennzeichen: pulssynchron oder klickend; nicht selten können diese Geräusche durch Behandlung des Grundleidens beseitigt werden.
  - Glomustumoren des Mittelohres,
  - Spasmen des Musculus tensor tympani,
  - Myoklonien der Gaumenmuskulatur.
- <u>Subjektive Ohrgeräusche</u>:
  Erfolgsaussichten relativ gut bei tieffrequenten Geräuschen durch:
  - Mittelohrerkrankungen (Tubenkatarrh, Otitis media vgl. Antwort zu Frage **520**, Otosklerose),

- Hörsturz und Morbus Menière.

Erfolgsaussicht schlecht bei hochfrequenten Geräuschen, wie sie bei einer Vielzahl von dauerhaften Innenohrschädigungen auftreten.

Antwort 537

Die Antwort A) ist richtig.

Eine Aphthe ist eine schmerzhafte, von einem entzündlichen roten Randsaum umgebene Erosion der Mundschleimhaut mit weißlichem Fibrinbelag.

ORTHOPÄDIE (A/P)

Antwort 538

Die Antwort E) ist richtig.

Als Diaphyse wird das Mittelstück der Röhrenknochen bezeichnet. Die Diaphyse ist abzugrenzen von der Metaphyse und der Epiphyse.

Die Metaphyse ist die Längenwachstumszone des Röhrenknochens. Sie liegt zwischen Diaphyse (Mittelstück) und Epiphyse (Endstück)

Die Epiphysen sind die proximal und distal gelegenen Gelenkenden eines Röhrenknochens.

Antwort 539

Die Antwort C) ist richtig.

Vertebra prominens ist die Bezeichnung für den 7. Halswirbel, der infolge eines längeren und nicht gespaltenen Dornfortsatzes an der Wirbelsäule gut sichtbar und leicht tastbar ist.

Antwort 540

Die Antwort D) ist richtig.

Knorpel ist druckfestes und biegeelastisches Stützgewebe, das aus wasserreichen Knorpelzellen (Chondrozyten) und Interzellulärsubstanz (homogene Grundsubstanz und Fasern) besteht. Die Interzellulärsubstanz ist weitgehend gefäß- und nervenfrei, was die Anfälligkeit des Knorpels für Verschleißerscheinungen erklärt.

Die Knorpelzellen sind wasser-, glykogen- und fettreich.

Antwort 541

Die Antwort B) ist richtig.

Hier soll angeblich die Antwort B) richtig gewesen sein. Wir können uns dieser Einschätzung nicht anschließen.

Die Nasenscheidewand ist hyalines Knorpelgewebe; faseriges Knorpelgewebe findet sich in den Zwischenwirbelscheiben und der Symphyse. In Liste 2 findet sich unseres Erachtens kein Beispiel für elastisches Knorpelgewebe: a2, b1 und c3(?)

Die Art der Interzellularsubstanz ist bestimmend für die Art des Knorpelgewebes. Unterschieden werden:

- Hyaliner Knorpel: Gelenkknorpel, Rippenknorpel, Nase, große Teile des Kehlkopfes (Schildknorpel, Ringknorpel u.a.), Luftröhren und Bronchialknorpel, in den Epiphysenfugen und im knorpelig präformierten embryonalen Skelett,
- elastischer Knorpel: Ohrmuschel, äußerer Gehörgang, Ohrtrompete, kleine Kehlkopfknorpel, kleinste Bronchien, Epiglottis u.a.
- Faserknorpel: Zwischenwirbelscheiben, Schambeinfuge (Symphyse), teilweise auch in Disci und Menisci der Gelenke.

Antwort 542

Die Antwort A) ist richtig.

Zwischen den Schädelknochen befinden sich Schädelnähte (suturae). Sie enthalten Bindegewebe, das zwischen den aus Bindegewebe vorhandenen Knochen noch vorhanden ist.

Etwa nach dem 30. Lebensjahr beginnen die Schädelnähte knöchern zu verwachsen (sie synostosieren).Das Bindegewebe hat sich dann vollständig zurückgebildet, das Wachstum der Schädelknochen ist endgültig abgeschlossen.

Antwort 543

Die Antwort D) ist richtig.

Der Gelenkknorpel ist avaskulär, d. h. seine Ernährung findet nicht auf dem Blutwege statt, sondern über Diffusion aus der Gelenkinnenhaut. Von dieser aus müssen die Nährstoffe eine sog. 'Transitstrecke' durch den Gelenkspalt und die Knorpelgrundsubstanz bis zur Knorpelzelle zurücklegen. Eine physiologische Zusammensetzung der Gelenkflüssigkeit sowie die intermittierende Bewegung der Gelenke sind unerlässlich für die optimale Nährstoffversorgung des Knorpels.

Antwort 544

Die Antwort D) ist richtig.

Zu 1: Die Blutbildung findet im roten Knochenmark der kurzen und platten Knochen statt.

Zu 2: Kallusbildung ist die Herstellung von 'Ersatzknochen' nach Frakturen. Hierfür ist die Knochenhaut zuständig.

Zu 3: Die Knochenhaut ist von zahlreichen Blutgefäßen durchzogen.

Zu 4: Das Periost warnt durch seine reichliche nervale Versorgung vor mechanischer Überbeanspruchung.

Zu 5: So wie die Blutgefäße der Knochenhaut den Knochen mit Sauerstoff und Nährstoffen versorgen, werden auf diesem Wege auch Abfallstoffe abtransportiert.

Zu 6: Ausgangspunkt für das Längenwachstum ist die Epiphysenfuge.

Antwort 545

Die Antwort B) ist richtig.

Zu 2: Der innere Meniskus ist mit dem Innenband verwachsen, der äußere jedoch nicht mit dem Außenband.

Zu 3: Menisken und Kniescheibe sind nicht miteinander verwachsen. Die Kniescheibe ist ein sog. Sesambein, d. h. sie ist in die Sehne des M. rectus femoris eingelagert. Sie gleitet in einer Führungsrinne des Oberschenkelknochens über das Kniegelenk hinweg.

Zu 5: Die Menisken gleichen Passungenauigkeiten zwischen den Kondylen von Oberschenkel- und Schienbein aus. Das Wadenbein ist hierbei nicht beteiligt.

Antwort 546

Die Antwort C) ist richtig.

- Hüftgelenk - Kugelgelenk,
- Eigelenk - Gelenk zwischen Atlas und Hinterhauptkondylen,
- Sattelgelenk - Karpometakarpalgelenk des Daumens (Articulatio carpometacarpalis pollicis zwischen Os trapezium u. Os metacarpale des Daumens).

Antwort 547

Die Antwort B) ist richtig.

Das Schultergelenk (Articulatio humeri) ist ein Kugelgelenk mit extrem flacher Gelenkpfanne. Es ist muskelgesichert und ermöglicht durch die geringe knöcherne Bewegungseinschränkung (aufgrund der flachen Pfanne) eine sehr gute Beweglichkeit: Ab- und Adduktion, Ante- und Retroversion, Rotation, Zirkumduktion.

Antwort 548

Die Antwort E) ist richtig.

Zu 1: Beim Daumen fehlt - wie bei der Großzehe auch - das Mittelglied.

zu 2) Das Daumengrundgelenk (Metakarpo-Phalangealgelenk) ist ein Scharniergelenk. Deshalb wäre die Aussage 2) u. E. eigentlich falsch. Gemeint ist hier jedoch sicher das Daumenwurzelgelenk (Karpometakarpalgelenk), welches als Sattelgelenk funktionell in seinen Bewegungsmöglichkeiten fast so vielseitig ist wie ein Kugelgelenk.

Charakteristisch für die besondere Beweglichkeit des Daumens ist die Oppositionsbewegung, die ein exaktes Greifen ermöglicht. Entsprechend der vielgestaltigen Beweglichkeit des Daumens ist seine Muskulatur differenzierter ausgestaltet als die der übrigen Finger.

Antwort 549
Die Antwort A) ist richtig.
Der oberste Halswirbel heißt Atlas. Im Gegensatz zu allen anderen Wirbeln besitzt er weder Wirbelkörper noch Dornfortsatz. Dafür hat er einen vorderen und einen hinteren Bogen mit Gelenkflächen für das Hinterhauptbein und den 2. Halswirbel, den Axis.

Antwort 550
Die Antwort B) ist richtig.
Der Außenknöchel (Malleolus lateralis) wird vom Wadenbein, der Innenknöchel (Malleolus medialis) vom Schienbein gebildet.

Antwort 551
Die Antwort C) ist richtig.
Zu 3: Am Skelett kommen zwar einige Hormone zur Wirkung, es werden jedoch keine Hormone produziert.
Zu 5: Bewegung ist eine Aufgabe des aktiven Bewegungsapparates (Muskulatur). Das Skelett ist aber dem passiven Bewegungsapparat zugehörig.

Antwort 552
Die Antwort D) ist richtig.
Die Menisken gleichen die ungleichen Gelenkflächen von Oberschenkelknorren und Gelenkpfanne der Tibia aus. Durch ihre Beweglichkeit können sie sich beim Beugen der kleiner werdenden Auflagefläche der Femurknorren auf der Tibia anpassen, indem sie auf der Schienbeinpfanne nach hinten geschoben werden.

Antwort 553
Die Antwort C) ist richtig.
Das Gitterwerk im Knocheninneren heißt Spongiosa (spongium = Schwamm).

Antwort 554
Die Antwort B) ist richtig.
Die Wirbelsäule besteht von oben nach unten aus folgenden Abschnitten:
- Halswirbelsäule (HWS),
- Brustwirbelsäule (BWS),
- Lendenwirbelsäule (LWS),
- Kreuzbein,
- Steißbein.

Das Sitzbein gehört zum Beckengürtel.

Antwort 555
Die Antwort A) ist richtig.
Die einzelnen Schädelknochen sind durch eine bindegewebige Naht (Sutura) miteinander verbunden, die im Laufe des Lebens verknöchert.

Antwort 556
Die Antwort D) ist richtig.
Zu 3: Das Sitzbein (Os ischii) bildet zusammen mit Darmbein (Os ilii) und Schambein (Os pubis) das Hüftbein (Os coxae).
Zu 4: Das Brustbein (Sternum) bildet zusammen mit den Rippen (Costae) den Brustkorb (Thorax).

Antwort 557
Die Antwort C) ist richtig.
Unter Epiphyse versteht man das distale sowie das proximale Ende der langen Röhrenknochen.
(Epiphyse ist jedoch auch der Name für die an der Gehirnbasis gelegene Zirbeldrüse.)

Antwort 558
Die Antwort C) ist richtig.
Der Innenmeniskus ist mit dem Knieinnenband verwachsen, der Außenmeniskus jedoch nicht mit dem Knieaußenband.
Mit der Kniescheibe sind beide Menisken nicht verwachsen.

Antwort 559
Die Antwort C) ist richtig.
Die Knochen des Unterarms sind Elle (Ulna) und Speiche (Radius).
Schienbein (Tibia) und Wadenbein (Fibula) sind Knochen des Unterschenkels.

Antwort 560
Die Antwort A) ist richtig.
Nach einem Knochenbruch wächst aus dem Periost und dem Endost gefäßreiches Bindegewebe, das den Bruchspalt füllt und sich außerdem wie ein dicker Verband außen um den Knochen herumlegt (bindegewebiger Kallus). Von diesen äußeren Bindegewebszellen differenzieren sich einzelne zu Osteoblasten und bauen eine 'Knochenmanschette' um die Bruchstelle herum, so dass die Bruchstücke fixiert werden (knöcherner Kallus). Daraufhin verknöchert das Bindegewebe, das den Bruchspalt füllt, wodurch die Kontinuität des Knochens wiederhergestellt wird.

Antwort 561
Die Antwort D) ist richtig.
Die acht Handwurzelknochen sind:
- Os scaphoideum (Kahnbein),
- Os lunatum (Mondbein),
- Os triquetrum (Dreieckbein),
- Os pisiforme (Erbsenbein),
- Os trapezium (großes Vieleckbein),
- Os trapezoideum (kleines Vieleckbein),
- Os capitatum (Kopfbein),
- Os hamatum (Hakenbein).

Antwort 562
Die Antwort D) ist richtig.
Die Wirbelsäule des Menschen ist nicht gerade wie ein Stab, sondern besitzt eine charakteristische doppelt-S-förmige Krümmung. In den Bereichen von Hals und Lendenwirbelsäule ist dies eine Lordose (nach vorne konvex), im Bereich der Brustwirbelsäule eine Kyphose (nach hinten konvex).
Seitwärtsverkrümmungen (Skoliosen) und verstärkte Lordosen oder Kyphosen sind hingegen Abweichungen vom normalen Körperbau.

Antwort 563
Die Antwort D) ist richtig.
Am Fuß unterscheidet man Fußwurzel (Tarsus), Mittelfuß (Metatarsus) und Zehen (Phalanges).
Zur Fußwurzel gehören 7 Knochen:
- Fersenbein (Calcaneus)
- Sprungbein (Talus)
- Kahnbein (Os naviculare)
- 3 Keilbeine (Os cuneiforme mediale, intermedium und laterale)
- Würfelbein (Os cuboideum)

Zu 1 und 3: Mondbein und Kopfbein gehören zu den Handwurzelknochen.

Antwort 564
Die Antwort D) ist richtig.
Die Handwurzelknochen:

Distale Reihe:
- Os trapezium (großes Vieleckbein),
- Os trapezoideum (kleines Vieleckbein),
- Os capitatum (Kopfbein),
- Os hamatum (Hakenbein).

Proximale Reihe:
- Os scaphoideum (Kahnbein),
- Os lunatum (Mondbein),
- Os triquetrum (Dreiecksbein),
- Os pisiforme (Erbsenbein).

Antwort 565
Die Antwort E) ist richtig.
Das Os occipitale ist das Hinterhauptbein, die knöcherne Grundlage des Hinterhaupts.

Antwort 566

Die Antwort C) ist richtig.

Der kleine Rollhügel oder Trochanter minor ist ein Teil des Oberschenkelknochens (Femur).

Antwort 567

Die Antwort E) ist richtig.

Die Gelenke besitzen artikulierende Gelenkflächen, die sog. Gelenkkörper, eine Gelenkkapsel (Capsula articularis), zwischen den Gelenkkörpern einen Gelenkspalt (Cavitas articularis), und je nach Notwendigkeit noch besondere Einrichtungen (Gelenkbänder, Zwischenscheiben, Gelenklippen und Gleitbeutel).

Die Gelenkkörper sind meisten von hyalinem Knorpel überzogen (selten von Faserknorpel oder Bindewebe mit faserknorpeligen Einlagerungen).

Antwort 568

Die Antwort D) ist richtig.

Die zwölf Brustwirbel bestehen aus

- Wirbelkörper (Corpus vertebrae),
- Wirbelbogen (Arcus vertebrae),
- Dornfortsatz (Processus spinosus),
- oberer und unterer Gelenkfortsatz
- (Processus articularis superior et inferior).

Außerdem gibt es:

Querfortsatz (Processus transversus) und das Wirbelloch (Foramen vertebrale).

Zu 3: Einen Griffelfortsatz (Processus styloideus) gibt es am Brustwirbel nicht (aber z.B. an der Speiche: Processus styloideus radii).

Antwort 569

Die Antwort D) ist richtig.

Das Würfelbein gehört zu den Fußwurzelknochen.

Antwort 570

Die Antwort B) ist richtig.

Unter der Knochenhaut (Periost) liegt die Substantia compacta.

Antwort 571

Die Antwort B) ist richtig.

Eine Gelenkverbindung besteht aus folgenden Bauelementen:

- Gelenkknorpel (vermindert durch seine spiegelglatte Oberfläche die Reibung der Gelenkenden),
- Gelenkkapsel (verbindet die gelenkbildenden Knochen und schließt die Gelenkhöhle nach außen ab, ernährt den Gelenkknorpel durch Diffusion),
- Gelenkbänder (sind der Gelenkkapsel außen aufgelagert und verstärken sie).

Antwort 572

Die Antwort A) ist richtig.

Die Halswirbelsäule zeigt - wie auch die Lendenwirbelsäule - eine Lordose, eine nach vorne konvexe Krümmung.

(Die Brustwirbelsäule zeigt eine Kyphose - die pathologische Extremform wäre der Buckel -, eine nach dorsal konvexe Krümmung).

Antwort 573

Die Antwort D) ist richtig.

Das Mondbein gehört zu den Handwurzelknochen.

Antwort 574

Die Antwort B) ist richtig.

Der Mensch hat 7 Hals-, 12 Brust-, 5 Lendenwirbel (und Kreuz- und Steißbein).

Antwort 575

Die Antwort A) ist richtig.

Das Becken (Pelvis) wird gebildet vom Kreuzbein (Os sacrum) und beiden Hüftbeinen. Jedes Hüftbein (Os coxae) setzt sich zusammen aus dem Darmbein (Os ilium), dem Sitzbein (Os ischii) und dem

Schambein (Os pubis), die mit ihren Körpern in der Hüftgelenkspfanne (Acetabulum) zusammentreffen.

Zu 4: Das Felsenbein ist ein Teil des Schläfenbeins und enthält das Innenohr.

Zu 5: Sesambeine sind in Sehnen, Bänder und Gelenkkapseln eingefügte rundliche Schaltknochen (z.B. die Kniescheibe, das größte Sesambein).

Antwort 576

Die Antwort E) ist richtig.

Das Hüftgelenk ist ein Kugelgelenk (bzw. ein eingeschränktes Kugelgelenk = Nussgelenk). Folgende Bewegungen sind möglich:

- Anteversion – Retroversion,
- Abduktion – Adduktion,
- Zirkumduktion,
- Rotation.

Antwort 577

Die Antwort B) ist richtig.

Osteoblasten sind die Knochenbildungszellen, Osteoklasten sind die Zellen des Knochenabbaus.

Antwort 578

Die Antwort B) ist richtig.

Der M. trapezius entspringt der Hinterhauptschuppe und den Dornfortsätzen der Hals- und Brustwirbel.

Zu A: Der M. iliacus entspringt der Innenseite der Darmbeinschaufel und dem vorderen oberen Darmbeinstachel.

Zu C und D: Die beiden Glutealmuskeln haben ihren Ursprung an der Dorsalseite der Darmbeinschaufel.

Zu E: Der M. tensor fasciae latae (Schenkelbindenspanner) hat seinen Ursprung an der Spina iliaca anterior superior.

Antwort 579

Die Antwort A) ist richtig.

Das Schienbein (Tibia) bildet den Innenknöchel, das Wadenbein (Fibula) den Außenknöchel.

Das Schienbein hat am proximalen Ende einen inneren und äußeren Gelenkknorren: Condylus medialis und Condylus lateralis.

Antwort 580

Die Antwort B) ist richtig.

Der Atlas unterscheidet sich von den übrigen Wirbeln durch seinen fehlenden Wirbelkörper. Er besteht hauptsächlich aus einem weiten Knochenring und ist mit dem Hinterhauptbein (Eigelenk) und dem 2. Halswirbel (Radgelenk) gelenkig verbunden.

Antwort 581

Die Antwort A) ist richtig.

Der knöcherne Brustkorb (Thorax) besteht aus Brustwirbeln, Rippen und Brustbein.

Antwort 582

Die Antwort A) ist richtig.

Hier soll angeblich die Antwort A) richtig sein. Das Fingergrundgelenk ist jedoch unseres Erachtens kein Scharniergelenk sondern ein Kugelgelenk. Dagegen ist das Daumengrundgelenk ein Scharniergelenk. Somit wäre 2) und 3) richtig. Diese Antwortmöglichkeit gibt es aber nicht.

Scharniergelenke sind z.B. die Fingermittel- und -endgelenke, das Daumengrund- und -endgelenk, das Ellbogengelenk und das obere Sprunggelenk.

- Fingergrundgelenk: Kugelgelenk,
- Daumengrundgelenk: Scharniergelenk,
- oberes Sprunggelenk: Scharniergelenk,
- Kniegelenk: Dreh-Scharniergelenk (Drehwinkelgelenk),

- Handgelenk: Das proximale Handgelenk ist ein Eigelenk, das distale ein 'verzahntes' Gleitgelenk: beide zusammen haben funktionell den Charakter eines Kugelgelenkes.

Antwort 583

Die Antwort B) ist richtig.

Das Hüftgelenk ist ein eingeschränktes Kugelgelenk (Nussgelenk), das Schultergelenk ist ein Kugelgelenk.

Das Daumengrundgelenk und das Ellenbogengelenk sind Scharniergelenke.

Antwort 584

Die Antwort D) ist richtig.

Der Musculus quadriceps femoris beugt den Oberschenkel und streckt den Unterschenkel im Kniegelenk.

Antwort 585

Die Antwort E) ist richtig.

Unter Spongiosa versteht man den schwammartigen Hohlraum des Knochens, in dem sich das Knochenmark befindet.

Zu A: Zwischen den Epiphysen eines Knochens liegt die Diaphyse.

Zu B: Die bindegewebige Knochenhaut wird Periost genannt.

Zu C: Die Wachstumszonen eines Knochens sind die Epiphysenfugen.

Zu D: Die Gelenkflächen eines Knochens liegen den Epiphysen auf.

Antwort 586

Die Antwort E) ist richtig.

Flexion heißt Beugung.

Zu A: Drehen nach innen: Innenrotation.

Zu B: Strecken: Extension.

Zu C: Drehen nach außen: Außenrotation.

Antwort 587

Die Antwort C) ist richtig.

Zu A: Auswärtsdreher = Außenrotator.

Zu B: Beuger = Flexor.

Zu D: Mitspieler = Agonist.

Antwort 588

Die Antwort C) ist richtig.

Unter direkter Verknöcherung (desmale Ossifikation, bindegewebige Verknöcherung) versteht man die Umwandlung des embryonalen Bindegewebes (Mesenchymzellen) in Knochengewebe. Dies geschieht im Fötus zur Bildung der platten Knochen des Gesichts- und Hirnskeletts sowie des Schlüsselbeins. Hiervon zu unterscheiden ist die indirekte Verknöcherung (chondrale Ossifikation), die über eine hyalinknorpelige Zwischenstufe abläuft.

Zu B und D: zur Heilung von Frakturen besitzt die Knochenhaut spezialisierte Zellen, die für die Kallusbildung zuständig sind.

Antwort 589

Die Antwort B) ist richtig. (Eventuell könnte auch D) richtig sein)

Diese Frage ist schwer zu beantworten. Nach dem Grundsatz: im Zweifelsfall das weniger komplizierte haben wir uns für B) entschieden.

Zu 2 und 4: Das in der Nebenschilddrüse gebildete Parathormon erhöht den Kalziumspiegel im Blut über 3 Mechanismen: Am Skelett steigert es die Freisetzung von Kalzium (Knochenabbau), in der Niere erhöht es die Kalziumrückresorption (und die Phosphatausscheidung), im Darm verbessert es durch Umwandlung von Vitamin-D-Metaboliten die Kalziumaufnahme. Gegenspieler des Parathormons beim Kalziumhaushalt des Körpers ist das in den C-Zellen der Schilddrüse gebildete Kalzitonin: es senkt den Kalzium- (und den Phosphatspiegel) im Blut. Es hemmt den Knochenabbau durch Osteoklasten und fördert den Kalziumeinbau in den Knochen.

Zu 1: Indirekt wirkt auch Thyroxin, das Schilddrüsenhormon auf den Knochen-

stoffwechsel. Als 'Peitsche des Organismus' steigert es den Grundumsatz und den Gesamtstoffwechsel. Es fördert das Wachstum und die Skelettreife und hat eine fördernde Wirkung auf den Kalzium- und Phosphathaushalt. Möglicherweise ist also auch die Fragenkombination 1, 3 und 4 (und damit D) richtig (obwohl uns das Wort 'wesentlich' in der Frage eher dagegen zu sprechen scheint.
Zu 3 und 5: Aldosteron und Adrenalin haben keinen wesentlichen Einfluss auf den Knochenstoffwechsel.

Antwort 590
Die Antwort C) ist richtig.
Am Kniegelenk sind Femur, Tibia und Kniescheibe beteiligt.
Zu 3: Während beim Ellbogengelenk beide Unterarmknochen gelenkig mit dem Oberarmknochen verbunden sind, ist beim Kniegelenk die Fibula nicht mit einbezogen.
Zu 5: Das Kahnbein ist ein Handwurzelknochen (Os scaphoideum) bzw. ein Fußwurzelknochen (Os naviculare).

Antwort 591
Die Antwort E) ist richtig.
Der Mensch besitzt an jeder Hand acht - also insgesamt 16 – Handwurzelknochen.

Antwort 592
Die Antwort D) ist richtig.
Das Daumenwurzelgelenk ist ein Sattelgelenk. Da es eine enorm große Beweglichkeit ermöglicht, nimmt der Daumen bei den Fingern eine Sonderstellung ein. So ist z.B. eine Oppositionsbewegung zu den anderen Fingern möglich, die ein exaktes Greifen erlaubt. (Das Daumengrund- und -endgelenk sind Scharniergelenke).

Antwort 593
Die Antwort C) ist richtig.
Von den zwölf Rippenpaaren erreichen nur sieben mit ihren Knorpeln direkt das Brustbein ('echte' Rippen). Die unteren fünf Rippenpaare erreichen mit ihren eigenen Knorpelspangen nicht mehr das Brustbein, sondern lagern sich den Knorpeln des 7. Rippenpaares an (8. bis 10. Rippe) oder enden frei (11. und 12. Rippe). Sie werden deshalb als 'falsche' Rippen bezeichnet.

Antwort 594
Die Antwort D) ist richtig.
Die Brustwirbelsäule hat 12 Wirbel.

Antwort 595
Die Antwort C) ist richtig.
Die Lendenwirbelsäule hat 5 Wirbel.

Antwort 596
Die Antwort C) ist richtig.
Die Halswirbelsäule besteht aus 7 Wirbeln.

Antwort 597
Die Antwort B) ist richtig.
Die einzige gelenkige Verbindung zwischen Schultergürtel und Achsenskelett ist das Sternoklavikulargelenk. (Das Akromioklavikulargelenk verbindet das Schulterblatt mit der Klavikula).

Antwort 598
Die Antwort B) ist richtig.
Parathormon stimuliert in den Knochen die Freisetzung von Kalzium und erhöht somit den Blutkalziumspiegel. Antagonistisch hierzu wirkt das Kalzitonin, welches die Freisetzung von Kalzium aus den Knochen hemmt und den Blutkalziumspiegel senkt.

Antwort 599
Die Antwort C) ist richtig.
Ein Pflugbein gibt es nicht, aber ein Pflugscharbein (Vomer). Es bildet den hinteren Teil der Nasenscheidewand.

Antwort 600

Die Antwort C) ist richtig.

Zur Kontraktion benötigt der Muskel Energie, die dem Körper zunächst (z.B. als Glukose) zugeführt werden muss. In den Mitochondrien der Zellen wird die Energie aus der Glukose durch Oxidation freigesetzt und in Form von Adenosintriphosphat (ATP) gespeichert. Wird diese Energie benötigt, so kann sie jederzeit durch Abbau von ATP zu ADP (Adenosindiphosphat) bereitgestellt werden. ADP kann anschließend in den Mitochondrien wieder zu ATP umgewandelt werden.

Antwort 601

Die Antwort B) ist richtig.

- Scharniergelenk (z.B. Fingerendgelenke),
- Sattelgelenk (z.B. Daumenwurzelgelenk),
- - lenk),
- Scharniergelenk (z.B. Fingerendgelenke),
- Radgelenk (z.B. Ellen-Speichen-Gelenk).

Scharnier- und Radgelenk kann man zum Walzengelenk zusammenfassen. Deshalb ist die Frage u. E. sehr unglücklich gestellt.

Antwort 602

Die Antwort D) ist richtig.

Im Knochenmark findet die Produktion sämtlicher Blutzellen statt.

Die Osteoblasten (sog. Knochenbildner) produzieren die Knochengrundsubstanz (Osteoid).

Antwort 603

Die Antwort B) ist richtig.

Der Unterschenkel besteht aus zwei Knochen: Schienbein (Tibia) und Wadenbein (Fibula).

Antwort 604

Die Antwort B) ist richtig.

Das Schultergelenk ist ein Kugelgelenk und wird vom Schulterblatt (Gelenkpfanne) und dem Kopf des Oberarmknochens gebildet. Es ist das beweglichste Gelenk des Körpers, denn die Gelenkpfanne ist relativ flach. Das Gelenk wird außer von Gelenkkapsel und Bändern von einer Vielzahl von Muskeln (Rotatorenmanschette) zusammengehalten.

Antwort 605

Die Antwort C) ist richtig.

Der M. pectoralis major bedeckt die größte Fläche des Brustkorbs.

Antwort 606

Die Antwort D) ist richtig

Zu A: Der M. iliacus entspringt der Innenseite der Darmbeinschaufel und dem vorderen oberen Darmbeinstachel.

Zu B: Der M. trapezius entspringt der Hinterhauptschuppe und den Dornfortsätzen der Hals- und Brustwirbel.

Zu C und D: Die beiden Glutealmuskeln haben ihren Ursprung an der Dorsalseite der Darmbeinschaufel.

Zu E: Der M. tensor fasciae latae (Schenkelbindenspanner) hat seinen Ursprung an der Spina iliaca anterior superior.

Antwort 607

Die Antwort D) ist richtig.

Zu 1: Der M. deltoideus entspringt vom Schlüsselbein, von der Schulterhöhe und von der Schulterblattgräte. Er setzt an der Deltarauigkeit des Oberarmknochens an.

Zu 2: Der M. sternocleidomastoideus entspringt am Warzenfortsatz und an der oberen Nackenlinie und setzt am Sternum und an sternumnahen Klavikulaanteilen an.

Zu 3: Der M. coracobrachialis entspringt dem Processus coracoideus des Schulter-

blattes und setzt am proximalen Oberarmknochen an.
Zu 4: Der M. trapezius entspringt der Hinterhauptschuppe und den Dornfortsätzen der Hals- und Brustwirbel. Er setzt an Schlüsselbein, Schulterhöhe und Schulterblattgräte an.
Zu 5: Das Platysma ist der flache Hautmuskel am Hals.

Antwort 608
Die Antwort E) ist richtig.
Der Unterarm wird von Elle (Ulna) und Speiche (Radius) gebildet.

Antwort 609
Die Antwort A) ist richtig.
Zu 3: Die Menisken gleichen Passungenauigkeiten zwischen Femur und Tibia aus.
Zu 4: Der Innenmeniskus ist mit dem Innenband verwachsen.

Antwort 610
Die Antwort D) ist richtig.
Ein Gallertkern findet sich in der Bandscheibe (umgeben von einem Faserring) und nicht in einem Wirbel.

Antwort 611
Die Antwort C) ist richtig.
Zu D: Bewegung ist eine Aufgabe des aktiven Bewegungsapparates. Das Skelett gehört zum passiven Bewegungsapparat.

Antwort 612
Die Antwort C) ist richtig.
Am Ellbogengelenk sind Humerus (Oberarmknochen), Ulna (Elle) und Radius (Speiche) beteiligt. Das Ellbogengelenk besitzt keine Menisken und keinen Diskus.

Antwort 613
Die Antwort B) ist richtig.
Quer gestreifte Muskulatur ermüdet schneller als glatte Muskulatur.
Zu C: Die Skelettmuskulatur besteht aus quergestreifter Muskulatur.
Zu E: Die Herzmuskulatur ist eine Sonderform der quer gestreiften Muskulatur.

Antwort 614
Die Antwort B) ist richtig.
Funktion des M. pectoralis major: Adduktion, Anteversion, Innenrotation des Armes (Pronation)

Antwort 615
Die Antwort C) ist richtig.
Der Beuger des Hüftgelenkes ist der M. iliopsoas.

Antwort 616
Die Antwort C) ist richtig.
Zu den Bauchmuskeln zählen:

- M. obliquus abdominis externus,
- M. obliquus abdominis internus,
- M. transversus abdominis.

(Diese drei Muskelplatten liegen direkt aufeinander.)

- M. rectus abdominis,
- M. pyramidalis (entspringt von der Symphyse und spannt die Blätter der Rektusscheide),
- M. cremaster (durch den Leistenkanal tretende Faserbündel des M. obliquus internus und M. transversus, die auf den Hodensack übergehen),
- M. quadratus lumborum (Abschluss der Bauchwand nach hinten.)

Zu 5: Der M. iliopsoas (mit seinen Anteilen M. psoas major, M. psoas minor und M. iliacus) gehört zur Beugemuskulatur des Hüftgelenks und nicht zu den Bauchmuskeln.

Antwort 617
Die Antwort D) ist richtig.
In der Darmwand findet sich glatte Muskulatur.
Zu A, B, und E: quer gestreifte Skelettmuskulatur

Zu C: Herzmuskulatur: quer gestreifte Muskulatur ohne eigentliche Zellgrenzen, im Zellverband (Synzytium): Erregung einer Zelle erregt den ganzen Verband.

Antwort 618

Die Antwort A) ist richtig.

Zu 1: Der M. sternocleidomastoideus zieht vom Warzenfortsatz (Mastoid) zu Schlüssel- und Brustbein. Er kann u.a. bei festgestelltem Kopf Thorax und Schultergürtel anheben ('Atemhilfsmuskel') und ist zuständig für die Kopfdrehung zur Gegenseite ('Kopfwender'). Der M. trapezius entspringt an der Hinterhauptschuppe und an den Dornfortsätzen der Hals- und Brustwirbel.

Zu 2: Der M. brachioradialis ist ein Beugemuskel im Unterarmbereich.

Zu 3: Der M. deltoideus gehört zur Muskulatur des Schultergürtels.

Zu 4: Der M. iliopsoas gehört zur Beugemuskulatur des Hüftgelenkes

Antwort 619

Die Antwort B) ist richtig.

Glatte Muskulatur findet sich u. a. im Verdauungskanal, Urogenitaltrakt, in den Blutgefäßen und den Atemwegen..

Zu 1: Die Skelettmuskulatur ist quer gestreift (und willkürlich).

Zu 4: Die Herzmuskulatur ist quer gestreift (und unwillkürlich).

Antwort 620

Die Antwort A) ist richtig.

Die Muskelplatte des Zwerchfells (Diaphragma) trennt Brust- und Bauchhöhle vollständig voneinander (nur für die Leitungsbahnen bleiben Öffnungen frei). Innerviert wird es vom N. phrenicus aus dem Plexus cervicalis (C3-C5). Kontrahiert sich das Zwerchfell, so flachen sich die Zwerchfellkuppeln ab, der Brustraum wird größer, Luft wird in die Lunge gesaugt (Inspiration). Das Zwerchfell ist der wichtigste Atemmuskel.

Antwort 621

Die Antwort A) ist richtig.

Die Neutral-Null-Methode ist eine Messmethode, bei der alle Gelenkbewegungen von einer einheitlich definierten Ausgangsstellung aus gemessen werden. Sie dient der Standardisierung von Winkelmessungen bei der Begutachtung orthopädischer Krankheiten.

Die Gelenke sind am aufrecht stehenden Menschen mit gestreckten Füßen und herabhängenden Armen in der sog. 'Nullstellung' (also: gestrecktes Knie = 0°, Fuß zum Unterschenkel = 0° usw). Der Bewegungsumfang der Gelenke wird von dieser Nullstellung ausgehend mit drei Ziffern angegeben, von denen jeweils eine diese 'Nullstellung' angibt. Bsp: Handgelenk: Palmarflexion/Dorsalextension: 60-0-60°; Ellenbogen: Flexion/Extension: 150-0-10 (Überstreckung von 10° oft nicht möglich).

Antwort 622

Die Antwort A) ist richtig.

Das Schober-Zeichen dient zur Untersuchung der Beweglichkeit der Lendenwirbelsäule.

Man markiert beim stehenden Patienten den Dornfortsatz S1 auf der Haut, misst von dort 10 cm nach kranial ab und markiert den Endpunkt der Strecke. Dann lässt man den Patienten maximal nach vorne neigen. Dabei wird die Haut über der Wirbelsäule je nach Ausmaß der Vorneigung stärker oder schwächer gedehnt und dabei die markierte Linie auseinandergezogen. Normal ist eine Längenzunahme von ca. 5 cm. Ist dieser Abstand vermindert, spricht dies für eine Bewegungseinschränkung in der Lendenwirbelsäule (z.B. bei M. Bechterew).

Antwort 623

Die Antwort A) ist richtig.

Als Trendelenburg-Zeichen wird das Absinken des Beckens (mit konsekutiver Beugung des Beins in Hüfte und Knie) auf der gesunden Seite bei Lähmung der Mm. glutei oder angeborener Hüftgelenkluxation bezeichnet ('Marilyn-Monroe-Gang').

Beim Einbeinstand bleibt das Becken horizontal oder hebt sich etwas auf der entlasteten Seite ('Spielbein-Seite'). Ein Absinken dagegen ist ein Hinweis auf einen pathologischen Befund an der belasteten Hüfte (Trendelenburg-Zeichen positiv).

ORTHOPÄDIE (PATHOLOGIE)

Antwort 624

Die Antwort E) ist richtig.

Im Zusammenhang mit der Anamnese deuten die Beschwerden auf einen akuten Gichtanfall hin. Dieser tritt zwar meist am Großzehengrundgelenk (Podagra) auf, in einem Drittel der Fälle jedoch auch an anderen Gelenken, z.B. am Kniegelenk (Gonagra).

Antwort 625

Die Antwort E) ist richtig.

Zu 1: Eine Fettembolie ist eine besondere Form einer Embolie, bei der es zu Einschwemmung feinverteilter Fetttropfen in die Blutbahn kommt.

Klinik:

motorische Unruhe, Beklemmungsgefühl, Tachykardie, Hypotonie, zunehmende Dyspnoe, Zyanose, Husten, (Lungenfettembolie), Bewusstseinsstörungen (Verletzung der Hirngefäße), Sehstörungen (Retinablutungen).

Zu 2: Eine akute Komplikation einer offenen Fraktur können Nervenläsionen durch die zerschmetterten Knochen sein.

Zu 3: Ebenso wie zu Nervenläsionen, kann es auch zu Läsionen anderer Leitungsbahnen, wie z.B. Blutgefäßen, kommen.

Zu 4: Eine Osteomyelitis ist eine Knochenmarkentzündung, die meist mit einer Knochenentzündung verbunden ist.

Klinik:

Zeichen einer schweren Allgemeininfektion (Fieber, Schüttelfrost), Schmerzen, Schwellung und Überwärmung des betroffenen Gliedmaßenabschnittes.

Zu 5: Eine Arthrose kann überall dort auftreten, wo es zu einer Veränderung der Knochensubstanz kommt, entweder aufgrund von degenerativen Veränderungen oder Verletzungen (z.B. Knochenfraktur).

Weitere Komplikationen einer offenen Knochenfraktur:

- Posttraumatische Osteitis (Knochenentzündung)
- Sudeck-Syndrom (posttraumatische Dystrophie bzw. Atrophie von Extremitäten)
- Kompartmentsyndrom (v. a. am Unterschenkel auftretendes Syndrom, das durch Gewebedrucksteigerung in einem geschlossenen Muskelkompartiment (Faszienloge) und dadurch bedingter Minderdurchblutung zu neuromuskulären Funktionsausfällen und Muskelnekrosen führt, z.B. über den Druck von Gipsverbänden oder Ödemen.)

Antwort 626

Die Antwort B) ist richtig.

Beim M. Perthes handelt es sich um eine aseptische Knochennekrose des Hüftgelenkskopfs.

Antwort 627

Die Antwort E) ist richtig.

Eine Osteomyelitis ist eine Knochenmarkentzündung (meist mit begleitender Knochenentzündung (Ostitis). Sie befällt meist die Wachstumszonen des Knochens, die Metaphysen (Abschnitt des Röhrenknochens zwischen dem Mittelstück=Diaphyse und dem Endstück=Epiphyse).

Zu C: Die Knochenhaut (Periost), ist die den Knochen umgebende bindegewebige Haut.

Zu D: Die Knochensubstanz besteht aus einer festen Außenzone = Substantia compacta (Compacta) und einer schwammartigen Innenzone feiner Knochenbälkchen = Substantia spongiosa (Spongiosa).

Antwort 628

Die Antwort E) ist richtig.

Beim Morbus Dupuytren handelt es sich um eine Beugekontraktur der Finger (bevorzugt 4. und 5.) aufgrund einer bindegewebigen Verhärtung und Schrumpfung der Palmaraponeurose (fächerförmige Sehnenplatte in der Hohlhand, Fortsetzung der Sehne des M. palmaris longus). Es kommt zur Ausbildung von derben Strängen und Knoten in der Hohlhand. In 70-80% sind beide Hände beteiligt.

Männer sind 5x häufiger betroffen als Frauen, der Erkrankungsgipfel liegt jenseits des 5. Lebensjahrzehntes.

Der Morbus Dupuytren zeigt sich auch bei Diabetes mellitus und bei chronischen Lebererkrankungen.

Antwort 629

Die Antwort B) ist richtig.

Zu Beginn einer Arthrose bessert sich der Schmerz, der nach längerer Ruhe beim Beginn einer Bewegung auftritt, nach einiger Zeit. Dies bezeichnet man als 'Anfangschmerz' oder 'Anlaufschmerz'.

Zu A: Im akuten Schub einer rheumatoiden Arthritis findet sich der Bewegungsschmerz, der jedoch am Anfang mit Schwellungen, aber ohne Deformierungen einhergeht. Es kommt zu einem symmetrischen Befall der kleinen Fingermittel- und Grundgelenke.

Zu C: Für den M. Bechterew sind die Morgensteifigkeit und die nächtlichen Rückenschmerzen im Bereich des Iliosakralgelenkes typisch, die u.a. mit atemabhängigem Thoraxschmerz, Extravertebralarthritiden, einer Iridozyklitis und Achillessehnen- und Fersenschmerzen einhergehen können.

Zu D: Trias der chronischen Polyarthritis:

- Fehlender Faustschluss,
- schmerzhafter Händedruck,
- nachlassende Kraft der Hände.

Zu E: Die Infektarthritis zeigt die typischen Zeichen einer akuten Entzündung: Rötung, Schwellung, Schmerz, Überwärmung, gestörte Funktion.

Antwort 630

Die Antwort D) ist richtig.

Zu 2: Infolge von Fettgewebezerstörungen bei Knochenfrakturen und Weichteilzerquetschungen kann es zur Einschwemmung feinverteilter Fetttropfen in die Blutbahn kommen: Fettembolie

Zu 5: Bei einer Becken- bzw. Oberschenkelfraktur können sich Hämatome bis über 2 Liter bilden. Es besteht dann die Gefahr eines hypovolämischen Schocks.

Antwort 631

Die Antwort B) ist richtig.

Das Schultergelenk hat keine stärkeren Bänder. Deshalb müssen die Muskeln, die das Gelenk umhüllen, dieses Kugelgelenk sichern (muskelgesichertes Gelenk). Stellt man das Gelenk ruhig (z.B. mittels Armbinde o. Ä.) kann es - vor allem bei älteren Menschen - innerhalb von wenigen Tagen zu irreversiblen Bewegungseinbußen kommen. Eine Ruhigstellung ist kontraindiziert.

Antwort 632

Die Antwort C) ist richtig.

Antinukleäre Antikörper = ANA = Antikörper gegen bestimmte Bestandteile des Zellkerns. Sie führen möglicherweise zur Störung von Kern- und Zellfunktionen. In der Differentialdiagnose der Kollagenosen und der Gelenkkrankheiten haben sie einen wichtigen Stellenwert: ANA sind positiv beim systemischen Lupus erythematodes, beim Sharp- und Felty-Syndrom, bei der chronisch aggressiven Hepatitis, beim CREST- und Sjögren-Syndrom. In ca 30-40% der Fälle sind die ANA auch bei der rheumatoiden Arthritis (RA) positiv. Sie

gehören jedoch nicht zu den beweisenden diagnostischen Kriterien der ARA= American Rheumatism Association.
Zur Diagnosefindung hat die Amerikanische Rheumagesellschaft ARA (American Rheumatism Association) Kriterien entwickelt, die die RA in eine mögliche, wahrscheinliche und gesicherte einteilen (s. u.):

ARA-Kriterien der rheumatoiden Arthritis

- Morgendliche (Finger-)steifigkeit
- Schmerzhaftigkeit von mindestens einem Gelenk,
- Kapselschwellung von mindestens einem Gelenk,
- Schwellung von mindestens einem weiteren Gelenk (höchstens 3 Monate Abstand),
- symmetrisch beidseitige Gelenkschwellung (außer Fingerendgelenken)
- subkutane Rheumaknoten,
- typische röntgenologische Veränderungen,
- laborchemischer Nachweis von Rheumafaktoren,
- schwache Muzin-Ausfällung (Präzipitation) in der Synovia,
- charakteristische Histopathologie der Synovialmembran,
- charakteristische Histopathologie der subkutanen Knötchen.

Antwort 633

Die Antwort A) ist richtig.
Zu A: Arthrose ist ein Sammelbegriff für alle Arten von degenerativen Gelenkerkrankungen, bei denen kein immunologisch-entzündliches Geschehen ursächlich ist, sondern die sich aus einer chronischen Abnutzung des Gelenkknorpels bzw. der Zwischenwirbelscheiben ergeben.
Die chronische Abnützung des Gelenkknorpels führt sekundär zur Schädigung von Knochen und Gelenkkapsel in Form einer Degeneration. Besonders häufig sind die Wirbelsäule und die großen Extremitätengelenke (Knie, Schulter, Hüfte) betroffen, da hier besonders hohe Druck- und Reibungsbelastungen auf den Gelenkknorpel wirken.
Klinik:

- Anfangs Bewegungsschmerz, später Ruheschmerz. Typisch ist auch der sog.
- Anlaufschmerz: morgendliche Anlaufschwierigkeiten in einem arthrotischen Gelenk, die im Laufe weiterer Bewegung besser werden.
- Schwellung im und um das Gelenk,
- schmerzhafte Bewegungseinschränkung,
- zunehmende Deformität mit Fehlstellung, Instabilität und Muskelatrophie.

Zu B: Für die akute Gicht ist der plötzliche, meist nachts auftretende starke Schmerz im Bereich des Großzehengrundgelenks (‘Podagra’) mit allgemeinen Entzündungszeichen typisch.
Zu C: Als Arthritis wird die akute Gelenksentzündung bezeichnet: allgemein Entzündungszeichen (Schmerz, Schwellung, Überwärmung, Rötung, Bewegungseinschränkung).
Zu D: Bei rheumatoider Arthritis besteht oft eine ‘Morgensteifigkeit’ mehrerer Gelenke. Im akuten Schub dieses schweren Krankheitsbildes stehen Schmerzen, Bewegungseinschränkungen usw. mehrerer Gelenke im Vordergrund.
Zu E: Die Polyneuropathie ist eine Erkrankung peripherer Nerven, und würde als Symptomatik keine Gelenkschmerzen, sondern z.B. Parästhesien, Missempfindungen, Lähmungen und vegetativ-trophische Störungen aufzeigen.

Antwort 634

Die Antwort A) ist richtig.

Appetitlosigkeit (Inappetenz) gehört nicht zu den typischen Symptomen der rheumatoiden Arthritis.

Antwort 635

Die Antwort D) ist richtig.

Der M. Bechterew ist eine chronische, progrediente, abakterielle systemische Entzündung mit bevorzugter Manifestation im Bereich der Wirbelsäule, in erster Linie der Iliosakralgelenke und der kleinen Wirbelgelenke. Die Krankheit betrifft hauptsächlich Männer, bevorzugt zwischen dem 15 und 45 Lebensjahr.

Zu E: Versteifungen der Wirbelsäule kann man zwar durch intensive Physiotherapie und Krankengymnastik vorbeugen, bereits eingetretene Versteifungen der Wirbelsäule sind jedoch irreversibel.

Antwort 636

Die Antwort B) ist richtig.

Zu A: Der M. Scheuermann gehört zu dem Bereich der aseptischen Knochennekrosen. Es kommt zu Wachstumsstörungen der Deck- und Grundplatten der Brustwirbelkörper und zur Ausbildung von Keilwirbeln, die zum charakteristischen Bild des Rundrückens führen. Die ersten Veränderungen beginnen schon im Jugendalter (10-13 Jahre) - deswegen wird der M. Scheuermann auch juvenile Kyphose oder Adoleszentenkyphose genannt. Klinisch typisch findet sich hier die Hyperkyphose.

Zu B: Der M. Bechterew ist eine chronische, progrediente, abakterielle systemische Entzündung mit bevorzugter Manifestation im Bereich der Wirbelsäule, in erster Linie der Iliosakralgelenke und der kleinen Wirbelgelenke. Im Gefolge der schubweisen Entzündung kommt es zu Atrophie des Gelenkknorpels und zu einer aufsteigenden knöchernen Durchbauung von Gelenken, Bandscheiben und Bändern und damit zur Einsteifung der Wirbelsäule (Bambusstabform). Periphere Gelenke, Sehnen- und Bandansätze können mitbetroffen sein.

Frühsymptome:

- allgemeine Schwäche, Morgensteifigkeit und meist nächtliche Rückenschmerzen in der Iliosakral-Region (Sakroiliitis)
- atemabhängiger Thoraxschmerz
- Extravertebralarthritiden (Gelenkentzündungen außerhalb der Wirbelsäule in 50-70% d. F.)
- Augenbeschwerden: Iridozyklitis (Entzündung der Iris und des Ziliarkörpers in 30% d. F.)
- Achillessehnen- und Fersenschmerzen (in 20% d. F.)
- Männer erkranken ca. 10 x häufiger als Frauen, Erkrankungsgipfel zwischen dem 15. und 40. Lebensjahr.

Zu C: Das Wirbelgleiten (Spondylolisthesis) wird verursacht durch die Spondylolyse (= angeborene oder erworbene Spaltbildung meist der Bogenwurzel von L4 oder L5). Beim Wirbelgleiten rutschen die Facettengelenke voneinander ab, und die Wirbel können nach ventral gleiten, und durch Verletzung oder Kompression von Nervenstrukturen zu einer ausgeprägten neurologischen Symptomatik führen.

Zu D: Der Bandscheibenvorfall (Diskusprolaps) kann je nach Lokalisation sehr unterschiedliche Schmerzsymptomatik auslösen, je nachdem ob periphere Nerven betroffen sind (mediolateraler oder lateraler BSV) oder eher die Rückenmarkshäute (medialer BSV).

Zu E: Bei der Osteoporose handelt es sich um einen, über das altersübliche Maß hinausgehenden, pathologischen Verlust an

Knochenmasse, der den organischen und Mineralanteil des Knochens gleichermaßen betrifft. Es kommt hier zu allgemeinen Knochenschmerzen (nicht nur auf die Wirbelsäule beschränkt), Neigung zu Spontanfrakturen und Wirbeldeformitäten bis hin zum sog. Buckel (Hyperkyphose).

Antwort 637

Die Antwort C) ist richtig.

Die Heberden-Polyarthrose befällt bevorzugt die distalen Interphalangealgelenke (Fingerendgelenke). Charakteristisch sind die sog. Heberden-Knoten, erbsengroße, knorpelig-knöcherne Verdickungen an der Dorsalseite dieser Gelenke. Die Erkrankung wird autosomal geschlechtsgebunden vererbt.

Antwort 638

Die Antwort E) ist richtig.

Das Schultergelenk ist ein vorwiegend muskelgeführtes Gelenk. Bei Ruhigstellung des Schultergelenkes ist vor allem der M. pectoralis major von Bedeutung.

Bei Ruhigstellung des Schultergelenkes kann es - vor allem bei älteren Menschen - innerhalb von wenigen Tagen (im Extremfall innerhalb von 24 Stunden) zu irreversiblen Bewegungseinbußen kommen. (Merke: Keine Armschlinge bei Schulterschmerzen).

Antwort 639

Die Antwort D) ist richtig.

Als begünstigende Faktoren für eine Osteoporose gelten:

- Mangelernährung,
- Malabsorption,
- Immobilisation (Inaktivität),
- endokrine Störungen:
  - Cushing-Syndrom (bzw. langdauernde Glukokortikoidtherapie),
  - Hyperthyreose,
  - Akromegalie,
  - Östrogenmangel in der Postmenopause (Klimakterium).

Zu 2: Übergewicht begünstigt eine Osteoporose nicht.

Antwort 640

Die Antwort C) ist richtig.

Rheumatoide Arthritis = chronische Polyarthritis

Zu 1: Morgensteifigkeit von wenigstens einer Stunde gehört zu den Diagnosekriterien der rheumatischen Arthritis (chronische Polyarthritis).

Zu 2: Sog. Rheumaknoten: vor allem an Druckstellen (Streckseiten der Unterarme, Hinterkopf) auftretende, bis hühnereigroße, derbe, verschiebliche subkutane Knoten.

Zu 3: symmetrischer Gelenkbefall seit wenigsten 6 Wochen ist ein wichtiges Diagnosekriterium der rheumatischen Arthritis.

Zu 4: Die Fingerendgelenke sind normalerweise bei der rheumatoiden Arthritis nicht geschwollen. Typisch sind Gelenkschwellungen der Fingermittel- und Fingergrund- und Handgelenke, sowie Ellenbogen, Knie, obere Sprunggelenke, Zehengrundgelenke.

Zu 5: Anfangsschmerz (Anlaufschmerz) ist ein typisches Symptom bei Arthrose.

Antwort 641

Die Antwort B) ist richtig.

An der chronischen Polyarthritis erkranken Frauen 4 x häufiger als Männer.

Antwort 642

Die Antwort E) ist richtig.

Antwort 643

Die Antwort B) ist richtig.

Schlaffe Lähmungen der Extremitäten und rezidivierende Durchfälle gehören nicht zum typischen Bild eines M. Bechterew.

Antwort 644
Die Antwort E) ist richtig.
(Vgl. Antwort auf Frage **551**).

Antwort 645
Die Antwort E) ist richtig.
Zu 4: Unter dem Begriff 'Pannus' versteht man ein gefäßhaltiges Granulationsgewebe, das bei entzündlichen Erkrankungen der Gelenke auf die Gelenkfläche übergreift. Eine derartige Gewebeschicht tritt vor allem bei entzündlich-rheumatischen Erkrankungen, aber auch bei Infektionen der Gelenke auf und kann zur Verklebung der Gelenkflächen führen.

Antwort 646
Die Antwort E) ist richtig.
Alle aufgeführten Krankheitsbilder können zu Wundheilungsstörungen führen.

Antwort 647
Die Antwort E) ist richtig.
Ein Empyem ist eine Eiteransammlung in einer vorgebildeten Höhle. Eine Eiteransammlung in einer nicht vorgebildeten Höhle wäre ein Abszess.

Antwort 648
Die Antwort A) ist richtig.
Ein Brillenhämatom ist ein Bluterguss im Bereich beider Ober- und Unterlider. Man findet es häufig bei bestimmten Schädelbasisfrakturen.

Antwort 649
Die Antwort E) ist richtig.
Der M. Bechterew (auch: Spondylitis ankylosans; Spondylarthritis ankylosans, Spondylitis ankylopoetica) ist eine chronisch-entzündlich-rheumatische Erkrankung des Achsenskeletts, der Extremitätengelenke und der Sehnenansätze.
Zu 2: Eine Iritis ist eine Entzündung der Regenbogenhaut. Man findet sie häufig bei Erkrankungen des rheumatischen Formenkreises.
Zu 5: Das Einsteifen der Wirbelsäule ist ein typisches Symptom des M. Bechterew.

Antwort 650
Die Antwort B) ist richtig.
Eine 'tanzende Patella' ist das typische Zeichen für einen Kniegelenkerguss. Bei Erguss im Kniegelenk lässt sich die Patella auf dem Erguss federnd eindrücken: sie 'tanzt' auf dem Kniegelenkerguss.

Antwort 651
Die Antwort D) ist richtig.
Bei der Scheuermann-Erkrankung führen aseptische Knochennekrosen zu Wachstumsstörungen der Deck- und Grundplatten der Brustwirbelkörper. Der M. Scheuermann gilt als die häufigste Wirbelsäulenaffektion.
Zu 4: zum typischen Bild des M. Scheuermann gehört die Kyphose. Erfolgt das Wachstum der Keilwirbel etwas asymmetrisch, entsteht eine meist geringgradige Skoliose ohne wesentliche Rotation, die sog. Scheuermann-Skoliose.

Antwort 652
Die Antwort B) ist richtig.
Die Subluxation des Radiusköpfchens beim Kleinkind durch Zug am ausgestreckten Arm (z.B. beim 'Engelchen-flieg'-Spielen) nennt man Morbus Chassaignac (Pronatio dolorosa).
Die Behandlung erfolgt durch gleichzeitige schnelle Supination und Streckung im Ellenbogengelenk. Nach der Reposition setzen die Kinder spontan wieder den betroffenen Arm ein, eine Gipsruhigstellung ist in der Regel nicht erforderlich.
Zu C: Eine Grünholzfraktur ist eine besonders bei Kindern vorkommende Fraktur meist langer Röhrenknochen ohne Kontinuitätsunterbrechung des Periostzylinders

und dadurch meist nur mit geringer Dislokation.

Antwort 653

Die Antwort E) ist richtig.

Zu 1: Da die Osteoblastentätigkeit stark von der mechanischen Beanspruchung der Knochen abhängt, führt die Immobilisation (z.B. nach einer Fraktur) zu einer Osteoporose.

Zu 2: Unter Altersosteoporose versteht man die physiologische Reduktion der Knochenmasse im Alter auf bis zu 50 % der Knochenmasse eines 30-Jährigen.

Zu 3: Sexualhormone besitzen eine osteoprotektive Wirkung. Nach deren Wegfall (z.B. bei Frauen nach der Menopause) entsteht häufig eine Osteoporose.

Zu 4 und 5: Bei einem erhöhten Glukokortikoidspiegel kommt es zur Vermehrung der Kalziumabsorption und zur Hemmung der Osteoblasten.

Antwort 654

Die Antwort C) ist richtig.

Etwa 95 % aller Bandscheibenvorfälle ereignen sich an der Lendenwirbelsäule (L4-L5, L5-S1), seltener an der Halswirbelsäule (zervikal C6-C7).

Antwort 655

Die Antwort D) ist richtig.

Zu 2 und 4: Der asymmetrische springende Befall der großen Gelenke sowie der erhöhte Anti-Streptolysin-Titer sind typisch für das Rheumatische Fieber, eine allergische Folgeerkrankung nach Streptokokkeninfektionen.

Antwort 656

Die Antwort E) ist richtig.

Kalzitonin-Überschuss wird meist durch ein C-Zell-Karzinom der Schilddrüse verursacht. Das Krankheitsbild wird hierbei lediglich vom Tumor-Wachstum bestimmt; auf die oft exzessiv erhöhten Kalzitoninkonzentrationen im Blut lassen sich keine Störungen zurückführen. Eine Osteoporose wäre auch eher unwahrscheinlich, da Kalzitonin den Kalziumeinbau ins Osteoid des Knochens fördert.

Antwort 657

Die Antwort B) ist richtig.

Zu 1: 80 % der Morbus-Bechterew-Erkrankungen beginnen zwischen dem 15. und 35. Lebensjahr.

Zu 2: Charakteristisch für Morbus Bechterew (Spondylarthritis ankylopoetica) ist die Verknöcherung der Iliosakralfugen, so dass schließlich die Iliosakralgelenke völlig durchbaut und nicht mehr abgrenzbar sind.

Zu 4: In 95 % der Morbus-Bechterew-Erkrankungen findet sich eine Assoziation zu dem Zell-Antigen HLA-B 27.

Zu 5: Antibiotische Therapie richtet sich gegen bakterielle Erreger. Der M. Bechterew ist jedoch eine abakterielle Entzündung.

Antwort 658

Die Antwort B) ist richtig.

Im Gegensatz zur physiologischen Altersatrophie des Knochens handelt es sich bei der Osteoporose um einen über das altersübliche Maß hinausgehenden pathologischen Verlust an Knochenmasse, der den organischen (Matrix) und Mineralanteil (Salze) des Knochens gleichermaßen betrifft.

Osteoporose ist eine Störung im Knochenstoffwechsel. Durch verstärkten Abbau der Knochensubstanz kommt es zum Verlust von Knochenmasse, Knochenstruktur und Knochenfunktion. Durch den damit einhergehenden Stabilitätsverlust kann es schon bei banalen Überlastungen zu Frakturen kommen. Die Osteoporose beginnt meist jenseits des 50. Lebensjahrs, Frauen

sind sehr viel häufiger betroffen als Männer, w:m = 8:1.
Übergewicht begünstigt die Osteoporose nicht. Magersucht und Kortisontherapie würden eine Osteoporose begünstigen.

Antwort 659
Die Antwort D) ist richtig.
Die Symptomatik weist auf eine chronisch-entzündliche Gelenkerkrankung (chronische Polyarthritis) hin: morgendliche Schmerzen und Gelenksteifigkeit sowie Beginn an den kleinen Fingergrund- und Mittelgelenken der Hand sind typisch.
Zu A: Arthrosen zeigen sich in der Regel an der Wirbelsäule, sowie an Knie-, Schulter- und Hüftgelenken.
Zu E: Eine Kontraktur ist eine Bewegungseinschränkung von Gelenken, bedingt durch Verkürzungen der Muskulatur, durch Schrumpfung der Gelenkkapsel und intraartikuläre Verwachsungen der Gelenkflächen. Die Dupuytren-Kontraktur ist eine Sonderform. Sie ist gekennzeichnet durch eine Beugekontraktur der Finger (vor allem 4. und 5.) Diese wird verursacht durch eine bindegewebige-derbe Verhärtung und Schrumpfung der Palmaraponeurose mit Ausbildung derber Stränge und Knoten.

Antwort 660
Die Antwort C) ist richtig.
Werden bei der Wirbelfraktur Spinalnerven in Mitleidenschaft gezogen, so können Lähmungen kaudal des betroffenen Wirbels entstehen.
Die Verkrümmung der Wirbelsäule ist Folge einer Keilwirbelbildung nach einer Wirbelkompressionsfraktur.

Antwort 661
Die Antwort C) ist richtig.
Die Epicondylitis humeri radialis zeigt entzündliche oder degenerative Veränderungen am Epicondylus radialis, der gemeinsamen Ursprungszone des M. extensor digitorum communis und der Mm. extensor carpi radiales brevis et longus. Ursächlich ist eine ständige Überbelastung bzw. Mikrotraumen an den Sehnen. Klinisch zeigt sich ein oft heftiger Druckschmerz über den Muskelursprüngen sowie Schmerzen, die bei Anspannung der Muskeln nach proximal und distal ausstrahlen (z.B. bei Streckung im Handgelenk bzw. Streckung der Finger; auch bei Beugung im Ellbogengelenk).

Antwort 662
Die Antwort C) ist richtig.
Zu 1: Der Spreizfuß ist zwar die häufigste Belastungsdeformität des Fußes. Jedoch ist die Querwölbung (nicht die Längswölbung) abgeflacht, der Fußballen ist verbreitert und es kommt zu einer Überlastung der Mittelfußköpfchen II-IV (plantare Schwielenbildung).
Zu 3: Sekundäre Zehendeformitäten, wie Hallux valgus, Krallen- und Hammerzehen sind häufig.
Zu 4: Es gibt zwar operative Verfahren, eine dauerhafte Aufrichtung des Quergewölbes wird damit jedoch nicht erreicht.

Antwort 663
Die Antwort E) ist richtig.
- Kontusion = Prellung,
- Distorsion = Verstauchung,
- Luxation = Verrenkung.

Antwort 664
Die Antwort B) ist richtig.
Schmerzen und Hämatombildung sind keine sicheren Frakturzeichen. Man findet sie auch bei Verrenkungen, Prellungen oder Verstauchungen.

Antwort 665
Die Antwort D) ist richtig.
Zu 1: Bei der rheumatoiden Arthritis (chronische Polyarthritis) sind die Fingergrund- und -mittelgelenke geschwollen.
Eine Schwellung der Fingerendgelenke findet sich bei der Heberden-Arthrose.

Antwort 666
Die Antwort D) ist richtig.
Unter dem 'Schubladenphänomen' versteht man die abnorm weite Verschieblichkeit des Unterschenkels gegen den Oberschenkel bei einem Kreuzbandriss. Bei Riss des vorderen Kreuzbandes kann sich das Schienbein (Tibia) auf dem Oberschenkelknochen (Femur) nach vorn, bei einem Riss des hinteren Kreuzbandes nach hinten verschieben.

Antwort 667
Die Antwort B) ist richtig.
Die häufigste bösartige Erkrankung des Knochens und Knochenmarks ist das Osteosarkom. Es betrifft vor allem männliche Jugendliche und junge Erwachsene und tritt hauptsächlich an den Zonen intensiven Knochenwachstums auf.

Antwort 668
Die Antwort D) ist richtig.
Die chronische Polyarthritis stellt die häufigste Systemerkrankung des Bindegewebes dar. Sie verläuft schubweise und progredient. Es handelt sich um eine systemische Autoimmunerkrankung, die sich neben den Gelenken auch an anderen Organen manifestieren kann (Herz, Lunge, Leber, Niere, Nerven, Muskel, Haut). An den Gelenken kommt es zur entzündlichen Schädigung von Gelenkkapsel und –knorpel. Gelenkfehlstellung und –verknöcherung sind die Folge. Die cP befällt zu Beginn symmetrisch vorwiegend Hand- und Fingergelenke, kann aber auch alle anderen Gelenke, sowie die paraartikulären Weichteile betreffen. Frauen sind 4x so häufig betroffen wie Männer. Die Erkrankung beginnt meist um das 40. Lebensjahr.
Zu 1: Die Chorea minor ('kleiner Veitstanz') ist ein typisches Symptom des Rheumatischen Fiebers.

Antwort 669
Die Antwort C) ist richtig.
(Vgl. Antwort zu Frage **551**).

Antwort 670
Die Antwort C) ist richtig.
Von einem komplizierten Bruch wird gesprochen, wenn Knochenfragmente die Haut nach außen durchstoßen.

Antwort 671
Die Antwort E) ist richtig.
Die 'tanzende Patella' ist ein Untersuchungsbefund, der bei intraartikulärem Erguss des Kniegelenks positiv ist. Hierzu presst man die Flüssigkeit aus den kommunizierenden Bursae unter der Kniescheibe zusammen und drückt dann auf die Patella. Die Patella federt dann auf der intraartikulären Flüssigkeit.
Dies ist ein typischer Befund bei einem Kniegelenkerguss.
Zu A: Diese Antwortmöglichkeit verwirrt etwas: Die Bursa suprapatellaris - oberhalb der Kniescheibe - kommuniziert mit der Kniegelenkhöhle. Die Flüssigkeit der Kniegelenkhöhle fließt also auch in diesen Schleimbeutel. U. E. wäre deshalb auch A) richtig. Der Begriff 'tanzende Patella' deutet jedoch eindeutig auf einen Kniegelenkerguss hin.

Antwort 672
Die Antwort D) ist richtig.
Zu A: Orthopnoe: höchste Atemnot, die nur in aufrechter Haltung und unter Einsatz der Atemhilfsmuskulatur kompensiert werden kann.

Zu B: Apnoe: fehlende Atmung (Atemstillstand).

Zu C: Biot-Atmung: Atemtyp, bei dem kräftige Atemzüge von gleichmäßiger Tiefe von plötzlich auftretenden Atempausen unterbrochen werden.

Zu E: Inverse Atmung: bei Atemwegsverlegungen (z.B. Fremdkörper) der Luftröhre kommt es zu maximaler Bewegung des Zwerchfells ohne Beteiligung der Thorax-Zwischenrippenmuskulatur. Dadurch Einziehung des Abdomens während der Einatmung und Vorwölbung des Abdomens während der Ausatmung, ohne dass eine Ventilation stattfindet.

Antwort 673

Die Antwort D) ist richtig.

Zu 1: Das Hypernephrom (auch: Nierenkarzinom, hypernephroides Karzinom, Grawitz-Tumor) ist ein Karzinom der Niere, das mit einem Häufigkeitsgipfel zwischen dem 45. und 75. Lebensjahr 2 x häufiger bei Männern als bei Frauen auftritt.

Zu 2: Neuroblastome sind Tumoren, die aus Neuroblasten (nicht ausgereiften Nervenzellen) hervorgehen. Zu diesen gehören z.B. auch das Retinoblastom (Netzhauttumor) und das Medulloblastom (Hirntumor). Meist wird der Terminus Neuroblastom jedoch für das Sympathoblastom benutzt: Dieser bösartige Tumor des Kleinkind- und Säuglingsalters kommt vor allem im Nebennierenmark oder im Sympathikus vor und metastasiert früh in Leber bzw. Knochenmark und Skelett. Prognose insgesamt eher schlecht.

Zu 4: Leukämien sind für ca. 40% der bösartigen Erkrankungen des Kindesalters verantwortlich und damit die häufigste Krebsart bei Kindern.

Zu 5: Osteosarkom: Das Osteosarkom ist der häufigste maligne Knochentumor bei Kindern und Jugendlichen. In über 65 % der Fälle tritt er im Bereich der Metaphysen der langen Röhrenknochen, meist an der unteren Extremität, auf.

Antwort 674

Die Antwort E) ist richtig.

Zu 1: Rheumatisches Fieber: Das rheumatische Fieber 'leckt die Gelenke und beißt sich am Herzen fest.' Der typische Befund ist eine akute wandernde Polyarthritis die die großen Gelenke bevorzugt und von Gelenk zu Gelenk springt. Die betroffenen Gelenke sind oft überwärmt, geschwollen und stark schmerzhaft.

Zu 2: Schuppenflechte (Psoriasis): bei etwa 5-10% der Patienten mit Schuppenflechte kommt es zu einer Beteiligung des Bewegungsapparates, der sog. Psoriasis-Arthropathie. Es findet sich eine destruierende Oligo- oder Polyarthritis mit typischem Gelenkbefallmuster: distal kleine Gelenke von Hand und Fuß, auch große Gelenke (z.B. Kniegelenk).

Zu 3: Gonorrhö: Eine Komplikation der Gonorrhö (Tripper) ist die (Mon)Arthritis gonorrhoica.

Zu 4: Tuberkulose: als Spätmanifestationen einer Tuberkulose kann es zur sog. Knochentuberkulose und zur Gelenktuberkulose (Arthritis tuberculosa) kommen. Bei der Knochentuberkulose kommt es zur Aussaat von Mycobacterium tuberculosis und Ansiedlung im Knochenmark, bei der Gelenktuberkulose kommt es zur Ansiedlung der Bakterien in der Synovia.

Zu 5: Hämophilie B (Bluterkrankheit): rezidivierende Gelenkblutungen führen bei dieser Krankheit zu den typischen 'Blutergelenken' mit erheblicher Bewegungseinschränkung und Deformierung.

Antwort 675

Die Antwort B) ist richtig.

Symptome der Hypokaliämie:

- Neuromuskulär: Apathie, Adynamie, Parese, Muskelhypotonie, Bewusstseinsstörungen bis zum Koma,
- gastrointestinal: weniger Appetit, Obstipation bis zum paralytischen Ileus,
- renal: hypokaliämische Nephropathie,
- kardiovaskulär: Tachykardie, Extrasystolen, Ödeme.

Antwort 676

Die Antwort A) ist richtig.

Das rheumatische Fieber leckt die Gelenke und beißt das Herz. Im Blut finden sich zirkulierende Antigen-Antikörper-Immunkomplexe, die sich dann in verschiedenen Organen ablagern.

Zu 2: Beim rheumatischen Fieber kommt es zu einer akuten wandernden Polyarthritis, die die großen Gelenke bevorzugt und von Gelenk zu Gelenk springt. Die betroffenen Gelenke sind oft überwärmt, geschwollen und stark schmerzhaft.

Zu 4: 10-20 Tage nach einer Erkrankung mit betahämolysierenden Streptokokken der Gruppe A können - als Zweiterkrankungen - ein rheumatisches Fieber oder eine Glomerulonephritis auftreten.

Es handelt sich hierbei um streptokokkenallergische entzündliche Systemerkrankungen, bedingt durch eine Allergie vom verzögerten Typ gegen Streptokokkenantigene. Betahämolysierende Streptokokken sind nicht mehr nachweisbar.

Weitere klinische Symptome des rheumatischen Fiebers:

- Erythema nodosum: rötlich-blaue, druckschmerzhafte Knoten, meist an den Streckseiten der Unterschenkel,
- Erythema anulare rheumaticum (marginatum): rosarote, rundliche Flecken am Stamm (besonders im Gebiet des Nabels),
- Karditis als: Endo-, Myo- und Perikarditis lebensbedrohlich! Klappenveränderungen, Rhythmus- oder Erregungsleitungsstörungen usw.
- Chorea minor: Neurologische Störung: typisch sind unkontrollierte Bewegungen der Hände und Ungeschicklichkeit (Veitstanz),
- Allgemeinerscheinungen wie Fieber, Schwitzen, Kopfschmerzen u.a., selten Pleuraerguss.

Antwort 677

Die Antwort E) ist richtig.

Zu 1: Unter Dekubitus versteht man eine trophische Störung von Geweben (Haut und Unterhautfettgewebe) mit Gewebsuntergang (Nekrose). Hervorgerufen wird der Dekubitus durch äußere Druckeinwirkung mit Kompression von Gefäßen. Die lokale Ischämie führt zur Nekrose.

Zu 2: Immobilisation begünstigt die Entstehung von tiefen Bein- und Beckenvenenthrombosen, die sich losreißen und zur Lungenembolie führen können.

Zu 3: Die Gefahr einer Pneumonie ist über die herabgesetzte Abwehrlage des Patienten und über die entstandene gesteigerte Infektanfälligkeit zu erklären. Vor allem bei Krankenhausaufenthalten erworbene Pneumonien (= nosokomiale Infektion) sind oft durch sehr gefährliche Erreger verursacht, die häufig eine schlechtere Prognose der Erkrankung begünstigen.

Zu 4: Aufgrund der gesteigerten Immobilität kommt es zur Muskelathrophie (Muskelabbau) und zur Drosselung des Knochenstoffwechsels. Beide Faktoren gemeinsam begünstigen die Entwicklung einer Osteoporose - eine über das altersübliche Maß hinausgehenden Verlust an Knochenmasse, der den organischen

(Matrix) und Mineralanteil (Salze) des Knochens gleichermaßen betrifft.

Antwort 678

Die Antwort E) ist richtig.

Das Trendelenburg-Zeichen:

Absinken der gesunden Beckenseite beim Stehen auf dem kranken Bein und Anheben des in Hüfte und Knie gebeugten gesunden Beines. Beim Stehen auf dem gesunden Bein kann das Becken horizontal gehalten werden. Ein positives Trendelenburg-Zeichen findet sich z.B. bei Lähmungen der Mm. glutei und bei angeborener Hüftgelenksluxation.

Antwort 679

Die Antwort D) ist richtig.

Unter positivem Lasègue-Zeichen versteht man die vorzeitige Schmerzäußerung im Gesäß und im Oberschenkel der erkrankten Seite bei Dehnung des N. ischiadicus.

Hierzu wird das gestreckte Bein des liegenden Patienten im Hüftgelenk angehoben. Ein positives Lasègue Zeichen findet sich z.B. beim Bandscheibenvorfall und bei Meningitis (= Hirnhautentzündung).

Antwort 680

Die Antwort C) ist richtig.

Das Schober-Zeichen dient zur Untersuchung der Beweglichkeit von Brust- und Lendenwirbelsäule.

Beim Gesunden vergrößert sich beim Beugen nach vorn der Abstand der Dornfortsätze zwischen C7 und 30 cm kaudal (=schwanzwärts) davon und zwischen L5 und 10 cm kranial (= kopfwärts) davon um etwa 4 - 6 cm. Ist dieser Abstand vermindert, spricht dies für eine Bewegungseinschränkung in der Lendenwirbelsäule (z.B. bei M. Bechterew).

Antwort 681

Die Antwort B) ist richtig.

Schmerzen im Iliosakralgelenk bei Druck auf beide Darmbeinschaufeln in Rückenlage bzw. bei Überstreckung des obenliegenden Beines im Hüftgelenk nach hinten ('Mennell-Handgriff') wird Mennell-Zeichen genannt.

Der 'Mennell-Handgriff' dient zur Untersuchung des Iliosakralgelenkes. Schmerzen finden sich als Frühsymptom z.B. beim M. Bechterew.

Antwort 682

Die Antwort B) ist richtig.

Als sichere Frakturzeichen gelten:

- Abnorme Beweglichkeit,
- Crepitatio (rasseln, knirschen: Knochenreiben bei Bewegungen im Bruchbereich),
- Fehlstellung (Deformität, Deformation) durch Verschiebung der Bruchenden,
- sichtbare Knochenfragmente.

Als unsichere Frakturzeichen gelten:

- Tumor (Weichteilschwellung),
- Dolor (Schmerz),
- Functio laesa (Funktionseinschränkung),
- Hämatom (Bluterguss).

Antwort 683

Die Antwort A) ist richtig.

Diese Frage ist unseres Erachtens nicht eindeutig zu beantworten. Crepitatio und abnorme Beweglichkeit zählen zu den sicheren Frakturzeichen.

Knochenreiben (Crepitatio) ist das eindeutigste Frakturzeichen. Wir haben uns deshalb für A) entschieden.

Antwort 684

Die Antwort B) ist richtig.

Beim sog. 'Brillenhämatom' handelt es sich um einen Bluterguss im Bereich der Ober- und Unterlider. Dieses Symptom ist typisch für bestimmte Schädelbasisbrüche.

Antwort 685

Die Antwort D) ist richtig.

Das geschilderte klinische Bild spricht am ehesten für eine Kindesmisshandlung.

Zu B: Die Rachitis des Kleinkindes (seltener des Schulkindes) ist eine durch Mangel an Vitamin D hervorgerufene Störung des Kalzium- und Phosphatstoffwechsels mit typischen Skelettveränderungen. Hämatome gehören nicht zum typischen Bild der Erkrankung.

Zu C: Die Zoeliakie ist eine Erkrankung der Dünndarmschleimhaut im Säuglings- und Kindesalter. (Im Erwachsenenalter heißt das Krankheitsbild Sprue.)

Es kommt zur Malabsorption mit gestörter Resorption aller Nährstoffe, einschließlich Mineralien und Vitaminen. Typische Symptome: chronisch-rezidivierende Durchfälle, Unterernährung, Vitamin- und Eisenmangel.

Zu E: Hämophilie: Es handelt sich um eine erbliche Blutgerinnungsstörung mit ungenügender Bildung des Gerinnungsfaktors VIII oder IX. Die Blutgerinnung ist verzögert (= langes Nachbluten), die Blutstillung ist normal (Thrombozytenfunktion intakt).

Erbkrankheit, die über ein defektes X-Chromosom (X) der Mutter (XX) auf männliche Nachkommen (XY) vererbt wird.

Typische Symptomatik der Blutungsneigung: Nabelschnurblutung, großflächige Blutungen, Muskeleinblutungen, Gelenkblutungen mit Arthropathien (besonders Kniegelenke: Gonarthrosen, Gelenkversteifungen), ohne Substitution von Gerinnungsfaktoren lebensgefährliche unstillbare Blutungen.

Rippenfrakturen und Untergewichtigkeit gehören nicht zum klinischen Bild der Hämophilie A.

Antwort 686

Die Antwort C) ist richtig.

Nach Stabilisierung der Fraktur belässt man den ansprechbaren Patienten in Rückenlage, kontrolliert aber ständig Puls und Bewusstsein, da diese Lage gefährlich werden kann, sobald der Patient bewusstlos wird. Des Weiteren muss selbstverständlich sofort ein Notarzt verständigt werden, da ernstere Verletzungen nicht ausgeschlossen werden können.

Antwort 687

Die Antwort D) ist richtig.

Die Blutung aus Ohr und Nase beim bewusstlosen Patienten deutet am ehesten auf eine Gehirnerschütterung oder Gehirnquetschung in Kombination mit einem Schädelbasisbruch hin.

Zu C und E: Weder die Subarachnoidalblutung noch die Hirnmassenblutung geht mit einer Blutung aus Ohr und/oder Nase einher.

Antwort 688

Die Antwort C) ist richtig.

Die ersten Veränderungen bei der Scheuermann-Erkrankung beginnen im Alter von 10-13 Jahren, Jungen sind häufiger betroffen als Mädchen.

Antwort 689

Die Antwort C) ist richtig.

Das Osteosarkom ist der häufigste maligne Knochentumor.

Vorwiegend betroffen sind männliche Jugendliche und junge Erwachsene. Seine Hauptlokalisation sind die Zonen intensivsten Knochenwachstums in Kniegelenksnähe, seltener am Oberarmknochen oder am Becken.

Antwort 690

Die Antwort A) ist richtig.

Das Ewing-Sarkom ist ein hochmaligner Knochentumor, der fast nur Kinder und Jugendliche bis zum 15. Lj. betrifft (meist Jungen) und hauptsächlich in den Diaphysen der langen Röhrenknochen von Femur und Tibia, aber auch im Becken lokalisiert ist. Ausgangszellen sind unausgereifte Retikulumzellen des Knochenmarks.

Zu 5: Therapie bei Ewing-Sarkom: präoperative Chemotherapie, operative Entfernung, postoperative Bestrahlung (sehr strahlensensibler Tumor), anschließend erneute Chemotherapie.

Antwort 691

Die Antwort B) ist richtig.

Sensibilitätsstörungen mit segmentaler Ausstrahlung gehören nicht zur Symptomatik des M. Bechterew.

Zu C: Ca. 30% der Bechterew-Patienten entwickeln während ihrer Erkrankung eine Iridozyklitis (Iris und Ziliarkörper des Auges sind entzündet).

Antwort 692

Die Antwort C) ist richtig.

Zu 1: Die Arthrose ist ein degeneratives Krankheitsbild. Der akute Beginn mit Fieber, Schüttelfrost usw. ist untypisch.

Zu 2: Die anfallsartige Symptomatik wäre typisch für einen Gichtanfall.

Zu 3: Der M. Bechterew beginnt häufig mit Morgensteifigkeit und (meist nächtlichen) Rückenschmerzen in der Iliosakralregion (Sakroiliitis).

Zu 4: Als Spätsymptom der Lyme-Borreliose kann es zu einer Mono- oder Oligoarthritis kommen

Antwort 693

Die Antwort B) ist richtig.

Zur Symptomatik der Schädelbasisfraktur gehören je nach Lokalisation auch Hirnnervenausfälle, Schwindel, Hämatotympanon (Blutansammlung in der Paukenhöhle, einem Teil des Mittelohrs) und Taubheit.

Antwort 694

Die Antwort C) ist richtig.

Zu 1 und 4: Rechtsherzinsuffizienz und nephrotisches Syndrom gehen zwar mit sog. 'dicken Beinen' einher, die Ödeme sind beim nephrotischen Syndrom jedoch generalisiert und bei der Rechtsherzinsuffizienz symmetrisch an beiden Beinen lokalisiert.

Zur einseitigen Unterschenkelschwellung würden die Diagnosen Erysipel, Phlebothrombose (tiefe Beinvenenthrombose) und akute Osteomyelitis passen.

Antwort 695

Die Antwort C) ist richtig.

Bandscheibenvorfälle betreffen vor allem die Lendenwirbelsäule und den Lendenwirbelsäulen/Kreuzbein Übergangsbereich.

Antwort 696

Die Antwort D) ist richtig.

Morbus Scheuermann ist eine wachstumsbedingte vermehrte Kyphose der Brustwirbelsäule oder vermehrte Kyphosierung im thorakolumbalen Übergang oder lumbal mit Wachstumsstörungen an den Deck- und Grundplatten der Wirbelkörper mit den Folgen einer Bandscheibenverschmälerung, Keilwirbel- und Rundrückenbildung.

Antwort 697

Die Antwort E) ist richtig.

Zu 2: z.B. Hyperparathyreoidismus, Hypothyreose.

Zu 3: z.B. Gicht.

Zu 4: z.B. chronische Polyarthritis.

Antwort 698

Die Antwort C) ist richtig.

Die Osteoporose ist definiert als quantitative Verminderung des Knochengewebes bei erhaltener Knochenstruktur durch gesteigerten Knochenabbau und/oder verminderten Knochenanbau.

Antwort 699

Die Antwort B) ist richtig.

Eine Bursitis ist die Entzündung eines Schleimbeutels. Sie entsteht hauptsächlich durch wiederholte Traumata oder Dauerreiz, selten durch Entzündungen (Tuberkulose, Gonorrhö, Polyarthritis).

Antwort 700

Die Antwort C) ist richtig.

Das Wirbelgleiten (Spondylolisthesis) ist das Abgleiten eines Wirbels über einen anderen. Voraussetzung hierfür ist die Spondylolyse, eine Spaltung des Wirbels im Zwischengelenkstück, die vor allem bei Kindern, die Leistungssport treiben, vermehrt auftritt.

Antwort 701

Die Antwort D) ist richtig.

Bei Verdacht auf Wirbelfrakturen wird sogar empfohlen, die Lage des Patienten möglichst nicht zu verändern, um keine Rückenmarkschädigungen zu provozieren. Bei Beckenfraktur bietet sich an, die Bauchdecke durch Unterlegen einer Knierolle zu entspannen.

Antwort 702

Die Antwort C) ist richtig.

Die Formulierung der Frage erlaubt nur eine einzige Antwort. Wenn von den angebotenen Antworten auch mehrere Möglichkeiten in Betracht kämen, so muss man sich doch auf ein Kreuzchen beschränken. Dies setzt man dorthin, wo die gefährlichste Krankheit zu vermuten ist.

Antwort 703

Die Antwort E) ist richtig.

Zum Phänomen der tanzenden Patella kommt es beim Kniegelenkerguss. Beide Aussagen sind also falsch.

Antwort 704

Die Antwort A) ist richtig.

Nach ca. 6 bis 10 Stunden darf keine primäre Wundnaht mehr erfolgen. Bei bestimmten Wunden - Bisswunden, Metzgerverletzungen usw. - darf überhaupt keine Wundnaht erfolgen. Die Wunde muss dann von Anfang an offen behandelt werden.

Die Mehrzahl der Keime ist bei Eintritt in die Wunde (Infektion) nicht gefährlich (‘avirulent’). Deshalb kann die frische, glattrandige Wunde nach Ausschneidung sofort vernäht werden. Gefährlich (‘virulent’) werden die Erreger in einer nicht versorgten Wunde erst nach Stunden. Als Voraussetzung für den sofortigen (primären) Wundverschluss mit nachfolgender primärer Wundheilung (schnell, kleine Narbe) gilt, dass die Wunde nicht mit virulenten Keimen besiedelt ist; das bedeutet

- Die Wunde darf nicht älter als 10 Stunden sein,
- sie darf nicht durch Biss erzeugt sein,
- sie darf nicht mit menschlichem oder tierischem Eiter in Berührung gekommen sein.

(Neuerdings werden diese Regeln von einigen Autoren relativiert, wir denken jedoch, dass im Moment trotzdem diese Antwort erwartet wird).

Antwort 705

Die Antwort B) ist richtig.

Scharlach wird durch betahämolysierende Streptokokken der Gruppe A übertragen. Als autoallergische Folgeerkrankungen kann es nach Infektionen mit diesen Erregern zum rheumatischen Fieber und zur Glomerulonephritis kommen.

Antwort 706

Die Antwort B) ist richtig.

Zu 4: Im Notfall keine orale Medikation. Wenn ein venöser Zugang liegt (Punkt 1) gibt es keine Notwendigkeit, oral Tee zuzuführen. Wenn ein Kind von einem PKW angefahren wurde, ist die Gefahr weiterer (z.B. innerer) Verletzungen groß. Orale Gabe von Wasser würde die Gefahr von Erbrechen und Aspiration vergrößern, außerdem das Risiko bei einer Intubation und Beatmung (sei es als Operationsvorbereitung im Krankenhaus oder als Notfallmaßnahme vor Ort) vergrößern.

Antwort 707

Die Antwort C) ist richtig.

Unter Skoliose versteht man eine fixierte, seitliche Verbiegung der Wirbelsäule mit Drehung der einzelnen Wirbelkörper (Torsion) und Versteifung in diesem Abschnitt.

Ätioliologie:

1. idiopathische Skoliose: häufigste (ca. 80%), z. T. stark progrediente Form mit Manifestation vor der Pubertät, vor allem bei Mädchen (m:w = 3:1)
2. symptomatische Skoliose:
   - angeboren infolge Fehlbildung der Wirbelkörperanlagen, Rippen oder anderer statischer Elemente,
   - nach metastatischen, traumatischen oder entzündlichen Wirbeldeformierungen,
   - bei Lähmungen, Muskel- und Bindegewebeerkrankungen,
   - statisch bedingt durch Längendifferenz der unteren Extremitäten oder Veränderungen im Bereich des Beckens (Hüftluxation u.a.),
   - infolge eines rachitischen Erweichungsherdes.
3. Säuglingsskoliose: im 1. Lebensjahr vorkommende, i. d. R. ohne strukturelle Veränderungen mit guter Rückbildungstendenz.

Die Skoliose zeigt eine Asymmetrie des Taillendreiecks. Ein einseitiger Beckentiefstand muss bei Skoliose nicht unbedingt auftreten, da die Verkrümmung oft durch eine Gegenkrümmung ausgeglichen wird (S-förmige Skoliose bzw. Trippelskoliose). Bei der C-förmigen Totalskoliose kommt es jedoch zum einseitigen Beckentiefstand.

Zu A: Ein Schiefhals ist eine fixierte Fehlhaltung des rotierten und seitlich geneigten Kopfes. Häufigste Ursache ist eine Verkürzung des M. sternocleidomastoideus einer Seite infolge eines bindegewebig organisierten Geburtshämatoms, Druckatrophie u. Ä. (andere Ursachen: ossär, neural, rheumatisch, okulär, otogen).

Zu B: Eine Skoliose führt zu einem einseitigen Schulterhochstand ('Rippenbuckel', Gibbus), der vor allem beim Vornüberbeugen sichtbar wird.

Zu E: Eine Beinlängendifferenz führt über einen Beckenschiefstand (veränderte Gesamtstatik) zu einer statischen Skoliose. Eine idiopathische Skoliose geht jedoch nicht mit einer anatomischen Beinlängendifferenz einher.

Antwort 708

Die Antwort C) ist richtig.

Das Fibromyalgie-Syndrom ist eine pathogenetisch ungeklärte Erkrankung, die vor allem Frauen zwischen 25 und 45 Jahren betrifft, und die mit generalisierten Schmerzen im Bereich der Muskeln und der Sehnen, sowie mit unspezifischen Symptomen wie Müdigkeit, Abgeschlagenheit und Schlafstörungen einher geht. Typisch sind schmerzhafte Druckpunkte an bestimmten Stellen, wie z.B. die Knorpelknochengrenze der zweiten Rippe, der Epikondylus lateralis, Sehnenansatzpunkte u.a. (sog. „tender sites") . Das Fibromyalgie-Syndrom ist keine entzündliche Erkrankung. Eine erhöhte Blutsenkungsgeschwindigkeit spricht genauso gegen ein Fibromyalgie-Syndrom wie eine Erhöhung der Serumkreatinkinasekonzentration im Serum.

Antwort 709

Die Antwort B) ist richtig.

Unter Trendelenburg-Zeichen wird das Absinken des Beckens auf der gesunden Seite bei Lähmung der Mm. glutei oder angeborener Hüftgelenkluxation verstanden (mit konsekutiver Beugung des Beins in Hüfte und Knie).

Antwort 710

Die Antwort A) ist richtig.

Formen der Kryotherapie (Kältetherapie):

1. lokale Kälteanwendung in Form von Eis, tiefgekühlter Silikatmasse (Kryopack) oder Chloräthylspray (Verdunstungskälte) zur Hemmung von entzündlichen Prozessen oder Hämatombildung sowie zur Schmerzbehandlung, z.B. bei Prellungen, Distorsionen oder rheumatischen Erkrankungen.
2. als Ganzkörperkältetherapie in einer speziellen Kältekammer (1-2 Minuten bei Temperaturen unter -100°C); v.a. bei rheumatischen Erkrankungen

Antwort 711

Die Antwort C) ist richtig.

Schmerzen und Sensibilitätsstörungen, die an der Außenseite des Oberschenkels über die Unterschenkelstreckseite zum Fußrücken ziehen („Generalstreifen"), sprechen für einen Bandscheibenvorfall im Gebiet der Wurzel L5.

Antwort 712

Die Antwort D) ist richtig.

(Vgl. Antwort auf Frage **576**).

Antwort 713

Die Antwort D) ist richtig.

Wesentlicher und wichtigster Teil der Behandlung eines an Spondylitis ankylosans Erkrankten sind lebenslang und regelmäßig durchgeführte krankengymnastische Übungen. Sinnvoll wäre zudem eine gezielte sportliche Betätigung ohne Erschütterung der Wirbelsäule (Schwimmen, Radfahren, Wandern, Skilanglauf usw).

Antwort 714

Die Antwort A) ist richtig.

Der Nervus tibialis versorgt motorisch die Beuger (Flexoren) des Unterschenkels und die Muskeln der Fußsohle, sensorisch Knie-, Sprung- und sonstige Fußgelenke, die Haut der Wade, Ferse, Fußsohle und der Zehen.

Ein motorischer Ausfall des N. tibialis macht die Beugung im Sprunggelenk unmöglich, damit kann ein Zehenstand nicht mehr durchgeführt werden.

Antwort 715

Die Antwort B) ist richtig.

Bei einer Druckschädigung des N. peroneus (auch: N. fibularis) kommt es zu einer Lähmung der Dorsalextensoren von Fuß und Zehen. Dies führt zur sog. Spitzfußstellung und zum Steppergang (der Patient muss das Knie abnorm hoch heben, um das Schleifen der Zehen auf dem Boden zu verhindern). Außerdem ist die Pronation und Abduktion des Fußes gestört und es finden sich Sensibilitätsstörungen am lateralen Unterschenkel und Fußrücken.

Antwort 716

Die Antwort E) ist richtig.

Antwort 717
Die Antwort C) ist richtig.
Die sog. Trichter- oder Schusterbrust (Pectus excavatum) ist eine genetisch bedingte Fehlbildung mit bogenförmiger Einziehung des unteren Teils des Brustbeins oder des Schwertfortsatzes in den Brustraum.

Antwort 718
Die Antwort C) ist richtig.
Bei einer Vitamin-D-Mangel-Rachitis kommt es aufgrund verminderter Kalziumresorption aus dem Darm und der Verminderung des Kalziumaustausches zwischen Skelett und Blut zu einer Hypokalzämie. Die Hypokalzämie führt zu einem sekundären Hyperparathyreoidismus mit Anstieg des Parathormonspiegels im Serum. Dies führt u.a. zu einer verstärkten Kalziumresorption aus den Knochen und zu einer Mineralisationsstörung des wachsenden Knochens.

Antwort 719
Die Antwort D) ist richtig.

Antwort 720
Die Antwort A), C) und E) sind richtig.
Das Ott-Zeichen ist ein Test für die Entfaltbarkeit (Flexibilität) der Brustwirbelsäule.
Am stehenden Patient werden, ausgehend von Dornfortsatz C7, 30 cm nach kaudal abgemessen und beide Punkte markiert. Bei maximaler Rumpfbeuge dehnt sich diese Strecke um 2-4 cm, bei maximaler Rückneigung verkürzt sie sich um 1-2 cm.
Bewegungseinschränkung finden sich bei:

- Osteoporose,
- M. Bechterew,
- degenerative Erkrankungen,
- entzündlichen Prozessen.

Antwort 721
Die Antwort E) ist richtig.
Der Spreizfuß (Pes transversus) ist gekennzeichnet durch ein Auseinanderweichen der Knochenstrahlen des Mittelfußes, meist aufgrund statischer Überlastung. Ein eingesunkenes Quergewölbe führt zu einer Verbreiterung des Vorfußes und zum Absinken der Mittelfußköpfchen II-IV mit Spreizung der Mittelfußknochen I und V, häufig kombiniert mit Hallux valgus (Fehlstellung der Großzehe) und Hammerzehen. Unterhalb der Grundgelenke der II. und III. Zehe finden sich oft ausgeprägte Hornhautschwielen.
Zu B: Bei der sog. Marschfraktur zeigt sich ein schmerzhaftes Anschwellen des Schaftes der Mittelfußknochen II-IV nach ungewohnter starker mechanischer Beanspruchung („Ermüdungsbruch"). Im Röntgenbild meist keine durchgehende Bruchlinie sondern periostale Auftreibungen.
Zu C: Der Hallux valgus beschreibt die Schiefstellung der Großzehe im Grundgelenk nach außen hin.
Zu D: Der Plattfuß (Pes planus) ist eine krankhafte Verformung der Fußknochen bei der das Fußgewölbe abgesunken ist und die gesamte Fußfläche auf dem Boden aufliegt (auch ohne Belastung).

Antwort 722
Die Antwort B) ist richtig.
Zu A: Die Schwanenhalsdeformität ist eine Fehlstellung der Finger in fortgeschrittenen Stadien der rheumatoiden Arthritis. Es handelt sich um eine Überstreckung des Fingers im Fingermittelgelenk und eine gleichzeitige fixierte Beugestellung des Fingers im Fingerendgelenk.
Zu C: Die Knopflochdeformität ist eine sekundär fixierte Beugestellung im Fingermittelgelenk bei gleichzeitiger Über-

streckung im Fingerendgelenk. Ursache: Schädigung des mittleren Anteils der Streckaponeurose. Dadurch Abgleiten der seitlichen Anteile der Streckaponeurose und Durchtritt des Mittelgelenks durch das sich mittig bildende „Knopfloch“ in der Aponeurose.

Antwort 723

Die Antwort C) ist richtig.

Eine typische Handverletzung beim Skifahrer ist der Ausriss des ulnaren (kleinfingerseitigen) Seitenbandes am Daumengrundgelenk.

Zu B: Zur Bennett-Fraktur vgl. Antwort auf Frage **724**.

Antwort 724

Die Antwort D) ist richtig.

Die Bennett-Fraktur ist eine Luxationsfraktur an der Basis des ersten Mittelhandknochens durch Stauchung des an die Hand anliegenden Daumens in seiner Längsachse.

Antwort 725

Die Antwort A) ist richtig.

Beim Tennisarm (Epicondylitis humeri radialis) handelt es sich um eine schmerzhafte Sehnenentzündung am Ansatz der Unterarmstrecksehne.

Ursachen: Ständige Überlastung und Mikrotraumen führen zu Einrissen an der Sehne:

- Falsche Technik bei Schlägersportarten (Tennis, Golf, Badminton)
- starke einseitige Beanspruchung: Sportklettern, Tastaturbenutzung),
- falsche Arbeitshaltung (Beruf, Haus- und Gartenarbeit).

Klinik:

Lokaler Druckschmerz, Schmerzen bei Supination und Pronation gegen Widerstand.

Antwort 726

Die Antwort D) ist richtig.

Vgl. zur Klinik des M. Bechterew Antwort auf Frage **636**.

Antwort 727

Die Antworten A) und B) sind richtig.

Antwort 728

Die Antworten C), D) und E) sind richtig.

Die cP stellt die häufigste Systemerkrankung des Bindegewebes dar. Sie verläuft schubweise und progredient. Es handelt sich um eine systemische Autoimmunerkrankung, die sich neben den Gelenken auch an anderen Organen manifestieren kann (Herz, Lunge, Leber, Niere, Nerven, Muskel, Haut). An den Gelenken kommt es zur entzündlichen Schädigung von Gelenkkapsel und -knorpel. Gelenkfehlstellung und –verknöcherung sind die Folge. Die cP befällt zu Beginn symmetrisch vorwiegend Hand- und Fingergelenke, kann aber auch alle anderen Gelenke, sowie die paraartikulären Weichteile betreffen.

Frauen sind 4x so häufig betroffen wie Männer.

Die Erkrankung beginnt meist um das 40. Lebensjahr.

Allgemeine Klinik der Rheumatoiden Arthritis:

- Gelenksteifigkeit,
- Entzündungszeichen: Rötung, Schwellung, Schmerz, eingeschränkte Funktion,
- Synovitis mit Gelenkfehlstellung und Muskelatrophie.

<u>Klinischer Verlauf:</u>

- beginnt meist symmetrisch an den kleinen Fingermittel- und Grundgelenken und schreitet zentripedal fort,

- in 20% d. F. ist die Erstmanifestation eine Monarthritis eines großen Gelenkes (Knie, Schulter), evtl. ebenfalls symmetrisch,
- anfangs Bewegungsschmerz und Schwellung ohne Deformierungen, morgendliche Steifigkeit (für 1-2 Stunden),
- später Muskelatrophie der Interossealbereiche, Durchblutungsstörungen der Finger, extraartikuläre Weichteilbeteiligung (z.B. Karpaltunnelsyndrom, Gelenkergüsse, Sehnenscheidenentzündungen, Myalgien), Gelenkdeformierungen (z.B. Ulnarabweichung im Handgelenk, Schwanenhalsdeformität der langen Finger, Valgusdeformität im Knie (X-Bein, Genu valgum), Platt- und Knickfuß, Instabilität der oberen Halswirbel),
- unspezifische Allgemeinsymptome: Abgeschlagenheit, Schweißneigung, abnorme Pigmentation an den dem Sonnenlicht am meisten ausgesetzten Stellen.

Mögliche Befallmuster:

- Gelenke: Synovitis, Muskelatrophie, Deformierungen,
- Haut: subkutane und tendinöse Rheumaknoten an den Streckseiten,
- Herz: Myo- oder Perikarditis,
- Lunge: Pleuritis, interstitielle Fibrose,
- Magen-Darm: Mikroblutungen, Erosionen, Ulzera,
- Gefäße: Vaskulitiden.

Vgl. Antwort zu Frage **632**.

Antwort 729

Die Antworten B) C) und D) sind richtig.

Vgl. zum Krankheitsbild des Morbus Bechterew Antwort zu Frage **636**.

Antwort 730

Die Antwort D) ist richtig.

Vgl. zum Mennell-Zeichen Antwort auf Frage **681**.

Zu A: Vgl. zum Schober-Zeichen Antwort zu Frage **622**.

Zu B und C: Vgl. zum Brudzinski-Zeichen Antwort auf Frage **113**

Zu E: Vgl. zum Schubladenphänomen Antwort auf Frage **666**.

Antwort 731

Die Antwort C) ist richtig.

Als klassisches „Akute-Phase-Protein" wird C-reaktives Protein (CRP) als generelle, unspezifische Antwort auf entzündliche Prozesse (infektiöse und nichtinfektiöse) und Tumoren gebildet (Referenzbereich unter 5 mg/l).

Das CRP wird als empfindlicher unspezifischer Entzündungsparameter unter anderem zur Beurteilung des Schweregrades entzündlicher Erkrankungen herangezogen.

Zu B: HLA steht für Humane Leukozytenantigene (engl. Human Leucocyte Antigens; Synonym: Histokompatibilitätsantigene). Dies sind erbliche Oberflächenantigene, die auf fast allen Zelloberflächen vorkommen und von T-Lymphozyten erkannt werden können. Sie spielen deshalb eine entscheidende Rolle bei der Unterscheidung zwischen körpereigenen und körperfremden Strukturen durch das Immunsystem.

Bestimmte HLA-Typen und bestimmte Erkrankungen sind miteinander verknüpft. HLA-B27 findet sich zum Beispiel beim Morbus Bechterew.

Zu D: Vgl. zum PSA-Laborwert Antwort auf Frage **953**.

Zu E: Vgl. zum HBA_{1c}-Laborwert Antwort auf Frage **898**.

Antwort 732

Die Antwort E) ist richtig.

Tabatière = Schnupftabakdose. Gebiet zwischen Daumen und Radius. Dort bildet sich beim Abspreizen des Daumens eine Vertiefung, begrenzt durch die Sehnen des M. abductor pollicis longus, M. extensor pollicis brevis und M. extensor pollicis longus (in die der Schnupftabak gelegt werden kann). Am Boden der Grube befindet sich das Os scaphoideum (Kahnbein).

Die Kahnbeinfraktur (Scaphoidfraktur) tritt hauptsächlich nach Sturz auf die dorsal extendierte Hand auf. Das Kahnbein ist der Handwurzelknochen, der am häufigsten bricht. Männer sind häufiger betroffen als Frauen (6:1), junge Menschen häufiger als alte.

Symptome:

- Schwellung im Bereich der Tabatière,
- Druckschmerz über der Tabatière,
- Stauchungsschmerz des Daumen- und Zeigefingerstrahls,
- schmerzhafte Bewegungseinschränkung bei Extension und Bewegung der Hand Richtung Radius.

Zu A: Als Pseudarthrose wird ein „Schein- oder Falschgelenk“ bezeichnet, welches sich bildet, wenn die knöcherne Verfestigung eines Knochenbruches ausbleibt.

Ursachen einer Pseudarthrose:

- Interposition von Weichteilen in den Frakturspalt,
- Dislokation,
- Distraktion),
- mangelhafte Ruhigstellung,
- verzögerte Kallusbildung,
- ungenügende Blutversorgung,
- Infekt,
- Gewebeverlust,
- systemische Krankheiten (Diabetes mellitus, arterielle Verschlusskrankheit).

Pseudarthrosen führen häufig zu dauerhaften Funktionseinschränkungen und anhaltenden Schmerzen. (Im Verlauf einer Kahnbeinfraktur kann es als Komplikation zur Ausbildung einer Pseudarthrose kommen).

Zu B: Sudeck-Syndrom: Vgl. Antwort zu Frage **184** (unter Punkt E).

Zu D: Bennet-Fraktur: Vgl. Antwort zu Frage **724**.

DERMATOLOGIE (A/P)

Antwort 733

Die Antwort B) ist richtig.

Die Vater-Pacini-Lamellenkörperchen sind Endkörperchen von Nervenfasern in der Unterhaut, die der Wahrnehmung von Vibrationen dienen.

Antwort 734

Die Antwort E) ist richtig.

Das Korium (auch: Dermis, Lederhaut) ist der zwischen. Epidermis und Subkutis gelegene bindegewebige Anteil der Haut. Es werden zwei Schichten unterschieden:

- Stratum papillare: mit der Epidermis verzapft, feinfaserig, reich an elastischen und retikulären Fasern, an Zellen, Blutkapillaren und Nervenendorganen;
- Stratum reticulare: kräftige, verfilzte Kollagenfaserbündel und elastische Netze; enthält größere Nerven und Blutgefäße, Schweißdrüsen und Haarfollikel.

Antwort 735

Die Antwort B) ist richtig.

Mehrschichtiges, verhorntes Plattenepithel kommt nur in der äußeren Haut vor.

Es bietet Schutz bei hoher mechanischer Beanspruchung.

Antwort 736

Die Antwort C) ist richtig.

Wie ihr deutscher Name - Unterhautfettgewebe - schon sagt, besitzt die Subkutis die meisten Fettzellen. Auf diese Weise isoliert sie den Körper gegen Kälte und Druck und nimmt auch metabolische Aufgaben im Fett- und Kohlehydratstoffwechsel wahr.

Antwort 737

Die Antwort B) ist richtig.

Die Epidermis besteht aus folgenden Schichten:

- Stratum corneum,
- Stratum lucidum,
- Stratum granulosum,
- Stratum spinosum,
- Stratum basale.

Die Papillarschicht (Stratum papillare) ist ein Teil der Dermis.

Antwort 738

Die Antwort A) ist richtig.

Die Meissner-Tastkörperchen sind in der Dermis (Lederhaut) zu finden.

Antwort 739

Die Antwort C) ist richtig.

Im Korium (Lederhaut, Dermis) finden sich unter anderem kollagene und elastische Fasern. Sie lässt sich in zwei Schichten unterteilen, Papillar- und Geflechtsschicht.

Die Hornschicht (Stratum corneum) jedoch ist die äußerste Schicht der Epidermis (Oberhaut).

Antwort 740

Die Antwort B) ist richtig.

Die Abwehrfunktion der Haut gegen schädigende Einflüsse (mechanischer, biologischer, physikalischer, chemischer und thermischer Art) ist völlig unspezifisch (Elastizität, pH-Wert, Hautflora, Polsterfett).

Antwort 741

Die Antwort C) ist richtig.

Zu 3: Schweiß hat durch die Produktion von Verdunstungskälte und Abgabe von Wärme eine wichtige Rolle im Wärmehaushalt des Körpers.

Zu 4: Schweiß hat eher einen sauren pH-Wert.

Antwort 742

Die Antwort B) ist richtig.

Man unterscheidet acht verschiedene Arten von Sekundäreffloreszenzen:

1. Squama (Schuppe),
2. Crusta (Kruste),
3. Erosio (oberflächlicher Epidermisverlust),
4. Rhagade (Schrunde),
5. Excoriatio (Abschürfung),
6. Ulcus (Geschwür),
7. Atrophia (Hautschwund),
8. Cicatrix (Narbe).

Die Quaddel und das Bläschen gehören zu den 6 Primäreffloreszenzen:

1. Makula = Fleck,
2. Papula = Knötchen,
3. Pustula (Pustel, eitergefülltes Bläschen),
4. Urtika = Quaddel,
5. Vesicula = Bläschen,
   Bulla = Blase,
6. Zyste = abgegrenzter Hohlraum.

Antwort 743

Die Antwort D) ist richtig.

Die Krause-Endkolben dienen der Kälteempfindung, die Meissner-Tastkörperchen der Berührungsempfindung, die Ruffini-Körperchen der Wärmeempfindung und die Pacini-Körperchen der Vibrationsempfindung.

Beta-Rezeptoren hingegen sind Empfangsstellen (Andockstellen) für Adrenalin.

Antwort 744

Die Antwort E) ist richtig.

Die Regulation des Blutzuckerspiegels obliegt den Langerhans´schen Inseln der Bauchspeicheldrüse.

Antwort 745

Die Antwort D) ist richtig.

Die Papillarschicht (Stratum papillare) gehört nicht zur Epidermis, sie ist ein Teil der Dermis.

Antwort 746

Die Antwort C) ist richtig.

Typisch für akut-allergische Kontaktekzeme sind Erythem, exsudative Effloreszenzen (Bläschen, Nässen), und Krustenbildung.

Zu A: Bei Masern würde das Exanthem hinter den Ohren beginnen, sich dann über den ganzen Körper ausbreiten. Es erscheint makulopapulös-konfluierend (großfleckig-zusammenfließend) und endet später mit einer feinen Schuppung. Der Allgemeinzustand der Kinder ist stark beeinträchtigt: 'verheult, verrotzt, verschwollen'.

Zu B: Röteln gehören ebenso wie Masern zu den typischen Kinderkrankheiten: subfebrile Temperaturen, stecknadelkopfgroßes (mittelfleckiges), blass-rotes Exanthem (beginnt im Gesicht), nuchale Lymphknoten schmerzlos geschwollen.

Zu D: Die Neurodermitis ist eine Erkrankung mit erblicher Disposition, die genaue Ätiologie wird noch kontrovers diskutiert. Klinik: Symmetrisches Erythem an den Beugeseiten der Gliedmaßen (im Säuglingsalter auch an den Streckseiten), matte Hautoberfläche, Bläschen und nässenden Läsionen, später Krusten- und Schuppenbildung.

Zu E: Impetigo contagiosa ist eine hochinfektiöse bakterielle Epidermisinfektion mit Blasen- und Krustenbildung, die vor allem bei Kindern, überwiegend im Sommer und unter unhygienischen Verhältnissen vorkommt (fällt unter Behandlungseinschränkungen für Heilpraktiker nach §34 des Infektionsschutzgesetzes).

Klinik:

- Entzündungsherde überwiegend in Gesicht und an Extremitäten,
- anfängliche Blasenbildung mit dünner, brüchiger Blasendecke,
- anschließend honiggelbe Krustenbildung auf geröteter Haut,
- runde Herde, peripher fortschreitend, zentral abheilend,
- Komplikationen: regionäre Lymphadenitis, postinfektiöse Nephritis.

Antwort 747

Die Antwort A) ist richtig.

Im Gegensatz zu exokrinen Drüsen besitzen endokrine Drüsen keine Ausführungsgänge sondern geben ihre Produkte direkt ins Blut ab.

Antwort 748

Die Antwort B) ist richtig.

Auch wenn man nicht schwitzt, verdunstet ständig Wasser auf der Haut. Dies geschieht nicht über die Schweißdrüsen, sondern mittels Diffusion. Durch diese 'unmerkliche Verdunstung' (Perspiratio insensibilis) verliert man täglich etwa 450-500 ml Wasser.

Antwort 749

Die Antwort A) ist richtig.

Allein die Epidermis wird nicht von Gefäßen durchzogen

In der Dermis finden sich kleine, in der Subkutis schon größere Blutgefäße.

Antwort 750

Die Antwort C) ist richtig.

Außer den Speicheldrüsen werden alle oben genannten Gebilde den Hautanhangsgebilden zugeordnet. Auch Meibom- und Milchdrüsen zählen zu den Hautdrüsen.

Antwort 751

Die Antwort B) ist richtig.

Das Skleroprotein Keratin kommt außer im Nagel auch in den Haaren und in der obersten Hautschicht vor.

Antwort 752

Die Antwort D) ist richtig.

Zu 2: bei schwerster körperlicher Arbeit kann der Flüssigkeitsverlust bis zu 12,5 l in einer Stunde betragen. Für Werte bei körperlicher Ruhe haben wir keine eindeutigen Zahlenangaben gefunden. Wir sind davon ausgegangen, dass ein Flüssigkeitsverlust von 0,5 l pro Stunde kurzfristig möglich ist (Sauna).

Zu 4: Wenn die Außentemperatur höher als 36°C ist, kann die Wärmeabgabe des Körpers nicht mehr durch Wärmestrahlung und Wärmeleitung, wohl aber noch (als einzige Möglichkeit) durch Verdunstung erfolgen. Voraussetzung für eine Wärmeabgabe durch Verdunstung ist nicht eine bestimmte Temperatur, sondern eine relativ trockene Umgebungsluft.

Antwort 753

Die Antwort D) ist richtig.

Die Meissner-Tastkörperchen sind Druckrezeptoren im Stratum papillare der Lederhaut.

Antwort 754

Die Antworten B), C) und E) sind richtig.

Die Ruffini-Körperchen sind Nervenendkörperchen im subkutanen Fettgewebe und dienen der Druckempfindung (Mechanosensoren oder Mechanorezeptoren).

Die Merkel-Zellen sind Nervenzellen in den tiefen Anteilen der Epidermis, die ebenfalls als Drucksensoren wirken.

Antwort 755

Die Antworten B) und E) sind richtig.

Die Meissner-Tastkörperchen sind Mechanorezeptoren im Stratum papillare der Dermis.

Aufbau der Haut:

- Epidermis = mehrschichtiges verhornendes Plattenepithel der Haut:
  - Stratum corneum (Hornschicht) (Verbreiterung: Hyperkeratose),
  - Stratum lucidum (Glanzschicht, nur an Hand- und Fußsohlen ausgeprägt),
  - Stratum granulosum (Körnerzellenschicht) (Verbreiterung: Hypergranulose),
  - Stratum spinosum (Stachelzellschicht) (Verbreiterung: Akanthose),
  - Stratum basale (Basalzellschicht): Keratinozyten und Melanozyten.

  Merke: (Stratum spinosum und Stratum basale werden zusammen als Stratum germinativum bezeichnet.)
- Dermis (auch: Korium = Lederhaut):
  - Stratum papillare (Papillarschicht),
  - Stratum reticulare (Geflechtsschicht).
- Subkutis oder subkutanes Fettgewebe.

Zu A, C und D: In der Basalschicht der Epidermis finden sich die Melanozyten, die das dunkle Hautpigment Melanin synthetisieren und dieses an die sie umgebenden Keratinozyten abgeben.

Merkel-Zellen sind Nervenzellen in den tiefen Anteilen der Epidermis, die als Drucksensoren wirken.

DERMATOLOGIE (PATHOLOGIE)

Antwort 756

Die Antwort D) ist richtig.

Die Macula, der Fleck, ist eine Primäreffloreszenz der Haut, die durch eine abweichende Färbung charakterisiert ist und im Hautniveau liegt (also keine Substanzvermehrung der Epidermis).

Antwort 757

Die Antwort D) ist richtig.

Eine Papel (lat. papula Bläschen) ist ein über dem Hautniveau liegendes, bis erbsgroßes Knötchen. Unterschieden werden:

- epidermale Papeln (Vermehrung der Epidermiszellen, z.B. Viruswarze),
- kutane Papeln (Zellvermehrung im Korium, z.B. bei sekundärer Syphilis),
- epidermokutane Papeln (z.B. Lichen ruber).

Herdförmige Konfluierung von Papeln nennt man Plaque.

Antwort 758

Die Antwort C) ist richtig.

Zu 5: Bei primärer Nebennierenrindeninsuffizienz kommt es mit der verstärkten ACTH- auch zu einer vermehrten Melanotropin-Ausschüttung aus dem Hypophysenvorderlappen mit gesteigerter Melaninproduktion. Dies führt zur Braunfärbung der Haut (sog. „braunen Addison").

(Bei den sekundären Formen die über über eine Hypophyseninsuffizienz ausgelöst werden, ist nicht nur ACTH, sondern auch das Melanotropin vermindert. Die Haut ist blass und pigmentlos („weißer Addison").

Antwort 759

Die Antwort D) ist richtig.

Borrelia burgdorferi ist der Erreger der Lyme-Borreliose. Charakteristisch (aber nicht obligat) für dieses Krankheitsbild ist eine sog. „wandernde Röte", ein sich, meist von der Zeckenbissstelle, zentrifugal ausbreitendes Erythem.Zu A: Das Erythema infectiosum, die Ringelröteln, eine Kinderkrankheit, wird durch Parvoviren B19 hervorgerufen.

Zu B: Das Erythema anulare rheumaticum, die rheumatischen Ringelflecke, sind bläulichrote Ringe. Sie finden sich vor allem am Rumpf von Kindern mit akutem rheumatischem Fieber und Endokarditis.

Zu C: Die Impetigo contagiosa (Impetigo vulgaris, Grindflechte) ist die Bezeichnung für die häufigste Hautinfektion bei Kindern. Sie wird durch betahämolysierende Streptokokken der Gruppe A und Staphylokokken ausgelöst. Im Gesicht und an Kopf und Extremitäten finden sich rötliche Flecken, auf denen sich Bläschen, Pusteln, Erosionen und gelbe bis braune Krusten bilden.

Zu E: Das Erythema nodosum (sog. Knotenrose) ist eine akut-entzündliche allergisch bedingte Hauterkrankung der Subkutis. Sie tritt häufig im Verlauf von Infektionskrankheiten (v.a. Tuberkulose, Streptokokkeninfektion, Lymphogranuloma venereum, Katzenkratzkrankheit, Ornithose, Yersiniosen, selten Toxoplasmose) aber auch von anderen Erkrankungen (z.B. Sarkoidose, Enteritis regionalis Crohn) auf.

Antwort 760

Die Antwort A) ist richtig.

Hautareale, in denen bei Erkrankungen innerer Organe Schmerzen auftreten können (als sog. viszerokutane Reflexe), werden als sog. Head-Zonen bezeichnet. Sie entsprechen in ihrer Ausdehnung dem Dermatom, das aus demselben spinalen Segment innerviert wird, wie das erkrankte Organ. Beispiel: Die in die Innenseite des Oberarms (C8, Th1) ausstrahlenden Schmerzen bei Angina pectoris.

Antwort 761

Die Antwort D) ist richtig.

Die individuelle Prognose für den einzelnen Patienten im Stadium I (ohne nachweisbare Lymphknotenmetastasen) ist abhängig von Tumordicke und Tumoreindringtiefe. Prognostisch sehr günstig ist eine Tumordicke weniger als 0,75 mm.

Antwort 762

Die Antwort C) ist richtig.

Café-au-lait-Flecken Milchkaffeeflecken): charakteristische milchkaffeefarbene Flecke, die bei der Neurofibromatose von Recklinghausen (erbliche neurokutane Erkrankung mit multiplen Neurofibromen der Hautnerven) als Pigmentanomalien meist in größerer Zahl auftreten.

Leberhautzeichen

- glatte, rote Lackzunge, Lacklippen,
- Palmar- und Plantarerythem (Handinnenfläche und Fußsohle gerötet),
- Gefäßspinnen (Spider naevi),
- Juckreiz (Pruritus) mit Kratzeffekten (Einlagerung von Gallensäuren in die Haut),
- Weißnägel, Dupuytren-Kontrakturen, Caput medusae (Venenhautzeichnung über Abdomen).

Antwort 763

Die Antwort D) ist richtig.

Das alveoläre Lungenödem ist das Endstadium der Linksherzinsuffizienz. Es gehört nicht zu den Symptomen einer Exsikkose.

Antwort 764

Die Antwort A) ist richtig.

Das Myxödem ist eine ödematös-teigige Infiltration der Haut und des Unterhaut- und Muskelgewebes bei Hypothyreose und führt zu einem charakteristischen 'aufgeschwemmten' Aussehen des Patienten. Im Gegensatz zu anderen Ödemen bleibt beim Myxödem nach Druck keine Delle zurück.

Antwort 765

Die Antwort C) ist richtig.

Klinik der Neurodermitis:

- Beginn bereits im Alter von 3-4 Monaten mit Milchschorf (= Gneis) an Kopfhaut und Wangen,
- symmetrische Erytheme mit matter Hautoberfläche,
- in der akuten Phase mit Bläschen und nässenden Läsionen,
- papulöse und erosive Läsionen,
- Abtrocknung unter Krusten- und Schuppenbildung,
- bevorzugt Befall der Streckseiten der Extremitäten, kraniokaudale Ausbreitung,
- nach 1-2 Jahren oft Spontanheilung,
- später überwiegen die Zeichen der chronischen Entzündung mit Knötchenbildung und Lichenifikation (= verstärktes Hervortreten des Hautreliefs) durch Infiltration und Hautverdickung.

Bei späterem Auftreten Wechsel der Lokalisation:

- Bevorzugter Befall der Beugeseiten der Extremitäten (Ellenbeuge, Kniekehle), Hals, perioral,
- periorbital (Dennie-Morgansches Zeichen, typische Unterlidfalte),
- Blässe zentraler Gesichtsbereiche,
- Reduktion der lateralen Augenbrauen (Hertoghe-Zeichen),
- typische Haaransatzlinie: fehlender Schläfenwinkel,
- Glanznägel, durch Reiben und Kratzen glattpolierte Fingernägel,
- unerträglicher Juckreiz, entsprechend oft Schlaflosigkeit,

- Neigung zu Sekundärinfekten mit Bakterien (Staphylokokken!), Pilzen, Viren (Herpes-Viren, Ekzema herpeticatum).

Provokationsfaktoren sind u. a:

- Jahreszeit: Herbst und Winter verstärken die Neurodermitis,
- Infekte,
- Stress.

Antwort 766

Die Antwort B) ist richtig.

Das Melanom ist ein hochgradig bösartiger Tumor, der von den melaninbildenden Zellen (Melanozyten) ausgeht. Da Melanozyten nicht im Zellverband wachsen, sondern sich nach der Zellteilung in Einzelzellen trennen, metastasiert das Melanom sehr frühzeitig auf dem Lymph- und Blutweg in alle Organsysteme.

Antwort 767

Die Antwort E) ist richtig.

Da die Psoriasis keine bakterielle Ursache hat, wird sie auch nicht mit Antibiotika behandelt.

Die Therapie besteht hauptsächlich aus dem Ausschalten von Provokationsfaktoren, einer protektiven Behandlung der Haut und im äußersten Fall der Gabe von Kortikosteroiden oder Immunsuppressiva.

Antwort 768

Die Antwort D) ist richtig.

Die Urtikaria ist eine allergische Reaktion der Haut, die mit symmetrischer Quaddelbildung einhergeht. Die für diese Reaktion verantwortlichen Antigene können aus verschiedensten Bereichen kommen. Die Therapie der Wahl in schweren Fällen ist die Gabe von Glukokortikoiden (Kortison), um die übersteigerte Immunreaktion zu stoppen und ein Glottisödem als Komplikation (Erstickungsgefahr) zu vermeiden.

Antwort 769

Die Antwort C) ist ist richtig.

Auf die Bösartigkeit eines Hauttumors weist nicht die gute, sondern die schlechte Verschieblichkeit gegenüber der Umgebung hin. Sie kommt durch das infiltrative Wachstum des Tumors zustande.

Antwort 770

Die Antwort A) ist richtig.

Die Psoriasis vulgaris (auch: Schuppenflechte), ist eine der häufigsten Hautkrankheiten (1-2% der Bevölkerung). Sie verläuft chronisch und ist durch wechselnde Remissionen und unvorhersehbare Krankheitsschübe gekennzeichnet, die sich in vermehrter Hautschuppung und Erythembildung zeigen. Klinik der Psoriasis:

- Prädilektionsstellen: Streckseiten der Extremitäten (v. a. Ellbogen und Knie), Kopfhaut,
- Besserungen im Sommer, Rückfälle im Herbst und Winter,
- meist ohne Juckreiz (bisweilen auch juckend),
- vaskulär: dermales Erythem,
- epidermal: vermehrte Schuppung,
- rundlich-gerötete Herde mit silberweiß-glänzenden Schuppen,
- Kerzen-Phänomen: beim Kratzen an der Schuppenoberfläche fallen kleine Plättchen ab, wie das Geschabsel an einer Kerze,
- Phänomen des 'letzten Häutchens': nach Abkratzen glänzt eine letzte dünne Hautschicht,
- Auspitz-Phänomen (auch 'Phänomen des blutigen Taus'): kratzt man sämtliche Schuppen ab, so werden kleinste punktförmige Hautblutungen aus dem Papillargebiet sichtbar,
- Koebner-Phänomen: durch äußere Reize (z.B. Kratzen) kann ein neuer Krankheitsherd provoziert werden.

- Bei Mitbefall der Nägel:
  - psoriatische Tüpfelnägel,
  - Fokale parakeratotische Herde auf dem Nagelrücken hinterlassen grübchenförmige Vertiefungen und/oder weißlich-gefleckte Verhornungsherde, Verdünnung der Nagelplatte mit Längsrillenbildung,
  - psoriatische Ölflecke: rötlich-braune Verfärbungen unter dem Nagel, führen evtl. zur Ablösung der Nagels vom Nagelbett. Die Psoriasis kann zur Zerstörung der Nagelplatte führen.

Sonderformen der Psoriasis:
Psoriasis arthropathica geht mit polyarthritischen Gelenkbeschwerden (schmerzhafte Gelenkschwellungen, oft an Interphalangealgelenken, Sakroiliakalgelenk und Wirbelsäule) einher. Die Rheumaserologie ist negativ, HLA-B27 ist gehäuft positiv.

Antwort 771
Die Antwort C) ist richtig.
Die Urtikaria ist eine allergische Reaktion der Haut, die mit Quaddelbildung einhergeht.

Antwort 772
Die Antwort E) ist richtig.
Alle drei angegebenen Möglichkeiten kommen als Ursache für eine Urtikaria in Betracht.
Eine Urtikaria ist eine kutane Intoleranzreaktion mit exanthemischer Aussaat von Quaddeln, die immunologische, pseudoallergische oder mechanische Ursachen haben kann.Die Urticaria ist eine flüchtige, stark juckende, schubweise aufschießende Quaddeleruption infolge einer stark gesteigerten Gefäßpermeabilität bei Histaminfreisetzung im Rahmen einer Überempfindlichkeitsreaktion vom Typ 1. Die auslösenden Allergene können sehr vielgestaltig sein, so z.B. Erdbeeren, Bienengift, Medikamente, Farb- und Konservierungsstoffe.

Antwort 773
Die Antwort C) ist richtig.
Juckreiz ist kein typisches Symptom der Schilddrüsenüberfunktion.

Antwort 774
Die Antwort C) ist richtig.
Die Ichthyosis vulgaris (Fischschuppenkrankheit) ist eine autosomal-dominant vererbte Verhornungsstörung mit Erstmanifestation meist im 1. Lebensjahr.
Klinik:

- Sehr trockene Haut mit reptilartiger Hautfelderung,
- symmetrisch auftretende, vermehrte und festhaftende Horn- und Schuppenbildung v. a. an Streckseiten der Extremitäten,
- leichtere Fälle: feine weiß-graue Schuppung mit rauer Oberfläche, Hautfarbe unverändert (Ichthyosis simplex),
- schwerere Fälle: Fischschuppenartige Hautoberfläche, schmutzig-graue Hautfarbe (Ichthyosis nitida und serpentina),
- Linienzeichnung von Hand- und Fußsohlen ist vermehrt und vertieft,
- Schweiß- und Talgproduktion sind vermindert,

durch Resistenzminderung ist die Haut anfällig für atopische Ekzeme und Kontaktekzeme.

Antwort 775
Die Antwort E) ist richtig.
Das Basaliom ist kein typisches Beispiel für einen malignen Tumor, da es nicht zur Metastasierung neigt. Man bezeichnet das Basaliom deshalb auch als 'semimalignen Tumor'.

Antwort 776
Die Antwort E) ist richtig.
Da ein malignes Melanom schnell wächst und früh Metastasen bildet, muss der Patient unverzüglich einen Facharzt aufsuchen, der die Geschwulst operativ entfernt.

Antwort 777
Die Antwort E) ist richtig.
Alle aufgeführten klinischen Zeichen können auf ein Melanom hindeuten.

Antwort 778
Die Antwort B) ist richtig.
Die Gradeinteilung bei Verbrennungen geschieht wie folgt:

- Verbrennung 1. Grades: Rötung und Schwellung,
- Verbrennung 2. Grades: zusätzliche (subepidermale) Blasenbildung,
- Verbrennung 3. Grades: Zerstörung von Epidermis und Kutis, ggf. auch darunter liegender Gewebeschichten, sog. Verkohlung.

Antwort 779
Die Antwort B) ist richtig.
Im Gegensatz zu anderen Krebsgeschwülsten der Haut bildet das Basaliom i. d. R. keine Metastasen ('semimaligner Tumor').

Antwort 780
Die Antwort B) ist richtig.
Die Ätiologie der Schuppenflechte (Psoriasis) ist zwar noch weitgehend ungeklärt, jedoch ist diese Krankheit weder durch einen Pilz verursacht noch aus einem sonstigen Grunde ansteckend. Das Exanthem tritt bevorzugt an den Streckseiten der großen Gelenke auf und bessert sich durch UV-Strahlen. 5 – 10 % der Psoriasis-Patienten leiden zusätzlich an einer Gelenkentzündung, der sog. Psoriasis-Arthropathie.

Antwort 781
Die Antwort E) ist richtig.

Antwort 782
Die Antwort D) ist richtig.
Zu 2: 'Stehende' Hautfalten sind - auch beim Erwachsenen - ein wichtiges Indiz für eine Exsikkose.

Antwort 783
Die Antwort E) ist richtig.
Diese Frage ist nicht glücklich formuliert.
Eine Verbrennung 2. Grades ist gekennzeichnet durch lokale Rötung und Schwellung mit zusätzlicher Blasenbildung ('Brandblase').
Verbrennungen 1. und 2. Grades können - müssen aber nicht - ohne Narbenbildung abheilen.
Narbenbildung ist also möglich aber nicht unbedingt charakteristisch für eine Verbrennung 2. Grades.

- Grad 1: lokale Rötung und Schwellung,
- Grad 2: lokale Rötung, Schwellung und zusätzliche (subepidermale) Blasenbildung,
- Grad 3: Zerstörung von Epidermis und Cutis, ggf. auch darunter liegender Gewebeschichten ('Verkohlung') mit vollständiger irreversibler Gewebszerstörung ('Nekrose'). Schmerzfreie Wunde.

Antwort 784
Die Antwort D) ist richtig.
Bei ausgedehnten Brandwunden verliert der Körper immer Flüssigkeit, wodurch die Gefahr eines Volumenmangelschocks (Hypovolämischer Schock) besteht.
Primär muss natürlich zuerst die Verbrennungsquelle beseitigt und die Haut gekühlt werden. Kleider müssen unbedingt entfernt werden, da sie die Kühlung behindern. Verbrannte oder verbrühte Körperteile werden sofort für mindestens 15 Minuten

in kühles Wasser getaucht oder unter fließendem Wasser gekühlt (empfohlen wird Wasser mit einer Temperatur von ca. 18°C für ca. 10-20 min, Vorsicht bei großflächigen Verbrennungen: Gefahr der Unterkühlung).
Nachdem die Wunden abgedeckt sind muss eine Schockprophylaxe folgen. Zum Abdecken der Wunden nur saubere Tücher oder Verbandtücher benutzen. Stehen diese nicht zur Verfügung, bleibt die Wunde unbedeckt. Keinesfalls Salben, Puder o. Ä. verwenden, da diese die Wunde nur noch mehr verkleben, und später wieder abgetragen werden müssen. Auch in die Haut eingebrannte Materialien, wie z.B. Teer, nicht entfernen.

Antwort 785

Die Antwort B) ist richtig.
Bei einer großflächigen Verbrennung entsteht zunächst häufig ein hypovolämischer Schock infolge der Plasmaverluste über das bloßgelegte Interstitium der verbrannten Areale. Diesem schließt sich eine Intoxikationsphase an. Sie wird hervorgerufen durch die bei der Hitzekoagulation des Gewebes entstehenden Toxine.

Antwort 786

Die Antwort B) ist richtig.
Das <u>Basaliom</u> ist ein von den basalen Zellschichten der Epidermis und dem Follikel ausgehender Tumor, der invasiv und destruierend (zerstörend) wächst, jedoch nicht metastasiert. Deshalb wird das Basaliom auch als 'semimaligner' ('halbbösartiger') Tumor bezeichnet.
Das Basaliom ist der häufigste Tumor der Haut. Die Häufigkeit des Auftretens steigt mit zunehmendem Alter. Basaliome vor dem 40. Lebensjahr sind selten. Männer und Frauen werden gleich häufig befallen.
Ät.: UV-Licht, genetische Disposition und krebsauslösende Giftstoffe
Klinik:

- Basaliome treten oft multipel und mit großer Vielfalt im klinischen Erscheinungsbild auf,
- bevorzugter Sitz: Gesicht, oberhalb des Mundes und auf vorgeschädigter Haut,
- Frühphase: entweder 1-3 mm großes, hautfarbenes, derbes Knötchen oder hautfarbene Verhärtung (oft von gesundem Gewebe schwer zu unterscheiden: Palpation),
- später: nach Monaten bis Jahren entwickelt sich ein glasiger, hautfarbener, halbkugeliger Tumor mit teleangiektatischen Gefäßzeichnungen (solides Basaliom) oder ein zentral atrophierender Tumor mit perlschnurartig glänzendem Randsaum.

Schwierig zu diagnostizieren: sklerodermiformes Basaliom (hautfarbene Verhärtung ohne sonstige typische Kriterien).

Antwort 787

Die Antwort C) ist richtig.
Das Basaliom zeigt ein infiltrierendes, destruierendes, schnelles Wachstum.
Es muss operativ entfernt werden.

Antwort 788

Die Antwort E) ist richtig.
Klinik der <u>malignen Melanome</u>:

- Verdächtig sind alle Hautareale, die jucken, bluten, schnell wachsen oder sich anderweitig verändern,
- braun-blauschwarze Flecken oder Tumoren, die satellitenförmig metastasieren,
- variables Aussehen durch sekundäre Veränderungen wie: Erosion, geschwüriger Zerfall (Ulzeration), Naevi mit verschiedener Pigmentierung, unscharfer Abgrenzung, oder rötlichem Rand,

- Farbe, Form und Größe der Hauttumoren können völlig unterschiedlich sein,
- bevorzugter Sitz: Bereich des Rückens, der Brust und der Extremitäten; bei LMM (Lentigo maligna Melanomen) im Gesicht, an Hals, Armen und Unterschenkeln.

Antwort 789

Die Antwort E) ist richtig

Zu 1: Bei Lebererkrankungen (und bei Gallengangsverschluss) kann es zum Anstieg der Gallensäuren kommen, die sich in die Haut ablagern und dort zu Juckreiz führen.

Einige weitere Erkrankungen, die mit Juckreiz einher gehen können:

Krätze (Milben), Urtikaria (= Nesselsucht); Neurodermitis, Fußpilz, bzw. Pilzerkrankungen generell, Ekzem, Diabetes mellitus, Polyglobulie, Eisenmangelanämie, chronisch lymphatische Leukämie (CLL), M. Hodgkin, Urämie, Windpocken, Myxödem bei Hypothyreose, Medikamente und Lebensmittel ('Lebensmittelallergie').

Es gibt auch einen psychisch ausgelösten Juckreiz.

Antwort 790

Die Antwort E) ist richtig.

Pruritus (Juckreiz) = Hautjucken mit zwanghaftem Kratzen, an dessen Zustandekommen und Verarbeitung die Schmerzrezeptoren, das vegetative System, die Hirnrinde, die Psyche, bestimmte Mediatoren (z.B. Histamin, Trypsin, Kallikrein), das Gefäßsystem der Haut und die inneren Organe beteiligt sind.

Zu 1 und 2: Bei Leberinsuffizienz und Gallenblasenerkrankungen kommt es zu einem Anstieg der Gallensäuren im Blut, die dann bis zur Haut gelangen und dort einen Juckreiz verursachen.

Zu 3: Bei der Lebensmittelallergie kommt es aufgrund der allergischen Reaktion zu Hauterscheinungen u.a. Pruritus.

Zu 4: Bei der Krätze (Infektionserkrankung durch Acarus siro = Krätzmilbe) kommt es zu stark juckenden Hauterscheinungen (vor allem nachts bei Bettwärme), vor allem in den Zwischenfingerräumen und im Genitalbereich, auch: vordere Axillarlinie, Handwurzeln, Stamm, selten im Gesicht.

Zu 5: Psychische Belastungen und Erkrankungen können Hauterscheinungen, wie z.B. Juckreiz, hervorrufen.

Weitere Ursachen für Pruritus:

- Niereninsuffizienz, Urämie,
- Schwangerschaft,
- Diabetes mellitus,
- Leukämie, Lymphome u.a. maligne Tumore,
- Windpocken,
- Hautkrankheiten, wie z.B. Neurodermitis, Ekzeme,
- ungeklärte Ursachen (idiopathisch).

Antwort 791

Die Antwort C) ist richtig.

Das Erysipel ist eine durch Streptokokkus hervorgerufene Entzündung des Unterhautzellgewebes. Das Erysipel neigt zur Ausbreitung auf dem Lymphweg.

Antwort 792

Die Antwort B) ist richtig.

Eine Hautmanifestation der Tuberkulose (Tuberculosis cutis) ist zwar überaus selten, muss jedoch aufgrund der Gefährlichkeit des Erregers differentialdiagnostisch stets in Betracht gezogen werden. Die Prognose ist heute günstig.

Antwort 793

Die Antwort A) ist richtig.

Beim Diabetes mellitus sind verschiedene Hauterscheinungen zu beobachten:

- Necrobiosis lipoidica: Nekrotische Hautveränderungen an den Streckseiten der unteren Extremitäten,
- bakterielle oder mykotische Hautinfektionen aufgrund der verminderten Resistenzlage,
- Juckreiz, vor allem im Anal- und Genitalbereich, dort häufig in Verbindung mit Soorbefall, jedoch auch ohne sichtbare Schleimhautveränderungen.

Antwort 794

Die Antwort C) ist richtig.

Die klassischen Entzündungszeichen sind:

- Rubor (Rötung) aufgrund von Mehrdurchblutung des entzündeten Gewebes,
- Calor (Überwärmung): eine Folge der gesteigerten Durchblutung,
- Tumor (Gewebsschwellung): hervorgerufen durch entzündliche Ödeme, zellige Infiltrate und eine Bindegewebsvermehrung,
- Dolor (Schmerz): Reizung von schmerzleitenden Nervenfasern durch die Teilvorgänge des Entzündungsgeschehens,
- Functio laesa (gestörte Funktion): Zerstörung von Zellen, schmerzbedingte Schonhaltung.

Antwort 795

Die Antwort C) ist richtig.

Zu 2: Scharf begrenzte, symmetrische gelblich-rote Herde mit fettiger Schuppung lassen an ein seborrhoisches Ekzem denken.

Zu 3: Die Effloreszenzen der Psoriasis sind vorwiegend an den Streckseiten der großen Gelenke zu finden, die der Neurodermitis hingegen an den Beugeseiten.

Zu 4: Auspitz-Phänomen (Phänomen des blutigen Taus): kleinste punktförmige Hautblutungen nach Abkratzen der Schuppen.

Antwort 796

Die Antwort C) ist richtig

Uhrglasnägel finden sich bei Herz-, Leber- und Lungenerkrankungen.

Zu 3: Die Schuppenflechte (Psoriasis vulgaris) geht ebenfalls Nagelveränderungen einher, jedoch haben diese ein anderes Erscheinungsbild. So sind ölfleckartige Nagelveränderungen sowie Tüpfelnägel und Längsrillenbildung typisch für die Psoriasis.

Zu 5: Nierenerkrankungen können wie Lebererkrankungen zu Weißnägeln führen, Uhrglasnägel kommen jedoch nicht vor.

Antwort 797

Die Antwort D) ist richtig.

Die Nierenbeckenentzündung (Pyelonephritis) ist keine Komplikation des Scharlachs.

Scharlach wird durch betahämolysierende Streptokokken der Gruppe A verursacht. Im Rahmen von autoallergischen Zweiterkrankungen kann es bei diesen Streptokokken zur Glomerulonephritis und zum rheumatischen Fieber (mit Myokarditis) kommen. Eine Mittelohrentzündung (Otitis media) ist eine weitere Komplikation des Scharlach.

Antwort 798

Die Antwort D) ist richtig.

Zu 2: Diese Art der Hauteffloreszenz lässt an Masern denken.

Zu 5: Hierbei könnte es sich um ein Erythema chronicum migrans, ein Symptom der Lyme-Borreliose oder um eine Hautpilzerkrankung handeln.

Antwort 799

Die Antwort B) ist richtig.

Morbus Recklinghausen (Neurofibromatose) ist eine autosomal-dominant vererbte Erkrankung, die mit multiplen Neurofibromen der Haut einhergeht.

Die Ichthyosis vulgaris wird auch Fischschuppenkrankheit genannt und wird ebenfalls autosomal-dominant vererbt.

Zu 2: Variola vera, die echten Pocken, sind durch die Impfkampagne der WHO ausgerottet worden.

Antwort 800

Die Antwort B) ist richtig.

Zu 1: Diese Erscheinung deutet auf ein Erythema nodosum hin, das u.a. bei M. Crohn, Colitis ulcerosa und verschiedenen Infektionskrankheiten auftritt.

Zu 3: Ein schmetterlingsförmiges Erythem lässt auf Lupus erythematodes schließen.

Zu 4: Hierbei könnte es sich um den Milchschorf handeln, die frühkindliche Manifestation der Neurodermitis atopica.

Antwort 801

Die Antwort B) ist richtig.

Zu 1: Herpes genitalis wird durch das Herpes simplex-Virus I hervorgerufen.

Zu 2: Keine Viren sondern Bakterien (Staphylococcus aureus bzw. betahämolysierende Streptokokken) verursachen das Krankheitsbild Impetigo bullosa.

Zu 3: Acne vulgaris wird nicht durch exogene Erreger verursacht. Dieses Krankheitsbild kommt durch vermehrte Talgproduktion bei gleichzeitiger Behinderung des Talgabflusses zustande.

Zu 4: Staphylococcus aureus, ein Bakterium, ist der häufigste Erreger der Furunkulose.

Zu 5: Warzen werden durch Papillomaviren verursacht.

Antwort 802

Die Antwort C) ist richtig.

Zu A: Das Enanthem bei Masern ist durch blauweiße Flecken auf rotem Grund (sog. Koplik-Flecken) gekennzeichnet.

Zu C: Die Zunge ist bei Scharlach zu Anfang dick weißlich belegt. Dieser Belag wird dann abgestoßen und es kommt eine feuerrote Zunge ('Himbeerzunge') zum Vorschein.

Zu D: Die Zungenveränderung bei Lebererkrankungen wird Lackzunge genannt.

Zu E: Bei perniziöser Anämie kommt es auch zu Veränderungen der Zunge (Hunter-Glossitis).

Antwort 803

Die Antwort B) ist richtig.

Zu 1: Die Beugeseiten von Knie- und Ellenbogengelenk sind die typischen Lokalisationsstellen für Neurodermitis.

Zu 4: Zwischen den Zehen erscheint typischerweise die Interdigitalmykose.

Zu 5: In der vorderen und hinteren Schweißlinie (Brustausschnitt und Rücken) kommt es bei Acne vulgaris zur Erscheinung der charakteristischen Komedonen.

Antwort 804

Die Antwort E) ist richtig.

Als weitere Ursachen für Analpruritus kommen u.a. in Betracht: Kontakekzem, Analprolaps, Anitis, Proktitis, Analfistel, Anal-Karzinom.

Antwort 805

Die Antwort C) ist richtig.

Ein Erysipel ist eine durch Streptococcus haemolyticus hervorgerufene Hautentzündung unter der Epidermis, die auf dem Lymphweg zur Ausbreitung neigt. Neben den o. g. Symptomen Fieber, Schüttelfrost, Rötung und Schwellung kann das Erythem auch zu Lymphangitis, Lymphadenitis sowie bei schwerem Verlauf zu Ödemen,

Blasenbildungen oder Hautblutungen führen.

Antwort 806

Die Antwort B) ist richtig.

Die Borkenflechte (Impetigo contagiosa) ist eine Infektion mit Streptokokken bzw. Staphylokokken, die vor allem Kinder betrifft und mit oben genannten Symptomen einhergeht. Sie gehört nicht - wie die Neurodermitis - dem atopischen Formenkreis an (sondern ist eine Infektionskrankheit).

Die Entzündungsherde bei Impetigo contagiosa heilen narbenlos ab.

Antwort 807

Die Antwort A) ist richtig.

Zu 1: Candida albicans ist ein Hefepilz.

Zu 2: Mit Hilfe monoklonaler Antikörper gegen Candida-Protease kann eine systemische Candida-Mykose serologisch nachgewiesen werden.

Candida albicans gehört zu den fakultativ pathologischen Erregern, d. h. die Krankheit kann sich nur dann entwickeln, wenn bereits eine Schwächung des Immunsystems vorliegt, zum Beispiel bei AIDS oder unter Zytostatikatherapie. Die Candida-Mykose kann den gesamten Körper befallen und sich auch im Blutkreislauf ausbreiten (systemische Infektion).

Antwort 808

Die Antwort B) ist richtig.

Zu 1: Die Phlegmone ist eine sich flächenhaft ausbreitende Entzündung des Zellgewebes.

Zu 2: Impetigo contagiosa ist eine durch Staphylokokken oder Streptokokken verursachte Entzündung der Epidermis.

Zu 5: Bei der Akne sind zwar die Talgdrüsen betroffen, jedoch nicht primär durch eine Entzündung sondern durch eine vermehrte Talgproduktion bei gleichzeitiger Behinderung des Talgabflusses.

Furunkel und Karbunkel können durch Ausbreitung aus der Entzündung von Talgdrüsenfollikeln (Follikulitis) entstehen.

Antwort 809

Die Antwort D) ist richtig.

Ein Abszess ist eine Eiteransammlung in einer nicht vorgebildeten Höhle.

Ein Abszess bildet sich, wenn bei einer Entzündung infolge einer Durchblutungsstörung eine Nekrose eintritt. Das nekrotische Gewebe wird von Granulozyten aufgelöst und es entsteht ein mit Eiter und Bakterien gefüllter Hohlraum. Um diesen herum bildet sich schließlich eine Abszessmembran aus. Beispiele: Lungenabszess, Hirnabszess, Nierenabszess, Furunkel (Haarbalgabszess).

Antwort 810

Die Antwort A) ist richtig.

Windpocken (Varizellen) und Masern zeigen ein Exanthem.

Die Kinderlähmung (Poliomyelitis) und Mumps (Parotitis epidemica) zeigen kein Exanthem.

Antwort 811

Die Antwort B) ist richtig.

Für Patienten mit ausgedehnten Verbrennungen besteht die Gefahr des hypovolämischen Schocks.

Antwort 812

Die Antwort D) ist richtig.

... wenn man nur seine Metallinefolie immer in der Tasche hätte ... Wir halten die Frage für unglücklich formuliert. Eine Kühlung mit Wasser (ca. 18° C) wäre unseres Erachtens als lokale Erstbehandlung vorrangig.

Antwort 813

Die Antwort D) ist richtig.

Zu 5: Keine orale Medikation im Notfall, deshalb: intravenöser Zugang und Ringer-Laktat-Infusion. Auch die Schmerzmittel (Analgetika) sollten i.v. verabreicht werden.

Antwort 814

Die Antwort B) ist richtig.

Zu 1: Empfohlen wird Wasser mit einer Temperatur von ca. 18° C für ca. 10-20 min. Vorsicht bei großflächigen Verbrennungen: Gefahr der Unterkühlung!

Antwort 815

Die Antwort D) ist richtig.

(Vgl. Antwort zu Frage **716**).

Antwort 816

Die Antwort C) ist richtig.

Empfohlen wird Wasser mit einer Temperatur von ca. 18°C für ca. 10-20 min.

(Ab ca. 10% verbrannter Oberfläche bei Kleinkindern, und ab ca. 15% verbrannter Oberfläche beim Erwachsenen besteht akute Schockgefahr! Notarzt! Infusionstherapie!).

Die Flächen verbrannter Haut errechnet man über die Neunerregel, jedoch für Kinder und Erwachsene unterschiedlich, da Kinder andere Körperproportionen aufweisen:

<u>Babys</u>: 18% Kopf, 2 x 18% Oberkörper, je 9% Arme, je 7% Oberschenkel, je 7% Unterschenkel und Füße.

<u>Kinder</u>: 14% Kopf, 2 x 18 % Oberkörper, je 9% Arme, je 8% Oberschenkel, je 8% Unterschenkel und Füße.

<u>Erwachsene</u>: 9% Kopf, 2 x 18% Oberkörper, je 9% Arme, je 9% Oberschenkel, je 9% Unterschenkel und Füße, 1% Genital.

Antwort 817

Die Antwort E) ist richtig.

Jedem Eingriff in den menschlichen Körper sollte eine Hautdesinfektion vorausgehen.

Antwort 818

Die Antwort E) ist richtig.

Das Basaliom metastasiert i. d. R. nicht und hat nach entsprechender Therapie (Operation) eine sehr gute Prognose.

Antwort 819

Die Antwort D) ist richtig.

Die Psoriasis (sog. Schuppenflechte) ist eine häufige Hauterkrankung der Epidermis (Morbidität in Europa ca. 1-2%).

Zu 2: Prädilektionsstellen: Ellenbogen, Knie, Kreuzbeingegend und behaarter Kopf.

Zu 3: Psoriasis-Arthropathie: eine bei ca. 5% der Patienten mit Psoriasis auftretende Beteiligung des Bewegungsapparats.

Zu 4: klinisch zeigen sich scharf begrenzte, erythematöse, mit silberweißen Schuppen bedeckte, zuweilen juckende Herde: Die Schuppen treten beim Kratzen deutlicher hervor (sog. Kerzenfleckphänomen); darunter liegt eine dünne Epidermis (sog. letztes Häutchen), nach deren Entfernung eine punktförmige Blutung auftritt (sog. blutiger Tau, Auspitz-Phänomen). Häufig finden sich Nagelveränderungen, wie z.B. stecknadelkopfgroße, napfförmige Einziehungen (Tüpfelnägel) und umschriebene gelbliche Verfärbungen (sog. Ölflecke).

Antwort 820

Die Antwort E) ist richtig.

Die Urtikaria (Nesselsucht, Quaddelsucht) ist eine Intoleranzreaktion der Haut auf verschiedene Reize (immunologische, pseudoallergische, physikalische). Als Auslöser kommen alle Mechanismen in

Frage, die zu einer Freisetzung von Histamin (u./o. anderen Aminen) führen

Zu 4: z.B.durch Kontakt mit Brennnesseln, Quallen, Raupen

Zu 5: Die Pathogenese der Kälteurtikaria ist ungeklärt.

Antwort 821

Die Antwort E) ist richtig.

Ein Furunkel ist die akute eitrige Entzündung eines Haarfollikels und seiner Talgdrüse, zumeist durch Staphylokokken verursacht.

Zu 1: Die Beschreibung ist etwas ungewöhnlich, trifft aber auf ein Furunkel zu.

Zu 2 und 5: Die Hautvenen im Bereich des Gesichtes (oberhalb der Lippenlinie) haben (über die Vena angularis u.a.) Verbindungen zu den venösen Hirnblutleitern im Schädelinneren. Auf diesem Weg kann es zur Ausbreitung von Infektionen kommen. Meningitis/Enzephalitis und die akut lebensbedrohliche Sinus-cavernosus-Thrombose sind mögliche Erscheinungsformen.

Zu 4: Ein häufiges Auftreten von Furunkeln oder anderen eitrigen infektionen der Haut ist häufig ein Hinweis auf Abwehrschwäche durch bestimmte chronische Krankheiten, z.B. AIDS, Diabetes mellitus, andere Stoffwechselerkrankungen.

Antwort 822

Die Antwort D) ist richtig.

Bei Masern kommt es nach einem Prodromalstadium mit Schnupfen, Bindehautentzündung, Entzündung im Rachenbereich, Bronchitis - ("verheult, verrotzt, verschwollen") - und Koplik-Flecken zunächst zu einem Fieberabfall.

Das typische Masernexanthem folgt dann unter erneutem Fieberanstieg auf 39-40°C. Nach ca. 3-4 Tagen klingt das Exanthem unter rascher Entfieberung ab.

Antwort 823

Die Antwort A) ist richtig.

Die Urtica oder Quaddel gehört zu den primären Effloreszenzen. Es handelt sich um ein akutes, meist flüchtiges Ödem im Bereich der Dermis. Die typische Quaddel verschwindet innerhalb von Minuten oder wenigen Stunden.

Zu B: Papula (Papel, Knötchen).

Zu C: Makula (Fleck).

Zu D: Vesicula (Bläschen).

Zu E: Pustula (Pustel).

Antwort 824

Die Antwort B) ist richtig.

Es handelt sich am ehesten um ein Erysipel (vgl. Antwort zu Frage **705**).

Zu C: Das Erysipeloid (Rotlauf, Schweinerotlauf) ist eine hauptsächlich bei Arbeitern in Fleisch-, Geflügel- und Fischbetrieben vorkommende Infektion durch Erysipelothrix rhusiopathiae. Die Infektion erfolgt meist durch kleine Hautverletzungen, fast immer an Händen oder Unterarmen (enterale Infektion ist möglich). Klinisch zeigen sich deutlich abgegrenzte, juckende, bläulich-rote, lokale Schwellungen mit Begleitlymphangitis bzw. Lymphadenitis.

Antwort 825

Die Antwort D) ist richtig.

Das Medusenhaupt (Caput medusae) ist eine um den Nabel herum gelegene (paraumbilikale) Venenerweiterung in der Bauchdecke mit deutlichem Hervortreten der Venen bei Behinderung des Blutabflusses der Pfortader. Die Venenerweiterung ist sichtbarer Ausdruck eines Umgehungskreislaufs von der Pfortader zur V. cava inferior bei Pfortaderstauung.

Zu A: Als Kraniotabes wird die elastische Eindrückbarkeit des Schädels im parie-

tookzipitalen Bereich bezeichnet (z. B. bei Rachitis).
Zu B: Multiple weißlich-streifige Hautatrophien der Bauchhaut infolge von Hautdehnungen werden als Striae distensae bezeichnet.
Zu E: Ekchymosen (oder Suffusionen) sind große flächenhafte Hautblutungen. Keloide (Wulstnarben) sind derbe, platte oder strangförmige Bindegewebswucherungen die sich im Bereich von Narben entwickeln.

Antwort 826
Die Antwort D) ist richtig.
Striae distensae (auch: Striae cutis atrophicae), die sog. Hautdehnungsstreifen finden sich nach einer Schädigung elastischer Fasern durch Überdehnung (z. B. Striae gravidarum, Adipositas) oder unter Einfluss von Glukokortikoiden (z. B. Striae rubrae bei M. Cushing).
Als Dermographismus (Hautschrift) wird die sichtbare Hautreaktion nach mechanischer Reizung der Haut (z. B. durch Bestreichen mit einem Stift oder Spatel) bezeichnet. Er tritt als roter Dermographismus (Rötung infolge Vasodilatation), bei atopischem Ekzem und Sonnenbrand aufgrund einer neurovegetativen Dysregulation und als weißer Dermographismus (Abblassen infolge Vasokonstriktion) auf.

Antwort 827
Die Antwort C) ist richtig.
Der starke Wasserverlust durch die Verbrennung führt über Flüssigkeitsverlust zu einer Hämokonzentration mit einem Anstieg des Hämatokrits.

Antwort 828
Die Antwort A) ist richtig.
Die Stomatitis aphthosa (auch: Gingivostomatitis herpetica, Mundfäule) ist eine Entzündung der Mundschleimhaut bei einer Primäraffektion mit Herpes-simplex-Virus (HSV-1). Das Krankheitsbild tritt meist bei Kleinkindern auf und geht mit Fieber, multiplen Bläschen und Aphthen, regionaler Lymphknotenschwellung und starken Schmerzen im Mund einher. Abheilung innerhalb von ca. 2-3 Wochen.
Rezidive zeigen sich als Herpes labialis oder Herpes genitalis.

Antwort 829
Die Antworten A) und B) sind richtig.
Als Makula wird eine vorübergehende oder bleibende Farbveränderung der Haut ohne Konsistenz- oder Niveauveränderung bezeichnet.
Eine Effloreszenz ist eine Hautveränderung, die mit freiem Auge sichtbar ist.
Primäreffloreszenzen werden unmittelbar durch die Erkrankung verursacht, Sekundäre Effloreszenzen entwickeln sich im Anschluss an Primäre Effloreszenzen (vgl. Antwort zu Frage **742**.
Die Makula ist eine Primäreffloreszenz.
Zu D: Papula (Papel, Knötchen): Umschriebene Verdickung oder Auftreibung der Haut bis zu einer Größe von 5 mm (größer als 5 mm: Nodus oder Knoten).
Zu E: Cicatrix (Narbe): Narben sind „minderwertige“ bindegewebige Ersatzstrukturen der Epidermis mit grober Strukturveränderung der Haut und fehlender Oberflächenzeichnung.

Antwort 830
Die Antwort B) ist richtig.
Ursächlich für multiple Rumpfhautbasaliome kann neben UV-Licht eine Arsenexposition sein.
Arsen wird hauptsächlich im Rahmen der Förderung anderer Metallerze wie Kupfer,

Blei oder Cobalt, aber auch durch Phosphatabbau gewonnen.

Antwort 831

Die Antwort D) ist richtig.

Die Urtika (Quaddel) ist eine flüchtige, unscharf begrenzte Erhabenheit, bedingt durch ein Ödem in der oberen Dermis. Das Auftreten zahlreicher Quaddeln an weiten Stellen der Körperoberfläche nennt man Urtikaria.

Die Urtika ist eine Primäreffloreszenz.

Zu A und B: Makula und Papula vgl. Antwort **829**.

Zu C: Die Vesicula (Bläschen) ist eine Primäreffloreszenz: Definition: Ein mit Flüssigkeit gefüllter, bis erbsgroßer, über das Hautniveau erhabener, in der Regel mehrkammeriger Hohlraum. (Blasen die größer als Erbsgröße sind werden als Bulla bezeichnet).

Zu E: Die Squama (Schuppe) ist eine Sekundäreffloreszenz. Schuppen sind Abstoßungen von Hornschichten. Je nach Aussehen werden sie als pityriasiform (kleieförmig), lamellös oder exfoliativ bezeichnet.

Antwort 832

Die Antworten A), B) und D) sind richtig.

Klinische Phänomene bei Psoriasis:

- Kerzen-Phänomen: beim Kratzen an der Schuppenoberfläche fallen kleine Plättchen ab, wie das Geschabsel an einer Kerze.
- Phänomen des „letzten Häutchens“: nach Abkratzen glänzt eine letzte dünne Hautschicht.
- Auspitz-Phänomen (auch „Phänomen des blutigen Taus“): kratzt man sämtliche Schuppen ab, so werden kleinste punktförmige Hautblutungen aus dem Papillargebiet sichtbar.
- Koebner-Phänomen: durch äußere Reize (z.B. Kratzen) kann ein neuer Krankheitsherd provoziert werden.

Zu C: Bell-Phänomen: Bei peripherer Lähmung des 7. Hirnnervs (N. facialis; Fazialislähmung) dreht sich – beim Versuch das Auge der gelähmten Gesichtshälfte zu schließen – der weiße Augenbulbus nach oben, das „Weiße“ im Auge wird sichtbar.

Zu E: Das Argyll-Robertson-Phänomen ist ein klassisches Pupillenzeichen bei Neurosyphilis: Bei erhaltener Konvergenzreaktion (Naheinstellung) des Auges ist die Lichtreaktion träge oder fehlend (reflektorische Pupillenstarre) und die Pupille(n) ist (sind) eng gestellt.

Antwort 833

Die Antwort C) ist richtig.

Die Flächen verbrannter Haut errechnet man über die Neunerregel, jedoch für Kinder und Erwachsene unterschiedlich, da Kinder andere Körperproportionen aufweisen:

<u>Babys</u>: 18% Kopf, 2 x 18% Oberkörper, je 9% Arme, je 7% Oberschenkel, je 7% Unterschenkel und Füße.

<u>Kinder</u>: 14% Kopf, 2 x 18 % Oberkörper, je 9% Arme, je 8% Oberschenkel, je 8% Unterschenkel und Füße.

<u>Erwachsene</u>: 9% Kopf, 2 x 18% Oberkörper, je 9% Arme, je 9% Oberschenkel, je 9% Unterschenkel und Füße, 1% Genital.

GYNÄKOLOGIE, UROLOGIE (AP, PATHO)

Antwort 834
Die Antwort C) ist richtig.
Unter weiblichem Adnexe werden die Eierstöcke und die Eileiter verstanden.

Antwort 835
Die Antwort C) ist richtig.
Als sekundäre Geschlechtsmerkmale werden die Geschlechtsmerkmale bezeichnet, die sich erst unter Hormoneinfluss in der Pubertät entwickeln: Beim Mann: Bart, Körperbehaarung und tiefe Stimme; bei der Frau: Brüste, weiblicher Behaarungstyp und charakteristische Fettverteilung.
Als primäre Geschlechtsmerkmale werden alle Geschlechtsmerkmale bezeichnet, die direkt der Fortpflanzung dienen und bei der Geburt vorhanden sind: Hoden, Nebenhoden, Samenwege, Penis bzw. Ovarien, Tuben, Uterus, Vagina, Vulva.

Antwort 836
Die Antwort B) ist richtig.
Als Pubarche wird der Beginn des Wachstums der Schamhaare in der Pubertät (Androgenwirkung) bezeichnet.

Antwort 837
Die Antwort D) ist richtig.
In der Mitte des Zyklus kommt es nach dem durch das Gelbkörper-Hormon (LH, luteinisierendes Hormon) vermittelten Eisprung zu einer Umwandlung des Follikelepithels zum Gelbkörper. Der Gelbkörper produziert nun das Gelbkörperhormon Progesteron. Es kommt zu einer Erhöhung der Basaltemperatur um etwa 0,5 Celsius.
Zu 2: Die Follikelreifung geschieht während der ersten Hälfte der Menstruation. Das follikelstimulierende Hormon aus dem Hypophysenvorderlappen fördert in dieser Zyklusphase das Wachstum des Follikels und die Ausschüttung von Östrogen aus dem Follikelepithel.

Antwort 838
Die Antwort B) ist richtig.
Der Gelbkörper (Corpus luteum) entsteht nach dem Eisprung (Ovulation) im Ovar aus dem gesprungenen Follikel. Der Gelbkörper produziert unter Einfluss des LH-Hormons aus dem Hypophysenvorderlappen hauptsächlich das Gelbkörperhormon Progesteron.

Antwort 839
Die Antwort A) ist richtig.
Der Anstieg der Basaltemperatur in der zweiten Zyklushälfte wird durch den Anstieg des Hormons Progesteron ausgelöst, welches vom Gelbkörper gebildet wird.

Antwort 840
Die Antwort C) ist richtig.
Als Thelarche bezeichnet man die allmähliche Entwicklung der weiblichen Brustwarze (und Brustdrüse) in der Pubertät unter zunehmender Östrogeneinwirkung.

Antwort 841
Die Antwort B) ist richtig.
50-60% der Karzinome finden sich im oberen, äußeren Quadranten der Brust.
zu A: Auch beim Mann ist ein Knoten im Gebiet der Brust, Sekretion aus der Mamille o. Ä. tumorverdächtig!
zu C: Die "Orangenschalenhaut" oder Apfelsinenhaut (durch Lymphödem hervorgerufene Grobporigkeit) und Sekretion u. Fehlstellung der Mamille sind wichtige klinische Zeichen für ein Mammakarzinom.
zu D: 6% der Frauen erkranken an einem Mammakarzinom (ca. jede 16. Frau).

Antwort 842

Die Antwort B) ist richtig.

Wenn ein Patient/in unter einer sexuell übertragbaren Infektion leiden, muss oft der Partner mitbehandelt werden, weil sich die Partner sonst immer wieder gegenseitig anstecken. Dieses gegenseitige Anstecken bei Behandlung nur eines Partners nennt man Ping-Pong-Effekt.

Antwort 843

Die Antwort D) ist richtig.

zu 1-3: Das Mammakarzinom ist der häufigste bösartige Tumor der Frau (über 20% aller Krebserkrankungen, jede 15. Frau!). Es metastasiert früh und häufig in die axillären Lymphknoten. Ca. 70% der bösartigen Mammakarzinome entwickeln sich im oberen äußeren Quadranten der Brustdrüse oder im Gebiet der Mamille. Von diesen Regionen aus führt der Lymphabfluss zu den Lymphknoten der Axilla. Die Tumoren der inneren Quadranten metastasieren in die Lymphknoten hinter dem Brustbein (retrosternal).

Zu 4: Mammakarzinome treten hauptsächlich zwischen dem 45. und 70. Lebensjahr auf, gelegentlich auch schon früher.

Zu 5: Jede unphysiologische Absonderung aus der Mamille ist karzinomverdächtig. Blutige Sekretion ist jedoch relativ selten und meist auch kein Frühsymptom des Mammakarzinoms.

Antwort 844

Die Antwort B) ist richtig.

Bösartige Ovarialkarzinome wachsen sehr schnell und sind von höchster Bösartigkeit.

Ovarialkarzinome zeigen in der Regel keine Frühsymptome; Zyklusstörungen, Schmerzen bei der Menstruation (Dysmenorrhö) bzw. Blutungen in der Postmenopause sind meist schon Symptome fortgeschrittener Tumoren.

Eine Zunahme des Leibesumfangs, evtl. begeleitet von unklaren diffusen Unterleibbeschwerden und Beeinträchtigungen des Allgemeinbefindens führen die Patientinnen zum Arzt.

Antwort 845

Die Antwort C) ist richtig.

Menstruationsabhängige Schmerzen oder Spannungsgefühle in der Brust sind häufig und sprechen i.d.R. nicht für ein bösartiges Leiden.

Klinik des Mammakarzinoms:

- Leitsymptom: derber, schmerzloser Knoten (wenig verschieblich, schlecht abgrenzbar),
- tastbare Lymphknoten (axillär und supraklavikulär),
- Malignitätszeichen:
  - ungleiche Mammae, Asymmetrie beim Heben/Senken der Arme,
  - Einziehung der Haut oder der Mamille
  - Apfelsinenhaut (Peau d`orange): Hautödem, Proliferation des Bindegewebes,
  - Ulzera und knotige Verhärtung der Haut (Panzerkrebs),
  - flächenhafte Hautrötung, ekzematöse Veränderungen der Mamille.

Lokalisation:

- oberer äußerer Quadrant: 50%,
- oberer innerer Quadrant: 15%,
- unterer äußerer Quadrant: 10%,
- unterer innerer Quadrant: 5%,
- perimamillär: 20%.

Antwort 846

Die Antwort E) ist richtig.

Das Vena-cava-Kompressionssyndrom (Vena-cava-inferior-Syndrom, Rückenlage-Schock-Syndrom, aortokavales Kompressionssyndrom) ist gekennzeichnet durch Schocksymptome (Blässe, Schwitzen, Atemnot, reduziertes Herzminutenvolumen) in den letzten Monaten der Schwangerschaft infolge einer Kompression der V. cava inferior durch den Uterus (besonders in Rückenlage). Die Reduzierung des venösen Blutrückstroms zum Herzen führt zur Verminderung des Herzminutenvolumens mit Schocksymptomatik und durch Verminderung der Uterusdurchblutung auch zur Gefährdung der fetalen Sauerstoffversorgung. Die Linksseitenlage der Schwangeren verhindert die Kompression der Vena cava inferior und ist die adäquate Notfalltherapie.

Antwort 847

Die Antwort E) ist richtig.

Klinische Zeichen eines Gebärmutterkrebses:

- Frühsymptome:
  - Fluor (evtl. fötide, gelblich oder braun),
  - zyklusunabhängige Blutabgänge (Metrorrhagien),
  - Kontaktblutungen beim Geschlechtsverkehr, bei hartem Stuhlgang oder einer vaginalen Untersuchung.

Merke: Die „Frühsymptome“ sind schon Zeichen des bereits fortgeschrittenen Karzinoms!

- Spätsymptome:
  - Stenose der Harnleiter,
  - Stauungserscheinungen in den Beinen (Kompression der großen Beckengefäße),
  - unerträgliche Schmerzen im Becken und in der Kreuzbeinregion (Invasion in die Nervengeflechte),
  - schließlich stirbt die Patientin an septischer Pyelonephritis, an Urämie oder sie verblutet durch Arrosion größerer Gefäße.

Antwort 848

Die Antwort B) ist richtig.

Die Anamnese deutet auf eine Eileiterschwangerschaft (Tubargravidität) hin (Schmierblutung, Unterleibsentzündungen, letzte Regel vor 7 Wochen).

Das akute Krankheitsbild mit Schocksymptomatik spricht für einen Tubarabort: Bei der Einnistung (Nidation) des befruchteten Eis im ampullären Teil des Eileiters kommt es nach wenigen Wochen zum Tubarabort mit Ausstoßung der Frucht in die Bauchhöhle (bei der selteneren Einnistung im isthmischen oder intramuralen Teil des Eileiters kommt es zum Riss des Eileiters = Tubarruptur mit u. U. lebensbedrohlicher Blutung in die Bauchhöhle.)

Antwort 849

Die Antwort B) ist richtig.

Als Dysmenorrhö wird die schmerzhafte Menstruation bezeichnet (z. B. bei Endometriose, Tumor, Entzündungen, Uterusfehlbildungen u.a).

Zu E: Das Ausbleiben der Regelblutung wird als Amenorrhö bezeichnet.

Antwort 850

Die Antwort E) ist richtig.

Als Fetus wird die ungeborene Leibesfrucht ab der achten vollendeten Woche nach der Befruchtung bis zur Geburt bezeichnet.

Vom ersten Tag der letzten Menstruation an gemessen (post menstruationem) dauert die Fetalperiode ab dem 70. vollendeten Tag (bzw. der 10. vollendeten Woche) bis zur Geburt.

Rechnet man vom Zeitpunkt der Befruchtung (post conceptionem), so dauert die Fetalperiode ab der 8 vollendeten Woche bis zur Geburt.

Während der Fetalzeit differenzieren sich die während der Embryonalperiode gebil-

deten Organe und werden funktionell aktiv (Fetogenese).
Die Organogenese, das Wachstum und die Differenzierung von Zellen zu Organanlagen geschieht während der Embryonalperiode.
Die Definition des Wortes Embryo (und damit auch die Embryonalperiode) ist nicht einheitlich. Nach der juristischen Definition des § 8 des Embryonenschutzgesetzes gilt als Embryo „die bereits befruchtete, entwicklungsfähige menschliche Eizelle vom Zeitpunkt der Kernverschmelzung an ..." Die Embryonalperiode geht demnach vom Tag der Befruchtung (post conceptionem) bis zur vollendeten 8 Woche der Schwangerschaft.
(In vielen deutschsprachigen naturwissenschaftlichen Lexika und Abhandlungen wird auch elf Jahre nach In-Kraft-Treten des Embryonenschutzgesetzes diese Definition ignoriert: Dort spricht man weiterhin in den ersten 14 Tagen - von der Befruchtung der Eizelle bis zur Einnistung in die Gebärmutter und der Ausbildung des Primitivstreifens - von der Furchungsphase oder Präembryonalphase, und erst ab der dritten Woche nach der Befruchtung wird der Keimling als Embryo bezeichnet).

Antwort 851

Die Antwort C) ist richtig.
Als Schwangerschaft wird der Zustand der Frau von der Konzeption (Empfängnis) bis zum Eintritt der Geburt bezeichnet.
Die Schwangerschaftsdauer (Tragezeit) wird entweder vom Tag der Empfängnis an gerechnet (post conceptionem, p.c.) oder vom Zeitpunkt des ersten Tages der letzten Regel an (post menstruationem, p.m).
Post conceptionem: tatsächliche oder echte Schwangerschaft; Zeit von der Konzeption bis zum Geburtstermin: 263-273 Tage (durchschnittlich 266 Tage = 38 Wochen = 9 1/2 Lunarmonate zu 28 Tagen).
Post menstruationem: Zeit vom ersten Tag der letzten Regel bis zum Tag der Geburt, etwa 280 Tage (40 Wochen, 10 Lunarmonate).
Einteilung der Schwangerschaft in 1-3 Trimenon:

1. Trimenon: 1. – 13. SSW (Schwangerschaftswoche),
2. Trimenon: 14. – 26. SSW,
3. Trimenon: 27. – 39./40 SSW.

Antwort 852

Die Antwort A) ist richtig.
Geburten und Stillen scheinen das Risiko eines Mammakarzinoms zu verringern. (Kinderlosigkeit ist ein Risikofaktor für ein postmenopausales Mammakarzinom; allerdings ist das Risiko auch leicht erhöht, wenn die erste Schwangerschaft nach dem 30. Lebensjahr ausgetragen wurde).
Zu B: Bei erstgradiger Verwandtschaft und Auftreten des Karzinoms bei der Mutter vor dem 40. Lebensjahr ist das Risiko bis zu 14fach erhöht.
Zu D: Als Mastopathie wird eine nichttumoröse, hormonabhängige degenerative oder proliferative Veränderung im Brustdrüsenparenchym von Frauen, meist zwischen 35 und 55 Jahren bezeichnet. Bei Grad III finden sich Epithelhyperplasien und atypische Zellen. Grad III der Mastopathie gilt (im Gegensatz zu Grad 1 und II) als Krebsvorstufe (Präkanzerose)
Zu C und E: Sowohl eine früh einsetzende erste Regelblutung als auch höhergradige Fettsucht erhöht das Risiko für ein postmenopausales Mammakarzinom mäßig.

Antwort 853

Die Antwort D) ist richtig.

Definitionen bei abweichender Dauer einer Schwangerschaft:

- Fehlgeburt: Jedes tot geborene Kind bis 499 g.
- Frühgeburt: Beendigung der Schwangerschaft vor Vollendung der 37. SSW p.m. Darunter fällt auch jedes tot geborene Kind (Totgeburt) ab einem Geburtsgewicht von 500 g und jedes lebend geborene auch bei einem Geburtsgewicht unter 500 g, sofern „nach der Scheidung vom Mutterleib entweder das Herz geschlagen oder die Nabelschnur pulsiert oder die natürliche Lungenatmung eingesetzt“ hat.
- Übertragung: Von einer Übertragung spricht man bei einer Schwangerschaftsdauer von mehr als 42 Wochen.

Zu E: Als Lanugo- oder Flaumhaar wird die Behaarung des Fetus bezeichnet. Schon vor der Geburt wird die Lanugobehaarung des Feten durch Vellushaar (Wollhaar) ersetzt und ist bei Reifgeborenen nur noch im Bereich der oberen Schulterpartie zu finden.

Antwort 854

Die Antwort D) ist richtig.

Bei Endometriose befindet sich Schleimhaut, die ähnlich aufgebaut ist wie die Gebärmutterschleimhaut (Endometrium), außerhalb der Gebärmutterhöhle (innere Geschlechtsorgane, kleines Becken, selten: Darm, Haut, Lunge u. a). Diese Schleimhautinseln werden während des Zyklus der Frau regelmäßig unter Blutungen abgestoßen. Etwa 10% aller Frauen im gebärfähigen Alter sind von dieser chronischen Krankheit betroffen.

Hauptsymptom ist die schmerzhafte Regelblutung. Weitere Beschwerden sind von Ausmaß und Ort des Auftretens der Endometriose abhängig. Mit Erreichen der Wechseljahre verschwinden die Beschwerden völlig.

Zu A: Als Dysmenorrhö wird die schmerzhafte Regelblutung bezeichnet.

Zu B: Kreuzschmerzen sowie Schmerzen beim Geschlechtsverkehr (Dyspareunie) bei Endometrioseherden in der freien Bauchhöhle.

Antwort 855

Die Antwort C) ist richtig.

Die Anamnese deutet auf eine Stieldrehung im Bereich des Adnexe hin. Unter einer Achsen- oder Stieldrehung versteht man die Drehung eines nur durch einen Stiel mit dem Körper der Trägerin in Verbindung stehenden Tumors um seine Achse. Die Stieldrehung kann Komplikation aller Tumoren oder tumorähnlicher Veränderungen sein, und findet sich z. B. bei 10% aller Ovarialtumoren. Zur Stieldrehung kommt es meist bei plötzlichem Lagewechsel, beim Umdrehen im Bett, beim Bücken, Springen, Heben und bei Bewegungen, die ruckartig abgebremst werden. Wird ein Körper mit flüssigem Inhalt gedreht, so bleibt die Flüssigkeit weiter in Bewegung und reißt den Tumor mit. Durch die Drehung können venöse (Stauung, Größenzunahme, Ruptur, Blutung) oder auch arterielle Gefäße (Nekrose) komprimiert werden. Es kommt zu Schmerzen, peritonealen Reizerscheinungen ("Akutes Abdomen") und evtl. zu lebensgefährlichen intraabdominellen Blutungen mit Schocksymptomatik.

Antwort 856

Die Antwort B) ist richtig.

In der Inkubationszeit (14-21 Tage) kann die Erkrankung einer nichtimmunen Schwangeren durch die Gabe von Röteln-

Antikörpern verhindert werden (passive Impfung; Sofortschutz).
Zu A: Eine aktive Impfung mit Rötelnimpfstoff ist während der Schwangerschaft kontraindiziert, es handelt sich um einen Lebendimpfstoff.

Antwort 857
Die Antwort E) ist richtig.
Bei einer Hodentorsion dreht sich infolge einer abnormen Beweglichkeit der Hoden (selten: beide Hoden) und der Samenstrang um die Längsachse. Klinisch zeigt sich das Krankheitsbild als plötzliche, meist einseitige starke Skrotalschmerzen mit Ausstrahlung in Leiste (Inguinalregion) und Unterbauch mit rascher Schwellung, Ödembildung und evtl. Rötung einer Hodensackhälfte. Eine abdominelle Zusatzsymptomatik mit Übelkeit und Erbrechen kann vorhanden sein. Außerdem findet sich eine starke Druckempfindlichkeit des verdrehten Hodens mit Schmerzverstärkung bei Anheben des Hodens, der Kremasterreflex fehlt.
Therapie: Organ erhaltende Detorsion innerhalb von 4-6 Std., evtl. äußerlich manuell, meist jedoch operativ (beidseitige Orchidopexie). Notfall!
Zu E: Eiter bzw. Bakterien im Urin finden sich beim Krankheitsbild der Hodentorsion nicht.

Antwort 858
Die Antwort D) ist richtig.
Samenstrangtorsion = Hodentorsion (vgl. Antwort zu Frage **752**)

Antwort 859
Die Antwort A) ist richtig.
Das Prostatakarzinom ist das häufigste Karzinom des Mannes. Es gilt als sog. „Alterskarzinom", der autoptische Nachweis bei Männern über 70 gelingt in 50% d. F. (latente Karzinome). Bei 10% der Männer wird es zu Lebzeiten diagnostiziert und bei 3 % aller Männer ist es die Todesursache. Der Altersgipfel liegt im 8. Jahrzehnt.
Klinik: Prostatakarzinome bleiben lange symptomlos, erst größere Tumoren verursachen verminderten Harnstrahl, Pollakisurie und Nykturie. 10% der Patienten mit erschwerter (schmerzhafter) Blasenentleerung (Dysurie) haben ein Prostatakarzinom, 50% von ihnen haben zu diesem Zeitpunkt schon Metastasen. Bei 25% der Prostata-Karzinom-Patienten sind Metastasenschmerzen („Lumbago", „Ischias") erstes Symptom. Hämaturie (Blut im Urin) ist kein Frühsymptom des Prostata-Karzinoms.
Zu E: Als Ischuria paradoxa wird eine Überlaufinkontinenz mit ständigem Harntröpfeln bei gefüllter, aufgrund einer Harnabflussbehinderung nicht entleerbarer Blase bezeichnet (z. B. bei Prostatahyperplasie, Harnröhrenverengung, Blasenlähmung).

Antwort 860
Die Antwort D) ist richtig.
Gegen die akute bakterielle Entzündung des Nebenhodens (Epididymitis) und die primär bakterielle Hodenentzündung (Orchitis) spricht die Angabe einer vorausgehenden Speicheldrüsenschwellung.
Auch zu einer Hydatiden- oder Hodentorsion würde diese klinische Angabe nicht passen, zudem wäre bei den Torsionen (Drehungen) kein hohes Fieber zu erwarten.
zu B: Von einer Hydatidentorsion sind meist Jungen im Alter von 8-12 Jahren betroffen. Man versteht darunter eine mehrfache Drehung der Morgagni-Hydatide (Appendix testis; gestieltes, mit Wasser gefülltes Bläschen neben dem Hoden) um die eigene Achse. Das Krankheitsbild äußert sich mit akutem Schmerz,

Übelkeit und Brechreiz, Nebenhodenschwellung und Skrotalödem.

Antwort 861
Die Antwort B) ist richtig.
Die benigne (gutartige) Prostatahyperplasie (BPH; veraltet: Prostataadenom) ist eine Vermehrung von Epithel, Bindegewebe und glatter Muskulatur der Prostata (Adenomyofibromatose), die bei praktisch allen Männern über 50 Jahren (Beginn mit Mitte 30) nachgewiesen werden kann, jedoch nur bei einem kleinen Teil durch Obstruktion der Urethra symptomatisch wird. Die Prostatahyperplasie geht von der Innendrüse aus.
Zu B: Die benigne Prostatahyperplasie ist keine Präkanzerose. Die Prostatakarzinome gehen von anderen Gewebeanteilen aus (Außendrüse) als die Hyperplasie (deshalb bietet die Teilentfernung der Prostata bei BPH auch keine Sicherheit vor einem Prostatakarzinom).

Antwort 862
Die Antwort D) ist richtig.
Wichtigste und häufigste Störung der Blasenentleerung ist die benigne Prostatahyperplasie (BPH).

Antwort 863
Die Antwort D) ist richtig.
Eine schmerzlose Makrohämaturie ist solange karzinomverdächtig, bis das Gegenteil bewiesen ist.
Als nächste Untersuchung muss eine Blasenspiegelung vorgenommen werden.

Antwort 864
Die Antwort E) ist richtig.
Sind zum Zeitpunkt der Geburt bei einem Knaben die Hoden nicht im Hodensack so spricht man von Hodenretention (Maldescensus testis, Kryptorchismus, Hodendystopie). Bei ca. 3% der männlichen Neugeborenen sind die Hoden bei Geburt noch nicht im Hodensack. Am Ende des ersten Lebensjahres hat noch ca. 1% der Knaben einen Hodenhochstand (als Bauchhoden oder Leistenhoden). Durch den erhöhten Druck und die erhöhte Temperatur kommt es zu einer Verminderung der Fruchtbarkeit und zusätzlich zeigt sich ein erhöhtes Risiko maligner Entartung.
Deshalb müssen die Hoden vor Ende des 2. Lebensjahres entweder medikamentös (Hormon: Gonadorelin) oder operativ in den Hodensack geholt werden.

Antwort 865
Die Antwort E) ist richtig.
Wenn sich die Patientin in den letzten Tagen mit Röteln infiziert hat, befindet sie sich noch in der Inkubationszeit, da sie keine klinischen Symptome aufweist.
Die richtige Vorgehensweise ist eine schnellstmögliche passive Impfung.

Antwort 866
Die Antwort C) ist richtig.
Eine transurethrale Prostataresektion (TUR-P) bietet keine Sicherheit im Hinblick auf die spätere Entwicklung eines Prostatakarzinoms (Das Karzinom entwickelt sich in den äußeren Drüsenanteilen, die bei der TUR-P nicht entfernt werden).

Antwort 867
Die Antworten B) und C) sind richtig.
Bei der Varikozele handelt es sich um eine Krampfaderbildung (Varikosis) im Bereich des von den Hodenvenen (Vv. testiculares) gebildeten Plexus pampiniformis.
Sie tritt zwischen dem 15. und 25. Lebensjahr vor allem auf der linken Seite auf. Bei älteren Männern und bei Kindern vor der Pubertät muss auch an eine symptomatische Varikosis durch einen retroperitonealen Tumor mit Einflussstauung gedacht

werden (Nierenzellkarzinom, Wilms-Tumor).
Durch den venösen Blutstau in den Krampfadern steigt die Temperatur im Hodensack an. Dies kann zur Unfruchtbarkeit (Infertilität) führen.

Antwort 868
Die Antwort C) ist richtig.
Die Gebärmutter ist gegenüber der Scheide nach vorn geneigt: Anteversio. Zudem besitzt die Gebärmutter einen Knick zwischen Körper (Corpus uteri) und Hals (Cervix oder Collum uteri): Anteflexio.

Antwort 869
Die Antworten A) und B) sind richtig.
Die Basaltemperatur ist die sofort nach dem Erwachen gemessene Körpertemperatur der Frau. Etwa einen Tag nach dem Eisprung (Ovulation) steigt die Basaltemperatur aufgrund der temperatursteigernden Wirkung des Progesterons um ca. 0,4 bis 0,6 °C an.
Nach dem Eisprung wird unter Einfluss des luteinisierenden Hormons (LH) das Follikelepithel zum Gelbkörper (Corpus luteum). Das Gelbkörperepithel produziert hauptsächlich Progesteron (während in der ersten Hälfte des Zyklus das Follikelepithel hauptsächlich Östrogen produziert).
Zu E: Das Ei reift in der Follikelphase des Menstruationszyklus heran, nach dem Eisprung folgt dann die Lutealphase, die mit der Monatsblutung (Menstruation) endet.

Antwort 870
Die Antwort A), B) und D) sind richtig.
Vgl. zum Prostatakarzinom Antwort auf Frage **859**.

Antwort 871
Die Antwort C) ist richtig.
Durch das Ansteigen der Geschlechtshormone treten folgende Veränderungen ein: zuerst die Thelarche, die Brustentwicklung, im Alter von durchschnittlich 10 Jahren, dann die Pubarche, die Scham- und Achselbehaarung, im Alter von durchschnittlich 11 Jahren und dann die Menarche, die erste Menstruationsblutung, im Alter von durchschnittlich 13 Jahren.

LABOR

Antwort 872
Die Antwort A) ist richtig.
Enzyme sind Proteine, die chemische Reaktionen beschleunigen. Sie sind (Bio-) Katalysatoren, also Substanzen, die chemische Vorgänge beschleunigen, ohne selbst verändert oder verbraucht zu werden.

Antwort 873
Die Antwort D) ist richtig.
Plasmazellen sind eine Differenzierungsform der B-Lymphozyten. Als Produzenten der Antikörper (Immunglobuline) sind sie Träger der humoralen Immunität. Man findet sie u.a. in der Nähe kleiner Blutgefäße, im lymphatischen System, im Knochenmark, in verschiedenen Drüsen und in der Darmschleimhaut. Im strömenden Blut kommen sie normalerweise nicht vor.

Antwort 874
Die Antwort E) ist richtig.
Normwerte der Erythrozyten beim Erwachsenen:
Männer: 4,3 - 5,7 Millionen/mcl (µl)
Frauen: 3,9 - 5,3 Millionen/mcl (µl)
(Normwerte variieren von Labor zu Labor, merken Sie sich also die Größenordnung, nicht die zweite Stelle hinter dem Komma).

Antwort 875
Die Antwort D) ist richtig.
Zu D: bei allergischen Reaktionen und bei Parasitenbefall sind die Eosinophilen erhöht. Im Labor findet sich eine so genannte Eosinophilie.

Antwort 876
Die Antwort A) ist richtig.
Der Hämatokrit ist der Anteil der zellulären Bestandteile am gesamten Blutvolumen.

Antwort 877
Die Antwort C) ist richtig.
Die Blutgruppe richtet sich nach der Antigenstruktur auf dem Erythrozyten. Gegen die eigene Antigenstruktur werden keine Antikörper gebildet. Im Serum finden sich jedoch Antikörper gegen die jeweils anderen Blutgruppenantigene.

Blutgruppe	Serumantikörper
A	Anti-B
B	Anti-A
AB	keine
0	Anti-A u. Anti B

Antwort 878
Die Antwort C) ist richtig.
Die Blutbildung beim Erwachsenen geschieht im Mark der kleinen und platten Knochen (myeloisches System) und im primären (zentralen) lymphatischen System.
Die undeterminierten Stammzellen besitzen die Fähigkeit, in alle Blutzellinien auszureifen (Erythro-, Granulo-, Thrombo-, Lymphozytopoese).

Antwort 879
Die Antwort E) ist richtig.
Ein Empfänger (Patient) mit der Blutgruppe 0 hat im Serum Anti-A und Anti-B. Deshalb agglutinieren alle Blutgruppen, außer der Blutgruppe 0.

Antwort 880
Die Antwort C) ist richtig.

Finden sich vermehrt stabkernige, jugendliche Formen oder Metamyelozyten, spricht man von reaktiver Linksverschiebung (z.B. bei bakteriellen Infektionen).

Finden sich unreife neutrophile Granulozyten (Myeloblast, Promyelozyt, Myelozyt) des Knochenmarks im Blut, spricht man von einer pathologischen Linksverschiebung des Differentialblutbildes.
Übersegmentierte Granulozyten sind ‘überaltert’ (z.B. bei Vitamin-B-12-Mangel). Man spricht dann von einer ‘Rechtsverschiebung’.

Antwort 881
Die Antwort B) ist richtig.
Albumine werden in der Leber synthetisiert und nicht im lymphoretikuloendothelialen System (Monozyten-Makrophagensystem).
Zu A: so genannte Protein-Energie-Mangelsyndrome. Sie sind in den tropischen Entwicklungsländern sehr häufig (z.B. Kwashiorkor).
Zu C: bei schweren Leberschäden kommt es zu Störungen der Eiweißsyntheseleistung der Leber.
Zu D: bei der sog. exsudativen Enteropathie (auch: Eiweißverlustsyndrom) kommt es zu einem massiven Eiweißverlust in den Magen-Darm-Kanal.
Zu E: großflächige Verbrennungen gehen mit schweren Eiweißverlusten durch die geschädigte Haut einher.

Antwort 882
Die Antwort A) ist richtig.
Die meisten Faktoren des Gerinnungssystems werden in der Leber gebildet. Synthesestörungen der Leber (bei Lebererkrankungen) führen deshalb zu einer gestörten Blutgerinnung mit verlängerter Blutungszeit.
Zu E: Eine Thrombopenie (zu wenig Blutplättchen) führt zu einer Störung der Blutstillung.

Antwort 883
Die Antwort B) ist richtig.
In eine 2 ml Spritze werden 0,4 ml 3,8%ige Natriumzitratlösung (evtl. auch EDTA) als Gerinnungshemmer und anschließend 1,6 ml Venenblut aufgezogen und durch Kippen (kein Schütteln) gemischt. Die Blutprobe wird in einem mit einer Millimetergraduierung versehenen Glas- oder Kunststoffröhrchen bis zur Höhe von 200 mm aufgezogen.
In senkrechter Position des Röhrchens wird die Sedimentation des Erythrozyten in mm/Std. nach einer und nach zwei Stunden abgelesen (Methode nach WESTERGREN). Normalwerte:
Männer: 3-8 mm nach der 1. Stunde 5-18 mm nach der 2. Stunde,
Frauen: 6-11 mm nach der 1. Stunde 6-20 mm nach der 2. Stunde.

Antwort 884
Die Antwort C) ist richtig.

Antwort 885
Die Antwort D) ist richtig.
Die Erythrozyten bei megaloblastären Anämien sind makrozytär und hyperchrom (= erhöhter Hämoglobingehalt des Einzelerythrozyten).

Antwort 886
Die Antwort B) ist richtig.
Anämien sind definiert durch verminderte Zahl der roten Blutkörperchen und/oder verminderten Hämatokrit und/oder vermindertes Hämoglobin.
Die hypochrome Anämie (Blutungsanämie, Eisenmangelanämie) ist mikrozytär (kleine Erythrozyten) und hypochrom (Erythrozyten sind vermindert mit Hämoglobin beladen).

Antwort 887

Die Antwort D) ist richtig.

Akute Stresssituationen (auch akuter Blutverlust) gehen mit einer Leukozytose einher.

Antwort 888

Die Antwort C) ist richtig.

Eine Verminderung der weißen Blutzellen (Leukopenie) findet sich bei Virusinfektionen und bei einigen wenigen bakteriellen Erkrankungen, z.B. bei Miliartuberkulose. (Normalerweise gehen bakterielle Infektionen mit einer Vermehrung der weißen Blutkörperchen einher.)

Zu 1 und 3: Schwere körperliche Arbeit und Stressreaktionen (wie z.B. beim Herzinfarkt) rufen eine Vermehrung der weißen Blutzellen (Leukozytose) hervor.

Antwort 889

Die Antwort A) ist richtig.

Die Eisenmangelanämie ist gekennzeichnet durch eine Verminderung von Hämoglobin, Hämatokrit und Erythrozyten. Die Zellen sind mikrozytär und hypochrom (klein und vermindert mit Hämoglobin beladen). MCH (auch HBE) und MCV - die Erythrozytenindizes - sind vermindert.

Antwort 890

Die Antwort C) ist richtig.

Zu 2: Bei einer Glomerulonephritis kommt es zu einem Abfall der Serumeiweißkonzentration (Eiweißverlustniere).

Zu 3: Bei monoklonalen Gammopathien (z.B. M. Waldenström oder Multiples Myelom = Plasmozytom) produziert eine sich bösartig vermehrende Gruppe identischer Plasmazellen im regellosen Überschuss den immer gleichen Antikörper. Da Antikörper Eiweißpartikel sind, kommt es zu einer Erhöhung der Gesamteiweißkonzentration.

Antwort 891

Die Antwort E) ist richtig.

Eine Eosinophilie findet sich u.a. bei

- Wurmbefall,
- allergischen Krankheitsbildern (Heuschnupfen, Asthma),
- anaphylaktischen Zuständen,
- Scharlach,
- Lymphogranulomatose (M. Hodgkin),
- nach überstandenem Infekt (‘Morgenröte der Genesung’),
- nach bestimmten Medikamenten,
- bei Mangel an Nebennierenrinden hormonen (Nebennierenrindeninsuffizienz.

Antwort 892

Die Antwort C) ist richtig.

Hypersplenismus (Hyperspleniesyndrom)

Bei Milzvergrößerung verschiedenster Ursachen (z.B. Leberzirrhose, Milzvenenthrombose) kommt es häufig zu einer Verminderung der Erythrozyten, der Leukozyten und der Thrombozyten im Blut. Man nimmt an, dass die Blutzellen in der vergrößerten Milz verstärkt abgefangen und abgebaut werden. In schweren Fällen muss die Milz entfernt (splenektomiert) werden.

Antwort 893

Die Antwort D) ist richtig.

Die Kreatinkinase ist ein Herzenzym mit einer eher kurzen Halbwertszeit. Der Anstieg im Serum beginnt ca. 4-8 Stunden nach Infarkt. Das Maximum ist nach 24-48 Stunden erreicht.

Antwort 894

Die Antwort B) ist richtig.

Ca. 20-25 Tropfen einer wässrigen Lösung ergeben 1 ml.

Wie viel Tropfen einer Flüssigkeit einen Milliliter ergibt ist abhängig von der Oberflächenspannung der verwendeten Flüssigkeit. So entspricht 1 Milliliter wässriger

Lösung etwa 20 Tropfen, ein ml alkoholischer Lösung entspricht dagegen 40-50 Tropfen.
Weitere praktische Maßeinheiten:
1 Esslöffel=15 ml, 1 Teelöffel=5ml.

Antwort 895
Die Antwort C) ist richtig.
Zu 4: Ammoniak entsteht im Darm bei der bakteriellen Zersetzung von Eiweißen (Proteinen). Es gelangt über den Pfortaderkreislauf in die Leber, wo es zu Harnstoff abgebaut wird.

Antwort 896
Die Antwort A) ist richtig.
Krankheiten vieler Organsysteme lassen sich durch die äußerst einfach und kostengünstig durchzuführende Harnstix-Untersuchung feststellen:

- Bei Erkrankungen der Niere und des Urogenitaltraktes finden sich Nitrit, Leukozyten und eventuell Eiweiß und eine Verschiebung des pH-Wertes im Urin.
- Bei Diabetes mellitus finden sich Glukose und evtl. Keton im Urin (ketoazidotisches Koma).
- Bei Erkrankungen der Leber sind Urobilinogen und Bilirubin nachweisbar.
- Erythrozyten und Hämoglobin finden sich bei Blutungen im Urogenitaltrakt (z.B. Nierentumor, Blasenpapillom, Nierensteine u. a).

Antwort 897
Die Antwort A) ist richtig.
Bilirubin färbt den Urin dunkelbraun. Beim Schütteln bilirubinhaltigen Urins entsteht ein gelber Schüttelschaum. Diese einfache Schüttelprobe erlaubt eine zuverlässige Unterscheidung des intra- bzw. posthepatischen Ikterus von einem prähepatischen Ikterus (Hämolyse). Die wahrscheinlichste Diagnose ist also eine Virushepatitis (intrahepatischer Ikterus) mit Bilirubinurie.
Zu B: Bei der Cholera lässt sich in der Anamnese meist ein Auslandsaufenthalt erfragen, im Urin wäre kein Bilirubin zu finden. Wichtigstes Symptom bei Cholera: Reiswasserdurchfälle (20-30x pro Tag).
Zu C: Neben einer positiven Auslandsanamnese zeigt sich beim Typhus typischerweise ein 'erbsbreiartiger Durchfall' (nach anfänglicher Obstipation in der ersten Krankheitswoche).
Zu D und E: Gastroenteritis und Nephritis erklären den bierbraun verfärbten Urin nicht.

Antwort 898
Die Antwort D) ist richtig.
HBA1 ist ein Glykohämoglobine. Der Anteil des HBA1 am Gesamthämoglobin beträgt beim Gesunden 4-6 (-8%). Bei Patienten mit Diabetes mellitus kann der Anteil des HBA1 proportional zur Höhe der Blutzuckerkonzentration während der vorausgegangenen 4-6 Wochen bis auf Werte von 12% (im Einzelfall bis über 20%) ansteigen. Die Bestimmung des HBA1 eignet sich deshalb zur Verlaufsbeobachtung der Blutzuckerwerte über einen längeren Zeitraum (Blutzuckergedächtnis).

Antwort 899
Die Antwort B) ist richtig.
Der orale Glukose-Toleranztest (OGTT) ist ein Verfahren zur Bestimmung des Blutzuckers nüchtern und nach Belastung mit Glukose nach 60 und 120 Minuten. Am Ende des Testes wird außerdem der Harn auf Glukose untersucht. Eine Glukose-Intoleranz (oder besser: eine pathologische Glukose-Toleranz) kann als Frühsymptom eines sich entwickelnden Diabetes mellitus aufgefasst werden.

Patienten mit einer Glukosetoleranzstörung erkranken 5-10x häufiger an einem Diabetes mellitus als der Durchschnitt der Bevölkerung.

Zu 4: Parästhesien sind subjektive Missempfindungen wie 'Kribbeln', 'Ameisenlaufen' oder brennendes oder taubes Gefühl. Parästhesien finden sich u.a. bei fortgeschrittenem Diabetes mellitus als diabetische Polyneuropathie. Polydipsie (gesteigertes Durstempfinden und vermehrte Flüssigkeitsaufnahme) ist wie die Polyurie (pathologische Erhöhung der Harnausscheidung) ein typisches Symptom bei manifestem Diabetes mellitus.

Antwort 900

Die Antwort B) ist richtig.

Kennzeichnend für die Gicht ist eine erhöhte Harnsäurekonzentration im Blut (Hyperurikämie). Die primäre Hyperurikämie entsteht durch einen genetischen Defekt im Purinstoffwechsel. Die sekundäre Hyperurikämie kann durch vermehrte Zufuhr (fleischreiche Nahrung, erhöhter Zelluntergang) oder durch verminderte Ausscheidung (gestörte Nierenfunktion) von Harnsäure entstehen.

Antwort 901

Die Antwort B) ist richtig.

Zu 4: Eine starke Proteinurie würde man eher bei einer Glomerulonephritis bzw. bei einem nephrotischen Syndrom erwarten.

Bei einer chronischen Pyelonephritis zeigt sich evtl. eine Proteinurie (häufiger auch hier: Bakteriurie und Leukozyturie).

Zu 5: Bakteriurie und Leukozyturie sind wichtige laborchemische Untersuchungsparameter für die Diagnose akute Pyelonephritis.

Antwort 902

Die Antwort B) ist richtig.

Bei Erkrankungen der Niere und des Urogenitaltraktes finden sich im Harnstix Nitrit, Leukozyten, eventuell Eiweiß und eine Verschiebung des pH-Wertes im Urin.

Leukozyten (Leukozyturie):

- akute und chronische Pyelonephritis,
- Zystitis, Urethritis,
- Fehlbildungen im Urogenitaltrakt,
- Steine in den ableitenden Harnwegen.

Nitrit:

- bakterielle Harnwegsinfekte,
- Pyelonephritiden (akute und chronische).

Prinzip:

Gilt als indirekter Nachweis von nitritbildenden Keimen (Bakterien) im Urin. Der häufigste Erreger von Harnwegsinfekten, E. coli, und die meisten anderen pathogenen Keime im Urogenitaltrakt reduzieren das im Harn vorhandene Nitrat zu Nitrit.

Eiweiß:

Renal-bedingte Proteinurien:

- Nephrose,
- Glomerulonephritis,
- Pyelonephritis,
- Zystenniere,
- Phenacetin-Nephropathie,
- Gichtniere.

Pathologisch-extrarenale Proteinurien:

- Koliken,
- Infarkte,
- Herzinsuffizienz (Stauungsalbuminurie),
- fieberhafte Zustände.

Benigne-extrarenale Zustände

- bei Orthostase, Lordose, körperlicher Belastung (Sport), emotionalem Stress, Unterkühlung, Überhitzung, Schwangerschaft,

Gutartige, erhöhte Proteinurien bei Nierengesunden werden bevorzugt im Alter bis 30 Jahre beobachtet (90% der Proteinurien dieser Altersgruppe!).

Keton:
- Stoffwechseldekompensation bei Diabetes mellitus,
- Hungerzustände (z.B. 0-Diät),
- Hyperemesis gravidarum (Schwangerschaftserbrechen),
- azetonämisches Erbrechen bei Kleinkindern,
- fieberhafte Zustände.

(Wichtiger Wert zur Kontrolle der Blutzuckereinstellung beim jugendlichen und erwachsenen Diabetiker).

Bilirubin, Bilirubinurie:
Beim Gesunden ist Bilirubin im Harn nicht nachweisbar. Normalerweise ist nur das direkte, konjugierte Bilirubin, welches in die Gallenwege ausgeschieden wird, wasserlöslich und damit über die Niere ausscheidbar. Das unkonjugierte, indirekte Bilirubin ist dagegen nicht über die Niere ausscheidbar.
Findet sich Bilirubin im Urin, ergeben sich folgende differentialdiagnostische Möglichkeiten:
- intrahepatischer und extrahepatischer Verschlussikterus,
- Parenchymikterus (akute u. chronische Hepatitis) Leberzirrhose,
- Rotor- und Dubin-Johnson-Syndrom (während ikterischer Phasen).

Antwort 903
Die Antwort D) ist richtig.
Zu 3: Ein Papillom ist ein vom Oberflächenepithel ausgehender, meist gutartiger Tumor. Als Nierenpapillom kann er in die ableitenden Harnwege einbluten.
Zu 4: unter hämorrhagischer Diathese wird eine verstärkte Blutungsneigung verstanden. Sie kann vorkommen bei Koagulopathien (Störung der Gerinnung), Thrombopathien (Krankheiten der Thrombozyten) und bei Vasopathien (Gefäßerkrankungen).
Zu 5: Blut im Urin (Hämaturie) gehört nicht zu den typischen Symptomen einer Hepatitis.
Jede Hämaturie ist solange auf einen Blasen- oder Nierentumor verdächtig, bis das Gegenteil bewiesen ist!

Antwort 904
Die Antwort A) ist richtig.
Zylinder bestehen aus Proteinen, die in den Nierentubuli bzw. Sammelrohren ausgefallen sind. In einem Zylinder können Zellen bzw. Zellreste eingelagert sein. Sie haben walzen- bzw. bandförmiges Aussehen. Man findet sie in erster Linie (aber nicht ausschließlich) bei entzündlichen Erkrankungen im Bereich des Nierenparenchyms (Pyelonephritis, Glomerulonephritis). Bei Blasenentzündungen, Harnröhrenentzündungen (Urethritiden) und Nierenkoliken ist das Nierenparenchym nicht mitbeteiligt, es finden sich hier keine Zylinder.

Antwort 905
Die Antwort A) ist richtig.
Die akute Glomerulonephritis ist eine primär nicht infektiöse (sondern autoimmun- bzw. Immunkomplex-bedingte), abakterielle Entzündung. Es finden sich im Urin deshalb keine Bakterien oder Leukozyten.
Zu 2: Ketonkörper finden sich im Urin bei
- Stoffwechseldekompensation bei Diabetes mellitus (Keton im Urin ist ein wichtiger Wert zur Kontrolle der Blutzuckereinstellung beim jugendlichen und erwachsenen Diabetiker),
- Hungerzuständen,
- Schwangerschaftserbrechen,

- azetonämisches Erbrechen bei Kleinkindern,
- fieberhaften Zuständen.

Antwort 906

Die Antwort B) ist richtig.

Bei Nierenbeckenentzündung (Pyelonephritis) und Blasenentzündung (Zystitis) erwartet man Bakterien (und Leukozyten, evtl. Nitrit) im Urin.

Zu 2: Auch bei Glomerulonephritiden kann sich unter Umständen eine Bakteriurie finden. Sie ist jedoch diagnostisch nicht richtungsweisend für dieses Krankheitsbild und nicht so massiv wie bei Zystitis und Pyelonephritis.

Zu 4: Die Hepatitis (Leberentzündung) geht nicht mit einer Bakteriurie einher.

Antwort 907

Die Antwort E) ist richtig.

Zu 3: Der Wilms-Tumor ist ein embryonales Adenosarkom der Niere (häufigster bösartiger Nierentumor der Kindheit; Altersdurchschnitt: 3-4 Jahre).

Zu 4: angeborene Nierenfehlbildung mit zystischer Umwandlung des Nierenparenchyms.

Antwort 908

Die Antwort B) ist richtig

Zu D: Bei Diabetes insipidus kommt es infolge Adiuretin (= ADH)-Mangels (zentraler Diabetes insipidus) oder fehlender Adiuretin-Wirkung an der Niere (renaler Diabetes insipidus) zu mangelhafter Wasserrückresorption in der Niere und dadurch zu starken Wasserverlusten (Polyurie).

Antwort 909

Die Antwort B) ist richtig.

Die Frage ist nicht eindeutig gestellt. Es wäre unseres Erachtens genauso richtig A)-E) anzukreuzen. Bakteriurie heißt ja nichts anderes als 'Bakterien im Urin'. Wie viel darin sind (und warum), bleibt dabei zunächst einmal unberücksichtigt.

Gemeint ist aber wohl: Die Anwesenheit von Bakterien im Urin wird bei Keimzahlen ab 100.000/ml als signifikante (oder pathologische) Bakteriurie bezeichnet. Bei niedrigeren Keimzahlen handelt es sich gewöhnlich um eine Verunreinigung des Urins, die bei der Miktion aus der Harnröhre und - besonders bei Frauen - aus dem äußeren Genitale stammt.

Die Grenze zwischen pathologischer Bakteriurie und sekundären Verunreinigungen des Urins liegt also zwischen 10.000 und 100.000 Keimen pro ml. Ab 100.000 Keimen/ml spricht man von einer pathologischen oder signifikanten Bakteriurie.

Antwort 910

Die Antwort E) ist richtig.

Alle genannten Krankheitsbilder können mit Erythrozyturie einhergehen.

Antwort 911

Die Antwort A) ist richtig.

Der M. Addison ist eine Nebennierenrindeninsuffizienz. Da Aldosteron in der Nebennierenrinde gebildet wird, ist bei diesem Krankheitsbild der Aldosteronspiegel vermindert. Aldosteron aktiviert die Natriumrückresorption und die Kaliumausscheidung an der Niere. Bei Aldosteronmangel kommt es deshalb zur Hyperkaliämie bei Hyponatriämie.

Zu B: Bei M. Cushing besteht ein Hyperkortisolismus. Kortisol hat eine mineralokortikoide (= aldosteronähnliche) Restwirkung. Natrium wird verstärkt rückresorbiert, Kalium vermehrt ausgeschieden, es kommt zur Hypokaliämie.

Zu C, D, und E: alle genannten Erkrankungen oder Symptome würden zu einer Hypokaliämie führen.

Antwort 912

Die Antwort A) ist richtig.

Beim Gichtkranken ist die Harnsäure (nicht der Harnstoff) erhöht.

Antwort 913

Die Antwort C) ist richtig.

Beim spezifischen Gewicht wird das Gewichtsverhältnis von 1 l Urin zu 1 l Wasser bestimmt. Die Höhe des spezifischen Gewichts ist abhängig von der Anzahl und der Masse der Teilchen im Urin. Man bedient sich bei dieser Untersuchung eines geeichten Urometers bzw. neuerdings des Urinstix. Normalwerte: 1001-1040

Bei normaler Nierenfunktion ist das spezifische Gewicht weitgehend von der Flüssigkeitsbilanz abhängig.

Bei reichlichem Wasserlassen (z.B. nach Biergenuss) ist das Harnvolumen groß, die Harnfarbe fast wasserhell und das spezifische Gewicht sehr niedrig (um 1001).

Im Durstzustand oder nach starkem Schwitzen wird der spärlich fließende Urin dunkel-bernsteinfarben sein, und das spezifische Gewicht ist hoch (maximal 1040). Eiweiß im Urin erhöht das spezifische Gewicht.

Die klassische Ausnahme von dieser Regel ist der Diabetes mellitus: Trotz großer (osmotischer) Diurese und heller Harnfarbe ist das spezifische Gewicht hier hoch (z.B. 1028), da durch erhöhten Glukosegehalt des Urins das Wasser vermehrt gebunden wird.

Das spezifische Gewicht kann ebenfalls aufgrund von fortgeschrittenen chronischen Nephropathien verändert sein:

- Pyelonephritis,
- interstitielle Nephritis,
- renaler Diabetes insipidus,
- polyurische Phase des akuten Nierenversagens.

Antwort 914

Die Antwort E) ist richtig.

Leukozyten lassen sich zwar mit Hilfe eines Harnstreifens feststellen, nicht jedoch Leukozytenzylinder. Diese sieht man nur im Harnsediment unter dem Mikroskop.

Antwort 915

Die Antwort E) ist richtig.

Ja, was soll man zu so einer (und vielen ähnlichen) Fragen sagen? Vielleicht: Es ist eine Schande, dass niemandem eine bessere (sinnvollere) eingefallen ist?

Es ist unseres Erachtens unsinnig, hunderte von Labornormwerten auswendig zu lernen. Die stehen heutzutage auf jedem Computerausdruck des Labors.

Antwort 916

Die Antwort C) ist richtig.

Harnstoff wird in der Leber gebildet und ist das wichtigste Endprodukt des Eiweißstoffwechsels. Die Harnstoffwerte im Serum erhöhen sich einerseits bei erhöhter Eiweißzufuhr andererseits bei eingeschränkter Nierenfunktion.

Antwort 917

Die Antwort B) ist richtig.

Die Polyglobulie und die Polycythaemia vera sind (zusammen mit der Sichelzellanämie) die einzigen Erkrankungen, die mit einer Verlangsamung der Blutsenkung einhergehen.

Antwort 918

Die Antwort D) ist richtig.

Zu 5: Normalwerte des Hämoglobin bei Männern: 13,5 - 17 g/dl.

Antwort 919

Die Antwort A) ist richtig.

Zu A: Gängige Laborwerte zur Abklärung einer akuten Pankreatitis sind Amylase und Lipase.

Antwort 920
Die Antwort B) ist richtig.

Antwort 921
Die Antwort C) ist richtig.
Zucker im Urin findet sich bei:

- Diabetes mellitus,
- Glukosurie bei Nierenschäden,
- signifikant erniedrigte Nierenschwelle für Glukose (renale Glukosurie),
- alimentäre Glukosurie (auch beim Nierengesunden nach kohlenhydratreichen Mahlzeiten oder Glukosebelastung).

Antwort 922
Die Antwort C) ist richtig.
Bilirubin (Gallenfarbstoff) ist das Abbauprodukt des Hämoglobins aus dem Erythrozytenabbau. Hämoglobin wird in 'Häm' und 'Globin' gespalten. 'Häm' wird zunächst in Biliverdin (grünlich) umgewandelt. Dieses wird in das wasserunlösliche, indirekte, unkonjugierte Bilirubin (gelblich-bräunlich) umgebaut. Bis das Bilirubin zur Konjugation an der Leber angelangt ist, muss es im Blut (aufgrund seiner Wasserunlöslichkeit) an Albumin gebunden werden. Bei der Aufnahme des Bilirubins in die Leberzelle wird das Albumin wieder abgespalten. Bilirubin wird mit Glukuronsäure konjugiert, und es entsteht das wasserlösliche, direkte, konjugierte Bilirubin. Dieses wird über die Galle in dem Darm abgegeben. Unter Einfluss der Dickdarmbakterien bildet sich Urobilinogen, dieses wird zu ca. 20-90% im sog. enterohepatischen Kreislauf in den Körper rückresorbiert. Es kann nun auf dem Blutweg zur Niere gelangen und dort mit dem Urin ausgeschieden werden, oder es gelangt über das Blut zur Pfortader und wird über die Leber wieder der Galle zugeführt. Der andere Teil des Urobilinogens wird im Darm zu Sterkobilinogen und Sterkobilin umgewandelt (diese sind verantwortlich für die braune Stuhlfarbe) und mit dem Stuhl ausgeschieden.
Zu 1: Bei schweren Darmerkrankungen kann kein Bilirubin im Urin nachgewiesen werden.
Zu 2: Bei einem hämolytischen Ikterus kommt es durch die gesteigerte Hämolyse zu einer Erhöhung des unkonjugierten Bilirubins (<6 mg/dl) im Serum, da die Leberkapazität nicht ausreicht, um das gesamte Bilirubin weiter zu verstoffwechseln. Da das ansteigende unkonjugierte Bilirubin nicht wasserlöslich ist, kann es nicht über die Niere ausgeschieden werden. Beim hämolytischen Ikterus erscheint also kein Bilirubin im Urin.
Zu 3: Bei einem intrahepatischen Ikterus ist oft die Aufnahme und die Konjugation des unkonjugierten Bilirubins ohne weiteres möglich. Das Problem ergibt sich erst bei der Abgabe des konjugierten Bilirubins. Diese ist durch die pathologischen Veränderungen in der Leberzelle nicht mehr möglich. Das konjugierte Bilirubin diffundiert zurück ins Blut und wird - da es wasserlöslich ist - über die Niere in den Urin ausgeschieden.
Zu 4: Beim posthepatischen Verschlussikterus (z.B. durch einen Gallenstein oder ein Pankreaskopfkarzinom) kommt es, aufgrund der Behinderung des Galleabflusses, zu einer Diffusion des konjugierten Bilirubins zurück ins Blut. Dieses wird dann wieder über die Niere in den Urin ausgeschieden.

Antwort 923
Die Antwort C) ist richtig.
Die BSG oder Blutkörperchensenkungsgeschwindigkeit ist ein unspezifischer Suchtest, der orientierend Hinweise auf das Bestehen einer Krankheit gibt. Bei Ent-

zündungen im Körper ist die BSG normalerweise erhöht.

Antwort 924

Die Antwort B) ist richtig.

Normwerte der Erythrozyten:

- Männer: 4,6-6,2 Mio/mm^3,
- Frauen: 4,2-5,4 Mio/mm^3.

Antwort 925

Die Antwort C) ist richtig.

Normwerte der Thrombozyten:

150 000-400 000/mm^3 oder mit anderen Einheiten angegeben:

150-300 (Einheit:1000/mcl) bzw. 150 000-300 000 /mcl.

Antwort 926

Die Antwort E) ist richtig.

Zu 1: Thromboplastinzeit = Quick-Wert = Prothrombinzeit. Mit ihr werden die Gerinnungsfaktoren: I, II, V, VII, X geprüft.

Zu 2: Die partielle Thromboplastinzeit= PTT prüft die Gerinnungsfaktoren II, V, VIII, IX, X, XI?, XII.

Zu 3: Die Blutungszeit (= Zeit zwischen Gefäßverletzung und erstem, durch Thrombozyten vermitteltem, noch nicht stabilem Wundverschluss - Zeit der Blutungsstillung) ist eine Suchmethode zur Feststellung von Störungen im Gerinnungssystem u./o. der Thrombozytenfunktion. In jeder Praxis einfach durchzuführen: Einstich mit Lanzette in Fingerbeere, Dauer bis zum Blutungsstillstand wird registriert (120-300 s).

Zu 4: Die Blutgerinnungszeit beginnt nach Abschluss der Blutungszeit, und dauert an bis zum stabilen Gefäßverschluss ca. 5-7 Minuten.

Zu 5: Der Rumpel-Leede-Test ist ein Prinzip zur Überprüfung der Kapillarresistenz, die abhängig ist von der Funktion der Gefäße und von der Zahl und Funktion der Thrombozyten: Nach 10-15 Min. venöser Stauung mit der Blutdruckmanschette (bei tastbarem Radialispuls!) treten punktförmige Blutungen unterhalb der Stauungsmanschette auf. (Test auch mittels Saugglocke möglich.) Das Auftreten von Petechien ist ein Hinweis auf Kapillarstörungen und evtl.. Thrombozytopenien.

Antwort 927

Die Antwort E) ist richtig.

Normwert der Thrombozyten:

150-300 (Einheit:1000/mcl) bzw.

150 000-300 000 /mcl.

Antwort 928

Die Antwort E) ist richtig.

Eine Eosinophilie findet sich u.a. bei Allergien (z.B. Asthma bronchiale); bei Parasitosen (z.B. Trichinose); bei Infektionskrankheiten (Scharlach); bei Kollagenosen; bei Tumoren; bei hormoneller Dysregulation (z.B. M. Addison = Nebennierenrindenunterfunktion); bei Krankheiten des hämopoetischen Systems (z.B. chronisch-myeloische Leukämie), M. Hodgkin; nach Medikamenten; bei Hauterkrankungen.

Antwort 929

Die Antwort D) ist richtig.

Zu 3: Der Typhus abdominalis zeigt eine Lymphozytose.

Zu 5: Masern zeigen eine Lymphopenie.

Antwort 930

Die Antwort C) ist richtig.

Bei Gesunden ist Bilirubin im Harn nicht nachweisbar. Praktisch nur das konjugierte (direkte) Bilirubin ist ausscheidungsfähig und erscheint im Urin. Eine Ausscheidung von Bilirubin kann man finden bei intra- und extrahepatischem Verschlussikterus, ferner bei Parenchymikterus, wie akuter oder chronischer Hepatitis und Zirrhose. Beim Rotor- und Dubin-Johnson-Syndrom ist während der ikterischen Phasen Bilirubin im Harn nachweisbar.

Antwort 931

Die Antwort E) ist richtig.

Gamma-GT (Gammaglutamyltransferase) ist ein Enzym, das vor allem in den Nieren, der Leber (insbesondere in den intrahepatischen Gallenwegepithelien), dem Pankreas, der Milz und im Dünndarm vorkommt. Es gehört zu den Transaminasen, die bei gesteigertem Zelluntergang vermehrt ins Serum freigesetzt werden.

Ebenso ist das Enzym bei Cholestase (Rückstau von Galle) erhöht.

Leber- und Gallenwegserkrankungen führen deshalb in der Regel zu einem Anstieg der gamma-GT.

Enzymdiagnostik bei Lebererkrankungen:

- Zellintegrität: GOT, GPT, GLDH, gamma-GT, Fe, Ferritin,
- Cholestase: AP, LAP, y-GT, Bilirubin,
- Stoffwechselleistung/Leberfunktion: CHE (ist pathologisch erniedrigt), Albumin, Quick-Wert, Fe.

Antwort 932

Die Antwort B) ist richtig.

Glukose nüchtern: 70-120 mg/dl,
Glukose nach 1 Std.: <200 mg/dl,
Glukose nach 2 Std.: <140 mg/dl.

Antwort 933

Die Antwort B) ist richtig.

Bei Nierenfunktionsstörungen kommt es zu einem Anstieg von Kreatinin, Harnstoff und Kalium.

Antwort 934

Die Antwort A) ist richtig.

Die vermehrte Ausscheidung von Urobilinogen im Urin ist ein Befund, der in zweierlei Hinsicht Verdacht erwecken muss:

- Gestörte Leberfunktion:
  - Infolge einer primären Lebererkrankung = D) und E),
  - sekundär infolge Beteiligung der Leber bei anderen Erkrankungen = C),
- Gesteigerter Hämoglobin-Abbau:
  - Infolge einer primär hämolytischen Erkrankung = B),
  - sekundär bei anderen Erkrankungen.

Antwort 935

Die Antwort B) ist richtig.

Die Harnstix-Untersuchung gibt Hinweise auf folgende Erkrankungen:

- Bei Erkrankungen der Niere und des Urogenitaltraktes finden sich Nitrit, Leukozyten und eventuell Eiweiß und eine pH-Wert-Verschiebung im Urin.
- Bei Diabetes mellitus finden sich Glukose und evtl. Keton im Urin (ketoazidotisches Koma).
- Bei Erkrankungen der Leber sind Urobilinogen und Bilirubin nachweisbar.

Erythrozyten und Hämoglobin finden sich bei Blutungen im Urogenitaltrakt (z.B. Nierentumor, Blasenpapillom, Nierensteine u. a).

Antwort 936

Die Antwort D) ist richtig.

Das spezifische Gewicht des Harns ist ein Indiz für die Konzentrationsfähigkeit der Nieren. Das spezifische Gewicht wird im 24-Stunden-Urin gemessen.

Zu A: Zur Uringewinnung sollte i. d. R. Mittelstrahlurin genommen werden, da die Urinprobe nicht durch Leukozyten, Erythrozyten, Bakterien usw. verunreinigt sein sollte. (Katheterurin oder Blasenpunktionsurin bleibt Ausnahmefällen vorbehalten).

Zu B: Für die meisten Untersuchungzwecke hat sich der Morgenurin bewährt, der im Allgemeinen durch die lange Verweildauer eine Zusammensetzung besitzt, die nicht durch tageszeitliche Schwankungen, Ernährung, Flüssigkeitsaufnahme oder körperlichen Belastung (und somit Schwitzen) verändert ist. (Für die Untersu-

chung auf eine Glukosurie ist allerdings am besten ein Urin geeignet, der etwa 2 Stunden nach einer kohlenhydratreichen Mahlzeit gelassen wurde.)
Zu C: Auch Spontanurin sollte als Mittelstrahlurin gewonnen werden.

Antwort 937
Die Antwort D) ist richtig.
Zu 1: Bilirubin verfärbt den Urin rotbraun bis dunkelbraun - im Gegensatz zu anderen Verfärbungen mit dem für Bilirubin typischen Schüttelschaum.
Zu 2: Bei einer massiven Hämolyse verfärbt sich der Urin nahezu schwarz.
Zu 3: Beim Diabetes mellitus ist der Urin aufgrund der osmotischen Diurese nicht dunkelgelb, sondern hellgelb, hat jedoch ein hohes (bzw. normales) spezifisches Gewicht (ca. 1028).

Antwort 938
Die Antwort D) ist richtig.
Ursachen der bakteriellen Leukozyturie:

- akute und chronische Pyelonephritis,
- entzündliche Erkrankungen der ableitenden Harnwege (wie z.B. Cystitis, Urethritis),
- angeborene oder erworbene Harntransportstörungen (Fehlbildungen, Steine).

Ursachen der abakteriellen Leukozyturie:

- abheilende Harnwegsinfekte,
- Analgetika-Nephropathien,
- Glomerulopathien,
- Intoxikationen,
- Infektion durch Trichomonaden, Gonokokken, Mykoplasmen, Viren, Mykosen (diese Erreger wachsen auf Eintauchnährböden nicht an!)
- Tumore,
- Harntransportstörungen,
- Bilharziose (Auslandsanamnese!),
- Tbc der Nieren oder des Urogenitaltrakts (die abakterielle Leukozyturie ist oft einziger Hinweis).

Zu 1: Eine Leukämie geht nicht mit einer Leukozyturie (Leukozyten im Urin) einher.

Antwort 939
Die Antwort B) ist richtig.

Antwort 940
Die Antwort D) ist richtig.
Zu 2: Im Urinstix wird Nitrit nachgewiesen, nicht Nitrat - das war doch wohl etwas unfair ...

Antwort 941
Die Antwort D) ist richtig.
Zu 7: Im Urinstix wird Nitrit - nicht Nitrat - nachgewiesen. Ergänzend können im Urinstix noch die Werte für Glukose und Leukozyten abgelesen werden, sowie der pH-Wert.

Antwort 942
Die Antwort C) ist richtig.
Bei der Sedimentuntersuchug des Urins kann man unter dem Lichtmikroskop neben Bakterien und Protozoen (Trichomonaden) auch Pilze erkennen. Da es die richtige Antwortkombination 1, 3 und 4 sind richtig nicht gibt, haben wir uns für die Antwort C) entschieden. Das mittlerweile nicht mehr in Erscheinung tretende Pockenvirus war so groß, dass es im Lichtmikroskop zu erkennen war. Dies hat aber bei der Urindiagnostik nie eine Rolle gespielt.

Antwort 943
Die Antwort C) ist richtig.
Zu A: Der M. Cushing ist eine Überfunktion der Nebennierenrinde mit vermehrter Produktion von Glukokortikoid. Glukokortikoid hat eine mineralokortikoide Restwirkung (‘wie Aldosteron = Mineralkortikoid). Es wird also Natrium rückresorbiert

und Kalium ausgeschieden. Dadurch kann es zu einer Hypokaliämie kommen.
Der M. Addison ist eine Unterfunktion der Nebennierenrinde. Durch Kortisolmangel kommt es hier zur genau gegensätzlichen Elektrolytverschiebung: Natrium wird ausgeschieden, Kalium wird resorbiert. Der M. Addison geht also mit einer Hyperkaliämie einher.
Zu B und E: Diarrhö führt - wie auch der vermehrte Gebrauch von Abführmitteln (Laxanzien) und 'Wassertabletten' (Diuretika) - zum Kaliumverlust.
Zu D: Starkes Erbrechen kann zu Kalium- und Wasserverlust (Exsikkose) führen.

Antwort 944
Die Antwort E) ist richtig.
Alle angegebenen Erkrankungen können zur Leukozytenerhöhung führen.

Antwort 945
Die Antwort E) ist richtig.
Die Blutsenkungsreaktion ist eine sehr unspezifische Suchreaktion. Eine normale Blutsenkung schließt eine Erkrankung prinzipiell nicht aus. Auch die erwähnten Krankheitsbilder können im Einzelfall mit normalen Blutsenkungsreaktionen einhergehen.

Antwort 946
Die Antwort B) ist richtig.
Die Laborwerte schwanken je nach Bestimmung von Labor zu Labor. Wir lieben solche Fragen nicht, da eine allgemein gültige Aussage schwer zu treffen ist: In einigen Lehrbüchern wären 4000 Leukozyten pro µl z.B. normal (dann wäre A richtig).
Als gängigen Standard empfehlen wir notgedrungen die Blutbild-Normalwerte aus dem Pschyrembel (Klinisches Wörterbuch) zu lernen. Hier werden die Normalwerte für Leukozyten mit 4800 bis 10 000/µl angegeben. Meistens berufen sich die Gesundheitsämter auf diese Werte.

Antwort 947
Die Antwort D) ist richtig.
Normalwerte der Blutsenkung:
Männer: 3-8 mm nach der 1. Stunde; 5-18 mm nach der 2. Stunde,
Frauen: 6-11 mm nach der 1. Stunde; 6-20 mm nach der 2. Stunde.

Antwort 948
Die Antwort B) ist richtig.
Normwerte im Differentialblutbild:
Granulozyten:
- neutrophile 55 - 70 %,
  * stabkernige 3 - 5 %,
  * segmentkernige 50 - 70 %,
  * übersegmentierte vereinzelt,
- eosinophile 2 - 4 %,
- basophile 0 - 1 %,
Lymphozyten 25 - 40 %,
Monozyten 2 - 6 %.

Antwort 949
Die Antwort B) ist richtig.
Bei chronischen Erkrankungen kommt es häufig einer sekundäre Anämie (Entzündungsanämie, Tumoranämie).
Es handelt sich um eine mäßig ausgeprägte, normochrome, seltener hypochrome Anämie. Der Serumeisenspiegel ist vermindert, die Eisenspeicher sind jedoch im Gegensatz zur Eisenmangelanämie voll (Speichereisen = Ferritin erhöht).

Antwort 950
Die Antwort C) ist richtig.
Malariaerreger (Plasmodium sp.) befallen nur Erythrozyten und Leberzellen. In den anderen genannten Geweben oder Flüssigkeiten lassen sich die Malariaerreger nicht nachweisen.
Der Plasmodiennachweis erfolgt im Blutausstrich oder im „dicken Tropfen". Der „dicke Tropfen" ist eine Anreicherungs-

methode des normalen Blutausstrichs: Dazu wird ein Blutstropfen auf einem Objektträger verrührt. Nach Lufttrocknung Hämolyse in destilliertem Wasser, anschließend Färbung und Mikroskopie. Dadurch wird eine 15-20fache Anreicherung der Erreger erreicht. Als weiteres Verfahren steht zum Nachweis des Erregerantigens von Plasmodium falciparum, des Erregers der Malaria tropica, ein laborchemischer Schnelltest zur Verfügung (MalaQuick, ParaSight).

Antwort 951

Die Antwort B) ist richtig.

Das indirekte, unkonjugierte, albumingebundene, nicht-wasserlösliche Bilirubin ist bei hämolytischen Anämien erhöht.

Die anderen genannten Erkrankungen führen i.d.R. zu einer Erhöhung des direkten, konjugierten Bilirubins.

Antwort 952

Die Antwort C) ist richtig.

Antwort 953

Die Antwort C) ist richtig.

Das Prostata-spezifische Antigen (PSA), wird v. a. von Epithelzellen der Prostatadrüsen sezerniert (Referenzbereich: <2,5 ng/ml Serum, maximal - je nach Alter 4,0 ng/ml. Erhöhte PSA-Konzentrationen finden sich bei Prostatakarzinom, benigner Prostatahyperplasie, Prostatitis, nach transurethraler Prostataresektion, Prostatabiopsie oder -massage. Diagnostisch wird der PSA-Wert als Screening-Wert (Suchtest) zur Früherkennung des Prostatakarzinom und als Tumormarker zur Verlaufskontrolle eingesetzt.

Zu A: Die Laktatdehydrogenase (Abk. LDH) ist ein Enzym, das bei Milchsäuregärung Pyruvat (Endprodukt der Glykolyse) zu L-Laktat reduziert. Als wichtiger Laborwert gibt die LDH (mit 5 Isoenzymen) Hinweise auf Schädigung verschiedener Organsysteme, z. B. Herzinfarkt, Blut-, Leber und Muskelerkrankungen, auf Tumoren und Zellzerfall).

Zu B: Alphafetoprotein (Abk. AFP) wird im Dottersack, in der fetalen Leber und in Zellen des Verdauungstrakts (auch im Erwachsenenalter) produziert. Erhöhte Serumwerte zeigen sich insbesondere bei Lebererkrankungen (v. a. Leberzirrhose und Hepatitis) und Tumoren (v. a. primäres Leberzellkarzinom und Keimzelltumor).

Zu D: Die alkalische Phosphatase (Abk. AP), ein Enzym, kommt v. a. in Leber, Knochen, Dünndarmschleimhaut und Gallenwegepithel vor. Eine Erhöhung des AP-Laborwertes findet sich v. a. bei Knochenerkrankung und Knochenmetastasen mit gesteigerter Aktivität der Osteoblasten (Frühsymptom bei Rachitis), bei Leber- und Gallenwegerkrankungen (Verschlussikterus).

Zu E: Das carcinoembryonale Antigen (Abk.: CEA), ein Glykoprotein, gehört zur Gruppe der Tumorantigene und wird normalerweise nur von embryonalen Zellen synthetisiert. CEA ist ein empfindlicher, jedoch nicht spezifischer Tumormarker insbesondere bei kolorektalem Karzinom, Bronchial- und Mammakarzinom zum Nachweis von Tumorprogredienz bzw. Metastasierung sowie zur Verlaufskontrolle nach Tumorresektion oder während zytostatischer Therapie. Referenzbereich beim Gesunden 1,5-5 ng/ml Serum; bei gesunden Rauchern und Patienten mit Lebererkrankungen sind höhere Werte möglich.

Antwort 954

Die Antwort D) ist richtig.

Während bei einer Hämaturie intakte Erythrozyten ausgeschieden werden, enthält der Harn bei einer Hämoglobinurie freies Hämoglobin. Dieses erscheint im Urin, wenn ein Zerfall von Erythrozyten im Gefäßsystem (intravasal), in der Niere (intrarenal) oder im Urin selbst stattgefunden hat.

Myoglobin ist der dem Hämoglobin ähnliche rote Muskelfarbstoff. Es dient als Sauerstoffspeicher im Muskelgewebe.

Eine Myoglobinurie ist im Allgemeinen auf eine Muskelverletzung oder eine Muskelnekrose zurückzuführen.

Als Ursachen einer Hämoglobinurie oder Myoglobinurie gelten:

- schwere hämolytische Anämien,
- schwere Vergiftungen,
- schwere Infektionskrankheiten,
- Verbrennungen,
- intensive körperliche Anstrengung (auch Training im Sport),
- Herzinfarkt,
- Muskelverletzungen, progressive Muskelerkrankungen.

Antwort 955

Die Antwort A) ist richtig.

Während der Schwangerschaft kommt es meist zu einer leichten Anämie. Die Zellzahl der roten Blutkörperchen und damit auch der Hämatokritwert nimmt ab.

Hämatokrit:

Definition: Prozentualer Anteil der zellulären Bestandteile am Blutvolumen, (Anteil Zellen zu Plasma).

Normalwerte: weiblich 37-48%; männlich 40-52%.

Ab HK > 60% kritischer Anstieg der Blutviskosität (Viskosität = "Zähigkeit") mit der Gefahr thromboembolischer Komplikationen.

Zu B und C: Wässrige Durchfälle und starkes Schwitzen führt über Flüssigkeitsverlust zu einer "Eindickung" des Blutes mit Hämatokritanstieg.

Zu D und E: Die physiologische (Polyglobulie) und bösartige (Polycythaemia vera) Vermehrung der roten Blutkörperchen führt zum Anstieg des Hämatokrits.

Antwort 956

Die Antwort A) ist richtig.

Störungen des Säure-Basen-Haushalts lassen sich entsprechend der pH-Veränderung in Azidosen (pH erniedrigt) und Alkalosen (pH erhöht) unterteilen. Entsprechend der auslösenden Ursache spricht man von metabolisch oder respiratorisch bedingten Azidosen bzw. Alkalosen.

Bei Azidosen kommt es durch Austritt von Kalium aus der Zelle (im Austausch mit Wasserstoffionen) zu einer Hyperkaliämie.

zu B, C, D und E: Diese Krankheiten bzw. medikamentösen Therapien gehen mit einer Hypokaliämie einher.

Antwort 957

Die Antwort D) ist richtig.

Hämolytische Anämien führen zum verstärkten Abbau des Blutfarbstoffes Hämoglobin. Aus dem Häm des Blutfarbstoffes entsteht zunächst (grünliches) Biliverdin. Aus Biliverdin entsteht das wasserunlösliche, an Albumin gebundene, indirekte (unkonjugierte) Bilirubin. In den Leberzellen wird dieses Bilirubin in wasserlösliches, direktes (konjugiertes) Bilirubin umgewandelt, welches dann über die Gallenwege in den Dünndarm ausgeschieden wird.

Da die Leber das vermehrt anfallende unkonjugierte Bilirubin nicht vollständig weiterverarbeiten kann, steigt bei hämolytischer Anämie das indirekte, unkonjugierte, nicht wasserlösliche Bilirubin im Plasma an.

Zu A: GLDH ist ein Enzym, welches sich bei Zellschäden der Leber erhöht im Serum findet.

Zu B: Hämopexin ist ein Glykoprotein, welches das freies Häm und seine Derivate bindet und zum Abbau in das Monozyten-Makrophagen-System transportiert. Erniedrigte Konzentration findet sich bei massivem Erythrozytenabbau, wenn die Bindungskapazität von Haptoglobin erschöpft ist.
Zu C: Haptoglobin ist ein Glykoprotein, welches freies Hämoglobin bindet und zum Monozyten-Makrophagen-System transportiert. Bei Hämolyse ist das Haptoglobin vermindert.
Zu E: Transferrin ist ein Gykoprotein, welches im Serum freies Eisen transportiert. Transferrin ist erhöht bei Eisenmangel und in er Schwangerschaft, erniedrigt bei chronischem Infekt, bösartigen Tumoren und Lebererkrankungen.

Antwort 958
Die Antwort A) ist richtig.
Das Alphafetoprotein (AFP) ist ein Tumormarker für das hepatozelluläre Karzinom.
Zu B: Ein Tumormarker für Kolonkarzinome ist CEA (carcinoembryonales Antigen).
Zu C und D: Ein Tumormarker für differenzierte Schilddrüsenkarzinome ist das Thyreoglobulin.
Zu E: Der Tumormarker für das Prostatakarzinom ist PSA (prostataspezifisches Antigen).

Antwort 959
Die Antwort A) ist richtig.
Ein positiver Hämoccult®-Test ist solange ein Karzinom, bis das Gegenteil bewiesen ist. Als weitergehende Untersuchung wäre zunächst eine Spiegelung des gesamten Dickdarms indiziert. Bringt diese Untersuchung keinen Befund, muss auch noch eine Ösophago-Gastro-Duodenoskopie vorgenommen werden.

Antwort 960
Die Antwort B) ist richtig.
Zu 1: Das im Urin (pathologisch) nachweisbare Bilirubin ist das direkte konjugierte Bilirubin.
Zu 2: Bei Hämolyse ist das indirekte unkonjugierte Bilirubin erhöht.
Zu 4: Mäßige Bilirubinerhöhungen finden sich z. B. bei einigen angeborenen Krankheitsbildern, die meist nur mit leichter Symptomatik einhergehen (z. B. M. Meulengracht).
Zu 5: Das indirekte unkonjugierte Bilirubin ist an Albumin gebunden und nicht wasserlöslich.

Antwort 961
Die Antwort C) ist richtig.
Durch unsachgemäße Blutentnahme kann ein falsch erhöhter Kaliumwert erhalten werden.

Antwort 962
Die Antwort B) ist richtig.
Ferritin ist die wichtigste Speicher- und Transportform des Eisens. Bei einer Eisenmangelanämie ist Ferritin (und Eisen) in Serum vermindert.
Zu A, C und E: Diese Befunde wären typisch für eine hämolytische Anämie.
Zu D: Dieser Befund wäre typisch für eine Eisenmangel- oder Fohlsäureanämie.

Antwort 963
Die Antwort D) ist richtig.
Der Tumormarker für das papilläre (differenzierte) Schilddrüsenkarzinom ist Thyreoglobulin. Calcitonin ist der Tumormarker für das C-Zellkarzinom der Schilddrüse.

Antwort 964

Die Antwort E) ist richtig.

Eosinophilie findet sich u. a. bei

- Wurmbefall, Parasiten,
- allergische Krankheitsbilder (Heuschnupfen, Asthma),
- anaphylaktische Zustände,
- Scharlach,
- Lymphogranulomatose (M. Hodgkin),
- nach überstandenem Infekt ("Morgenröte der Genesung"),
- nach bestimmten Medikamenten.

Antwort 965

Die Antwort C) ist richtig.

Vitamin B12 (Cobalamin) wird für die DNA-Synthese und damit für die Zellteilung benötigt. Bei Vitamin-B12-Mangel kommt es zu einer Panzytopenie im Blut, alle Blutzellen werden vermindert gebildet: Anämie, Leuko(zyto)penie, Thrombo(zyto)penie.

Antwort 966

Die Antworten A) und C) sind richtig.

Beim Gesunden ist Bilirubin im Harn nicht nachweisbar. Normalerweise ist nur das direkte, konjugierte Bilirubin, welches in die Gallenwege ausgeschieden wird, wasserlöslich. Dieses wird aber physiologisch mit der Galle in den Darm ausgeschieden.

Das unkonjugierte, indirekte Bilirubin ist nicht wasserlöslich und kann deshalb nicht über die Niere ausgeschieden werden.

Findet sich Bilirubin im Urin, ergeben sich folgende differenzialdiagnostischen Möglichkeiten:

- Intrahepatischer und extrahepatischer Verschlussikterus,
- Parenchymikterus (akute u. chronische Hepatitis) Leberzirrhose,
- Rotor- und Dubin-Johnson-Syndrom (während ikterischer Phasen).

Antwort 967

Die Antwort C) ist richtig.

Die Werte für Bilirubin, Urobilinogen, Nitrit und Protein sind Normalbefunde.

Die deutlich erhöhten Werte für Glukose und Keton sprechen für eine Stoffwechseldekompensation bei Diabetes mellitus, für ein diabetisches ketoazidotisches Koma.

Antwort 968

Die Antworten A) und D) sind richtig.

Zu A: Bei akuter Nebennierenrindeninsuffizienz fallen die in der äußersten Schicht der Nebennierenrinde gebildete Mineralokortikoide aus.

Das wichtigste Mineralokortikoid ist das Aldosteron. Es ist an der Regulierung des Wasser- und Elektrolythaushaltes beteiligt. Es fördert die Natrium-Rückresorption der Niere. Mit Natrium wird auch Wasser rückresorbiert. Die Ausscheidung von Kalium- und Wasserstoffionen wird durch Aldosteron gefördert. Auf diese Weise werden über den Elektrolythaushalt der Wasserhaushalt und damit die Blutmenge beeinflusst. Fällt Aldosteron aus, kommt es zu einer Hyponatriämie und Hyperkaliämie.

Zu B und C: Beim Hyperaldosteronismus (Conn-Syndrom) kommt es zu einer Hypernatriämie und Hypokaliämie.

Zu D: Kalium wird über die Niere ausgeschieden. Bei fortgeschrittener Niereninsuffizienz kann schon Genuss von großen Mengen Obst (oder Diätsalz auf Kaliumbasis) eine lebensbedrohliche Hyperkaliämie verursachen.

Zu E: Beim Hyperkortisolismus oder Cushing-Syndrom kommt es aufgrund der mineralokortikoiden Restwirkung der Glukokortikoide zu vermehrter Natriumrückresorption vermehrter Kaliumausscheidung. Dies führt zur hypokaliämischen Hypertonie.

Antwort 969

Die Antwort A) ist richtig.

Sterilisieren heißt keimfrei machen.

Dazu sind nötig:

Trockene Hitze:

(mit Umluft)	160 °C	200 min,
	180 °C	30 min,
	200 °C	10 min.
Feuchte Hitze:	121 °C/2,05 bar/15-20min,	
	134 °C/3,04 bar/ 5 min.	

Antwort 970

Die Antwort E) ist richtig.

Rohmilch ist frische unbehandelte Kuhmilch, die nur direkt auf dem Bauernhof verkauft werden darf. Da Rohmilch vor Verzehr abgekocht werden muss, werden wichtige Inhaltsstoffe, wie z.B. Vitamine, zerstört. Höfe, die Rohmilch verkaufen, müssen ein Schild: ‘Rohmilch, vor dem Verzehr abkochen’ deutlich sichtbar aufstellen (§8 der Milchverordnung).

Da in vielen Fällen von EHEC und anderen Lebensmittelinfektionen rohe oder unzureichend erhitzte Milch und Rohmilchprodukte Infektionsquellen waren, wurde 1997 die Milchverordnung geändert.

Danach ist die Abgabe roher Milch, einschließlich Vorzugsmilch, in Einrichtungen der Gemeinschaftsverpflegung wie Altenheimen, Krankenhäusern, Kantinen, Kindergärten und Schulen nicht mehr zugelassen.

Die im Laden angebotene Konsummilch wird in Molkereien einer schonenden Wärmebehandlung - der Pasteurisierung - unterzogen. Unter Pasteurisieren versteht man das schonende Erhitzen hitzeempfindlicher Flüssigkeiten (besonders Milch) zwischen 62°C und 85°C, um die vegetativen Formen der Bakterien abzutöten. Die Pasteurisierung wird als Dauererhitzung (30Min. bei 62-65°C), Kurzzeiterhitzung (40Sek. bei 71-74°C) oder Hocherhitzung (5-15Sek. bei 85°C) vorgenommen. Der Erhitzung schließt sich die schnelle Abkühlung und kühle Aufbewahrung an. Durch Pasteurisieren werden z.B. Tuberkelbakterien, Salmonellen, Brucellen, E. coli und verschiedene Kokken-Formen vernichtet.

Dadurch werden etwa in der Milch vorhandene Erreger wirksam abgetötet, ohne die wichtigen Inhaltsstoffe der Milch wesentlich zu beeinträchtigen.

Antwort 971

Die Antwort A) ist richtig.

Bei keiner der genannten Erkrankungen wäre eine Expositionsprophylaxe durch Desinfektion sinnvoll.

Zu 1 und 4: Die Frühsommer-Meningoenzephalitis (FSME) und die Lyme-Borreliose werden durch Zecken übertragen.

Zu 2: Die Malaria wird durch die Anopheles-Mücke übertragen.

Zu 3: Die Brucellose ist eine Anthropozoonose, also eine vom Tier (Rind, Schwein, Schaf, Ziege u.a.) auf den Mensch übertragene Erkrankung.

Antwort 972

Die Antwort B) ist richtig.

Hepatitis B und HIV werden durch Kontakt mit Blut bzw. Blutprodukten übertragen.

Tuberkulose wird durch Tröpfcheninfektion übertragen. Hepatitis A wird fäkal-oral übertragen. Wundstarrkrampf (Tetanus) gelangt mit verunreinigter Erde über kleinste Hautwunden in den Körper.

Antwort 973

Die Antwort C) ist richtig.

Alkohole (Äthanol, Isopropylalkohol, n-Propanol) wirken, wenn sie wasserhaltig sind, rasch abtötend auf vegetative Keime

(binnen 1/2 Minute).. Viren können nur durch längere Einwirkzeiten inaktiviert werden. Die beste abtötende Wirkung haben Alkohole mit 60-70 Vol%.
Wasserfreier (absoluter) Alkohol wirkt wegen der Wasser anziehenden Eigenschaften schlecht auf Bakterien, Sporen werden in keinem Fall getötet.

Antwort 974
Die Antwort C) ist richtig.
Grundsätzlich werden Gefahren, die vom üblichen Praxismüll des Heilpraktikers ausgehen, eher gering eingeschätzt. In der Regel kann deshalb Praxismüll ohne weitere Vorbehandlung, gut verpackt, dem normalen Hausmüll beigegeben werden.
(Für Verbände die durch Erreger verschmutzt sind, die nach dem Infektionsschutzgesetz meldepflichtig sind, gelten z.T. andere Regelungen. Diese Erkrankungen dürfen Heilpraktiker jedoch nicht behandeln).

Antwort 975
Die Antwort D) ist richtig.
Jedem Eingriff in den menschlichen Körper, also auch einer Blutentnahme, sollte eine Hautdesinfektion vorausgehen, keine Flächendesinfektion. Unter Flächendesinfektion wird die 'Desinfektion von Flächen nach der Wisch- und Scheuermethode mit einem dafür gelisteten Mittel (Arbeitstische, Waschbecken, Wände, Böden, Oberfläche von Geräten)' verstanden.
(Definition der Wisch- und Scheuermethode: '2-Eimer-Methode; es werden nachfolgend zwei Eimer mit Desinfektionsmittel für den Wischgang des Bodens benötigt.')

Antwort 976 E
Die Antwort C) ist richtig.
Ein Autoklav ist ein Hochdrucksterilisator. In einem Druckkessel wird im gespannten und gesättigten Wasserdampf bei 120-134°C und 1-2 bar Überdruck sterilisiert.
Die Funktionstüchtigkeit eines Autoklaven kann grundsätzlich entweder mit Sporenpäckchen (Sporen sind Vermehrungs- und Dauerformen von Mikroorganismen) oder mit Indikatorteststreifen durchgeführt werden. Die Sporenpäckchen enthalten Bacillus stearothermophilus, ein thermophiles (Hitze-liebendes) Bakterium. Sporen von Bacillus stearothermophilus sind sehr hitzeresistent und deshalb zur Prüfung von Sterilisationsmaßnahmen geeignet.
Auch Teststreifen finden als Thermo- oder Chemoindikatoren zur Überprüfung der Sterilisation Verwendung. Dies sind entweder Teststreifen, die eine ausreichende Sterilisationszeit, Temperatur und Einwirkungszeit anzeigen oder es sind Materialien, bei denen man durch eine Farbänderung zusätzliche Informationen wie z.B. Sterilisierungstemperatur, unvollständige Dampfeinwirkung, Überhitzung, Kondenswasserbildung, unzureichende Belüftung usw. erhält.

Antwort 977
Die Antwort D) ist richtig.
Definition der Desinfektion:
'Desinfektion ist eine Maßnahme, die durch Abtötung, Reduzierung, Inaktivierung, bzw. Entfernung von pathogenen Mikroorganismen (Bakterien, Viren, Pilze, Protozoen), ein Material in einen nichtinfektiösen Zustand versetzt.'
Die Desinfektion dient also dem Ziel, alle krankmachenden Keime abzutöten.
Einige geläufige Desinfektionsverfahren:
- chemische Desinfektion: Desinfektionsmittel,
- physikalische Desinfektion: Strahlendesinfektion zur Verminderung der Keimzahl in der Raumluft von Operationssälen und Labors durch UV-Strahlung

- Dampfdesinfektion mit strömendem Wasserdampf von 100° C für 30 Min.
- Heißluftdesinfektion mit trockener Hitze um 100° C,
- Auskochen mit siedendem Wasser für 20 Min., evtl. Zugabe von 2% Soda zur Siedepunkterhöhung,
- Pasteurisieren,
- Mechanische Desinfektion: Filtrierung, Waschen und Spülen.

Antwort 978

Die Antwort B) ist richtig.

Definition der Sterilisation:

'Sterilisation ist das Abtöten oder Entfernen aller lebensfähigen Vegetativ- und Dauerformen von pathogenen und apathogenen Mikroorganismen, in Stoffen, Zubereitungen oder an Gegenständen', (d.h. eine Maßnahme, die eine völlige Keimfreiheit bezweckt).

Zur Heißluftsterilisation eignen sich nur Materialien, die thermostabil und gegenüber einer Temperatur von 200 °C unempfindlich sind. Aus diesem Grunde können nur Materialien wie Metall, Glas, Porzellan oder wasserfreie Substanzen wie Öle, Fette und Pulver im Heißluftsterilisator sterilisiert werden.

Vier verschiedene Formen der Sterilisation werden unterschieden:

- Heißluftsterilisation bei 180 °C für die Zeit von 30 Min., ab dem Zeitpunkt, zu dem der Sterilisator eine Temperatur von 180° C erreicht hat.
- Dampfsterilisation im Autoklaven bei 120 °C für 20 Min. (bei einem Betriebsdruck von 1 atü), oder bei 134 °C für 5 Min. (bei einem Betriebsdruck von 2 atü).
- Ausglühen, z. B. von Lanzetten, sofern sie aus einem Material bestehen, das diese Methode zulässt.
- Chemische Sterilisation, z. B. von Textilien, bzw. Materialien, die für keine andere Sterilisationsmethode geeignet sind.

Zu 2: Textilien werden der chemischen Sterilisation unterworfen.

Antwort 979

Die Antwort C) ist richtig.

Wasserdampf hat eine größere Wärmeleitfähigkeit als Luft. Da ein Autoklav mit gespanntem Wasserdampf betrieben wird, kann die Sterilisation mit niedrigeren Temperaturen durchgeführt werden, als bei einem reinen Heißluftsterilisator.

Antwort 980

Die Antwort C) ist richtig.

Zur hygienischen Händedesinfektion müssen die Hände immer erst desinfiziert, und dann gewaschen werden. Die Desinfektion erfolgt durch Einreiben der Hände mit einem alkoholischen Desinfektionsmittel (30-60Sek.) zur möglichst vollständigen Abtötung der auf die Haut gelangten Anflugkeime (sog. transiente Hautflora) vor und nach Außenkontakten (z.B. Patientenuntersuchung, Verbandwechsel, Blutentnahme).

Einige Grundsätze zur Vorgehensweise bei der hygienischen Händedesinfektion:

- 3-5 ml eines Händedesinfektionsmittels (BGA gelistet) werden auf die Haut aufgebracht und verrieben.
- Die Gefäße, denen das Desinfektionsmittel entnommen wird, sollen so eingerichtet sein, dass sie nicht mit den Händen berührt werden müssen (Betätigung mit Hilfe des Fußes oder des Ellenbogens).
- Fingerzwischenräume, Fingerkuppen, Nagelfalz, Handinnenflächen, Handrücken und Daumen müssen wirksam erreicht werden.

- Während der gesamten Einwirkungszeit (in der Regel 30 Sekunden bis 1 Minute) müssen die Hände vom Desinfektionsmittel feucht gehalten werden.
- Dem auf den Händen verteilten Desinfektionsmittel darf Wasser erst nach Ablauf dieser Einwirkungszeit zugesetzt werden.
- In der Regel schließt sich jetzt eine Reinigung der Hände mit Wasser und Seife an. Jedem Praxis-Mitarbeiter sollte ein eigenes Handtuch zur Verfügung stehen, sofern nicht (besser!) Einmalhandtücher verwendet werden.

Merke: Wurden die Hände zuvor sichtbar oder merklich mit keimhaltigen Ausscheidungen kontaminiert, so sind die beschmutzten Stellen vor Beginn der eigentlichen Desinfektion mit einem Zellstoff- oder Wattebausch zu reinigen, der mit Desinfektionsmittel angefeuchtet wurde. Zusätzlich wird die hygienische Händedesinfektion in diesem Fall zweimal nacheinander durchgeführt, ehe mit der Reinigung begonnen wird.

Die chirurgische Händedesinfektion dient zur zusätzlichen Beseitigung der residenten Flora (physiologische Haftkeime) insbesondere vor operativen Eingriffen. Prinzip: Waschen der Hände und Unterarme, Bürsten der Nägel und Nagelfalze, dann wiederholtes Einreiben der Hände mit einem Desinfektionsmittel über 5 Minuten.

Antwort 981

Die Antwort B) ist richtig.

Antwort 982

Die Antwort D) ist richtig

Z. Zt. wird davon ausgegangen, dass die Creutzfeldt-Jakob-Krankheit durch Prionen („proteinaceus infectious particles“) hervorgerufen wir. Prionen sind von Viren und Viroiden unterscheidbare infektiöse Partikel. Die Prionen sind ungewöhnlich resistent gegenüber Temperatur, UV-Licht und Röntgenstrahlung sowie chemischen Einflüssen. Prionen gelten als Erreger der BSE (bovinen spongiformen Enzephalopathie). Eine Übertragung auf den Menschen (durch Produkte aus Rindereiweiß: z. B. Medikamente) gilt als sehr wahrscheinlich und wirft beträchtliche Probleme auf, da gängige Desinfektions- und Therapieverfahren wenig Wirkung zeigen.

Prionen gelten heute auch beim Menschen als Auslöser übertragbarer neurodegenerativer Krankheiten, die zu spongiformer (schwammförmiger) Auflockerung des Hirngewebes (Enzephalopathie), ausgedehntem Nervenzellverlust und schließlich zum Tod des erkrankten Organismus führen. Durch Prionen hervorgerufene Erkrankungen sind charakterisiert durch jahrelange Inkubationszeiten, lange Krankheitsdauer (1 bis mehrere Jahre beim Menschen) und tödlichen Verlauf unter Bewegungsstörungen (Tier) und fortschreitender Demenz (Mensch).

Zu den Prion-Krankheiten des Menschen zählen

- die meist sporadisch auftretende Creutzfeldt-Jakob-Krankheit (CJD) und familiäre Formen,
- das Gerstmann-Sträussler-Schenker-Syndrom (GSS),
- die tödliche familiäre Schlaflosigkeit (fatal familial insomnia, FFI),
- die durch Kannibalismus übertragene Kuru-Krankheit (Neu-Guinea).

Antwort 983

Die Antwort C) ist richtig.

Keimfreiheit wird nicht durch Desinfektion sondern durch Sterilisation erzielt.

Antwort 984

Die Antwort B) ist richtig.

Antwort 985
Die Antwort E) ist richtig.

Antwort 986
Die Antwort E) ist richtig.
Die hygienische Händedesinfektion durch Einreiben der Hände mit einem alkoholischen Desinfektionsmittel (30-60 Sekunden) dient der möglichst vollständigen Abtötung der auf die Haut gelangten Anflugkeime (sog. transiente Hautflora).

Antwort 987
Die Antwort C) ist richtig.
Die biologische Wirksamkeit des Autoklaven wird mit Bioindikatoren geprüft. Verwendung findet Sporenerde mit Bacillus stearothermophilus-Sporen (Dampfsterilisation) bzw. auch Bacillus subtilis (Heißluftsterilisation).

Antwort 988
Die Antwort B) ist richtig.
Die Desinfektion der Wundränder (z. B. mit Wattestäbchen oder Tupfer) geschieht bei septischen Wunden kreisförmig von außen zur Wunde hin (von keimarm zu keimbesiedelt), bei aseptischen Wunden kreisförmig von der Wunde weg.

Antwort 989
Die Antwort C) ist richtig.
Häufigste Störungsursache bei Sterilisatoren (Autoklaven) stellt der Einschluss von "Luftinseln" im Inaktivierungsgut dar. In diesen Einschlüssen werden die Sollwerte für eine Inaktivierung nicht erreicht. Das heißt, dass die Ausgleichszeit nicht eingehalten wurde.
Die Ausgleichszeit ist die Zeitspanne vom Erreichen der Solltemperatur im Innenraum des Sterilisators - aber außerhalb des zu sterilisierenden Gutes - bis zum Erreichen der Sterilisiertemperatur an allen Stellen im Sterilisiergut (dabei können nach Materialart der Instrumente und der Verpackung erhebliche Schwankungen auftreten).
Zu E: Während der Einwirkzeit haben sämtliche Teile des Inaktivierungsgutes die vorgeschriebene Temperatur angenommen und sind der Einwirkung von gesättigtem, gespanntem Wasserdampf ausgesetzt. Eine zu lange Einwirkzeit würde also die Sterilität nicht aufheben.

Antwort 990

Die Antwort A) ist richtig.

Meldepflicht bei Erkrankung und Tod besteht im Infektionsschutzgesetz nur für die Tuberkulose: *„Namentlich ist zu melden ... die Erkrankung und der Tod an einer behandlungsbedürftigen Tuberkulose, auch wenn ein bakteriologischer Nachweis nicht vorliegt"* (§7,1,1 des Infektionsschutzgesetzes).

Zu 2, 3 und 5: Für Francisella tularensis (Erreger der Tularämie oder Hasenpest), Leptospira interrogans (Erreger des M. Weil, einer Leptospirose) und für das FSME-Virus (Erreger der Frühsommermeningoenzephalitis) ist nur der direkte oder indirekte Nachweis des Erregers meldepflichtig (§7,1 Infektionsschutzgesetz).

Zu 4: Bei Influenzaviren besteht eine Meldepflicht nur für den direkten Nachweis des Erregers (§7,1 Infektionsschutzgesetz).

Antwort 991

Die Antwort B) ist richtig.

Nach §7,1 des Infektionsschutzgesetzes sind der direkte oder indirekte Nachweis von Salmonellen, Diphtherie und FSME-Virus (Frühsommermeningoenzephalitis) zu melden.

Zu 4: Die Leukämie ist keine Infektionskrankheit. Sie ist nicht meldepflichtig.

Zu 5: Die Mononukleose, eine Viruserkrankung, ist nicht meldepflichtig.

Antwort 992

Die Antwort D) ist richtig.

Die Creutzfeldt-Jakob-Erkrankung ist eine humane spongiforme Enzephalopathie. Für diese besteht, wie auch für die Meningokokken-Meningitis oder –sepsis und die Masern, Meldepflicht bei Krankheitsverdacht, Erkrankung und Tod (§6,1 Infektionsschutzgesetz.

Zu 1: Für AIDS, das Endstadium der HIV-Infektion besteht keine Meldepflicht. Nichtnamentliche Meldepflicht besteht nach §7 des Infektionsschutzgesetzes für den direkten oder indirekten Nachweis des HI-Virus (§7,3 Infektionsschutzgesetz).

Zu 2: Bei EHEC ist der direkte oder indirekte Erregernachweis zu melden (§7,1 Infektionsschutzgesetz), nicht der Erkrankungsfall. (Allerdings sind nach §6 des Infektionsschutzgesetzes akute infektiöse Gastroenteritiden meldepflichtig, wenn *„ ... zwei oder mehr gleichartige Erkrankungen auftreten, bei denen ein epidemischer Zusammenhang wahrscheinlich ist oder vermutet wird ...“*).

EXKURS:

§6 Meldepflichtige Krankheiten

(1) Namentlich ist zu melden:

1. der Krankheitsverdacht, die Erkrankung sowie der Tod an
   a) Botulismus
   b) Cholera
   c) Diphtherie
   d) humaner spongiformer Enzephalopathie, außer familiär-hereditärer Formen
   e) akute Virushepatitis
   f) enteropathischem hämolytisch-urämischen Syndrom (HUS)
   g) virusbedingtem hämorrhagischen Fieber
   h) Masern
   i) Meningokokken-Meningitis oder –Sepsis
   j) Milzbrand
   k) Poliomyelitis (als Verdacht gilt jede akute schlaffe Lähmung, außer wenn traumatisch bedingt)
   l) Pest
   m) Tollwut
   n) Typhus abdominalis/Paratyphus

   sowie die Erkrankung und der Tod an einer behandlungsbedürftigen Tuberkulose, auch wenn ein bakteriologischer Nachweis nicht vorliegt.
2. der Verdacht auf und die Erkrankung an einer mikrobiell bedingten Lebensmittelvergiftung oder an einer akuten infektiösen Gastroenteritis, wenn

a) eine Person betroffen ist, die eine Tätigkeit im Sinne des §42 Abs. 1 ausübt,

b) zwei oder mehr gleichartige Erkrankungen auftreten, bei denen ein epidemischer Zusammenhang wahrscheinlich ist oder vermutet wird,

3. der Verdacht einer über das übliche Ausmaß einer Impfreaktion hinausgehenden gesundheitlichen Schädigung,
4. die Verletzung eines Menschen durch ein tollwutkrankes, -verdächtiges oder -ansteckungsverdächtiges Tier sowie die Berührung eines solchen Tieres oder Tierkörpers,
5. soweit nicht nach den Nummern 1 bis 4 meldepflichtig, das Auftreten
   a) einer bedrohlichen Krankheit
   b) von zwei oder mehr gleichartigen Erkrankungen, bei denen ein epidemiologischer Zusammenhang wahrscheinlich ist oder vermutet wird,

   wenn dies auf eine schwerwiegende Gefahr für die Allgemeinheit hinweist und Krankheitserreger als Ursache in Betracht kommen, die nicht in §7 genannt sind.

...

(2) Dem Gesundheitsamt ist über die Meldung nach Absatz 1 Nr. 1 hinaus mitzuteilen, wenn Personen, die an einer behandlungsbedürftigen Lungentuberkulose leiden, eine Behandlung verweigern oder abbrechen. ...

(3) Dem Gesundheitsamt ist unverzüglich das gehäufte Auftreten nosokomialer Infektionen, bei denen ein epidemiologischer Zusammenhang wahrscheinlich ist oder vermutet wird, als Ausbruch nichtnamentlich zu melden. ...

Antwort 993

Die Antwort A) ist richtig.

Masern sind nach §6 des Infektionsschutzgesetzes schon bei Verdacht meldepflichtig. Tuberkulose ist nur bei Erkrankung oder Tod meldepflichtig. Für Legionella (Erreger der Legionellose) und Plasmodium (Erreger der Malaria) besteht Meldepflicht für den direkten oder indirekten Nachweis des Erregers (§7,1 Infektionsschutzgesetz). Für Influenzaviren besteht Meldepflicht für den direkten Erregernachweis ((§7,1 Infektionsschutzgesetz).

Antwort 994

Die Antwort A) ist richtig.

Tripper, weicher Schanker, Syphilis und HIV gehören zu den durch Geschlechtsverkehr übertragbaren Erkrankungen. Die Behandlung sexuell übertragbarer Erkrankungen ist dem Heilpraktiker verboten (§24 Infektionsschutzgesetz).

Zu A: Die infektiöse Mononukleose (Pfeiffer-Drüsenfieber, „Kissing disease") ist nach den Bestimmungen des Infektionsschutzgesetzes nicht meldepflichtig. Sie darf vom Heilpraktiker behandelt werden.

EXKURS:

Sexuell übertragbare Krankheiten:

Eine allgemein gültige Vorstellung, welche Krankheiten zu den „sexuell übertragbaren Krankheiten" gehören, gibt es nicht. Damit ist es eine Frage der Auslegung, welche Krankheiten als „sexuell übertragbare Krankheiten" im Sinne des §24 IfSG zu gelten haben. Das Infektionsschutzgesetz gehört zu den Gesetzen, die im Wesentlichen von den Ländern in eigener Zuständigkeit und eigener Verantwortung ausgeführt werden, so dass es hier sogar zu Unterschieden auf Länderebene kommen kann.

Nach unserer Auffassung gehören zu den sexuell übertragbaren Krankheiten im engeren Sinne:

Bakteriell verursachte sexuell übertragbare Krankheiten:

- Syphilis (Synonym: Lues; Erreger: Treponema pallidum),
- Tripper (Synonym: Gonorrhö; Erreger: Neisseria gonorrhoeae),
- Ulcus molle (weicher Schanker; Erreger: Haemophilus ducreyi),
- Venerische Lymphknotenentzündung (Synonyme: Lymphogranulomatosis inguinalis Nicolas und Favre, Lymphogranuloma venereum; Erreger: bestimmte, in Deutschland sehr seltene Serovare – L1-L3 – von Chlamydia trachomatis),
- Chlamydia trachomatis (die durch Serovare D-K verursachte Erkrankungen der Geschlechtsorgane; Urethritiden),
- Mycoplasma hominis (genitale Infektionen; Urethritiden),
- Ureaplasma urealyticum (genitale Infektionen; Urethritiden).

Viral verursachte sexuell übertragbare Krankheiten:

- Hepatitis-B-Virus,
- Herpes-simplex-Virus (v. a. Typ 2, genitalis),
- HIV,
- Molluscum-contagiosum-Virus (Dellwarze),

- Papillomviren (epitheliale Infektionen),
- Zytomegalie-Virus.

Durch Protozoen verursachte sexuell übertragbare Krankheiten:

- Trichomonas vaginalis.

Durch Pilze verursachte sexuell übertragbare Krankheiten:

- Candida albicans (nur bei genitalen Mykosen).

Durch Parasiten verursachte sexuell übertragbare Krankheiten:

- Sarcoptes scabiei (Krätze).

Antwort 995

Die Antwort C) ist richtig.

Die Behandlung von Personen, die an einer sexuell übertragbaren Krankheit leiden, ist im Rahmen der berufsmäßigen Ausübung der Heilkunde nur Ärzten gestattet (§24 Infektionsschutzgesetz).

Antwort 996

Die Antwort E) ist richtig.

Nach §1 des Infektionsschutzgesetzes ist eine „übertragbare Krankheit“:

„Eine durch Krankheitserreger oder deren toxische Produkte, die unmittelbar oder mittelbar auf den Menschen übertragen werden, verursachte Krankheit.“

Antwort 997

Die Antwort E) ist richtig.

Nach §7,3 des Infektionsschutzgesetzes gilt:

Nichtnamentlich ist bei folgenden Krankheitserregern der direkte oder indirekte Nachweis zu melden:

1. Treponema pallidum
2. HIV
3. Echinococcus sp.
4. Plasmodium sp.
5. Rubellavirus; Meldepflicht nur bei konnatalen Infektionen
6. Toxoplasma gondii; Meldepflicht nur bei konnatalen Infektionen.

Antwort 998

Die Antwort E) ist richtig.

Die Tollwut ist eine weltweit verbreitete Viruserkrankung warmblütiger Haus- und Wildtiere, die durch den Biss infizierter Tiere auf den Mensch übertragen wird (Zoonose) und nach ihrem Ausbruch unter dem Bild einer Gehirnentzündung (Enzephalitis) immer tödlich endet.

Nach §6,1 des Infektionsschutzgesetzes ist Tollwut bei Krankheitsverdacht, Erkrankung und Tod namentlich zu melden.

Zudem besteht nach §6,4 Meldepflicht bei die Verletzung eines Menschen durch ein tollwutkrankes, -verdächtiges oder –ansteckungsverdächtiges Tier sowie die Berührung eines solchen Tieres oder Tierkörpers.

Antwort 999

Die Antwort D) ist richtig.

Begriffsbestimmungen im §2 des Infektionsschutzgesetzes:

- Kranker
  eine Person, die an einer übertragbaren Krankheit erkrankt ist,
- Krankheitsverdächtiger
  eine Person, bei der Symptome bestehen, welche das Vorliegen einer bestimmten übertragbaren Krankheit vermuten lassen,
- Ansteckungsverdächtiger
  eine Person, von der anzunehmen ist, dass sie Krankheitserreger aufgenommen hat, ohne krank, krankheitsverdächtig oder Ausscheider zu sein,
- Ausscheider
  eine Person, die Krankheitserreger ausscheidet und dadurch eine Ansteckungsquelle für die Allgemeinheit sein kann, ohne krank oder krankheitsverdächtig zu sein.
- Der Begriff „Infektiöser“ ist im Gesetzestext nicht definiert.

Antwort 1000
Die Antwort C) ist richtig.
Nach §7,3 besteht für den direkten oder indirekten Nachweis von Rubellavirus (und für Toxoplasma gondii) nur Meldepflicht bei konnatalen Infektionen.

Antwort 1001
Die Antwort E) ist richtig.
Nach §6,1 des Infektionsschutzgesetzes ist Tollwut bei Krankheitsverdacht, Erkrankung und Tod namentlich zu melden.

Zudem besteht nach §6,4 Meldepflicht bei die Verletzung eines Menschen durch ein tollwutkrankes, -verdächtiges oder –ansteckungsverdächtiges Tier sowie die Berührung eines solchen Tieres oder Tierkörpers.

Antwort 1002
Die Antwort C) ist richtig
Im Infektionsschutzgesetz §2 wird eine „übertragbare Krankheit“ definiert als *„eine durch Krankheitserreger oder deren toxische Produkte, die unmittelbar oder mittelbar auf den Menschen übertragen werden, verursachte Krankheit:“*

Antwort 1003
Die Antwort A) ist richtig.
Das Infektionsschutzgesetz schreibt keine Meldepflicht bei Scharlach vor.

Antwort 1004
Die Antwort C) ist richtig.
Meldepflicht und Behandlungsverbot gelten für den Heilpraktiker für die in §6 des Infektionsschutzgesetzes genannten Erkrankungen (vgl. Antwort zu Frage **876**).
Masern, HUS (enterohepatisches hämolytisch-urämisches Syndrom) und Milzbrand sind Krankheiten, die in §6 Erwähnung finden. Für die Erreger der Legionellose, Legionella sp., ist nach §7 des Infektionsschutzgesetzes der direkte oder indirekte Erregernachweis meldepflichtig. Die Meldepflicht für die in §7 genannten Erreger bezieht sich jedoch nicht auf den Heilpraktiker. Er hat keine Meldepflicht für den Erregernachweis nach §7 des Infektionsschutzgesetzes. Für die durch im §7 erwähnte Erreger ausgelösten Erkrankungen besteht für den Heilpraktiker jedoch ein Behandlungsverbot (§24 des Infektionsschutzgesetzes).

Antwort 1005
Die Antwort D) ist richtig.
Die Behandlung von Personen, die an einer sexuell übertragbaren Krankheit leiden, ist im Rahmen der berufsmäßigen Ausübung der Heilkunde nur Ärzten gestattet (§24 Infektionsschutzgesetz).
Sie müssen den Patienten also zum Arzt schicken.

Antwort 1006
Die Antwort B) ist richtig.
Zu 1: Diphtherie ist nach §6,1 des Infektionsschutzgesetzes bei Krankheitsverdacht, Erkrankung und Tod namentlich zu melden. Für Erkrankungen die unter §6 des Infektionsschutzgesetzes fallen, besteht für Heilpraktiker Behandlungsverbot.
Zu 2: Die Behandlung eines Schnupfens ist dem Heilpraktiker erlaubt (es sei den, er wird durch meldepflichtige Erkrankungen oder Krankheitserreger verursacht).
Zu 3: Laut den Bestimmungen des Arzneimittelgesetzes bleibt die Verordnung verschreibungspflichtiger Arzneimittel den Ärzten, Zahnärzten und Tierärzten vorbehalten.
Zu 4: Die Beratung einer Schwangeren hinsichtlich gesunder Ernährung fällt unter kein Gesetz. Sie ist also erlaubt. Verboten sind dem Heilpraktiker bei der Schwangeren nur Tätigkeiten, die aufgrund des Hebammengesetzes unter den Bereich der

Geburtshilfe fallen.
Zu 5: Das Ziehen eines kariösen Zahnes fällt unter das Zahnheilkundegesetz und ist nur Ärzten und Zahnärzten erlaubt.

Antwort 1007

Die Antwort C) ist richtig.
Zu 1: Alle genannten Erkrankungen werden sexuell übertragen. Es besteht Behandlungsverbot für den Heilpraktiker (§24, Infektionsschutzgesetz).
Zu 2: Laut §4 Abs. 1 des Hebammengesetzes sind zur Leistung von Geburtshilfe außer Ärztinnen und Ärzten nur Hebammen und Entbindungspfleger berechtigt. Der Heilpraktiker darf also weder mit noch ohne eine Hebamme Geburtshilfe leisten (es sei denn im Notfall).
Zu 3: Laut Gesetz ist es dem Heilpraktiker nicht verboten, den Bauch einer Schwangeren abzutasten, da er hierbei jedoch u. U. Wehen auslösen könnte, ist hiervon im Rahmen der Sorgfaltspflicht abzuraten.
Zu 4: Der Abfall, der bei der Blutabnahme in der Praxis entsteht, wird grundsätzlich dem Hausmüll beigegeben, muss jedoch vorher entsprechend behandelt werden, z.B. müssen Kanülen in einen stabilen, verschließbaren Behälter gegeben werden und Einwegspritzen unbrauchbar gemacht werden, so dass keinerlei Verletzungs- bzw. Infektionsgefahr von dem Material ausgehen kann.
Zu 5: Eine eindeutige, allseits anerkannte Definition der anatomischen Ausbreitung der Mundhöhle gibt es unseres Wissens nicht. Die Mundhöhle wird hinten durch die Schlundenge begrenzt. Diese besteht aus:

- Gaumensegel mit Gaumenzäpfchen,
- den Gaumenbogenpaaren mit Gaumenmandeln,
- der Zungenwurzel.

Die Gaumenmandeln (Tonsillen) liegen also genau auf der Grenze zwischen Mundhöhle und Rachen. Im Zweifelsfall entscheiden wir uns natürlich dafür, dass sie nicht unter das Zahnheilkundegesetz (Behandlungsverbot für Heilpraktiker) fallen. Dies wird von den Gesundheitsämtern z. Zt. auch so akzeptiert.

Antwort 1008

Die Antwort D) ist richtig.
Zu 1: Atteste und Bescheinigungen, die unter die Reichsversicherungsordnung fallen (z.B. Arbeitsunfähigkeitsbescheinigungen) dürfen wie andere ärztliche Leistungen in diesem Bereich nur von Ärzten bzw. Zahnärzten ausgestellt werden.Wir gehen jedoch nicht davon aus, dass hier diese besondere Art von Attesten und Bescheinigungen gemeint ist. Andere Atteste und Bescheinigungen darf ein Heilpraktiker natürlich ausstellen.
Zu 2: Die Behandlung von meldepflichtigen Infektionskrankheiten (§§6, 7 und 34 des Infektionsschutzgesetzes) ist dem Heilpraktiker untersagt.
Zu 3: Die Zahnheilkunde und die Behandlung der Mundhöhle ist dem Heilpraktiker untersagt, jedoch nicht die Beratung hinsichtlich einer Prophylaxe gegen Karies.
Zu 4: Die Untersuchung der Geschlechtsorgane ist dem Heilpraktiker seit 1.1.2000 (nach der Aufhebung des Gesetzes zur Bekämpfung der Geschlechtskrankheiten und nach In-Kraft-Treten des Infektionsschutzgesetzes) erlaubt.
Zu 5: Die Durchführung von Injektionen ist dem Heilpraktiker erlaubt.

Antwort 1009

Die Antwort D) ist richtig.
Die Medizingeräteverordnung vom 13.06. 1984 teilt medizinisch-technische Geräte in 4 Gruppen ein und legt u.a. fest, welchen

Anforderungen die Geräte entsprechen müssen. So muss laut §12 ein Bestandsverzeichnis geführt werden und die Geräte dürfen gemäß §6 nur von entsprechend geschultem Personal betrieben werden.

Antwort 1010
Die Antwort E) ist richtig.
Befindet sich der Patient in einem lebensbedrohlichen Zustand und ist kein Arzt zu erreichen, so besteht ein übergesetzlicher Notstand, d. h. das Arzneimittelgesetz tritt für diesen Fall außer Kraft und der Heilpraktiker ist verpflichtet, - im Rahmen seiner fachlichen Kompetenz - Hilfe zu leisten.

Antwort 1011
Die Antwort C) ist richtig.
Laut §2 der 1. Durchführungsverordnung zum Gesetz über die berufsmäßige Ausübung der Heilkunde ohne Bestallung wird die Erlaubnis dann nicht erteilt, wenn der Antragsteller das 25. Lebensjahr noch nicht vollendet hat oder suchtmittelabhängig ist. Der Antrag eines Arztes auf die Erlaubnis zur Durchführung der Heilkunde ohne Bestallung wird hier nicht geregelt. Jedoch wird eine Mindestanforderung an die Schulbildung des Antragstellers gestellt. Er muss nämlich eine abgeschlossene Volksschulbildung nachweisen können.

Antwort 1012
Die Antwort B) ist richtig.
Im §3 des Heilpraktikergesetzes ist geregelt, dass ein Heilpraktiker die Heilkunde im Umherziehen nicht ausüben darf.

Antwort 1013
Die Antwort A) ist richtig.
Im §3 des Heilpraktikergesetzes ist geregelt, dass ein Heilpraktiker die Heilkunde im Umherziehen nicht ausüben darf.

Antwort 1014
Die Antwort A) ist richtig.
Gemäß §13 des Arzneimittelgesetzes bedarf die Herstellung von Arzneimitteln einer Erlaubnis, die der Heilpraktiker nicht besitzt. Medikamente, die der Heilpraktiker selbst hergestellt hat, darf er – etwas widersinnig – in der Praxis (oder beim Hausbesuch) verabreichen, weil dies keine Abgabe an andere – im Sinne des Arzneimittelgesetzes - ist.

Antwort 1015
Die Antwort E) ist richtig.
Die Berufsordnungen der Heilpraktiker haben Satzungscharakter: sie sind nur für die Mitglieder des jeweiligen Verbandes gültig. Eine allgemeine rechtliche Verbindlichkeit besitzen sie nicht; der/die einzelne HP kann frei entscheiden, ob er/sie sich einem Berufsverband anschließen möchte oder nicht. Vier große HP-Verbände haben eine gemeinsam erstellte Berufsordnung ratifiziert. Die dort niedergelegten Bestimmungen entsprechen weitgehend den gesetzlichen Vorgaben.

Antwort 1016
Die Antwort D) ist richtig.
In §2 der ersten Durchführungsverordnung über die berufsmäßige Ausübung der Heilkunde ohne Bestallung sind die Voraussetzungen aufgeführt, unter denen ein Antragsteller die Erlaubnis nicht erhält.

Antwort 1017
Die Antwort A) ist richtig.
Die Berufsbezeichnung lautet Heilpraktiker oder Heilpraktikerin. Andere Berufsbezeichnungen, wie z.B. Psychotherapeut, Chiropraktiker usw. sind unzulässig. Es darf jedoch die Angabe von bis zu drei Therapieverfahren gemacht werden (also: Homöopathie, Chiropraktik usw).
Das Praxisschild soll 35 x 50 cm nicht

überschreiten und darf folgende Angaben enthalten: Sprechzeiten, Fernsprechnummer, Stockwerk, Privatadresse, evtl. Bezeichnungen wie ‘Naturheilpraxis’).

Antwort 1018

Die Antwort A) ist richtig.
Das Gesetz zur Ausübung der Zahnheilkunde besagt in §1 Abs. 1, dass die Ausübung der Zahnheilkunde ausschließlich Ärzten und Zahnärzten vorbehalten bleibt. (Laut §7 des Heilpraktikergesetzes fällt die Zahnheilkunde nicht unter das Heilpraktikergesetz. Es gilt also das Gesetz zur Ausübung der Zahnheilkunde.)

Antwort 1019

Die Antwort C) ist richtig.
Zu 1: Laut §4 Abs. 1 des Hebammengesetzes darf ein Heilpraktiker keine Geburtshilfe leisten.
Zu 2: Da der ‘Schnupfen’ (akute Rhinitis) als solcher keine meldepflichtige Erkrankung im Sinne des Infektionsschutzgesetzes ist, darf ein Heilpraktiker ihn behandeln. Wenn jedoch ein Schnupfen im Rahmen einer Allgemeinerkrankung auftritt, die im Infektionsschutzgesetz (z.B. Masern, Lues) erwähnt wird, so darf der Heilpraktiker nicht behandeln.
Zu 3: Ein Heilpraktiker darf Infusionen vornehmen (sofern dabei nicht verschreibungspflichtige Medikamente infundiert werden).
Zu 4: Die Gonorrhö (Tripper) zählt zu den sexuell übertragbaren Krankheiten. Die Behandlung sexuell übertragbarer Krankheiten ist nach §24 des Infektionsschutzgesetzes nur Ärzten gestattet.

Antwort 1020

Die Antwort E) ist richtig.
Dem Heilpraktiker ist nach dem Hebammengesetz die Geburtshilfe untersagt. In Notfällen ist er jedoch - wie jede andere Person auch - im Rahmen seiner Möglichkeiten zur (Geburts-) Hilfe verpflichtet. Die Aussage A) 'grundsätzlich nie', ist deshalb falsch.

Antwort 1021

Die Antwort C) ist richtig.
Das Gesetz über die berufsmäßige Ausübung der Heilkunde ohne Bestallung (Heilpraktikergesetz) stellt die grundlegende Bestimmung zur Ausübung der Heilkunde ohne Bestallung dar.

Antwort 1022

Die Antwort B) ist richtig.
(Vgl. auch Antwort auf Frage **898**).

Antwort 1023

Die Antwort B) ist richtig.
Zu 2: Scabies oder Krätze fällt unter die Behandlungseinschränkungen für Heilpraktiker nach §34 des Infektionsschutzgesetzes.
Zu 3 und 4: Lymphopathie venerea bzw. Lymphogranuloma inguinale und Syphilis (Lues) gehören zu den sexuell übertragbaren Krankheiten. Die Behandlung dieser Krankheit ist dem Heilpraktiker nach §24 des Infektionsschutzgesetzes untersagt.

Antwort 1024

Die Antwort A) ist richtig.
Zu 1: Das Infektionsschutzgesetz besteht aus folgenden Inhaltspunkten: Begriffsbestimmungen; Meldepflicht; Vorschriften zu Verhütung und Bekämpfung übertragbarer Krankheiten; zusätzliche Vorschriften für Schulen und sonstige Gemeinschaftseinrichtungen; Entschädigungs- und Kostenregelungen; Straf- und Bußgeldvorschriften.
Zu 2: Die Berufsordnungen für Heilpraktiker haben Satzungscharakter, eine allgemeine rechtliche Verbindlichkeit besitzen sie nicht.

Zu 3: Das 5. Sozialgesetzbuch besagt u.a., dass Heilbehandlungen nach der RVO nur durch Ärzte/Zahnärzte vorgenommen werden dürfen. Daraus folgt grundsätzlich, dass Heilpraktiker ihre Leistungen nicht mit den gesetzlichen Krankenkassen abrechnen können.

Zu 4: Das Heilpraktikergesetz bietet die Grundlage für die Ausübung der Heilkunde ohne Bestallung, wie die Heilpraktikertätigkeit lt. Gesetzestext heißt.

Zu 5: Das Hebammengesetz bestimmt, was Geburtshilfe ist und wer sie leisten darf. Für Heilpraktiker fällt dieser Bereich demnach unter das Behandlungsverbot. Ausnahme: in Notfällen darf (und muss) der Heilpraktiker, wie jeder andere auch - bis zum Eintreffen des Arztes - im Rahmen seiner Möglichkeiten Hilfe leisten.

Antwort 1025

Die Antwort B) ist richtig (oder A?).

Lt. Arzneimittelgesetz ist es dem Heilpraktiker nicht erlaubt, Medikamente zur Abgabe herzustellen. Erlaubt ist die Herstellung von Arzneimitteln zur Anwendung in der Praxis.

Die Fragestellung lässt keine eindeutige Beantwortung zu. Die Auswahlmöglichkeit 3) „... erlaubt, nur bei der Herstellung für die eigenen Patienten ...“ wäre richtig, solange der Heilpraktiker die Medikamente selbst in seiner Praxis oder bei Hausbesuchen verabreicht. Anderseits wäre 5) falsch, da eine Medikamentenherstellung zum Eigenverbrauch u. E. erlaubt ist. Wir denken, dass Antwortmöglichkeit B) richtig sein soll.

Antwort 1026

Die Antwort B) ist richtig (oder A).

Zu 2: Röntgenverordnung (RÖV).

Röntgen ist Heilpraktikern grundsätzlich verboten. Es gibt jedoch eine – sehr seltene - Ausnahme:

‘Personen, die zur Ausübung der Heilkunde berechtigt sind und bereits vor dem In-Kraft-Treten der RÖV (am 1.1.88) berechtigt waren, dürfen dann Röntgenstrahlen anwenden, wenn sie vor dem 1.1.88 erforderliche Fachkunde durch eine entsprechende Prüfung nachgewiesen haben.’

Aufgrund dieser Ausnahme ist Aussage 2) „Als Heilpraktiker dürfen Sie nicht röntgen“ eigentlich falsch. Geht man vom Normalfall aus, ist Aussage 2) richtig.

Zu 3: Im Notfall ist jeder zur Hilfe im Rahmen seiner Möglichkeiten verpflichtet.

Antwort 1027

Die Antwort E) ist richtig.

Im Gegensatz zum Arzt gilt für den Heilpraktiker keine Behandlungspflicht. Im Rahmen von Notfällen jedoch ist der Heilpraktiker, wie jeder andere auch, zur Hilfeleistung verpflichtet.

Antwort 1028

Die Antwort E) ist richtig.

Die Meldung ... muss unverzüglich ... spätestens 24 Stunden nach erlangter Kenntnis ... erfolgen.

Antwort 1029

Die Antwort D) ist richtig.

Die Untersuchung der Geschlechtsorgane ist dem Heilpraktiker seit der Aufhebung des Gesetzes zur Bekämpfung der Geschlechtskrankheiten (1.1.2001; ersetzt durch das Infektionsschutzgesetz) erlaubt.

Zu A: Für Poliomyelitis (spinale Kinderlähmung) besteht Meldepflicht nach §6,1 des Infektionsschutzgesetzes und damit Behandlungsverbot für Heilpraktiker.

Zu B: Aufgrund des Hebammengesetzes ist es dem Heilpraktiker verboten, Geburtshilfe zu leisten.

Zu C: Die Behandlung von Karies fällt unter das Gesetz zur Ausübung der Zahn-

heilkunde und bleibt gemäß dessen §1 ausschließlich Ärzten und Zahnärzten vorbehalten.
Zu E: Nach §73 der dritten Durchführungsverordnung zum Gesetz über die Vereinheitlichung des Gesundheitswesens muss die Ausstellung von Totenscheinen durch Ärzte erfolgen.

Antwort 1030
Die Antwort B) ist richtig.
§6 der Verordnung über verschreibungspflichtige Arzneimittel besagt sinngemäß:
Von der Verschreibungspflicht ausgeschlossen sind Arzneimittel, die aus verschreibungspflichtigen Stoffen hergestellt sind, die jedoch durch homöopathische Zubereitung auf eine Verdünnung von mindestens D4 reduziert sind.

Antwort 1031
Die Antwort B) ist richtig.
Die gesetzliche Grundlage für das Betreiben von Röntgenanlagen bietet die Röntgenverordnung (RÖV).
Darin wird festgelegt, dass es den Heilpraktikern grundsätzlich verboten ist, Röntgenstrahlen anzuwenden, wobei es dabei eine Ausnahme gibt:
'Personen, die zur Ausübung der Heilkunde berechtigt sind und bereits vor dem In-Kraft-Treten der RÖV (am 1.1.88) berechtigt waren, dürfen dann Röntgenstrahlen anwenden, wenn sie vor dem 1.1.88 erforderliche Fachkunde durch eine entsprechende Prüfung nachgewiesen haben.'

Antwort 1032
Die Antwort B) ist richtig.
Zu 3: 'Die Strafprozessordnung enthält in den §§81a und 81c Bestimmungen, unter welchen Umständen bei Beschuldigten und anderen Personen, im Zusammenhang mit einer Straftat, Blutproben entnommen und körperliche Untersuchungen vorgenommen werden dürfen. Dort ist festgelegt, dass diese Maßnahmen nur von Ärzten durchgeführt werden dürfen. (Es gilt das Gleiche wie bei der Leichenschau: Keine Vornahme von amtlichen Handlungen durch den Heilpraktiker.)
Zu 4: Geburtshilfe leisten ist dem Heilpraktiker (außer in Notfällen) durch das Hebammengesetz untersagt.

Antwort 1033
Die Antwort E) ist richtig.
Die Untersuchung der Geschlechtsorgane und die Austastung des Rektums ist dem Heilpraktiker erlaubt.
Zu 5: Pneumonien, die durch Erreger von meldepflichtigen Erkrankungen hervorgerufen werden (z.B. Masernpneumonie, Ornithosen), darf der Heilpraktiker nicht behandeln.

Antwort 1034
Die Antwort C) ist richtig.
Zu 1: Um als Heilpraktiker tätig zu sein ist die Erreichung des 25. Lebensjahres Voraussetzung.
Zu 3: Die Berufsausbildung des Heilpraktikers ist nicht gesetzlich geregelt und ist deshalb keine Voraussetzung für die Zulassung zur Berufsausübung. Es ist also nicht entscheidend, auf welche Weise ein Heilpraktiker sein Fachwissen erworben hat - ausschlaggebend ist nur, dass er bei der Überprüfung durch den Amtsarzt nachweisen kann, dass er bei der Ausübung der Heilkunde ohne Bestallung keine Gefahr für die Volksgesundheit darstellt.
Zu 6: In der 1. Durchführungsverordnung zum Heilpraktikergesetz vom 18.02.39 wird festgelegt, dass der Antragsteller die deutsche Staatsangehörigkeit besitzen muss. Nach dem Gesetz vom 15.04.51

sind heimatlose Ausländer und EG-Ausländer wie deutsche Staatsangehörige zu behandeln. Nach neuer Rechtsprechung werden Ausländer mit gültiger Aufenthaltsgenehmigung zugelassen.

Antwort 1035

Die Antwort E) ist richtig.

Zu 1: Gemäß Artikel 2 Absatz 1 der Berufsordnung für Heilpraktiker (BOH) verpflichtet sich der Heilpraktiker, diejenigen Heilmethoden anzuwenden, die nach seiner Überzeugung einfach und kostengünstig zum Heilerfolg oder zur Linderung der Krankheit führen können.

Zu 2: Artikel 5 Abs. 1 der BOH verpflichtet den Heilpraktiker zu ständiger Fortbildung.

Zu 3: In Bezug auf die Herstellung und den Verkauf von Arzneimitteln verweist die BOH auf die gesetzlichen Bestimmungen. Diese besagen in §13 des Arzneimittelgesetzes, dass der Heilpraktiker weder Arzneimittel zum Zwecke der Abgabe herstellen noch Arzneimittel, die er nicht selbst hergestellt hat, verkaufen darf.

Zu 4: Artikel 4 Abs. 6 der BOH untersagt dem Heilpraktiker Heilungsversprechen.

Zu 5: Die Residenzpflicht ist die Pflicht von Ärzten und Apothekern, während des Notdienstes ihre Praxis bzw. Apotheke nicht zu verlassen. Da Heilpraktiker keinen Notdienst haben, unterliegen sie auch nicht der Residenzpflicht.

Antwort 1036

Die Antwort C) ist richtig.

Weitere Pflichten des Heilpraktikers:

- Sorgfaltspflicht,
- Aufklärungspflicht (über Behandlung, Behandlungskosten, Nebenwirkungen der Therapie, Prognose der Erkrankung); Achtung: Kein Heilversprechen,
- Dokumentationspflicht,
- Meldepflicht bei bestimmten Infektionserkrankungen,
- Weiterbildungspflicht,
- Notfallpflicht.

Antwort 1037

Die Antwort A) ist richtig.

Folgende Erkrankungen, die nach §6,7 und 34 unter das Behandlungsverbot für Heilpraktiker fallen, sind nur in §34 erwähnt:

- Borkenflechte (Impetigo contagiosa),
- Keuchhusten,
- Mumps,
- Röteln,
- Scabies (Krätze),
- Scharlach oder sonstige Streptococcus-pyogenes-Infektionen,
- Windpocken,
- Läuse.

EXKURS:

§34 Gesundheitliche Anforderungen, Mitwirkungspflichten, Aufgaben des Gesundheitsamtes

(1) Personen, die an

1. Cholera
2. Diphtherie
3. Enteritis durch enterohämorrhagische E. coli (EHEC)
4. virusbedingtem hämorrhagischen Fieber
5. Haemophilus influenzae Typ b-Meningitis
6. Impetigo contagiosa (ansteckende Borkenflechte)
7. Keuchhusten
8. ansteckungsfähiger Lungentuberkulose
9. Masern
10. Meningokokken-Infektion
11. Mumps
12. Paratyphus
13. Pest
14. Poliomyelitis
15. Scabies (Krätze)
16. Scharlach oder sonstigen Streptococcus pyogenes Infektionen
17. Shigellose
18. Typhus abdominalis
19. Virushepatitis A oder E
20. Windpocken

erkrankt oder dessen verdächtig oder die verlaust sind, dürfen in den in §33 genannten Gemeinschaftseinrichtungen keine Lehr-, Erziehungs-,

Pflege-, Aufsichts- oder sonstige Tätigkeiten ausüben, bei denen sie Kontakt zu den dort Betreuten haben, bis nach ärztlichem Urteil eine Weiterverbreitung der Krankheit oder der Verlausung durch sie nicht mehr zu befürchten ist.

Zu B: Chlamydia psittaci, der Erreger der Ornithose, ist nach §7,1 bei direktem oder indirektem Nachweis meldepflichtig.

Zu C: Diphtherie ist nach §6,1 des Infektionsschutzgesetzes bei Verdacht, Erkrankung und Tod meldepflichtig. Der direkte oder indirekte Nachweis des Bakteriums Corynebacterium diphtheriae (Erreger der Diphtherie), ist bei direktem oder indirektem Nachweis meldepflichtig (§7,1 des Infektionsschutzgesetzes).

Zu D und E: Das FSME-Virus und das Bakterium Treponema pallidum, der Erreger der Lues (Syphilis), ist nach §7,1 bzw. §7,3 des Infektionsschutzgesetzes meldepflichtig.

Antwort 1038

Die Antwort C) ist richtig

Lt. Infektionsschutzgesetz, §2: ist ein Ausscheider *„eine Person, die Krankheitserreger ausscheidet und dadurch eine Ansteckungsquelle für die Allgemeinheit sein kann, ohne krank oder krankheitsverdächtig zu sein."*

Antwort 1039

Die Antwort E) ist richtig.

Nach §9 des Infektionsschutzgesetzes muss die Meldung ans Gesundheitsamt alle genannten Daten enthalten.

Antwort 1040

Die Antwort E) ist richtig.

Jedem Eingriff in den menschlichen Körper sollte eine Hautdesinfektion vorausgehen.

Antwort 1041

Die Antwort D) ist richtig.

(Vgl. auch Antwort zu Frage **878**).

Antwort 1042

Die Antwort A) ist richtig.

Pest, Tollwut und Meningokokken-Meningitis sind meldepflichtig nach §6 des Infektionsschutzgesetzes. Für die diese Krankheiten besteht für den Heilpraktiker eine Meldepflicht bei Verdacht, Erkrankung und Tod.

Der direkte oder indirekte Nachweis des Erregers der Ornithose, Chlamydia psittaci, ist nach §7 des Infektionsschutzgesetzes meldepflichtig. Die Meldepflicht für die in §7 genannten Erreger betrifft den Heilpraktiker jedoch nicht. Für die Krankheiten, die durch im §7 genannte Erreger ausgelöst werden, besteht für den Heilpraktiker jedoch ein Behandlungsverbot.

Antwort 1043

Die Antwort E) ist richtig.

Nach §24 des Infektionsschutzgesetzes ist die Behandlung von Personen die an einer der in §6,1 oder §34,1 genannten übertragbaren Krankheiten erkrankt oder dessen verdächtig sind oder die mit einem Krankheitserreger nach §7 infiziert sind, nur Ärzten gestattet.

Verdacht, Erkrankung und Tod an Botulismus und Diphtherie fallen unter die Meldepflicht nach §6. Influenzaviren und Rotaviren sind Krankheitserreger die im §7 genannt werden, und die Windpocken finden in §34 des Infektionsschutzgesetzes Erwähnung.

Für alle genannten Erkrankungen besteht somit Behandlungsverbot für den Heilpraktiker. (Für Botulismus und Diphtherie besteht zudem eine Meldepflicht für den Heilpraktiker).

Antwort 1044

Die Antwort C) ist richtig.

Mumps gehört zu den Behandlungseinschränkungen für Heilpraktiker nach §34 des Infektionsschutzgesetzes.

Antwort 1045

Die Antwort E) ist richtig.

§34,2 des Infektionsschutzgesetzes besagt:

(2) Ausscheider von

1. Vibrio cholerae O l und O 139
2. Corynebacterium diphtheriae, Toxin bildend
3. Salmonella typhi
4. Salmonella paratyphi
5. Shigella sp.
6. Enterohämorrhagischen E. coli (EHEC)

dürfen nur mit Zustimmung des Gesundheitsamtes und unter Beachtung der gegenüber dem Ausscheider und der Gemeinschaftseinrichtung verfügten Schutzmaßnahmen die dem Betrieb der Gemeinschaftseinrichtung dienenden Räume betreten, Einrichtungen der Gemeinschaftseinrichtung benutzen und an Veranstaltungen der Gemeinschaftseinrichtung teilnehmen.

Antwort 1046

Die Antwort B) ist richtig.

Zu A: Im §3 des Heilpraktikergesetzes ist geregelt, dass ein Heilpraktiker die Heilkunde im Umherziehen nicht ausüben darf.

Zu B: Der Heilpraktiker darf Arzneimittel nur zum Zweck der Anwendung, nicht aber der Weitergabe, herstellen!

Zu C: Über den Antrag zur berufsmäßigen Ausübung der Heilkunde ohne Bestallung entscheidet die untere Verwaltungsbehörde (in Kreisstädten die Stadtverwaltung, in Gemeinden mit staatlicher Polizeiverwaltung die staatliche Polizeibehörde, in Landkreisen das Landratsamt) im Einvernehmen mit dem zuständigen Gesundheitsamt.

Zu D: Dem Heilpraktiker ist die Untersuchung der Geschlechtsorgane erlaubt (seit 1.1.2001, nach Aufhebung des Gesetzes zur Bekämpfung der Geschlechtskrankheiten durch das Infektionsschutzgesetz).

Zu E: Lt. §9,3 des Infektionsschutzgesetzes muss die Meldung einer Infektionskrankheit unverzüglich, spätestens innerhalb der ersten 24 Stunden nach erlangter Kenntnis erstattet werden.

Antwort 1047

Die Antwort A) ist richtig.

Nach §6 der Verordnung über verschreibungspflichtige Arzneimittel sind homöopathische Präparate dann verschreibungspflichtig, wenn sie aus verschreibungspflichtigen Stoffen oder Zubereitungen hergestellt werden und ihre homöopathische Verdünnung unter der D4 liegt.

Antwort 1048

Die Antwort B) ist richtig.

Heilpraktiker dürfen Schlafmohn (Papaver somniferum) ab D4 und Opium (Mohnsaft) ab D6 verordnen.

Antwort 1049

Die Antwort D) ist richtig.

Geburtshilfe darf der Heilpraktiker nur im Notfall leisten, da er ansonsten gegen das Hebammengesetz verstößt!

In folgenden Gebieten ist die Tätigkeit des Heilpraktikers ebenfalls eingeschränkt:

- Verschreibung rezeptpflichtiger Arzneimittel,
- Verordnung von Betäubungsmitteln,
- Impfungen und Nachschau. Dieses Gesetz gilt nur indirekt. Dem Heilpraktiker ist untersagt, Eintragungen ins Impfbuch zu machen (Infektionsschutzgesetz). Zudem sind die meisten Impfstoffe rezeptpflichtig.
- Ausübung der Zahnheilkunde,
- Behandlung sexuell übertragbarer Krankheiten,
- Heilbehandlungen nach dem 5. Sozialgesetzbuch (früher: Reichsversicherungsordnung),

- Behandlung übertragbarer Erkrankungen nach dem Infektionsschutzgesetz,
- Leichenschau, Ausstellung der Totenscheine und Leichenpässe,
- Untersuchungen und Blutproben bei strafbaren Handlungen,
- medizinische Leistungen zur Rehabilitation.

Antwort 1050
Die Antwort D) ist richtig.
Im Betäubungsmittel-Gesetz §6 Abs.1 sind diejenigen Arzneimittel bzw. Wirkstoffe aufgezeichnet, die als Betäubungsmittel im Sinne des Gesetzes gelten. In §4 dieses Gesetzes ist aufgeführt, wer die sog. Betäubungsmittel verordnen darf. Es sind dies nur Ärzte, Zahnärzte und Tierärzte.
Die Rote Liste ist ein vom Bundesverband der Pharmazeutischen Industrie herausgegebenes Nachschlagewerk, das alle auf dem deutschen Markt erhältlichen Arzneimittel aufführt und u.a. Auskunft erteilt, ob ein Präparat rezeptpflichtig ist oder Betäubungsmittel enthält.

Antwort 1051
Die Antwort C) ist richtig.
Die Scribas Tabelle ist ein vom Deutschen Apotheker-Verlag in Stuttgart herausgegebenes Nachschlagewerk, das über Arzneistoffe, Arzneispezialitäten, Verschreibungspflicht und Betäubungsmittel informiert und stets aktualisiert wird.
Der Pharmaindex ist ein ähnliches Nachschlagewerk und wird von der I.M.P Verlagsgesellschaft Neu-Isenburg herausgegeben.
Ein weiteres wichtiges - in der Frage nicht erwähntes - Nachschlagewerk wäre die 'Rote Liste'.

Antwort 1052
Die Antwort B) ist richtig.
§9 des Infektionsschutzgesetzes sagt hierzu:
"Die namentliche Meldung muss ... gegenüber dem für den Aufenthaltsort des Betroffenen zuständigen Gesundheitsamt ... erfolgen."

Antwort 1053
Die Antwort C) ist richtig.
(Siehe auch Antwort zu Frage **929**).

Antwort 1054
Die Antwort D) ist richtig.
Im Sinne des Infektionsschutzgesetzes (§2) ist ein Ausscheider eine Person,
„die Krankheitserreger ausscheidet und dadurch eine Ansteckungsquelle für die Allgemeinheit sein kann, ohne krank oder krankheitsverdächtig zu sein.“

Antwort 1055
Die Antwort A) ist richtig.
Nach §2 des Infektionsschutzgesetzes sind die Geschwister ansteckungsverdächtig. Laut Gesetz ist ein Ansteckungsverdächtiger *„eine Person, von der anzunehmen ist, dass sie Krankheitserreger aufgenommen hat, ohne krank, krankheitsverdächtig oder Ausscheider zu sein.“*

Antwort 1056
Die Antwort A) ist richtig.
§75,5 des Infektionsschutzgesetzes besagt: "Mit Freiheitsstrafe bis zu einem Jahr oder mit Geldstrafe wird bestraft, wer entgegen §24 ... eine Person behandelt.

Antwort 1057
Die Antwort D) ist richtig.
Artikel 9 der Berufsordnung für Heilpraktiker schreibt für die Praxisschilder Folgendes vor:

- nicht größer als 35 x 50 cm,
- Name und Berufsbezeichnung Heilpraktiker, weitere Angaben sollten sich auf Sprechzeiten, Telefonnummer, Stockwerk, Privatadresse beschränken,
- höchstens 3 Verfahren, für die der Heilpraktiker besondere Qualifikationen erworben hat.

Antwort 1058

Die Antwort C) ist richtig.

Zu 1: Die Untersuchung von Geschlechtsorganen ist dem Heilpraktiker erlaubt.

Zu 2: Nach dem 5. Sozialgesetzbuch bleibt die Behandlung im Sinne dieses Gesetzes Ärzten bzw Zahnärzten und deren Erfüllungsgehilfen vorbehalten.

Zu 3: Laut §1 Absatz 1 des Zahnheilkundegesetzes ist es nur Ärzten und Zahnärzten erlaubt, Krankheiten des Mundes festzustellen und zu behandeln.

Zu 4: Kein Gesetz verbietet dem Heilpraktiker mehrere Praxen zu führen.

Zu 5: Ornithose ist eine der nach §7 des Infektionsschutzgesetzes meldepflichtigen Erkrankungen (direkter oder indirekter Erregernachweis von Chlamydia psittaci), die gemäß §24 desselben Gesetzes nur von Ärzten behandelt werden dürfen.

Zu 6: Die Verordnung apothekenpflichtiger Medikamente ist dem Heilpraktiker nicht verboten (nur die Verordnung von rezeptpflichtigen Medikamenten sowie von Betäubungsmitteln).

Zu 7: uneingeschränkte Werbung ist dem Heilpraktiker nicht erlaubt (BOH, Gesetz gegen den unlauteren Wettbewerb, Gesetz über die Werbung auf dem Gebiete des Heilwesens).

Zu 8: Ob und zu welchen Anlässen der Heilpraktiker Zeitungsanzeigen aufgeben darf, ist in Artikel 12 der BOH festgelegt.

Zu 9: Das Impfen ist dem Heilpraktiker nicht grundsätzlich per Gesetz verboten, jedoch kommt die Summe der Gesetze, die das Impfen regeln (z.B. Infektionsschutzgesetz), einem Impfverbot für Heilpraktiker gleich. So sind z.B. die Impfstoffe verschreibungspflichtig, stehen einem Heilpraktiker also nicht zur Verfügung. Auch gelten manche Impfungen nach dem Infektionsschutzgesetz als Behandlung (z.B. passive Tetanus-Schutzimpfung), sind also deshalb für Heilpraktiker verboten. Schließlich müssen die Impfungen, die nach §§20-22 des Infektionsschutzgesetzes empfohlen sind, vom Arzt durchgeführt werden, der auch die Bescheinigung ausstellt.

Der Heilpraktiker tut also besser daran, nicht zu impfen.

Antwort 1059

Die Antwort B) ist richtig.

Nach §24 des Infektionsschutzgesetzes ist die berufsmäßige Ausübung der Heilkunde bei sexuell übertragbaren Erkrankungen nur Ärzten gestattet.

Antwort 1060

Die Antwort A) ist richtig.

Die Fragestellung ist nicht besonders glücklich. Die Zweideutigkeit des Wörtchens ‘grundsätzlich’ macht die Beantwortung dieser Frage unseres Erachtens unmöglich. Wir haben uns für A) entschieden.

‘Grundsätzlich’ darf der Heilpraktiker alle homöopathischen Zubereitungen in jeglicher Potenz verordnen, mit folgenden Ausnahmen:

- Zubereitungen aus verschreibungspflichtigen Stoffen erst ab D4 (Verordnung über verschreibungspflichtige Medikamente §6),
- keine Betäubungsmittel, außer Papaver somniferum ab D4 und Opium ab D6.

Antwort 1061
Die Antwort C) ist richtig.
Laut §6,1 des Infektionsschutzgesetzes ist bereits das Berühren eines tollwutverdächtigen Tieres oder Tierkörpers meldepflichtig.

Antwort 1062
Die Antwort C) ist richtig.
Ob und wie viel ein Heilpraktiker werben darf, ist in der Berufsordnung für Heilpraktiker, im Gesetz gegen den unlauteren Wettbewerb und im Gesetz über die Werbung auf dem Gebiete des Heilwesens geregelt.

Antwort 1063
Die Antwort E) ist richtig.

Antwort 1064
Die Antwort E) ist richtig.
Eine Meldepflicht für Ausscheider gibt es im Infektionsschutzgesetz nicht.

Antwort 1065
Die Antwort B) ist richtig.
Zu 1: Das Finanzamt muss zur steuerlichen Erfassung und Zuteilung einer Steuernummer über die Niederlassung als Heilpraktiker benachrichtigt werden.
Zu 2: Die 3. Durchführungsverordnung zum Gesetz über die Vereinheitlichung des Gesundheitswesens besagt u.a., dass die Niederlassung als Heilpraktiker dem Gesundheitsamt mitgeteilt werden muss. Dieses ist zur Führung einer besonderen Liste über Personen, die ohne ärztliche Bestallung Heilkunde betreiben, verpflichtet.

Antwort 1066
Die Antwort C) ist richtig.
Für die in §34, 3 des Infektionsschutzgesetzes genannten Ausscheider besteht entweder nach §6 oder nach §7 des Infektionsschutzgesetzes Meldepflicht (vgl. Antwort auf Frage **929**)
Damit besteht für den Heilpraktiker Behandlungsverbot.

Antwort 1067
Die Antwort B) ist richtig.
Herzglykoside zählen zu den verschreibungspflichtigen Arzneimitteln, dürfen also i. d. R. vom Heilpraktiker nicht verordnet werden. Laut §6 der Verordnung über verschreibungspflichtige Arzneimittel sind hiervon jedoch alle homöopathischen Verdünnungen ab D4 ausgenommen.

Antwort 1068
Die Antwort B) ist richtig.
Der Heilpraktiker muss mit einer Geldstrafe rechnen, da gemäß §73 Absatz 1 des Infektionsschutzgesetzes das Unterlassen der Meldung einer meldepflichtigen Krankheit eine Ordnungswidrigkeit ist.
Zu A: Laut §8 des Infektionsschutzgesetzes gehört auch der Heilpraktiker zu den Personen, die zur Meldung von bestimmten meldepflichtigen Erkrankungen (Erkrankungen des §6) verpflichtet sind.

Antwort 1069
Die Antwort D) ist richtig.
Das Gesetz über die Ausübung der Zahnheilkunde verbietet dem Heilpraktiker das Behandeln von Zähnen.

Antwort 1070
Die Antwort B) ist richtig.
Die Verordnung über verschreibungspflichtige Medikamente sowie das Arzneimittelgesetz regelt, dass das Verordnen verschreibungspflichtiger Medikamente nur Ärzten, Zahnärzten und Tierärzten vorbehalten bleibt.

Antwort 1071

Die Antwort A) ist richtig.

§24 des Infektionsschutzgesetzes besagt: „Die Behandlung von Personen, die an einer der in §6 ... oder §34 genannten übertragbaren Krankheiten erkrankt oder dessen verdächtig sind oder die mit einem Krankheitserreger nach §7 infiziert sind, ist insoweit im Rahmen der berufsmäßigen Ausübung der Heilkunde nur Ärzten gestattet ... gilt entsprechend für sexuell übertragbare Krankheiten ...

Antwort 1072

Die Antwort E) ist richtig.

Zu 1: In den §§81a und 81c der Strafprozessordnung wird verfügt, dass Untersuchungen und Blutproben im Zusammenhang mit strafbaren Handlungen nur von Ärzten durchgeführt werden dürfen.

Zu 2: Das Gesetz über die Vereinheitlichung des Gesundheitswesens bzw. dessen dritte Durchführungsverordnung verbietet dem Heilpraktiker das Durchführen einer Leichenschau sowie das Ausstellen von Totenscheinen und Leichenpässen.

Zu 3: Das Zahnheilkundegesetz erlaubt im §1 die Ausübung der Zahnheilkunde ausschließlich Ärzten und Zahnärzten.

Zu 4: Heilbehandlungen im Rahmen des 5. Sozialgesetzbuchs sind ebenfalls nur Ärzten gestattet.

Zu 5: Das Hebammengesetz erlaubt die Durchführung von Geburtshilfe nur Hebammen, Entbindungspflegern und Ärzten.

Antwort 1073

Die Antwort D) ist richtig.

§1 Absatz 2 des Gesetzes über die berufsmäßige Ausübung der Heilkunde ohne Bestallung (Heilpraktikergesetz) sagt dazu Folgendes:

'Ausübung der Heilkunde im Sinne dieses Gesetzes ist jede berufs- oder gewerbsmäßig vorgenommene Tätigkeit zur Feststellung, Heilung oder Linderung von Krankheiten, Leiden oder Körperschäden beim Menschen, auch wenn sie im Dienste von anderen ausgeübt wird.'

Da die Ausübung von Sofortmaßnahmen am Unfallort keine Berufs- oder gewerbsmäßig ausgeübte Tätigkeit, sondern eine Erste-Hilfe-Maßnahme, zu der jeder verpflichtet ist. Sie fällt nicht unter das Heilpraktikergesetz.

Antwort 1074

Die Antwort B) ist richtig.

Im sog. übergesetzlichen Notstand darf der Heilpraktiker auch ein verschreibungspflichtiges Medikament spritzen, sofern er die Qualifikation besitzt, mit dem Medikament richtig umgehen zu können.

Antwort 1075

Die Antwort D) ist richtig.

Zu 2: Die Medizingeräteverordnung legt u.a. fest, dass ein Bestandsverzeichnis geführt werden muss und dass die Geräte nur von entsprechend geschultem Personal bedient werden dürfen.

Zu 3: Laut Eichgesetz müssen manche Medizingeräte (z.B. Blutdruckmanschetten) stets einen gültigen Eichstempel tragen. Mit dem Medizinproduktegesetz von 1994 gelten europaweit neue Regelungen: die Eichung wird bei medizinischen Messgeräten durch die Konformitätskontrolle (CE-Zeichen) ersetzt. Das Gesetz welches das Eichgesetz ersetzt hat, ist das 'Gesetz über den Verkehr mit Medizinprodukten'.

Zu 5: §23 der Röntgenverordnung legt fest, dass Heilpraktiker keine Röntgenstrahlen anwenden dürfen (Ausnahme: Heilpraktiker, die schon vor dem 1.1.88 im Besitz ihrer Erlaubnis waren).

Antwort 1076
Die Antwort D) ist richtig.
Gemäß der Berufsordnung für Heilpraktiker sollte sich die Angabe von Verfahren auf dem Praxisschild auf höchstens drei beschränken.

Antwort 1077
Die Antwort B) ist richtig.
§3 Absatz 1 der Ersten Durchführungsverordnung zum Gesetz über die berufsmäßige Ausübung der Heilkunde ohne Bestallung besagt:
'Über den Antrag entscheidet die untere Verwaltungsbehörde im Benehmen mit dem Gesundheitsamt.'

Antwort 1078
Die Antwort D) ist richtig.
Gemäß Artikel 5 der Berufsordnung für Heilpraktiker ist der Heilpraktiker zur ständigen Fortbildung verpflichtet.
Die Berufsordnungen für Heilpraktiker haben Satzungscharakter: sie sind nur für die Mitglieder des jeweiligen Verbandes gültig. Eine allgemeine rechtliche Verbindlichkeit besitzen sie eigentlich nicht.
Mit Blick auf die Sorgfaltspflicht und die Berufsordnung der Verbände verlangt die Rechtsprechung jedoch eine laufende Fortbildung. Entsprechende Grundsatzurteile liegen vor.

Antwort 1079
Die Antwort A) ist richtig.
Zur Meldepflicht nach §6 des Infektionsschutzgesetzes vgl. zu 2 und 5: Für Keuchhusten und Tetanus besteht keine Meldepflicht.
Zu 3 und 4: Für Salmonellen und Tularämie (Francisella tularensis) besteht Meldepflicht für den direkten oder indirekten Erregernachweis (§7 Infektionsschutzgesetz).

Antwort 1080
Die Antwort D) ist richtig.
Zu 1: Der Heilpraktiker nimmt keine amtlichen Handlungen vor, stellt also auch keine Atteste auf amtlichen Formularen aus. 'Atteste und Bescheinigungen' sind aber neutrale Begriffe und haben nicht automatisch amtlichen Charakter; der/die HP darf sie ausstellen. Ein Arbeitgeber ist aber beispielsweise nicht verpflichtet, die Bescheinigung eines HP als Krankschreibung anzuerkennen.
Zu 2: Die Untersuchung der weiblichen Brust ist dem Heilpraktiker erlaubt.
Zu 3: Die Ausübung der Zahnheilkunde ist dem HP nicht gestattet. Vorträge zur gesundheitlichen Aufklärung sind aber erlaubt, da sie noch keine Behandlung darstellen.
Zu 4: Betäubungsmittel (BTM) dürfen vom Heilpraktiker grundsätzlich nicht verordnet werden, auch nicht in noch so hoher homöopathischer Verdünnung (Potenzierung). Anders als bei rezeptpflichtigen Arzneimitteln macht sich der HP sogar strafbar, wenn er gegen dieses Verbot verstößt. Einzige Ausnahmen: Papaver somniferum (Schlafmohn) ab D4 und Opium (Mohnsaft) ab D6 dürfen verordnet werden.
Zu 5: Der HP darf grundsätzlich alle Injektionen durchführen, die er technisch beherrscht. Voraussetzung ist u.a. eine Aufklärung des Patienten über die Risiken.

Antwort 1081
Die Antwort C) ist richtig.

- Primäre Prävention: Ausschaltung von Risikofaktoren für Erkrankungen.
- Sekundäre Prävention: Sicherstellung frühestmöglicher Diagnose und Therapie von Erkrankungen durch Vorsorgeuntersuchungen.

- Tertiäre Prävention: Begrenzung bzw. Ausgleich von Krankheitsfolgen (z.B. durch Rehabilitation).

Antwort 1082
Die Antwort C) ist richtig.
Zu 1: §24 des Infektionsschutzgesetzes bestimmt, dass die Behandlung von Personen, die an einer meldepflichtigen Infektionskrankheit nach den §§6, 7 oder 34 erkrankt oder dessen verdächtig sind, nur Ärzten gestattet ist. Für Erkrankungen nach §6 des Infektionsschutzgesetzes besteht auch für den Heilpraktiker Meldepflicht.
Zu 2: nach §8 des Infektionsschutzgesetzes ist der Heilpraktiker meldepflichtig.

Antwort 1083
Die Antwort D) ist richtig.

Antwort 1084
Die Antwort D) ist richtig.
Zu A: Das Hebammengesetz verbietet dem Heilpraktiker Geburtshilfe zu leisten.
Zu B: Das Infektionsschutzgesetz (§24) untersagt dem Heilpraktiker die Behandlung von sexuell übertragbaren Erkrankungen.
Zu C: Die Leichenschau, das Ausstellen der Totenscheine sowie von Leichenpässen ist dem Heilpraktiker untersagt (3. Durchführverordnung zum Gesetz über die Vereinheitlichung des Gesundheitswesens).
Zu E: Die Ausübung der Zahnheilkunde ist dem Heilpraktiker verboten (Gesetz über die Ausübung der Zahnheilkunde vom 31.3.1952).

Antwort 1085
Die Antwort C) ist richtig.

Antwort 1086
Die Antwort C) ist richtig.

Antwort 1087
Die Antwort C) ist richtig.
Zu 1, 2 und 3: § 6,1 des Infektionsschutzgesetzes.
Zu 4: 2.Der Verdacht auf und die Erkrankung an einer mikrobiell bedingten Lebensmittelvergiftung oder an einer akuten infektiösen Gastroenteritis ist nach § 6,1 nur dann zu melden, *wenn*
a) eine Person betroffen ist, die eine Tätigkeit im Sinne des § 42 Abs. 1 ausübt [(Lebensmittel verarbeitendes Gewerbe)],
b) zwei oder mehr gleichartige Erkrankungen auftreten, bei denen ein epidemischer Zusammenhang wahrscheinlich ist oder vermutet wird ...
Zu 5: Nach 7,3 des Infektionsschutzgesetzes ist der direkte oder indirekte Nachweis von HIV-Erregern nichtnamentlich zu melden.

Antwort 1088
Die Antwort D) ist richtig.
Amöben sind nicht meldepflichtig.
Zu A: Meldepflicht nach § 6,1 und § 7,1 (Nr. 44) des Infektionsschutzgesetzes.
Zu B: Meldepflicht nach § 7,1 (Nr. 41) des Infektionsschutzgesetzes.
Zu C: Meldepflicht nach § 7,1 (Nr. 42) des Infektionsschutzgesetzes.
Zu E: Meldepflicht nach § 7,1 (Nr. 43) des Infektionsschutzgesetzes.

Antwort 1089
Die Antwort A) ist richtig.
Die Behandlung von Röteln verbietet das Infektionsschutzgesetz. Das Rötelnvirus muss nach § 7,3 des Infektionsschutzgesetzes nichtnamentlich bei konnatalen Infektionen gemeldet werden. Die Behandlung meldepflichtiger Infektionserreger ist dem Heilpraktiker verboten.

VERLAGSVERZEICHNIS
Stand: 01.03.2007

www.kreawiverlag.de

Innere Medizin — Lehrbücher — Nebenfächer

ISBN 978-3-931865-52-8
Dr. Dr. Hildebrand/ HP Lovric
Lehrbuch für Heilpraktiker
Bd.1: Innere Medizin

Das erfolgreiche Lehrbuch von Kreativität & Wissen, ständig aktualisiert, kompetent, mit den prüfungsrelevanten Themen aus der Inneren Medizin, mit den meldepflichtigen Infektionskrankheiten
Ca. 460 Seiten, Abbildungen, Lerntexte, Tabellen
7. Aufl. 2004 Euro 34.-

ISBN 978-3-931865-75-7
Dr. Dr. Hildebrand/T. Bruckner
Lehrbuch für Heilpraktiker
Bd. 2: Nebenfächer

Der neue Standard in der HP-Ausbildung.
Neurologie, Psychiatrie, Orthopädie, Dermatologie, HNO, Augenheilkunde, Labor, Hygiene, Rechtskunde
Ca. 420 Seiten, Abbildungen, Lerntexte, Tabellen
6. Überarbeitete und erweiterte Auflage 2007 Euro 38

Innere Medizin — Fragensammlungen — Nebenfächer

ISBN 978-3-931865-45-0
Dr. Dr. Hildebrand/HP Lovric
Multiple-Choice-Fragen für Heilpraktiker
Innere Medizin

Über 970 Multiple-Choice-Fragen der schriftl. Überprüfungen der Gesundheitsämter (Gedächtnisprotokolle) mit komment. Antworten. Zur Vorbereitung auf die schriftlichen Überprüfungen der Gesundheitsämter und zur effektiven Lernkontrolle. Ständig aktualisierte und erweiterte Fragensammlung zum Fachgebiet d. Inneren Medizin.
7. überarbeitete u. erweiterte Auflage 2003 Euro 37.-

ISBN 978-3-931865-77-1
Dr. Dr. Hildebrand
Multiple-Choice-Fragen für Heilpraktiker
Nebenfächer

Über 1080 Original-MC-Fragen zu den Nebenfächern. Zur Vorbereitung auf die schriftliche Überprüfung der Gesundheitsämter und zur effektiven Lernkontrolle. Ständig aktualisierte Fragensammlung. Multiple-Choice-Fragen der schriftl. Überprüfungen der Gesundheitsämter, (Gedächtnisprotokolle) mit kommentierten Antworten.
5. überarbeitete u. erweiterte Auflage 2007 Euro 39.-

Innere Medizin — Fragensammlungen — Nebenfächer

ISBN 978-3-931865-48-1
Dr. Dr. Hildebrand/ HP Lovric
Original-Überprüfungsfragen für Heilpraktiker
(Textfragen zur Inneren Medizin)

Über 1180 Original-(Text-)Fragen aus mündlichen Überprüfungen, geordnet nach Themen der Innere Medizin (zum Lehrbuch Bd. 1). Zur Lernkontrolle und zur Vorbereitung auf die mündliche Prüfung (mit ausführlich kommentierten Antworten), ca. 380 Seiten,
6. überarbeitete u. erweiterte Auflage 2004 Euro 35.-

ISBN 978-3-931865-76-4
Dr. Dr. Hildebrand
Original-Überprüfungsfragen für Heilpraktiker
(Textfragen zu den Nebenfächern)

Über 1100 Original-(Text-)Fragen aus mündlichen Überprüfungen zu Lehrbuch Bd. 2 (Nebenfächer). Zur Lernkontrolle und Vorbereitung auf die mündliche Prüfung (mit ausführlich kommentierten Antworten), ca. 340 Seiten
5. überarbeitete und erweiterte Aufl. 2007 Euro 37

schriftlich — Überprüfung — mündlich

ISBN 978-3-931865-71-9
Dr. Dr. Hildebrand (Hrsg.)
Multiple-Choice-Fragen für Heilpraktiker
16 Originalüberprüfungen (1998-2005)

16 Original-Überprüfungen schriftlich

Ausgewertete Gedächtnisprotokolle aus 16 amtl. Überprüfungen der Gesundheitsämter, mit kommentierten Antworten.
Fragen der Gesundheitsämter (Ba-Wü, Bayern, Berlin, Bremen, Hamburg, Hessen, Nordrh.-Westph.,Rheinl.-Pfalz, Saarl., Sachsen-Anh). 10. erw. Aufl. 2006 Euro 42.-

ISBN 978-3-931865-73-3
Dr. Dr. Hildebrand
Diagnoserätsel und Fallbeschreibungen zur Schulung des differenzialdiagnostischen Wissens.

Mehr als 370 Diagnoserätsel und Fallbeschreibungen aus den mündlichen und schriftlichen Überprüfungen der Gesundheitsämter.
Mit ausführlich kommentierten Antworten.
Zur Lernkontrolle und Prüfungsvorbereitung.
2. überarbeitete und erweiterte Auflage 2007 Euro 27.-

ISBN 978-3-931865-84-9
Dr. Dr. Hildebrand (Hrsg.)
Die mündliche Überprüfung für Heilpraktiker
(Über 400 Original-Überprüfungsfragen)

22 Original-Überprüfungen mündlich

Ausgewertete Gedächtnisprotokolle aus 22 amtl. Überprüfungen der Gesundheitsämter. Über 400 Original-Überprüfungsfragen mit kommentierten Antworten.
1. Aufl. 2007 Euro 2

ISBN 978-3-931865-72-6
Susanne Bürkert
100 Originalfragen aus 14 mündlichen Überprüfunger

14 Original-Überprüfungen mündlich

Ausgewertete Gedächtnisprotokolle aus mündlichen Überprüfunge der Gesundheitsämter, mit kommentierten Antworten.
1. Aufl. 2006 Euro 2